V&R

Peter Geißler

Berührung in der Psychotherapie

Mit Beiträgen von Markus Angermayr, Markus Böckle, Peter Cubasch und Jochen Willerscheidt

VANDENHOECK & RUPRECHT

Für Jörg, meinen geschätzten Freund und Lehrer im präzisen Denken, mit aufrichtigem Dank und tiefempfundener Wertschätzung

Bibliografische Information der Deutschen Nationalbibliothek:
Die Deutsche Nationalbibliothek verzeichnet diese Publikation in der Deutschen Nationalbibliografie; detaillierte bibliografische Daten sind im Internet über https://dnb.de abrufbar.

Umschlagabbildung: Anna_Fevraleva/Shutterstock

Satz: SchwabScantechnik, Göttingen
Druck und Bindung: Beltz Grafische Betriebe, Bad Langensalza
Printed in the EU

Vandenhoeck & Ruprecht Verlage | www.vandenhoeck-ruprecht-verlage.com
E-Mail: info@v-r.de

ISBN 978-3-525-40878-0 (print)
ISBN 978-3-647-40878-1 (digital) | 978-3-666-40878-6 (eLibary)

Inhalt

Teil 3: Körperliche Berührung in der Psychotherapie von Kindern und Jugendlichen

Geleitwort

Ich fühle mich geehrt, für dieses Buch ein paar Worte zum Geleit zu verfassen, da das Anliegen ein sehr würdiges und wiederholt aktuelles ist.

Peter Geißler kenne ich schon seit vielen Jahren von unterschiedlichen Veranstaltungen her: von den Wiener Symposien »Psychoanalyse und Körper«, wo ich selbst einmal als Referent einen Beitrag leisten durfte, und von den vielen Begegnungen als Lehrende an der Sigmund-Freud-Universität in Wien, wo Peter die adlerianische fachspezifische Ausbildung mitbetreut und ich selbst für die Psychoanalyse freudianischer Provenienz verantwortlich bin.

Aber hier geht es um das Anliegen, die Psychoanalyse von der Einschränkung aufs Sprachliche, auf die reine »Redekur« (Sigmund Freud) zu befreien. Und dies nicht ohne Grund, sondern aus dem Motiv, Patienten und Patientinnen eine tiefgreifende Heilungsmöglichkeit zu bieten, um in den Körper eingeschriebene, eingebrannte und abgeschottete Konflikte und Traumata dem therapeutischen Veränderungsprozess zugänglich zu machen. Auch innerhalb der Psychoanalyse gibt es hier schon eine Reihe bedeutender Vorgänger – angefangen bei Wilhelm Reich, Alexander Lowen und jüngst Tilmann Moser, um nur einige zu erwähnen. Die Jahrestagung des Psychoanalytischen Seminars Innsbruck im April 2024 war der unmittelbare aktuelle Anlass, Peter Geißlers körperpsychotherapeutische Arbeitsweise in einem Vortrag von ihm vorgeführt zu bekommen. Sehr beeindruckend war dabei der Audiomitschnitt einer körpertherapeutischen Sitzung mit einer traumatisierten Patientin, die Probleme schilderte, und die heftige Resonanz dazu im Auditorium.

In der nachfolgenden Diskussion, auch nach einem weiteren Vortrag des Kollegen Sebastian Leikert, fand ich es verstörend und diskussionswürdig, dass – im Gegensatz zu Geißler – der wohl eher konservative Kollege auch schwer traumatisierte Patientinnen und Patienten für fähig hielt, dass sie auf der Couch, also im traditionellen psychoanalytischen Setting, behandelt werden könnten.

In diesem Buch hingegen anders präferiert: Das behutsame Herantasten auch an körperberührende Interventionen, das Sich-Hineintrauen in Angebote an Patient:innen für ebensolche Interventionen, das ist wohl das Ansinnen und die erkenntnisleitende Motivation dieser körperorientierten Psychoanalyse. Wichtig dabei natürlich, dass der Therapeut dem »inneren Analytiker« (Ralf Zwiebel) folgt und die Resonanzen des Patienten weiterhin kontinuierlich reflektiert. Dies zu ermöglichen ist wohl Peter Geißlers Motivation, um nicht zu sagen Mission, seit vielen Jahren.

Nun zum Inhalt des Buches. Man könnte von einem Handbuch mit fast schon lexikalischer Breite zum Thema sprechen. In seiner Einleitung gibt der Autor sein Ziel an, nämlich für das Thema »Berührung in der Psychotherapie« zu sensibilisieren.

Schon in der Einleitung wird die Kulturgeschichte körperlicher Berührungen in verschiedenen Kontexten aufgezeigt. So wird etwa Markus Angermayr erwähnt, der das Beispiel von Jesus anführt, der durch Berührung u.a. Aussätzige im Tempel heilte. Folgerichtig wird in Kapitel 3 erläutert, wie körperliche Berührung im Spiegel gesellschaftlicher Entwicklungen unterschiedliche Freizügigkeit oder Hemmungen erfahren hat. Es werden viele Beispiele von früheren therapeutisch-psychoanalytischen Seminaren aufgeführt, die – insbesondere infolge der 68er-Bewegung – sehr freizügige und teils grenzüberschreitende Ausformungen fanden. Konkrete Beispiele damaliger körperorientierter Gruppensitzungen werden aufgezeigt, zum Teil berührend, zum Teil erheiternd.

Im jüngeren geschichtlichen Kontext wird die klassische psychoanalytische Haltung erwähnt, wonach Patientinnen und Patienten durch Versagung zur Reifung gelangen sollten. Die Befriedigung von Bedürfnissen und Wünschen durch den Therapeuten/die Analytikerin war lange ein No-Go. Im Gegensatz dazu gehört die therapeutische Möglichkeit korrigierender bzw. kompensierender emotionaler Erfahrungen heute durchaus zum Handwerkszeug von Analytikerinnen und Analytikern.

Sehr interessant ist Kapitel 4, in dem die evolutionsbiologische Perspektive der Bedeutung des Tastsinns erläutert wird. Dieser entwickelte sich evolutionär als Schlüsselmechanismus zur Erfassung sensorischer Informationen und zur sozialen Interaktion. Körperliche Berührungen verstärkten soziale Bindungen und Kooperationen, dienten der Stressregulation und förderten das Überleben in komplexen sozialen Strukturen.

In Kapitel 5 zum Thema »Haptikforschung« hinterfragt der Beitrag von Jochen Willerscheidt kritisch, dass psychoanalytische Konzepte die Haut, die Berührung ausschließlich erotisch konnotiert betrachten. Dies würde der tatsächlichen Bedeutung und den vielfältigen, überlebenswichtigen Funktionen von Berührung in der frühen Kindheit nicht gerecht. Hier wird der Gegensatz aufgezeigt zwischen den lebenswichtigen Aspekten von Berührung und der psychoanalytischen Sicht, nach der Berührung aufgrund der Lustempfindungen beim Kleinkind an Körperregionen gebunden sei – mit dem Endziel des immerwährenden Begehrens des freudschen Menschen. In diesem sehr interessanten Kapitel wird auch auf der Basis zahlreicher wissenschaftlicher Untersuchungen auf die selbstregulatorischen Fähigkeiten des Säuglings hingewiesen, erste Berührungserfahrungen als Form der Selbsterfahrung scheinen bereits im Mutterleib stattzufinden – mit einer stressregulierenden Zielsetzung. Es werden Konzepte wie das Care-System, das Seeking System, das Play-System und das spätere Lustsystem besprochen und reflektiert.

Im folgenden Kapitel 6 wird das Thema »Selbstberührungen« behandelt – als unterstützende Technik zur Stabilisierung emotionaler Zustände, zur Förderung des Selbstbewusstseins und zur Beeinflussung tief verwurzelter psychischer Prozesse. Hierzu werden theoretische, biologische und praktische Anwendungen vorgestellt.

Im Kapitel 7 zur Grundlagenforschung wird nochmals die gerade für Therapeuten zentrale Frage aufgeworfen, ob eine klare Trennung zwischen erotisch-sexuellen und nicht-erotischen Berührungen überhaupt möglich ist. Natürlich kommt es dabei auf den Kontext an, aber schwierig wird es immer bleiben, da die subjektive Wahrnehmung und die damit verbundenen Kontexte eine zentrale Rolle spielen. Das heißt z. B., dass die Intention des Berührenden nicht immer mit der Wahrnehmung des Berührten übereinstimmt. Die daraus entstehenden Probleme sind vielfältig und leicht vorstellbar. Deshalb, so meint der Autor, wird eine Berührung im therapeutischen Kontext oft vermieden. Deutlich wird dann die Klärung, dass eine klare Kommunikation über die Absichten hinter der Berührung deshalb zentral wichtig ist und auch ein offener Kommunikationsraum nach einer körpertherapeutischen Intervention gewährleistet sein muss.

In Kapitel 8 geht es um Regression und Berührung, was aus dem therapeutischen bzw. behandlungstechnisch-therapeutischen Blickwinkel vielleicht das spannendste Kapitel ist. Die Überlegung im körpertherapeutischen Arbeiten ist hier, tiefer liegende Muster und verdrängte oder abgespaltene Emotionen bewusster zu machen, ja sogar »entfesseln« zu können. Auch ist bekannt, dass der Körper hier als der Träger eines impliziten Wissens im Sinne des nicht-deklarativen Gedächtnisses (= Körpergedächtnis) bzw. der präödipalen Lebenszeit angesehen wird. Auch hier die Überlegung, dass frühkindliche Erfahrungen, die von starken Emotionen geprägt waren und die oft nicht ausreichend von Eltern oder Bezugspersonen aufgegriffen wurden, vom Kind nicht integriert bzw. nicht symbolisch verarbeitet werden konnten. Körpertherapeutische Interventionen haben dann das Ziel, diese abgespaltenen oder traumatisierenden Erfahrungen der Therapie zugänglich zu machen. Somit versteht sich die psychodynamische Körperpsychotherapie auch als ein aufdeckendes therapeutisches Verfahren.

Diese Art der körpertherapeutischen Arbeit wird somit als sehr mächtiges und gleichsam sehr heikles Instrument verstanden, die besondere Weise der körperlichen Berührung besteht in der direkten präverbalen und basalen Wirkung auf den Patienten oder die Patientin, die nicht symbolisch oder kognitiv vermittelt wird.

Bei Kapitel 9 handelt es sich um ein sehr originelles und dem Zeitgeist entsprechendes Interview. Peter Geißler stellt hier einen Dialog in Form eines Chats mit der KI von ChatGPT vor. Er diskutiert dabei über Laplanches Theorie der ursprünglichen Verführung bzw. Laplanches »Allgemeine Verführungstheorie«. Mein persönlicher Eindruck davon ist: Es ist schon bemerkenswert, wie die KI sehr fundierte und theorierelevante Erklärungen zum Thema generieren kann.

Im Teil 2 des Buches macht der Autor ernst mit seinem eingangs schon erwähnten Vorhaben, dass dieses Buch vor allem anregen soll zum Austausch unter und zur Information von Interessierten und Kolleg:innen. Die 16 Experteninterviews, die der Autor als Materialsammlung auch im Internet zur Verfügung stellt, enthalten zahlreiche Details zur körperpsychotherapeutischen Arbeit. Es werden sowohl sehr gelungene als auch misslungene Beispiele aufgezeigt.

Am Ende dieses umfassenden und mit interessanten Beispielen angereicherten Abschnitts finden sich erste Gedanken zu einer Leitlinie – ein zukunftsweisendes Gerüst für die Anwendung körperlicher Berührungen in der psychotherapeutischen Praxis.

In Kapitel 10, das sich mit der Phänomenologie der Berührung befasst, wird detailliert dargestellt, welche körperpsychotherapeutischen Interventionen möglich sind. Gleichzeitig werden die Lesenden selbst gefordert zu entscheiden, ob sie diese Ansätze als Anregung oder eher als etwas betrachtet, das für sie persönlich nicht infrage kommt.

Kapitel 11 (Detailaspekte) zeigt erneut, wie intensiv sich der Autor mit dem Thema auseinandergesetzt hat. Es wird sowohl auf mögliche Effekte – etwa eine Erschütterung in der Selbstwahrnehmung (Kapitel 11.1) – als auch auf verschiedene Druck- und Stresstechniken aus der bioenergetischen Analyse eingegangen. Ebenso wird der Aspekt der Berührung unter Berücksichtigung des Strukturniveaus der Patienten und Patientinnen mithilfe des OPD-2-Modells betrachtet.

Beispiele aus der gruppentherapeutischen Arbeit im Gruppensetting (Kapitel 12) sowie zahlreiche Fallbeispiele körpertherapeutischer Einzelarbeit (Kapitel 13) geben einen nachhaltigen Eindruck davon, wie diese Methoden praktisch angewandt werden.

Im letzten, sehr kurz gefassten Teil 3 des Buches geht es um körperliche Berührung in der Psychotherapie mit Kindern und Jugendlichen. Auch hier wird der Versuch unternommen, Leitlinien zu formulieren, die zeigen, worauf bei dieser Klientel besonders zu achten ist.

Zusammenfassend möchte ich festhalten: Dieses beeindruckende Werk mit seiner reichhaltigen Materialsammlung sowie den vielen geschichtlichen und aktuellen behandlungstechnischen Aspekten verdient großen Respekt. Es ist der Versuch, der psychoanalytisch-körperpsychotherapeutischen Arbeit ein breites Fundament zu geben.

Wie eingangs erwähnt, bleibt es jedem selbst überlassen, ob er daraus Anregungen für seine eigene Arbeitsweise mitnimmt. Wer dies tut, erhält zahlreiche Anleitungen und weiterführende Impulse. Die einzelnen Kapitel können unabhängig voneinander gelesen werden; sie bauen nicht zwingend aufeinander auf. Das Stichwortverzeichnis ist daher hilfreich – sowohl für die gezielte Nutzung als auch für den weiteren Austausch mit Kolleg:innen, insbesondere Psychoanalytiker:innen, die sich von diesem Ansatz angesprochen fühlen.

Die vielen negativen Analyseerfahrungen, von denen Patienten und Patientinnen aus ihren Therapien mit hochgradig abstinenten Analytikerinnen und Analytikern (vor allem in früheren Jahren) berichten, sollten Anlass genug sein, die Körperpsychotherapie auch in heutige psychoanalytische Ausbildungscurricula zu integrieren – idealerweise mit einer verpflichtenden Selbsterfahrung. Danach könnten die jungen AnalytikerInnen selbst entscheiden, inwieweit sie körperorientierte Interventionen in ihrer Praxis anwenden. Aber das immer noch subtil vorhandene Berührungsverbot bei Analysen wäre einer neuen Erfahrung gewichen.

Der nicht antwortende, abstinent und interaktionsverweigernde Analytiker sollte in unserer Zeit der Vergangenheit angehören. Dieses Buch leistet einen wichtigen Beitrag, um Vorurteile abzubauen und anachronistische Analysevorstellungen zu relativieren. Peter Geißler ist hoch anzurechnen, dass er mit diesem Werk einen wertvollen Impuls gegen eine oft toxische Orthodoxie in der Psychoanalyse setzt.

Dr. Christoph Fischer
Psychoanalytiker, Lehranalytiker am PSI Innsbruck und Leiter des Wahlpflichtfachs Psychoanalyse an der SFU Wien

Vorwort

Welche Rolle spielt Berührung in den unterschiedlichen Ansätzen der Psychotherapie, und warum ist sie so umstritten? Können körperliche Berührungen heilsam sein? Warum tun sich viele Psychoanalytiker so schwer damit, körperliche Berührung in ihre therapeutische Arbeit zu integrieren? Und warum legen andererseits zahlreiche Körperpsychotherapeuten so großen Wert auf die Bedeutung und Wirksamkeit von Berührung in der Therapie? Können nicht physische Formen von Berührung, wie etwa die Stimme oder ein resonantes Spüren, nicht eine ähnliche Wirkung auf Patienten entfalten wie physische Berührungen, also direkter Körperkontakt?

Das Thema »Berührung« ist wohl eines der strittigsten im Methodenspektrum der verschiedenen Psychotherapien. In der als »Redekur« konzipierten psychoanalytischen Behandlung sowie in anderen verbal geführten Therapien ereignet sich körperliche Berührung in der Regel nur im konventionellen Kontext von Begrüßung und Verabschiedung. Berührung figuriert hier in einer allgemeineren Bedeutung, etwa im Sinne der emotionalen oder körperlichen Einwirkung aufeinander. Im Gegensatz dazu teilen viele Körperpsychotherapeuten die Meinung, konkrete körperliche Berührung sei ein wesentlicher Bestandteil der therapeutischen Zugangsweise, die das körperliche Geschehen innerhalb der Psychotherapie wirklich ernst nimmt. Sie sprechen sogar von »heilsamen Berührungen« (Heisterkamp, 1993). Die Unterschiedlichkeit der Perspektiven hat eine lange Tradition und besteht seit Freud. Sie hat jedoch an Aktualität nichts eingebüßt.[1]

Seit über vierzig Jahren bewege ich mich an der Schnittstelle von Körperpsychotherapie und Psychoanalyse und bin mit den Spannungsfeldern dieses Gebiets vertraut. Über viele Jahre hinweg habe ich die enorme Wirkkraft des körperpsychotherapeutischen Ansatzes, einschließlich der Arbeit mit körper-

1 Der vorstehende Text, den ich gemeinsam mit Jörg Scharff entwickelt habe, ist im Wesentlichen die Wiedergabe des ersten Teils der Einführung in das 13. Wiener Symposium »Psychoanalyse und Körper« vom 23. bis 25. Juni 2023, www.psychoanalyseundkoerper.at/symposium-2023-23-25-6-zum-thema-beruehrung/ (4.11.2024).

licher Berührung, sowohl aus der Perspektive eines Patienten als auch als Teilnehmer zahlreicher Selbsterfahrungsgruppen intensiv erlebt. Im einzeltherapeutischen Setting als Therapeut hingegen habe ich diese Ansätze deutlich zurückhaltender eingesetzt. Dabei fiel mir immer wieder die merkwürdige Diskrepanz auf, die sich aus den unterschiedlichen Rollen ergab: Während ich als Patient von der körperlichen Berührung stark profitierte, griff ich in der Rolle als Therapeut darauf vergleichsweise wenig zurück. Diese Differenz begleitete mich über die Jahre hinweg, und ich hatte sie schließlich als eine Art Kompromiss zwischen den Prinzipien der Psychoanalyse und der Körperpsychotherapie akzeptiert – zwei Ansätze, denen ich persönlich viel verdanke. Ein selbstkritischer, aber pragmatischer Zugang schien mir hierbei angemessen. Dennoch muss ich zugeben, dass ich diese Haltung nie bis ins Letzte durchdacht habe.

Dann kam die Zeit der Coronapandemie. Psychotherapeutische Themen waren während dieser Zeit weitgehend in den Hintergrund getreten, weil ich mit anderen Aufgaben beschäftigt war und ganz darin aufging. Dann erhielt ich im Februar 2022 eine überraschende E-Mail von meinem Freund und Kollegen Jörg Scharff: »Nun ist ja gerade das Buch herausgekommen, das Sebastian veröffentlicht hat, auf das Du Dich neulich schon kurz bezogen hattest. Ich nehme an, nach allem, was ich von Dir höre, dass Du sehr stark in anderen Dingen beschäftigt bist, will aber doch fragen, ob Du eine Rezension in Deiner Zeitschrift initiieren kannst?«

Die Rezensionsanfrage bezog sich auf das Buch »Das körperliche Unbewusste in der psychoanalytischen Behandlungstechnik«, herausgegeben von Sebastian Leikert (2022), der mehrfach zum Wiener Symposium »Psychoanalyse und Körper« als Referent eingeladen war. Ich hatte es bereits zu Hause und war beim ersten flüchtigen Querlesen an folgender Aussage des Herausgebers hängen geblieben (S. 13 f.): »Beginnend bei Wilhelm Reich gab und gibt es Überlegungen und Erfahrungen, das psychoanalytische Setting zu erweitern und durch übende Verfahren, Rollenspiele, konkrete Körperberührungen und Ähnliches zu ergänzen. *Meine Überzeugung ist es, dass diese Versuche problematisch und unnötig sind […] Die faktische taktile Berührung ist verzichtbar,* denn die Stimme der Analytikerin oder des Analytikers berührt das Körperselbst, die gemeinsame Aufmerksamkeit berührt das Leibliche, das resonante Spüren der leiblichen Gegenübertragung hat eine Wirkung auf das Körperselbst der Analysandin oder des Analysanden. Abstinenz ist in der Arbeit mit leiblichen Konstellationen zentral, weil hier Verletzlichkeit und Gefahr der Retraumatisierung besonders groß sind« (Hervorh. P. G.).

Diese Äußerung berührte genau dieses Spannungsfeld. Als Therapeut selbst im Einzelsetting zurückhaltend, schien mir die hier getroffene Abgrenzung in ihrer Verallgemeinerung aber zu radikal zu sein.[2] Nun gab mir diese Rezensionsanfrage einen Grund, über all dies nochmals genauer nachzudenken. Ich war mit der Rezension beschäftigt und suchte nach einer angemessenen Entgegnung auf Leikerts Aussage – weder überzogen noch zu zurückhaltend. Da ich keine zufriedenstellende Lösung fand, entschied ich mich, das Problem in einem Telefonat mit Jörg Scharff anzugehen. Im Zuge dieses Gesprächs entwickelte sich die Idee, nach Ende der Pandemie doch wieder einmal eine Tagung in Wien zu machen, und zwar explizit zum Thema »körperliche Berührung in der Psychotherapie«.

Während der inhaltlichen Vorbereitung auf die Tagung, der intensiven Auseinandersetzung mit den beeindruckenden Fallbeispielen vor Ort und den Gesprächen im Nachgang wuchs meine Faszination für das Thema stetig. Besonders prägend war dabei der Hinweis von zwei Kollegen aus dem Steißlinger Kreis[3] auf das bereits 2017 erschienene Buch »Homo hapticus« von Martin Grunwald, das ich nun erstmals las. Ich empfand diese Lektüre als wahren Augenöffner! Nun schien der Zeitpunkt gekommen zu sein, das Themenfeld der »Berührung in der Psychotherapie« definitiv gründlich zu erforschen – und die Idee für das vorlegende Buchprojekt war geboren.

Das Buch versteht sich als Standortbestimmung anhand ausgewählter Beiträge und erhebt in keiner Weise den Anspruch einer systematischen Darstellung des gesamten Themenfelds.[4] Beispielsweise habe ich in meinen eigenen Kapiteln bewusst auf eine systematische Untersuchung und Kategorisierung der verschiedenen Formen der Berührung verzichtet. Während der Niederschrift des Buches tauchte eine Reihe von Fragen erst auf und manche mussten unbeantwortet bleiben, wie z. B. der Stellenwert genitaler Selbstberührungen im Verlauf der frühkindlichen Entwicklung.

Das Buch will für *konkrete körperliche Berührung* in unterschiedlichen psychotherapeutischen Feldern und Methoden sensibilisieren, ohne die Botschaft vermitteln zu wollen, man sollte oder man müsste sogar mit körperlicher Berührung arbeiten. Der Einsatz körperlicher Berührung – verstanden weniger

2 Eine solche radikale Sicht wird immer wieder von Psychoanalytiker:innen geäußert. Dazu Westland (2023, S. 542): »Diese Sicht ist insofern kaum überraschend, als nur wenige Psychoanalytiker eine Ausbildung in körperpsychotherapeutischer Arbeit haben.«

3 Der Steißlinger Kreis ist eine Arbeitsgruppe überwiegend deutscher Psychoanalytiker, die körperpsychotherapeutisch arbeiten und ihren Zugang theoretisch und praktisch miteinander reflektieren.

4 Verwiesen sei in diesem Zusammenhang auf zwei bereits vorhandene detaillierte Ausarbeitungen zu diesem Thema (Downing, 1996; Geuter, 2019).

als Technik, sondern mehr als Beziehungsangebot – ist und bleibt ein Zugang, der herausfordernd sein kann und daher wohlüberlegt sein will.

Und ich spreche in meinen eigenen Beiträgen von *Patient:innen* und nicht von Klient:innen, weil sich Menschen an uns wenden, die leiden, was sich im lateinischen Wort *patiens* wiederfindet: leidend, erduldend.

Ich spreche außerdem von Patient:innen, Therapeut:innen etc., wenn die geschlechtliche Zuordnung unerheblich ist, also Patienten *und* Patientinnen, Therapeuten *und* Therapeutinnen etc. gemeint sind – und weitere Geschlechtsidentitäten sind durch die Pluralformen mit dem Doppelpunkt zumindest nicht ausgeschlossen. In diesem Buch wird der Einfachheit halber nur zwischen den beiden sexuellen Identitäten männlich/weiblich unterschieden. Ich bin mir bewusst, dass Geschlechtsidentitäten vielfältiger sind und über diese binäre Einteilung hinausgehen. Meine Perspektive spiegelt meinen aktuellen beruflichen Erfahrungshorizont wider und erhebt keinen Anspruch auf Vollständigkeit.

Ich spreche in meinen eigenen Beiträgen von *Körper* und nicht, wie manche das tun, von Leib oder »Körperleib«, weil Körper und Körperpsychotherapie die (zumindest derzeit) international meistverwendeten Begriffe sind. Zur Klarstellung: Auch wenn der Körper ein »Objekt« sein kann und wir daher auch einen Körper »haben« können, befassen wir uns in der (Körper-)Psychotherapie mit dem Körper primär aus der Perspektive des Körpererlebens und der Körpererfahrung.

Für dieses Buchprojekt nutze ich erstmals die Unterstützung künstlicher Intelligenz. Seit der Niederschrift dieses Textes arbeite ich mit der freien Version von ChatGPT. Alle von der KI erstellten Inhalte wurden von mir überprüft, und Passagen, die mithilfe von ChatGPT verfasst wurden, sind ausdrücklich als solche gekennzeichnet. Kapitel 9 enthält den vollständigen Dialog mit ChatGPT und veranschaulicht, wie KI heute effizient und sachgerecht eingesetzt werden kann.

Teil 1 befasst sich mit den »Grundlagen und Perspektiven« des Themas und insbesondere auch mit der grundsätzlichen Ambivalenz des Einsatzes körperlicher Berührung in der Psychotherapie.

Teil 2 »Körperliche Berührung in der Psychotherapie Erwachsener« bietet praxisnahe Einblicke in das therapeutische Geschehen. Die Kapitel verbinden anschauliche Fallvignetten mit theoretischen Reflexionen. Spezielles Augenmerk liegt auf der Analyse eines misslungenen Prozesses, aus der heraus Überlegungen für eine mögliche Berührungsleitlinie entwickelt werden.

Teil 3 widmet sich den spezifischen Aspekten der Psychotherapie mit Kindern und Jugendlichen.

Das Buch wäre ohne die Mitwirkung einer Reihe von Kolleginnen und Kollegen aus unterschiedlichen Methodenfeldern nicht zustande gekommen. Herzstück des Buches sind Gespräche mit einer Reihe von Kolleg:innen. Viele einzelne Fragestellungen entwickelten sich erst im Zuge des gemeinsamen Nachdenkens. Ich bedanke mich sehr herzlich bei Patka Gödeke-Krebs (Osteopathie, Körperpsychotherapie), Ulfried Geuter (Körperpsychotherapie), Christine Geißler (Psychoanalyse), Otto Hofer-Moser (Integrative Therapie), Bernd Kuck (leibfundierte Daseinsanalyse), Gerhard Lang (analytisch körperbezogene Psychotherapie), Imke McMurtrie (Dozentin für Atem- und Stimmbildung), Dagmar Motzkau (psychoanalytisch fundierte Körperpsychotherapie), Susanne Rabenstein (Individualpsychologie), Thomas Reinert (psychodynamische Körperpsychotherapie), Jörg Scharff (Psychoanalyse), Alexander Schwetz (Psychoanalyse), Gerhard Stumm (Personzentrierte Psychotherapie) und Marek Szczepański (Verhaltenstherapie) für ihre Bereitschaft, mir im Rahmen von Experteninterviews Antworten auf meine Fragen zu geben. Ausgewählte Textteile aus den Interviews wurden in das Buch integriert. Die Gesamtinterviews sind sämtlich unter folgender Adresse abrufbar und nachlesbar: www.psychoanalyseund-koerper.at/laufende-projekte/.

Mit Jochen Willerscheidt und Daniel Geißler habe ich monatelang um die Möglichkeiten, körperliche Berührungen in einen neuropsychoanalytischen Kontext zu integrieren, diskutiert. Dafür sei ihnen herzlich gedankt, ebenso Markus Angermayr, Vanesa Brahaj, Julia Deimel, George Downing, Christina Sogl und Hannes Winge für ihre Rückmeldungen zu ausgewählten Textabschnitten.

Mein Dank gilt Bernd Kuck, Jochen Willerscheidt und Jörg Scharff für ihre Bereitschaft, mit mir wiederholt bestimmte Fragestellungen rund um die gegenständliche Thematik zu diskutieren. Ich danke meinen Söhnen Andres und Daniel sowie Thomas Siegmund dafür, dass sie mir als Modelle für die Erstellung fotografischer Abbildungen zur Verfügung standen, und meiner Tochter Angelika für die nachfolgende Bildbearbeitung. Nicht zuletzt möchte ich mich bei Frau Englisch und Frau Rastin vom Verlag Vandenhoeck & Ruprecht bedanken, die mich während des gesamten Projekts sachkundig und einfühlsam begleitet haben.

Peter Geißler

Teil 1: Grundlagen und Perspektiven

Im ersten Teil soll es um eine umfassende Darstellung der vielfältigen Facetten von körperlicher Berührung gehen, indem ihre philosophischen und gesellschaftlich-kulturellen Dimensionen in den Mittelpunkt gestellt werden. Gleichzeitig betrachten wir körperliche Berührung aus der Perspektive der Evolutionsbiologie sowie der wissenschaftlichen Grundlagenforschung, insbesondere der Haptikforschung. Am Ende dieses Buchteils wird versucht, verschiedene Ausformungen körperlicher Berührung in die Brückenwissenschaft der Neuropsychoanalyse zu integrieren. In einem weiteren Kapitel kommt das bislang wenig diskutierte Themenfeld der Selbstberührung zur Sprache. Es folgen Überlegungen zur therapeutisch relevanten Erfahrung der Regression und zur immer wieder diskutierten Frage, ob körperliche Berührung in der Psychotherapie ungewollt erotisch-sexuelle Bedeutungen vermittelt.

Kapitel 1: Einführung

1.1 Allgemeines

Körperliche Berührung findet in vielerlei Kontexten statt: im privaten Bereich beim Aufziehen der Kinder, in der sexuellen Intimität, in kumpelhaften Freundschaften, im Zuge des Handschlags bei Begrüßung und Abschied oder beim Küsschen auf die Wange, im Gedränge in der U-Bahn, bei Massenversammlungen, bei Sportveranstaltungen (etwa nach einem Tor); im professionellen Bereich in der Pflege, bei Massageanwendungen, beim Arzt, beim Schneider, bei der Polizei im Zuge von eingrenzender Gewaltanwendung; im rituell-religiösen Bereich im Zuge von Segnungen.

In kultureller Hinsicht variiert, was an Berührung erlaubt ist und was nicht (Hall, 1976; Hallam u. Hockey, 2002; Montagu, 1971/dt. 2004). In asiatischen Kulturen wie in China oder Japan hat körperliche Berührung, sogar in der Kindererziehung, einen geringeren Stellenwert als beispielsweise in Europa. Man legt Kindern die Hand nicht auf den Kopf, denn dort wohnt Buddha – dies gilt für südostasiatische Kulturen wie Thailand, Laos, Kambodscha und Sri Lanka, also in Ländern, in denen der Buddhismus stark verbreitet ist. In diesen Kulturen gilt der Kopf als der heiligste Teil des Körpers, da er als Sitz der Seele und des Bewusstseins angesehen wird. Der Glaube, dass Buddha oder eine spirituelle Kraft im Kopf wohnt, spielt eine wichtige Rolle. Daher wird es als respektlos empfunden, jemandem – insbesondere einem Kind – auf den Kopf zu fassen. Diese Geste könnte als Herabsetzung oder Entweihung interpretiert werden.

In den USA wird ein kräftiger Handschlag erwartet, denn er drückt Entschlossenheit aus; in Europa hingegen gilt ein fester Handschlag eher als übertrieben. Bei den Inuit in Kanada und Grönland findet ein großes Ausmaß an Berührung statt, und zwar in einem ganz anderen Zusammenhang. Es sind die extremen klimatischen Bedingungen in den kalten arktischen Regionen, in denen Körperkontakt nicht nur als Ausdruck von Nähe und Zuneigung verstanden wird, sondern auch, um Wärme zu übertragen. In der harschen Kälte ist Wärme überlebenswichtig, und der Austausch von Körperwärme durch Berührung ist eine praktische Notwendigkeit. Diese körperliche Nähe spiegelt sich in sozialen Ritualen wider, wie dem traditionellen »Kunik« – einem Nasenkuss, bei dem die Nasen und manchmal Oberlippen aneinander gerieben werden. Diese Geste wird oft zwischen engen Familienmitgliedern oder Liebenden ausgetauscht und drückt tiefe Zuneigung und Fürsorge aus. Hier zeigt sich der Kontrast zu Kulturen wie der buddhistisch geprägten in Südostasien, wo Berührung, besonders des Kopfes, als respektlos empfunden wird.

Körperliche Berührung kann in verschiedenen Kontexten als angemessen oder unangemessen empfunden werden. Während angemessene Berührungen in bestimmten sozialen oder beruflichen Situationen als Ausdruck von Nähe, Respekt oder Trost wahrgenommen werden, können unangemessene Berührungen das persönliche Wohlbefinden verletzen und Grenzen überschreiten. Die #MeToo-Bewegung, die ab 2017 weltweit an Bedeutung gewann, hat in diesem Zusammenhang eine entscheidende Rolle gespielt. Ursprünglich über Twitter und andere soziale Medien verbreitet, hat die Bewegung weltweit das Bewusstsein für sexuelle Belästigung und Missbrauch gestärkt. Viele Menschen teilten öffentlich ihre Erfahrungen, was eine breite gesellschaftliche Debatte auslöste. Als direkte Folge dieser Debatte haben zahlreiche Länder ihre gesetzlichen Regelungen zum Schutz vor sexueller Belästigung und Missbrauch überarbeitet und verschärft, um Betroffene besser zu schützen und klare rechtliche Rahmenbedingungen zu schaffen.

Auf der klinisch-psychodynamischen Ebene kommt die Vielfalt unserer Patienten hinzu, mit unterschiedlichsten Pathologien im Wechselspiel mit einer Vielfalt an Therapeutenpersönlichkeiten, das heißt die Frage des Matchings bzw. des Zusammenpassens. Ebenso kommt hinzu die jeweilige Primärerfahrung: Ist sie eventuell gekennzeichnet durch einen Mangel an Berührung oder durch unempathische Intrusion? Hinzu kommt die ästhetische Konfiguration des jeweiligen Behandlungssettings, im Sinne eines soundso regelhaft gestalteten Raumes, z. B. der Nahraum in der Körpertherapie versus die Wahrung des konventionellen Abstandes in der Psychoanalyse. Welcher therapeutische Raum führt zu welcher Regression, zu welchen »states of mind«, zu welchen emotionalen Aggregatzuständen? Wie unterschiedlich sind die Tempi der Regression, welche Kindheitserinnerung werden angetriggert mit körperlicher oder ohne körperliche Berührung? Aus all diesen Aspekten lassen sich Ideen hinsichtlich Indikationen und Kontraindikationen betreffend Berührung ableiten, abhängig vom jeweiligen Behandlungssetting.

Die theoretische Grundreferenz spielt ebenso eine Rolle. Beziehe ich mich auf das Freud'sche Unbewusste? Auf Lacan, das heißt das Unbewusste in der

Sprache? Auf Laplanche und seine rätselhaften Botschaften der Eltern an ihr Kind? Auf die Bindungs- und Säuglingsforschung? Auf die Affektforschung? Liegt das Heilungsverständnis eher auf der korrigierenden Neuerfahrung (einschließlich körperlicher Berührungen) oder auf der schmerzlichen Akzeptanz des So-geworden-Seins? Ist die Intervention darauf fokussiert, die aktuelle Situation zu beschreiben und zu interpretieren (deskriptiv-deutend), mögliche Handlungsalternativen zu entwickeln und deren Wirkung zu erkunden (proskriptiv-handlungsorientiert) oder alternative Szenarien modellhaft zu erproben (modellszenenhaft)? Worin besteht die jeweilige Abwehrebene – im Abspeisen mit Worten, im Sprechen als Abwehr oder im Berühren als Abwehr? Oder gar in fehlender Distanz?

Körperliche Berührung kann bei Menschen, insbesondere in einem regressiven oder pathologischen Zustand, Verwirrung stiften. Sie kann einerseits den Bezug zur Realität verstärken – sei es durch den realen Kontakt oder durch die erlebte Trennung von einem anderen Menschen. Auf diese Weise wird die Person auf den »Boden der Realität« zurückgeholt, indem die Berührung eine klare Verbindung zur Realität herstellt. Ein Beispiel dafür wäre eine Patientin, die gerade eine schwierige Trennung durchlebt. Sie wird von überwältigenden Gefühlen gequält, die sie schwer zu kontrollieren vermag. Die Therapeutin legt nun in einem passenden Moment eine unterstützende Hand auf ihre Schulter. Durch diese Berührung spürt die Person, dass sie nicht allein ist und dass jemand real an ihrer Seite steht. Sie wird dadurch gleichsam in die gegenwärtige, reale Situation geholt und spürt durch die Berührung, dass sie mit einer anderen Person, der Therapeut:in, verbunden bleiben kann. Diese Art der Berührung wirkt »erdend« und stärkt das Bewusstsein für die Realität und den aktuellen Moment.

Andererseits kann die Berührung auch bestehende pathologische oder konfliktbehaftete Fantasien verstärken. Ein Beispiel wäre eine paranoide Patientin, die dazu neigt, harmlose Gesten anderer Menschen als Bedrohung zu erleben. Wenn diese Person körperlich berührt wird, z. B. durch einen zufälligen Kontakt im Alltag oder durch eine unerwartete Berührung durch die Therapeutin, kann diese Berührung die bestehenden pathologischen Fantasien verstärken, etwa in dem Sinne, dass jemand Kontrolle über ihren Körper übernehmen will oder ihr Schaden zufügen möchte.

Beides ist also möglich: Berührung kann entweder die Verbindung zur Realität klären oder die Fantasie stärker in die Realität hineintragen. Die Frage ist, wie dieser Prozess verstanden und interpretiert wird, das heißt, ob körperliche Berührung dabei hilft, die Realität klarer zu sehen oder ob sie die Grenzen zwischen Fantasie und Realität weiter verwischt.

Welche neurobiologischen Mechanismen werden durch Berührungen aktiviert? Wie beeinflusst die Art der Berührung (z. B. sanft, druckvoll, rhythmisch) die physiologische Reaktion? Werden verschiedene Rezeptoren angesprochen? Und wie wirken sich diese Unterschiede auf Wohlbefinden oder Schmerzempfinden aus? Welche Unterschiede gibt es in der sensorischen Wahrnehmung von Berührungen zwischen Individuen? Spielen genetische oder entwicklungsbedingte Faktoren eine Rolle?

Mittlerweile dürfte klar geworden sein, wie komplex sich die Frage nach den Chancen und den Risiken von körperlicher Berührung in einem psychotherapeutischen Setting darstellt. Einfache Antworten wird in diesem Buch nicht geben, vielmehr werden immer weitere Fragen aufgeworfen: Was hat die körperliche Berührung überhaupt an sich, dass sie manches Mal Segen und in anderen Fällen Fluch sein kann? Welche Einflussfaktoren spielen dabei eine Rolle, was ist zu beachten? Wie kann körperliche Berührung therapeutische Prozesse fördern oder behindern? Welche Rolle spielt die verbale und nonverbale Kommunikation bei der Einführung körperlicher Berührung in die Therapie? Welche Risiken und Chancen ergeben sich aus solchen intensiven körperlichen Erfahrungen in der Gruppentherapie und in der Einzeltherapie? Wie kann die Therapeutin die individuellen Bedürfnisse und Grenzen der Patientin in Bezug auf körperliche Berührung verstehen und respektieren? Welche Kompetenzen benötigen die Therapeut:innen, um die Reaktionen der Patient:innen auf körperliche Berührung richtig zu interpretieren und zu steuern? In welchen Situationen ist körperliche Berührung in der Therapie angemessen und wann sollte sie vermieden werden? Wie kann ein Therapeut angemessen auf unangemessene Forderungen von Patienten oder Patientinnen reagieren, die durch körperliche Berührung ausgelöst werden? Welche ethischen Richtlinien sollten bei körperlicher Berührung in der Psychotherapie beachtet werden? Wie können Therapeut:innen sicherstellen, dass die Berührung im Einklang mit den professionellen Standards und ethischen Richtlinien steht?[5]

In diesem Buch wird so weit wie möglich auf verallgemeinernde Schlussfolgerungen verzichtet. Auch wenn aktuelle Erkenntnisse der Grundlagenforschung – insbesondere der Haptikforschung – die besondere Bedeutung körperlicher Berührung in einem psychotherapeutischen Kontext nahelegen könnten, gilt – in Anbetracht der bereits angedeuteten Komplexitätsebenen – die Prämisse, keine voreiligen Schlussfolgerungen zu ziehen. Die vergleichende

5 Einige dieser Fragen wurden im Rahmen zweier Masterarbeiten thematisiert (Zelzer-Lenz, 2023; Zobel, 2023).

Psychotherapieforschung (z. B. Wampold, Imel u. Flückiger, 2018) zeigt bislang, dass unterschiedliche therapeutische Ansätze ähnlich wirksam sind, auch wenn es Hinweise gibt, dass psychodynamische Therapien tendenziell besser wirken könnten – insbesondere bei längeren Verläufen (Shedler, 2011). Diese Überlegenheit ist jedoch nicht zweifelsfrei belegt. Für Befürworter körperpsychotherapeutischer Ansätze mag das Potenzial körperlicher Berührung überzeugend erscheinen und sie könnten sich angesichts der in diesem Buch dargelegten Grundlagenforschung diesbezüglich bestätigt fühlen. Dennoch scheint mir eine Haltung der Vorsicht angemessen zu sein. Ob sich psychotherapeutische Ansätze mit körperlicher und ohne eine solche Berührung überhaupt voneinander unterscheiden lassen und ob sich daraus eine Überlegenheit irgendwelcher Art ableiten lässt, muss meiner Ansicht nach aus gegenwärtiger Sicht vollkommen offenbleiben. Der objektive Nachweis einer solcher Überlegenheit könnte, wenn überhaupt, nur durch unabhängige Forschung erbracht werden, und eine solche Evidenz liegt meines Wissens bislang nicht vor.

1.2 Definitionen

Unstrittig ist, dass auch Worte berühren können. Worte können wie sanfte Hände sein, die die Seele umschließen, sie heben und tragen, ohne dass dabei der Körper angefasst würde. Auch verbale Deutungen können sehr wirkmächtig sein und die Überzeugung auslösen, man habe nun etwas gesehen wie nie zuvor im Leben. Eine solche Einsicht kann mit einer tiefen Bewegtheit einhergehen, kann im Innersten berühren. Auch Musik und andere Kunstwerke können einen unglaublich ergreifen.

In diesem Buch beschränke ich mich ausdrücklich und ausschließlich auf den konkreten Körperkontakt. Körperliche Berührung im hier gemeinten Sinn bezeichnet die absichtsvoll herbeigeführte, nicht ritualisierte physische Kontaktaufnahme zwischen zwei, manches Mal auch (in Gruppensettings) zwischen mehreren Personen und den damit verbundenen Wahrnehmungsqualitäten, sei es in der aktiven oder in der passiven Form.[6] Aktive Berührung ist die gezielte Bewegung, durch die eine Person eine andere Person physisch kontaktiert. Passive Berührung beschreibt den Zustand, in dem eine Person von einer anderen berührt wird, ohne selbst die Berührung zu initiieren. Die Person, die berührt wird, ist hierbei die passive Partei und nimmt die Berührung als Ergebnis der

6 Diese Einschränkung bezieht sich auf die von mir verfassten Beiträge und ggf. nicht auf die anderen Autoren in diesem Buch.

Bewegung der anderen Person wahr. Weil es aus neurophysiologischer Sicht einen Unterschied macht, ob wir uns im Zuge von Berührungen unseres Körpers aktiv bewegen oder passiv bewegt werden, spreche ich in Anlehnung an Grunwald (2017, S. 26) im aktiven Modus von haptischer und im passiven Modus von taktiler Wahrnehmung: »*Taktile* Wahrnehmung entsteht, wenn unser Körper durch physikalische Reize verformt oder berührt wird, zum Beispiel, wenn wir von einem Masseur durchgeknetet werden. Sind wir hingegen selbst der Masseur, generiert unser neuronales System *haptische* Wahrnehmungen. Da wir den größten Teil unseres Alltags als aktiv Handelnde gestalten, ist ein Großteil unserer Tastsinneswahrnehmungen haptisch und nur ein geringer Teil taktil.«

Die Begriffe *taktil* und *haptisch* beziehen sich ursprünglich auf unterschiedliche Modi der Berührungswahrnehmung, die aus neurophysiologischer Sicht klar voneinander zu unterscheiden sind: Die taktile Wahrnehmung beschreibt den passiven Prozess, bei dem eine Person durch Berührung Reize aufnimmt. Im Gegensatz dazu steht die haptische Wahrnehmung, die den aktiven Vorgang bezeichnet, bei dem eine Person bewusst etwas oder jemanden berührt, um Berührungsinformationen gezielt zu verarbeiten.

In der Psychotherapie gebrauchen wir diese Begrifflichkeiten in einer etwas anderen Weise. Hier liegt der Fokus weniger auf der neuronalen Verarbeitungsweise als vielmehr auf der Art und Weise der Berührung selbst und der dabei empfundenen subjektiven Erfahrung.

Taktile Berührung in der Psychotherapie beschreibt eine Berührung, die passiv empfangen wird, also wenn der oder die Patient:in berührt wird und die Berührung als »empfangende« Wahrnehmung erlebt. Diese Form der Berührung ermöglicht es den Patient:innen, sich auf das Empfangen und Spüren zu konzentrieren, ohne dabei selbst aktiv in die Berührungsbewegung involviert zu sein.

Haptische Berührung hingegen bezieht sich auf eine Berührung, die aktiv durch die Patientin (bzw. den Patienten) ausgeführt wird. In diesem Fall ist sie diejenige, die durch eine aktive Bewegung mit etwas oder jemandem in Kontakt tritt. Die Person gestaltet ihre Erfahrung eigenständig und fühlt sich durch die aktive Rolle (meistens) autonomer und selbstbestimmter.

1.3 Zusammenfassung

Körperliche Berührung hat oftmals eine starke Wirkung auf unsere Wahrnehmung und unser Erleben. Dabei unterscheidet sich die aktive (haptische) Berührung, die durch eigenes Handeln erfolgt, von der passiven (taktilen)

Berührung, die empfangen wird. In der Psychotherapie liegt der Fokus auf der subjektiven Erfahrung von Berührung, ob passiv taktil oder aktiv haptisch.

1.4 Die Ambivalenz körperlicher Nähe: Herausforderungen und Chancen der Berührung in der Psychotherapie

Für die psychoanalytische Buchreihe »Psychodynamik kompakt« habe ich den Band »Psychodynamische Körperpsychotherapie« (Geißler, 2017) verfasst, in welchem ich mein Vorgehen anhand von Beispielen erklärt habe. Ich erhielt von einer Reviewerin die Rückmeldung, mein Text habe bei ihr den Eindruck einer gewissen »Schmuddeligkeit« hinterlassen. Wie kann man diese Rückmeldung verstehen? Die folgenden Ausführungen (bis 1.5) wurden mithilfe von ChatGPT3.5 ausgearbeitet (30.11.2024).

Die Rückmeldung der Psychoanalytikerin, der Text habe bei ihr den Eindruck einer gewissen »Schmuddeligkeit« hinterlassen, eröffnet ein komplexes Feld, das psychodynamische, kulturelle und methodologische Aspekte berührt. Es lässt sich nicht nur als persönliche Reaktion deuten, sondern auch als Ausdruck tiefer liegender Spannungen zwischen verschiedenen therapeutischen Paradigmen und deren Umgang mit Nähe, Körperlichkeit und Grenzsetzungen.

Das Wort »schmuddelig« trägt in sich einen abwertenden Ton, der oft Unreinheit, Grenzüberschreitung oder mangelnde Klarheit impliziert. Auf der inhaltlichen Ebene könnte es bedeuten, dass die Analytikerin eine Unbehaglichkeit empfand, die mit dem Umgang mit körperlicher Nähe und Berührung in der psychotherapeutischen Arbeit zusammenhängt. Psychoanalytiker:innen, die traditionell auf verbal-symbolische Prozesse fokussiert sind, könnten auf Körperpsychotherapie reagieren, indem sie diese Dimension als potenziell »unordentlich« wahrnehmen – möglicherweise weil sie sich außerhalb des gewohnten Bezugsrahmens bewegt. Körperliche Berührung und Nähe werfen Fragen nach Grenzen, Macht, Intimität und Übertragung auf, die im psychoanalytischen Kontext oft implizit vermieden werden, indem der Körper als neutraler Hintergrund fungiert. Eine explizite Thematisierung des Körpers und seiner Interaktionen in der Therapie könnte somit als Herausforderung oder sogar als Bedrohung empfunden werden.

Aus der Perspektive der Psychoanalyse könnte diese Reaktion auch mit der historischen Tendenz zusammenhängen, das Körperliche zugunsten des Symbolischen zu marginalisieren. Der Körper wird in der klassischen Psychoanalyse zwar als Träger von Symptomen oder als Schauplatz der Triebenergie verstanden, doch seine direkte Einbindung in den therapeutischen Prozess bleibt oft außen vor. Körperpsychotherapeutische Ansätze hingegen stellen den Körper ins Zentrum, was die Wahrnehmung von Nähe und Berührung intensiviert. Diese Fokussierung könnte als eine Art Grenzüberschreitung wahrgenommen werden, besonders wenn die Rezipient:innen selbst keine methodische Erfahrung oder Reflexion über solche Dynamiken besitzt. Der Eindruck des »Schmuddeligen« könnte somit eine Projektion von Unbehagen sein, das aus einem nicht verarbeiteten Spannungsfeld zwischen Nähe, Körperlichkeit und professioneller Distanz resultiert.

In einem breiteren kulturellen Kontext spielt möglicherweise auch die gesellschaftliche Ambivalenz gegenüber dem Körper und der Berührung eine Rolle. Während Berührung als menschliches Grundbedürfnis anerkannt ist, wird sie in professionellen Kontexten häufig mit Skepsis betrachtet, da sie schnell mit Machtmissbrauch oder sexuellen Grenzverletzungen assoziiert werden kann. Dieses Spannungsfeld könnte das Unbehagen der Reviewerin verstärkt haben, insbesondere wenn in der Falldarstellung die Grenzen zwischen therapeutischer Berührung und persönlicher Intimität als fließend wahrgenommen wurden.

Aus dieser Rückmeldung können mehrere wichtige Erkenntnisse gewonnen werden. Erstens verdeutlicht sie, wie zentral die professionelle Reflexion über Körperlichkeit und Nähe für die Kommunikation zwischen unterschiedlichen therapeutischen Schulen ist. Die Empfindung von »Schmuddeligkeit« könnte ein Signal sein, dass die Bedeutung von körperlicher Nähe und Berührung in der Therapie für manche Rezipient:innen zu wenig explizit oder ausreichend kontextualisiert wurde. Eine differenziertere theoretische Einbettung der körperpsychotherapeutischen Arbeit könnte helfen, solche Missverständnisse zu minimieren. Zweitens zeigt diese Rückmeldung die Notwendigkeit eines Dialogs über unterschiedliche therapeutische Ansätze und deren jeweilige Grundannahmen. Gerade die Konfrontation mit Unbehagen kann als Einladung verstanden werden, die eigenen blinden Flecken zu hinterfragen und die Grenzen des eigenen therapeutischen Ansatzes zu reflektieren.

Letztlich kann die Rückmeldung als Ausdruck einer kulturell und methodisch tief verwurzelten Ambivalenz gegenüber dem Körper gelesen werden. Sie bietet die Chance, diese Ambivalenz nicht nur zu benennen, sondern auch produktiv zu nutzen, um die jeweiligen Stärken und Schwächen verschiedener Ansätze miteinander zu verknüpfen. Dies erfordert jedoch Mut, sich den eigenen Vorurteilen und Ängsten zu stellen – eine Herausforderung, die für Therapeut:innen jeder Disziplin von grundlegender Bedeutung ist.

1.5 Fazit

Berührung in der Psychotherapie ist somit ein Thema von tiefgreifender Bedeutung, das die Grenze zwischen menschlicher Nähe und professioneller Distanz auf einzigartige Weise beleuchtet. Die Rückmeldung der Psychoanalytikerin, die Arbeit wirke »schmuddelig«, zeigt, wie stark kulturelle und persönliche Assoziationen unsere Wahrnehmung von Berührung prägen. Sie verdeutlicht, dass Berührung nicht nur eine physische Handlung ist, sondern ein vielschichtiges Kommunikationsmittel, das sowohl Transformation als auch Unbehagen auslösen kann.

Gerade deshalb ist es essenziell, Berührung in der Therapie nicht nur praxisbezogen, sondern auch theoretisch und ethisch fundiert zu reflektieren. Die bewusste, methodisch begründete Einbindung von Berührung erfordert Klarheit über Intention, therapeutische Ziele und die Dynamik der Beziehung. Sie ist kein technisches Werkzeug, sondern ein zutiefst relationaler Akt, der eine Präsenz und Achtsamkeit erfordert, die weit über das Körperliche hinausgeht. Berührung, richtig eingesetzt, kann ein Schlüssel zu Wandlung und Integration sein – doch ihre transformative Kraft entfaltet sich nur, wenn sie aus einem fundierten Verständnis der psychodynamischen Prozesse heraus geschieht.

Die Herausforderung und die Chance bestehen darin, Berührung in der Psychotherapie von Vorurteilen und kulturellen Stigmatisierungen zu befreien und sie zugleich mit höchster Sensibilität einzusetzen. So kann körperliche Berührung ein Weg sein, um nicht nur den Körper, sondern auch die Seele zu berühren.

Kapitel 2: Existential Touch – philosophische Implikationen körperleiblicher Berührung

Markus Angermayr

Vor vielen Jahren leitete ich eine Gruppe junger Menschen bei einem Selbsterfahrungsseminar in den Bergen Korsikas. Wir experimentierten auch mit kleinen Körperarbeitssequenzen. Ich zeigte jeweils eine Übungsform vor und wer wollte, konnte das dann ausprobieren. Die abschließende Sequenz war ein Halten des Kopfes und dann ein sanftes und bestimmtes Bedecken der Augen mit den Händen für circa drei Atemzüge, dann öffnen sich die Hände, streifen über den Kopf und gehen wieder aus dem Kontakt. Ich arbeitete mit einer jungen Frau, deren Gesicht durch eine Krebserkrankung vor langer Zeit entstellt war. Sie war gut integriert, in einer guten Beziehung, lebensfreudig und wach, aber auch etwas Schweres war spürbar. Ich kam hinter ihrem Kopf zum Sitzen und hielt ihren Kopf in meinen Händen, wie in einer Schale. Dann legte ich den Kopf ab und bedeckte mit meinen warmen Handflächen ihre Augen und Teile des Gesichts, der Wangen. Ohne Absicht. Es entstand ein Zittern in ihrem Gesicht und Tränen bahnten sich den Weg. Ich atmete ruhig weiter. Sie begann still zu weinen. Dann löste ich die Hände und die Tränen flossen frei heraus und sie schluchzte. Dann beruhigte sie sich wieder und setzte sich auf, und wir tauschten unsere Erfahrung aus. Ich war ein bisschen unsicher wegen des Weinens und wie das für sie war. Sie aber sagte strahlend, dass sie das so sehr vermisst hatte, dass niemand sie – außer den funktionalen ärztlichen Berührungen – an dieser entstellten Stelle berührt hatte. Selbst ihr Freund hatte sie nicht an dieser Stelle berührt. Sie hatte den Eindruck, das kam ihr während der Sequenz in den Sinn, wie wenn sie an dieser vom Krebs entstellten Stelle im Gesicht kein Mensch mehr wäre und irgendwie unantastbar. Und wie gut es täte, da eine wohlwollende, warme, absichtslose Berührung zu erleben. Sie habe das Gefühl, wieder ein Mensch zu sein.

Dass Berührung dabei unterstützt, sich wieder als Mensch in der Welt zu fühlen, habe ich nie mehr vergessen.

2.1 Vorbemerkungen

2.1.1 Sich als Mensch in der Welt fühlen

Der Zugang zur Welt ist gewissermaßen ein berührender. Welt geht mir nah. Wir sind darin und indem wir uns in unserer Welt befinden, geht sie uns nah, sie wird zu unserer Lebenswelt. Es scheint, als könnte man überhaupt von einem berührenden Selbst- und Weltverhältnis menschlicher Lebewesen sprechen. Die erste Berührung: eingebettet schon vor der Geburt durch den schützenden Körper der Mutter, und dann mit der Geburt, dem »in den Händen halten« des kleinen lebendigen Körpers des zur Welt gekommenen Lebewesens. Zur letzten Berührung: Im Sterben, den noch warmen Körper des geliebten Menschen berühren, oder die unter die Haut gehende Erfahrung des schon erkalteten Leibes eines Menschen.

Welt berührt uns leiblich spürbar sowohl aus der Ferne, mit körperlichem Abstand, als auch in der Nähe als körperleibliche Berührung. Denn man kann sich körperlich fern sein und sich doch leiblich spürbar berühren. Eine Erfahrung, die durch die modernen sozialen Medien und Maschinen enorme Erweiterung erlebt. Welt geht uns nahe durch das Berührtwerden oder Berühren von Menschen, von anderen Lebewesen, Dingen (z. B. so selbstverständliche Dinge wie Kleider, die Luft, technische Geräte), aber auch Gedanken und Theorien, ja sogar Atmosphären, Melodien, Tönen, Geschmack – alles, was vor den klaren, bewussten Gefühlen und Impulsen liegt und sprachlich nicht so leicht zu fassen ist. Das alles erreicht uns durch die Stimmung, atmosphärische Berührung. Martin Heidegger hat das im Begriff der Befindlichkeit, die uns durch die Stimmung zugänglich wird, gefasst.

Darum ist es irritierend, warum das Thema »körperliche Berührung« in den Jahren meines Philosophiestudiums kaum vorkam. Dabei zeigt das Phänomen Berührung ja an, dass uns etwas ergreift, nahegeht und angerührt hat. Das kann überraschend sein: z. B. eine Szene in einem Film, ein nebenbei gefallenes Wort, ein Blick, eine spontane Geste oder Berührung des Gesprächspartners. »Etwas rührt mein Herz an«, sagt man poetisch, oder aber jemand ist leicht angerührt, heißt es dann mit pejorativer Note: Jemand sei ein Sensibelchen oder sentimental, ein Weichei. Dabei ist Berührung ziemlich »robust«, eben »handfest«, ein basaler unverzichtbarer Zugang zur Welt und zu sich selbst, der uns über die gesamte Spanne des Lebens begleitet.

Die philosophische Relevanz von Berührung wird vor allem in der Phänomenologie und in der Lebenskunstphilosophie aufgegriffen:

1. Die Impulse aus der Phänomenologie – beginnend mit Edmund Husserl, Edith Stein, Merleau Ponty, Bernhard Waldenfels bis hin zu Thomas Fuchs

und Herman Schmitz und den neophänomenologischen Konzepten – haben eine große Bedeutung. Nicht zuletzt werden diese Befunde zunehmend auch von den naturwissenschaftlichen, neurobiologischen und Embodimentforschungen herangezogen und dienen hier als kritischer Dialogpartner.
2. Aus der Lebenskunstphilosophie im Gefolge der Entwürfe von Wilhelm Schmid stammen viele anregende Impulse und die Hinwendung zur konkreten Lebenswelt.

Beide Quellen sind für die Psychotherapie äußerst hilfreich und erhellend.

Im Folgenden beschreibe ich Aspekte einer Phänomenologie der Berührung aus philosophischer Sicht. Dem Anliegen des Buches folgend, werde ich die Berührung aus der Nähe in den Blick nehmen, also körperleiblicher Art im Unterschied zur Berührung aus der Ferne, aus körperlichem, zeitlichem und kulturellem Abstand. Diese Unterscheidung ist keine strenge oder gar trennende. Im Grunde ist sie theoretisch beinahe zu vernachlässigen, aber von praktischer Bedeutung. Es geht um Berührung, wie sie sich im psychotherapeutischen Prozess ereignet, und ihre philosophischen Implikationen. Die vielen sich häufenden, faszinierenden einzelwissenschaftlichen Erkenntnisse werde ich nur nebenbei streifen, da sie in diesem Buch von den Autoren detailliert angeführt werden.

Welt, die uns nahekommt, rührt uns an. Diese ständige körperleibliche Resonanz ist in der Regel unbewusst, ein impliziter Prozess mit der Welt. Mit der Berührung – im Besonderen der konkreten körperlichen Berührung, auf die in diesem Werk fokussiert wird – bewegen wir uns in der Intimsphäre von Lebewesen. Berührung ist eine exzellente Möglichkeit, neue Erfahrungen zu machen, mich sozusagen vom Leben überraschen zu lassen. Denn die Erfahrung, so Hans-Georg Gadamer, die »diesen Namen verdient«, kann nicht auf Wissen oder Belehrung reduziert werden. Vielmehr meint sie jene Erfahrung, die, selbst erworben, eine Erwartung durchkreuzt (Gadamer, 1990, S. 362).

2.1.2 Zum Kontext von Berührung – Berührung als Wert

Dass Berührungen heilsame Wirkung haben, ist historisch überliefert. Wir kennen Beispiele aus der antiken Heilkunst und aus der Bibel: Zum Beispiel Jesus, der den Aussätzigen durch Berührung heilt, oder der zweifelnde Apostel Thomas, der, um die Realität des Geschehens zu erfassen, eingeladen wird, die Wunden Jesu zu berühren. Mit der christlichen Vorstellung der Menschwerdung Gottes – das Wort wurde Fleisch (Johannes-Evangelium 1,14) – ist regelrecht ein »Berührungsparadigma« gegeben.

Alle Menschen kennen die beglückende und erfüllende Wirkung streichelnder, warmer Hände oder die Halt und Geborgenheit vermittelnde Umarmung. Berührung – feinfühlige – ist für das Kind überlebensnotwendig und bleibt es für den Menschen ein Leben lang. Abgesehen vom Berührtwerden durch andere, berühren wir uns oft selbst. Zwischen 400- bis 800-mal am Tag berühren wir unser Gesicht und in der Regel nehmen wir von dieser Bewegung, die circa 1,3 Sekunden dauert, keine Notiz. Um möglichst keine Aufmerksamkeitsressourcen aus der aktuellen Situation abzuziehen, laufen diese Prozesse unbewusst ab. Selbstberührungen sind also eine sehr häufige Alltagshandlung – von allen Menschen, weltweit (Grunwald, 2020, S. 2). Ebenso schmerzhaft wird ihr Fehlen erlebt. Wer einsam ist und ohne Partner lebt, hat Studien zufolge eine kürzere Lebenserwartung und ein höheres Krankheitsrisiko. Das scheint auch mit dem Mangel an Körperkontakt zusammenzuhängen, unter dem diese Menschen oft leiden, denn lange Umarmungen und intensiven Körperkontakt gibt es in der westlichen Kultur hauptsächlich in romantischen Beziehungen. Aber auch das Streicheln von Hunden und anderen Tieren führt zu Endorphinausschüttungen und baut Stress ab – weil wir uns selbst als Natur, die wir sind, spüren.

Auch in der Psychotherapie war der Körper von Anfang an ein Thema. Sigmund Freud massierte anfangs seine Patienten und Patientinnen. Erst mit dem Auftauchen der Schwierigkeiten im Übertragungsgeschehen bei hysterischen Patientenpersonen hat er sich davon abgewandt. Später postulierte er, dass in der analytischen Behandlung nichts anderes als ein Austausch von Worten zwischen dem Arzt und dem Analysanden vorgeht (Geißler, 2017, S. 14). Das führte dazu, dass einige Psychotherapieschulen Berührung marginalisierten, tabuisierten, in einigen Fällen sogar kriminalisierten (Zur u. Nordmarken, 2020): Körperliche Berührung wurde als unzulässige Sexualisierung und als Missbrauch des Patienten für eigene Bedürfnisse eingestuft. Und doch war der Körper immer dabei als »absent presence«, als anwesend und zugleich im Hintergrund. Auch hier wird deutlich, dass der Körper ein Ding merkwürdiger Art ist. Heute können wir von einem sanften »Bodyturn« in der Psychotherapie sprechen (Angermayr, 2022, S. 7).

Auch gesellschaftlich ist Berührung und berührt werden ein heißes Thema. Gerade infolge von »MeToo« ist das verständlich. Darf ich den anderen berühren? Wo und wie darf ich ihn berühren? Ist es anstößig? Wird es missverstanden als sexuelle Anmache? Niemand hat das Recht, einen Menschen gegen seinen Willen anzufassen. Das hat etwas mit Würde, die ja »unantastbar« ist, und mit körperlicher Integrität zu tun (Flaßpöhler, 2021, S. 188).

Wir merken, wie relevant das Thema ist, und dass es einer Ethik der Berührung bedarf, einer bestimmten qualitativen Atmosphäre und vor allem einer inneren Zustimmung des Berührenden wie des Sichberührenlassenden. Denn sowohl das Heilsame als auch das unter Umständen Traumatisierende findet sich im Leibgedächtnis gespeichert und zeigt sich körperlich. Dieses implizite Körperwissen kann sich durch Berührung öffnen.

2.1.3 Eigentümlichkeit von Berührung als anthropologische Konstante

Maurice Merleau-Ponty unterscheidet die Wahrnehmung von Gegenständen und der des eigenen Leibes anhand der Selbstberührung (Merleau-Ponty, 1945/2004, S. 118): »Berühre ich meine rechte Hand mit der linken, so hat der Gegenstand rechte Hand die Eigentümlichkeit, auch seinerseits die Berührung zu empfinden.« Dabei ist es nicht möglich, die Berührung zugleich als berührende und berührte Person wahrzunehmen. Darum spricht Bernhard Waldenfels von einer »Differenz im Leib« (Waldenfels, 2000, S. 37). Diese Fähigkeit zur Doppelempfindung und zur Selbstreflexion gehört zur Grundcharakteristik leiblichen Existierens. Die Selbstberührung ist ungleich komplexer als die Berührung eines Gegenstandes. Nur die Berührung eines anderen lebendigen Körpers, zum Bespiel in der Geste des Händedrucks, ist noch komplexer, denn die fremde Hand ist nicht Teil des eigenen Leibes, sie ist aber auch nicht einfach ein Ding oder Gegenstand (Stoller, 2010). Diese komplexe Ambiguität schwingt in jeder Berührung eines Lebewesens mit.

Zudem sind Menschen von Geburt an mit einer anthropologisch-körpersprachlichen Grundausstattung versehen, über die sie nicht nachdenken, die Teil des spontanen, verlässlichen Ausdrucksreservoirs ist (Sollmann, 2016, S. 25). Berührung ist unabdingbar. So betont der bekannte Körperpsychotherapeut Thomas Harms, dass der Aufbau einer Beziehung zwischen Eltern und ihren neugeborenen Kindern ohne Körperberührung nicht denkbar ist. Dabei legen die Ergebnisse der modernen Säuglings- und Bindungsforschung aber nah, dass nicht die Häufigkeit, sondern die Qualität der Berührung entscheidet, ob sie ihren Zauber entfaltet und die Bindung nachhaltig gestärkt wird (Harms, 2016). Berührung ist damit so etwas wie eine erste Sprache, lange vor dem Sehen, dem Sprechen und vor bewusster Reflexion (Atwood, 2000). So ist das *In-der-Welt-Sein* immer schon *In-Berührung-Sein* mit etwas oder jemand. Gerade darum ist ein »Nähe- oder Berührungsverbot«, wie wir es in den Zeiten der Covidpandemie erlebt haben, so einschneidend.

2.1.4 Soziale Ambivalenzen – Berührung als Problem

Betrachten wir kurz die Zeit, die wir in der Covidpandemie durchlebt haben: Berührung in Zeiten von Covid. Die Philosophin Svenja Flaßpöhler wies auf die soziale Ambivalenz hin: Sie meint, dass nicht wenigen Menschen die Maßnahmen recht waren, sie diese als Erleichterung empfanden, denn es gebe eine – so Elias Canetti – anthropologisch begründete Berührungsangst (Flaßpöhler, 2021, S. 26). Im Wort des *An-Greifens* ist diese Doppeldeutigkeit schon enthalten. Wir hungern nach Berührung und fürchten uns zugleich vor ihr.

In den Zeiten von Corona wurde jegliche Berührung und körperliche Nähe hochproblematisch und das Grundthema »Berührung und Nähe als Gefahr und Zumutung« gesetzlich verankert. Berührungs- und Näheverzicht wurde mathematisiert und gesetzlich geregelt: zwei Meter Abstand, Babyelefant, möglichst keine sozialen Kontakte, Lockdown und Quarantäne. In Zuspitzung: Menschen sterben lassen ohne Kontakt zu ihren Liebsten. Der Gewinn von »hygienical correctness«-Regelungen (Böhme, 2019, S. 19) dieser Art ist klar: Sie dienen der Entlastung von Unsicherheit sowie inneren Ambivalenzen und der Herstellung von Sicherheit. Dabei vergaß man allerdings die fehlende Sicherheit auf einer darunterliegenden Ebene, die im Körperleiblichen abgespeichert ist: nämlich die Bindungssicherheit, die auf angemessenen Näheerfahrungen und Berührungen beruht.

Diese Bindungssicherheit drückt sich durch viele kleine, unscheinbare Näheerlebnisse und Mikroberührungen aus. Wir wissen heute, wenn keine Bindungssicherheit gegeben ist, dann ist das Explorationsbedürfnis gehemmt und damit das Bedürfnis nach Wachstum, Lebendigkeit, Entwicklung, Heilung. Eine Hemmung dieser Bedürfnisse macht Angst. Wir bekommen keine hundertprozentige Sicherheit.

Inzwischen merken wir auch einige Folgen dieser Zeit des Abstandsgebots: vom Anstieg der depressiven Erkrankungen über die großen Problemen für die Jugendliche und Kinder sowie der schlechteren Versorgung von Menschen mit psychischen Erkrankungen bis hin zu den Unsicherheiten in den Begrüßungsritualen.

Flaßpöhler bemerkt unabhängig von der Covidpandemie eine grundsätzliche Tendenz in Richtung möglichst hoher Sicherheit und Ausschaltung der Unsicherheit, z. B. die Regelungen durch »love contracts«, also die Ausschaltung von Ambivalenzen durch Verträge: Wie oft schlafen wir miteinander, wie darf ich dich berühren, wie nicht?

Hier in unserem psychosozialen lebensweltlichen Feld besteht die Kunst jedoch vielmehr darin, Ambivalenzen auszuhalten, ins Bewusstsein zu heben und einen Freiraum, einen Erlebensraum offen zu halten. Wäre es nicht sinnvoller, auf der zwischenmenschlichen Ebene, im Kontakt, einander Gefühle der Sicherheit zu vermitteln, in kleinen Gesten oder körperlichen Berührungen?

2.1.5 Begriffliche Unschärfen: Körper und Leib

Das Thema »Berühren« ist kontextuell eingebettet in ein Verständnis von Psychotherapie, das den Menschen als verkörpertes Lebewesen versteht. Die Verwendung der Begriffe *Körper, Leib, Körperleib, Leibkörper* ist in der Philosophie uneinheitlich (Kuck, 2023). Wir finden sowohl die gesamte Spannweite von einer Verwendung des Begriffs Leib[7] als auch Wortverbindungen wie Körperleib oder Leibkörper – diese betonen die Doppelbezüglichkeit – bis hin zur pragmatischen Verwendung des Begriffs Körper, so wie er im Sessel sitzt und liest. Zum Beispiel betont der Philosoph Eugene Gendlin (2016): »Ich nenne den Körper nicht Organismus und auch nicht Leib und auch nicht Energie, denn ich meine damit den ganz gewöhnlichen Körper, der da im Sessel sitzt« (zit. nach Wiltschko, 1998, S. 2). Dabei ist mir wichtig, dass diese Unterscheidungen nicht absolut verstanden werden, sondern relativ und heuristisch. In allen Fällen geht es im Grunde darum, »den Körper von innen zu erleben«, nicht nur von außen zu beschreiben (Wiltschko, 2008, S. 113).

Körperliche Berührung von Lebewesen ist immer ein leibliches Geschehen, darum verwende ich im Folgenden meist das Begriffskonstrukt »*körperleiblich*« (Angermayr, 2019). Die Einübung ins Leibsein führt über die Erfahrung des Körperseins. Die Kombination beider Begriffe verdeutlicht, dass in der »leiblichen Erfahrung sich keine isolierten Zonen der Körperlichkeit, Seelenhaftigkeit und Geistigkeit ausbilden« (Wührl, 2012, S. 18).

»Körperleiblich« heißt, wir sind mit unserer ganzen Lebendigkeit darin, unser ganzes Sein – jede Zelle – ist daran beteiligt. Die Bedeutung der körperleiblichen Berührung geht weit über eine lustvolle Stimulation hinaus: »Sie ist die erste Sprache, in der das Kind angesprochen und durch die sein Selbstempfinden geweckt wird« (Fuchs, 2000a, S. 115).

Dabei ist der Körperleib der Nullpunkt unserer Verortung in der Welt. Ganz konkret erfahre ich Orientierung am eigenen Körper – oben, unten, vorne, hinten. Der Körperleib ist die Nahtstelle zwischen Innenwelt und Außenwelt und steht im unmittelbaren prozessualen Austausch mit der Welt bis in die Zellen

7 Interessanterweise wechseln selbst Husserl, Heidegger und auch Plessner in der Begrifflichkeit u. a. zwischen Leib-Körper und Körper-Leib (Alloa, Bedorf, Grüny u. Klass, 2012, S. 12).

hinein, z. B. der Austausch im Atemfluss. Das, was wir in diesem präreflexiven kontinuierlichen Austausch erleben, kann uns kein Konzept, keine Wissenschaft sagen. Wir stehen hier außerhalb der Konzepte (Heidegger, 1992). In der »eigenleiblichen Schwingungsfähigkeit«, der Vibration des Personalen, wie es Längle (2009) nennt, liegt die Transformationskraft.

2.2 Anmerkungen zur Phänomenologie der Berührung

Was für eine spezielle und grundlegende körperleibliche Erfahrung Berührung darstellt, können wir uns anhand eines Satzes von Heidegger (1992, S. 26) klarmachen: Er meint, dass wir erst auf den Boden springen müssten, auf dem wir stehen. Was bedeutet das? Versuchen wir es einmal nachzuvollziehen: Springen wir auf den Boden und berühren ihn. Was lässt sich wahrnehmen? Halt, Widerstand, Festigkeit und ein bewegter, rhythmisch atmender Körper, hier und jetzt. Es ist ein Sprung in die konkrete Lebenswelt. Mit diesem Sprung bringen wir unser Dasein in die Präsenz.

Eine sehr schöne Interpretation dessen, was Heidegger damit meint, entspringt einem Zitat von Bob Marley: »Some People Feel The Rain. Others Just Get Wet./Manche Leute fühlen und spüren den Regen, andere werden einfach nur nass« (Bob Marley: Texte). Vom Regen berührt und diese Berührung auch spürend und fühlend wahrnehmen. Kann ich da sein, fühlen und spüren, dass »ich bin«? Die Wahrnehmung des körperleiblichen Erlebens, dieses einzigartigen Moments des Daseins.

Für das Phänomen Berührung heißt das, dass wir in dem Moment, in dem wir jemanden berühren (mit innerer Achtsamkeit und Offenheit), mit unserer existenziellen Wirklichkeit in Kontakt sind. Das nenne ich *»existential touch«*. Wir sind aus den Vorstellungen und Konzepten ausgestiegen und mit dem lebendigen Körper in Verbindung, in *Seinsfühlung*, sagen wir in der Existenzanalyse. Phänomenologie ist die Methode, um zu den Sachen selbst durchzudringen. *»Zu den Sachen selbst«* bedeutet, »die Forderung, auf diejenige Welterfahrung zurückzugehen, die jeder sprachlichen Artikulation und wissenschaftlicher Begriffsfixierung voraus liegt und ihre Voraussetzung bildet« (Zahavi, 2007, S. 38). Wir gehen also mittels Phänomenologie an den Ort, wo die Konzepte entstehen.

2.2.1 Berührung als Resonanzverstärker

Für diesen phänomenologischen Zugang zum Thema »Berührung« braucht es eine poetische Einstellung zur Welt. Der Soziologe Hartmut Rosa (2016) formuliert, was Rainer Maria Rilke oder Joseph von Eichendorff poetisch ausdrücken: Die Welt und die Dinge dürfen sich wieder mitteilen. Wenn wir berühren, so tun wir das in einer Haltung, als ob wir einem Gedicht lauschen oder ein Musikstück hören, nur dass wir hier der Erzählung des Körpers, des Gewebes zuhören. Die Berührung öffnet uns einen Zugang zu einer Geschichte. Berührung ist ein dialogisches Geschehen, eingebettet in eine Sphäre der *Zwischenleiblichkeit.* Eugene Gendlin nennt das *»interaction first«:* »Was jeder in einer Interaktion ist, ist bereits durch den anderen affiziert« (Gendlin, 2016, S. 96).

Eine poetisch-phänomenologische Haltung braucht eine Offenheit, eine Bereitschaft, die eigenen Bewertungen zuerst einzuklammern. Es braucht Mut, sich auf das, was sich zeigt, und auf die Langsamkeit einzulassen, Mut, zu verweilen und sich *berühren* zu lassen. Vor allem braucht es Begleitpersonen oder Therapeut:innen, die selbst mit ihrem Körper gut verbunden sind. Die Berührung selbst ist lauschend auf die sich zeigenden personalen Resonanzen.

Eine phänomenologische Körperarbeit unterstützt die Schwingungsfähigkeit und Durchlässigkeit des Menschen. Wir filtern mit den Spürantennen unserer Leiblichkeit, aus dem Zwischen der Beziehung, dem Rauschen der eigenen unbewussten Tiefe, wie auch aus den überpersönlichen Atmosphären diejenigen Gefühle, die sich als wesentlich zeigen (Fuchs, 2000a, S. 81).

Selbst Berührung im weiten Sinne kann nur verstanden werden, weil wir konkret (körperlichleiblich) berührt worden sind. Berührung führt mich somit direkt zum *»eingefleischten Selbst«* (Längle, 2009, S. 13; Hervorh. M.A.), ich komme in Kontakt mit meinem impliziten Körperwissen. In diesem *Leibgedächtnis* finden sich sehr früh – präverbal – entstandene Schemata und affektmotorische Muster für das *Sein mit anderen.* Ich komme in Berührung mit meiner Körpergeschichte, in der mein gesamtes bisheriges Leben sedimentiert ist. Darin zeigt sich häufig ein Körperwissen, das uns reflexiv bisher nicht zugänglich war.

Ein Beispiel: Dagmar[8]

»Dagmar fühlt sich als Opfer (Mobbing und biografisch benachteiligt) und einsam. Niemand kümmere sich um sie, dabei wirkt sie aber immer auch aggressiv, das nimmt sie allerdings nicht wahr. In einer Sitzung spürt sie diesem ›Armsein‹ nach.

8 Alle Patient:innennamen sind geändert.

Sie fühlt sich klein, krümmt sich zusammen, leidet. Ich frage sie, was sie jetzt brauchen oder sich wünschen würde. Sie meint, sie brauche eine Umarmung. Ich biete ihr an, ob sie ausprobieren möchte, wenn ich ihr als Unterstützung die Hand auf den Rücken lege. Ja, das mag sie ausprobieren. Ich lege meine Hand sanft und bestimmt auf ihren Rücken. In dem Moment sagt sie ›nein, weg da‹. Ich spüre eine unbändige Wut. Mit einem Mal wird ihr deutlich, wie viel Wut und Aggression in ihr steckt. Daran haben wir dann weitergearbeitet. Im reflexiven Denken war ihr das gar nicht so deutlich, aber über die Berührung kam sie mit dieser Realität in Kontakt« (Angermayr, 2023, S. 47).

Es ist ein spannendes Phänomen, das wir in der Regel in den Momenten mit der Wirklichkeit in Kontakt kommen, wo unsere Vorstellungen scheitern, wo es also anders ist, als wir gedacht haben. Die Erfahrung durchkreuzt unsere Erwartung.

2.2.2 Berührung als körperleiblicher Dialog

Die Unterscheidung zwischen »Berührung aus der Ferne« und »Berührung aus der Nähe«, wie sie hier in diesem Buch thematisiert wird (z. B. Hand auf den Rücken legen, gehalten werden), ist praktisch verständlich, aber im phänomenologischen Sinne genau so wenig streng durchzuhalten wie die Unterscheidung oder gar Trennung von geistiger, psychischer und somatischer Dimension (Bauer, 2009, S. 11). Dem Doppelaspekt von Leib und Körper entkommen wir nicht. In der konkret körperleiblichen Berührung zeigt sich die zwischenleibliche Resonanz besonders stark: Es ist kaum mehr möglich, mich dem primären Eindruck zu entziehen.

Gerade im Ereignis der konkreten Berührung zeigt sich, dass sie ein dialogisches Phänomen ist sowie Selbst- und Welterkenntnis vermittelt: Wir begegnen uns in der konkreten körperleiblichen Berührung: Ich spüre die Aufgeregtheit, die Unsicherheit, den inneren Rhythmus der Begegnung, die Qualität unserer Verbindung. Du spürst die Berührung auf deine ganz eigene Weise und darin auch etwas von mir. Ich erfahre etwas über den anderen, dich, und über mich, wie ich mich mit dir in dieser Erlebenseinheit ereigne.

Die enorme Bedeutung des Berührungsdialogs hat mich mein Patient Herbert gelehrt:

»Herbert leidet an Schizophrenie und ich habe ihn circa vier Jahre, bis zu seinem Umzug in eine andere Stadt, begleitet. Am Ende unserer gemeinsamen Gespräche frage ich gerne nach den erlebten Highlights des Prozesses (die bedeutsamen,

berührenden Momente, die Veränderung ermöglicht haben), des gemeinsamen Weges. Ich bin in der Annahme, dass dies der Führerschein sein würde, also, dass es ihm gelungen war, einen Traum zu verwirklichen und den Führerschein zu erwerben, und noch ein paar andere Begebenheiten, die wir durchgearbeitet haben und bei denen ich ihn begleitet habe. Während der ganzen Zeit haben wir nicht mit direkter Berührung gearbeitet, der Schwerpunkt lag in der Stabilisierung, Erdung und der praktischen Lebenskunst. Zu meiner großen Überraschung meinte er, dass für ihn das bewegendste Erlebnis eine Begegnung am Bahnhof war (also außerhalb des therapeutischen Settings). Wir sind uns vor circa einem Jahr am Bahnhof kurz begegnet und ich hätte ihm die Hand gegeben und ihn kurz begrüßt.
Das stimmt tatsächlich und ich hatte es gar nicht mehr im Bewusstsein. Wir sind direkt am Bahnsteig aneinander vorbeigegangen, ich hatte ihn kurz mit Handschlag begrüßt und bin dann weitergegangen. Spannend dabei ist für mich auch, dass ich das sonst nicht mache, wenn ich Klienten in der Stadt begegne. Er meinte, es habe ihn berührt, dass ich ihn gegrüßt und ihm die Hand gegeben habe, denn üblicherweise – seit er sich erinnern kann – gingen ihm die Menschen aus dem Weg, was aufgrund seines manchmal bizarren Verhaltens durchaus nachvollziehbar ist« (Angermayr, 2023, S. 48).

Eine einfache, alltägliche körperleibliche Berührungssequenz als Highlight der Therapie!

Im Ereignis der Berührung können sich im Leibgedächtnis gespeicherte, prozessuale Inhalte zeigen. Mein ganzes Gewordensein aktualisiert sich und verdichtet sich darin. Damit wird Berührung zum Erkenntnisweg. Diesen verdichteten berührenden Eindruck – fühl- und spürbar besonders im Brust- und Bauchbereich – versteht Eugene Gendlin als »Felt Sense«, als eingefalteten Sinn, als implizite Bedeutung (Wiltschko, 2008, S. 15). Gendlin hat als Schüler von Carl Rogers seine Prozesstheorie an der Schnittstelle zwischen Philosophie und Psychotherapie entwickelt.

2.2.3 Berührung als Erkenntnisweg

Berührung öffnet den Zugang zu drei Dimensionen: Ich erfahre etwas über mich selbst, etwas über die Welt und den Anderen, und ich erlebe mich exponiert.

2.2.3.1 Bezogenheit – Selbsterfahrung

In der Berührung zeigt sich eine unauflösliche *Bezogenheit* (Küchenhoff u. Wiegerling, 2008, S. 102). Wenn du mich berührst, erfährst du etwas über mich, was mir vielleicht nicht bewusst ist: Anspannung, festhalten, offensein, stocken, fließen. Das, was sich von mir zeigt, ist von mir nicht kontrollierbar, es ist mir entzogen. Auch das eigene Selbst entzieht sich den Versuchen des Zugriffs und Verstehens immer wieder. Durch die Berührung, z. B. mit der Hand, zeigt sich, wer ich bin und gleichzeitig die Qualität der Beziehung, in der wir zum Gegenüber stehen. Die Hand wird dabei, analog zum »Antlitz als Spiegel der Seele«, zum Fenster der inneren Welt. So wird der ganze Körperleib, mit seinen Leibesinseln zum Spiegel der Lebendigkeit. Deswegen merken wir, wie unser Herz schlägt, und wir merken auch, wie viel Herz jemand in die Berührung legt. Man denke an die alltägliche Erfahrung, jemanden die Hand zu reichen. Wie unterschiedlich dies erlebt wird und was es mir von mir und vom anderen Lebewesen mitteilt. Die Begegnung der Körperleiber lässt sich nicht vermitteln, sondern nur unmittelbar in der Begegnung erfahren.

2.2.3.2 Entzogenheit – Welterfahrung

In dieser *Entzogenheit* kann sich etwas Fremdes, Überraschendes zeigen. Dabei sind wir verletzlich, und es öffnet den Raum des Begehrens. Denn »[d]as Unverfügbare ist wesentlich für die Erfahrung der Lust« (Gahlings, 2022). Durch Berührung oder das Berührtwerden können sich die Leibarchive öffnen und unerwartete Empfindungen, Bilder, Impulse, Erinnerungen zeigen. Im »Wording« der Systemtheorie müssen wir mit Schmetterlingseffekten rechnen. Gerade in Augenblicken großer Nähe und momenthafter Vereinigung kann man erleben, dass der andere sich entzieht. »Je näher ich einem anderen Menschen komme, umso mehr zeigt sich dieser andere Mensch als zutiefst geheimnisvoll« (Zaborowsky, 2023, S. 66). Man kennt ihn nie ganz.

2.2.3.3 Exponiertheit – offener Kontext

Durch Berührung gehen wir in die Nähe eines Menschen, wir betreten den Intimraum dieses Lebewesens. Dabei ist der Horizont völlig offen, wie dieses Nahegehen erlebt wird. Es zeigt sich eine existenzielle *Exponiertheit.* Ich bin dem Anderen auch zugemutet, zuweilen auch ausgeliefert (z. B. in der Herkunftsfamilie). Wie haben sich die frühen Bezugspersonen zu dem Geheimnis, das ich bin, verhalten? Es ist etwas Unverfügbares in der Berührung und im berührt werden, und es ermöglicht eine neue Erfahrung. So wie Blicke uns berühren und töten können, so kann Berührung verletzen und Distanz erzeugen. Berührung kann verbinden, aber auch trennen. Diese Exponiertheit erfordert ein vorsichtiges und behutsames Vorgehen, um der Würde und Verletzbarkeit der Person gerecht zu werden.

2.3 Aspekte einer Ethik der körperleiblichen Berührung

Körperliche Nähe ist aber nicht nur ein Phänomen der Hermeneutik, sondern auch der Ethik (Zaborowsky, 2023, S. 52). Aus dem phänomenologischen Befund heraus ist verständlich, dass Berührung einer Ethik der Berührung bedarf. Therapeutische Berührung unterscheidet sich von der Alltagsberührung wie das therapeutische Gespräch vom Alltagsgespräch. Beide werden durch ihr Anderssein wirksam. Berührung ist Dialog, daher geht es vorrangig nicht um einen Werkzeugkasten von Berührungstechniken. Nur einzelne Elemente können eingeübt werden. Der Raum für Berührung entsteht kreativ-spielerisch und kann als Experiment im Prozess angeboten werden. Es braucht eine Öffnung des Raumes und eine Kunst der Berührung. Immer spielt in Näheverhältnissen die Freiheit in der Wechselseitigkeit eine große Rolle. Daran zeigt sich die soziale Natur des Menschen.

Hier einige Überlegungen, welche auch aus den philosophischen Implikationen heraus für die Arbeit mit Patient:innen zentral erscheinen:

- Therapeutisch bewusste Berührung ist immer ein Angebot, das sprachlich eingeführt wird und in den Prozess eingebettet werden muss: vom Verbalen zum Berühren und wieder zur (verbal unterstützten) Verarbeitung. Zuerst Information und Struktur geben und die innere Zustimmung einholen, sowohl bei der Patientenperson als auch bei mir als Begleitperson. Worte braucht es zudem, um die Trennungserfahrungen auszuhalten (Fuchs, 2000a). Nicht umsonst ist das erste Wort, das Kinder lernen, meist das Wort für die Mutter.
- Damit Berührung ihre gute Wirkung entfalten kann, braucht es die Präsenz und Resonanzfähigkeit der Therapeutenperson und eine akzeptierende, sichere Atmosphäre. Die Therapeutenperson muss selbst gut »verkörpert« sein. Jede Berührung hat *lauschenden* Charakter (Angermayr u. Strassl, 2013).
- Exploration und Integration der Erfahrung anhand einer klaren phänomenologischen Analyse. Denn in der Arbeit mit Berührungen explizieren sich oft verkörperte Erinnerungen und inszenieren sich frühe Muster von Selbst- und Welterleben, die dadurch zugänglich werden. Jede Irritation bei Berührung ist eine Chance zur phänomenologischen Explikation.
- Ich bin als ganze Person an der Berührung beteiligt, darum sind Selbsterfahrung, Supervision und Weiterbildung unabdingbar. Seitens der Therapeutenperson erfordert es die Bereitschaft, das gegenwärtige Erleben der Patientenperson wahrzunehmen und »sich auf ungewisses Terrain zu begeben und sich auch überraschen zu lassen« (Geißler, 2017, S. 19). Es verweist uns auf die sokratische Grundhaltung des Nichtwissens.

- Auf Stimmigkeit, auf die Qualität der therapeutischen Beziehung, auf Schutz vor unangemessener Intimität achten. Distanzlosigkeit kann als Gewaltakt verstanden werden, wenn der Schutzraum eines Menschen nicht anerkannt wird (Zaborowsky, 2023, S. 66). Autonomie und Freiheit bleiben bei der Patientenperson.

An dieser Stelle sei angemerkt, dass die Arbeit mit konkreter Berührung durch die Therapeutenperson diätetisch sparsamst anzuwenden ist. Sie ist eine der stärksten Interventionsformen. Es gibt auch ein Zuviel an Berührung. Darum wird nicht mit jeder Patientenperson mit konkreter Berührung gearbeitet.

2.4 Berührung als Weg in existenzielle Themenfelder

Woody Allens Film »Melinda und Melinda« beschreibt das Leben von Melinda Robicheaux einmal aus der Perspektive einer Komödie und einmal aus dem Blickwinkel einer Tragödie. An einer Stelle sagt Melinda: »Das Leben ist an sich kurz und bedeutungslos. Es zählt letztlich nur, was dich berührt hat und was du berührt hast.« Damit ist angedeutet, was durch Berührung – sowohl im metaphorisch-weiten als auch im engeren körperleiblichen Sinne – ermöglicht werden kann und im Folgenden anhand »existenziell-personaler Grundmotivationen« (Längle, 2021, S. 45) aufgeführt ist. Grundmotivation bedeutet, dass sich jeder Mensch – in gewisser Weise vermutlich jedes Lebewesen – mit diesen Themen auseinandersetzt. Dabei ist es unerheblich, welcher Bewusstseinsgrad dies begleitet. Es wird nochmals die enorme anthropologische Bedeutung von Berührung und Berührtwerden deutlich. Der Philosoph Wilhelm Schmid wandelt darum das »›Ich denke, also bin ich‹, *Cogito ergo sum,* worin René Descartes am Beginn der Neuzeit im 17. Jahrhundert den Kern des Menschen sah«, in ein »›ich berühre, ich werde berührt, also bin ich‹, *Tango tangor ergo sum*« um (Schmid, 2009, S. 19; Hervorh. M. A.).

2.4.1 Berührung als Erdung im Sein – Kann ich da sein?

Berührung sagt mir *»Ich bin da, es gibt mich«,* in dem, was mich »zutiefst anrührt«. Die Geste der Berührung verweist auf den Raum in Richtung Welt, auf etwas, was mir Halt vermitteln kann. Sie ist eine sichere körperleibliche Verbindung von Dasein und Welt. Auf dieser Ebene ist es die Entdeckung meines faktischen Daseins. Dass ich einen Raum einnehme, Halt und Schutz erlebe.

Ohne Wahrnehmung eines berührend-nahe gehenden Eindrucks können wir kein angemessenes Verhältnis zur Welt finden. Wie bereits gesagt, gab Eugene Gendlin dem Eindruck das Kunstwort »Felt Sense« in dem Sinne, dass darin eingefaltete Bedeutung, eingefalteter Sinn enthalten ist. Das Erleben als Dasein verweist mich bereits auf Andere – als diejenigen, die schon in der Welt sind und in deren Hände ich gelegt werde. So gehört neben dem berührenden Erwachen des Daseins die Entdeckung der (mehr oder weniger) Sicherheit und Geborgenheit gebenden Anderen. In der Qualität körperlicher Berührung wird dies besonders spürbar. Es ist ein Bewusstseinswechsel vom automatischen Alltagsbewusstsein zur Seinsfühlung. Denken Sie an Heideggers Empfehlung, auf den Boden zu springen, auf dem wir stehen. Ich werde dadurch Zeuge des sich selbst organisierenden und weitertragenden Lebens.

Wilhelm Schmid empfiehlt, sich immer wieder einfach auf den Boden zu legen, als eine Erinnerung daran, wie das Leben begonnen hat (Schmid, 2019): Alle haltenden Kräfte können sich nun uneingeschränkt erholen und regenerieren. Existenziell gesehen, ist immer ein tragender Grund zu finden, selbst mitten im Abgrund. Berührung mit dem Boden unter mir stärkt gleichzeitig den Boden in mir.

2.4.2 Berührung als Verbindung zum Lebendigen – Mag ich leben?

Berührung ist ein leibliches Resonanzphänomen und bringt mich in Beziehung. Es ist etwas in uns, das leben will und das von der Welt in eigener Weise affiziert ist. Das Lebendige geht uns nahe und wird durch Berührung geweckt und genährt. Berührung spendet im besten Fall Leben und unterstützt die Lebendigkeit. Sie weckt Empfindungen, Gefühle, Impulse, Bilder und Gedanken. Sie rührt an die Inhalte des Leibgedächtnisses und aktualisiert diese. Dadurch werden sie einer korrigierenden Erfahrung zugänglich und bearbeitbar. Die Arbeit am Körper führt zu einer Verlebendigung des Fleisches, führt zur Inkarnation (Schmid, 2019). Das Fehlen von Berührung lässt uns schon zu Lebzeiten sterben. Darum kann es grausam sein, jemandem die Berührung zu verweigern.

Zur lebendigen Berührung gehören auch rhythmische Phänomene, so wie sie z. B. im Atemrhythmus gegeben sind. Auch mit dem Atem kann ich berühren, und umgekehrt hat Berührung oder Berührtwerden Auswirkungen auf meinen Atem. Auch in diesem existenziellen Feld reichen die fraktalen eingefleischten Strukturen bis an den Rand zur Transzendenz. Eine schöne und tiefgründige Analogie findet sich hier im Begriff »Psychotherapie«. Der Atem wurde als Sitz der Lebenskraft verstanden (altgriechisch ψυχή, psychē für ursprünglich

»Atem, Hauch«, von ψύχω, »ich atme/hauche/lebe«). Psychotherapie bedeutet in diesem Sinne: den Atem begleiten – die Psychotherapeut:innen begleiten die Lebensbewegung ihrer Patienten. Dabei wird deutlich, dass Berührung auch eine Zeitdimension umfasst: Berührung braucht Zeit. Körperleibliche Rhythmen haben ihre eigene Zeit.

2.4.3 Berührung als Selbstentdeckung und Selbstfindung – Darf ich so sein?

In der begegnenden Berührung sind sowohl ich als auch der andere und die Beziehung enthalten. Sie ist ein ausgezeichneter Beitrag zur Selbsterfahrung. Auch das Spiel mit der Grenze und der Lust, sich auszuprobieren, findet sich darin. Ja, sogar in der Selbstberührung ist dieser Aspekt enthalten: Ich bin es, der berührt, und bin gleichzeitig der Berührte (Merleau-Ponty, 1945/1966/2004). Wie essenziell Berührung von Beginn an ist, wird heute durch die Neurobiologie eindrucksvoll bestätigt. Schon ab der sechsten Woche reagiert ein menschlicher Embryo auf Berührung, lange bevor sich all die anderen Sinne überhaupt erst entwickeln. Zwillinge im Mutterleib scheinen sich gezielt zu berühren und auf diese Weise gegenseitig zu unterstützen, so die Neurobiologin Rebecca Böhme (2019). Man nimmt an, dass dies für die Fähigkeit, zwischen sich und anderen zu unterscheiden, elementar ist und sich – neben all den anderen frühen Beziehungserfahrungen – auf die spätere Autonomieentwicklung auswirkt. Außerdem bereitet es den Boden für Mitgefühl und Empathie (Böhme, 2019).

Durch Berührung und Berührtwerden zeigt sich die unaufhebbare Verbundenheit und Verwobenheit des In-der-Welt-Seins. Wir ereignen uns im Moment der Berührung zusammen. Dabei kommen die oben besprochenen Aspekte der Bezogenheit/Entzogenheit und Exponiertheit zum Tragen. »Wenn du und ich zusammenkommen, so geschieht etwas mit uns. »Wie du bist, wenn du auf mich wirkst, ist schon durch mich beeinflusst, aber nicht, wie ich gewöhnlich bin, sondern durch mich, wie ich geschehe mit dir […] Was jeder in einer Interaktion ist, ist bereits durch den anderen affiziert« (Gendlin, 2016, S. 95). Maurice Merleau-Ponty spricht von »zwischenleiblicher Abstimmung« (zit. nach Fuchs, 2000a, S. 20). Die körperleibliche Responsivität auf die Berührung zeigt mir, wer ich bin mit diesem Du, in dieser einmaligen Situation. Der Körper nimmt Stellung und öffnet das Feld für das Selbstverhältnis im Kierkegaard'schen Sinne. In seiner berühmten Formel beschreibt er: »Das Selbst ist ein Verhältnis, das sich zu sich selbst verhält« (Kierkegaard, 1849/1997, S. 13). Das verstehen wir als primäre präverbale körperleibliche Stellungnahme in einer

Situation. Im berührten Körpererleben ist schon etwas da. Und von diesem »Etwas« kann später manches symbolisiert werden, z. B. durch Sätze oder Bilder. Die Selbstentdeckung durch Berührung gilt sowohl bei der Selbstberührung, aber noch vielmehr bei der Berührung durch andere Menschen, Lebewesen bis hin zu Dingen und Maschinen (z. B. die Berührung von Touchscreens unserer Mobiltelefone). Vermutlich müssen wir das Soziale viel weiter denken als bisher und auf die Maschinen ausweiten. Ein irritierend-spannender Gedanke, den Sophie Wennerscheid (2019) in ihrem Buch »Sex machina. Zur Zukunft des Begehrens« entfaltet.

2.4.4 Berührung als Spüren des Bedeutsamen für mein Leben – Was soll daraus werden?

Berührung ist eine Spur zum Wesentlichen. Indem sie mich auf verkörperte Weise anspricht und mir nahegeht, zeigt sie, was in dieser Situation für mich von Bedeutung ist. Wenn Novalis von der geistigen Berührung als Zauberstab spricht, kann das auch für die feinfühlige körperliche Berührung gelten (Schmid, 2019). Hier schließt sich der Kreis meiner Überlegungen zu den philosophischen Implikationen von Berührung. Die Philosophin Natalie Knapp bringt den Wert und die Bedeutung von innerer Berührung auf den Punkt: »Sinnvoll ist, was uns wirklich berührt« (Knapp, 2013, S. 224).

Kapitel 3: »Die Welt ist im Wandel«[9]: Körperliche Berührung im Spiegel gesellschaftlicher Entwicklungen

In den Frühzeiten der Psychoanalyse beschäftigte sich Freud intensiv mit dem Phänomen *Übertragung,* die er zugleich als Hindernis und als Verbündete in der psychoanalytischen Behandlung sah. Dabei wurde Übertragung nicht selten gleichgesetzt mit *erotischer Übertragung,* das heißt verborgenen Liebesregungen, was daran gelegen haben dürfte, dass Freuds Blick auf *die* psychische Störung seiner Zeit, die Hysterie, fokussiert war (Doering, 2022, S. 47). Aufgrund von Übertragungsverwicklungen von einigen seiner Schüler bzw. Kollegen, z. B. Jung und Ferenczi, formulierte er – um den Ruf der Psychoanalyse in der akademischen Welt bemüht – das Gebot der Abstinenz. Verkürzt formuliert beinhaltet dieses Gebot, dass es den Therapeut:innen untersagt ist, die Patient:innen für die Befriedigung eigener Bedürfnisse zu benutzen, verbunden mit einem Handlungsverbot. Die generelle Haltung des Analytikers sollte versagend und nicht gewährend sein, man sollte im Zuge der persönlichen Reifung lernen, auf die Befriedigung infantiler Bedürfnisse zu verzichten. Dieser Verzicht schließt das Berührungsverbot mit ein.[10]

3.1 Das viktorianische Zeitalter in der zweiten Hälfte des 19. Jahrhunderts

Sigmund Freud, geboren 1856, entstammt einer Zeit, gekennzeichnet durch die Regelfestlegungen und gesellschaftlichen Normen des viktorianischen Zeitalters, und geprägt von strikten Moralvorstellungen und Geschlechterrollen, was eine starke Kontrolle und Unterdrückung sexueller Ausdrucksformen mit sich

---

9 Zitat von Arwen in einem Gespräch mit ihrem Elbenvater Elrond in »Herr der Ringe«, Teil 3: Die Rückkehr des Königs.

10 Interessanterweise hat Freud dieses *Berührungs*verbot nie explizit als solches benannt, ebenso wenig wie Adler. Ich bedanke mich in diesem Zusammenhang bei Bernd Kuck, Wolfgang Mertens, Jörg Scharff und Jochen Willerscheidt für diesbezügliche Rückmeldungen.

brachte. Sexualität wurde weitgehend als privates Thema betrachtet und war in der öffentlichen Diskussion tabu. Das war jedoch in Wahrheit sehr widersprüchlich, da bestimmte Bereiche der Gesellschaft, insbesondere die Oberschicht, oft ein doppeltes Leben führten, das von außen her als tugendhaft erschien, während in Wirklichkeit oft sexuelle Ausschweifungen und Affären stattfanden. Frauen wurden strenge Regeln des Anstands und der Zurückhaltung auferlegt. Jungfräulichkeit vor der Ehe wurde hochgeschätzt, und von Frauen wurde erwartet, sich keusch zu kleiden und zu verhalten. Es herrschte die Vorstellung vor, dass Frauen rein und tugendhaft sein sollten, um als »gute« Ehefrauen und Mütter angesehen zu werden.

Die Einstellung gegenüber körperlicher Berührung war somit von den sozialen Normen und Werten dieser Zeit deutlich geprägt. Körperliche Berührung wurde oft mit Intimität und Sexualität gleichgesetzt und daher in der Öffentlichkeit und in bestimmten sozialen Kontexten stark eingeschränkt. Das Abstinenzgebot der Psychoanalyse kann somit zumindest teilweise als Reaktion auf die viktorianischen Normen und die damit verbundene Angst vor sexueller Übergriffigkeit und Skandalen innerhalb der psychoanalytischen Community verstanden werden. Wichtig war es, die Integrität des behandelnden Analytikers[11] zu wahren und schon potenzielle Missverständnisse und Übergriffe zu vermeiden.

3.2 Aufbruch in der Nachkriegszeit

In den 1970er und 1980er Jahren sah die gesellschaftliche Situation vollkommen anders aus. Vielerlei Umbrüche waren in Gang oder hatten bereits stattgefunden. Die Studentenbewegung der späten 1960er Jahre hatte eine große Anzahl junger Menschen mobilisiert und zu einem erhöhten politischen Bewusstsein und Engagement geführt. Es wurde für Bürgerrechte, Frauenrechte und Umweltschutz gekämpft. Traditionelle Werte und kulturelle Normen, Hierarchie und Konformität wurden zunehmend kritisch getrachtet. Dies führte zu einer größeren Akzeptanz von Individualität, Gleichberechtigung und sozialem Wandel. »Freie Liebe« als Konzept entwickelte sich in dieser Zeit, getragen von der

11 Hier wird die männliche Form bewusst beibehalten, da in den Frühzeiten der Psychoanalyse fast ausschließlich Männer als Analytiker tätig waren. Dies lag vor allem an den gesellschaftlichen Rollenbildern und den eingeschränkten Berufsmöglichkeiten für Frauen, die den Zugang zu wissenschaftlichen und medizinischen Berufen erschwerten. Die Psychoanalyse war eine neue Disziplin, die eng mit der ärztlichen Ausbildung verknüpft war, und da nur wenige Frauen Medizin studieren konnten, waren weibliche Analytikerinnen zunächst eine Seltenheit.

Idee, dass Liebesbeziehungen und sexuelle Beziehungen ohne traditionelle Einschränkungen wie Ehe, Monogamie oder gesellschaftliche Normen gelebt werden können. Im Wesentlichen ging es damals darum, dass Menschen das Recht haben, ihre eigenen Beziehungen zu gestalten und ihre Sexualität frei und ohne moralische oder gesetzliche Zwänge zu leben bzw. zu gestalten.

Es waren Zeiten, in der viel Neues ausprobiert und auch viel experimentiert wurde, und davon war die psychotherapeutische Szene nicht ausgenommen. Die »neuen Körpertherapien« (Petzold, 1977, 1979) – wie Bioenergetik, Biodynamik, Vegetotherapie, Orgontherapie, Rolfing, »Sensory-Awareness«, Radix-Gefühlserziehung, Core-Therapie, Primär- oder Urschreitherapie, die bioexistenzielle Therapie, die Feldenkrais-Methode u.a. – sind dafür Beispiele und verstanden sich als Gegenbewegung gegenüber einer zu »verkopft« geltenden Psychoanalyse vornehmlich in den USA und Europa. Über die Jahre hinweg entstanden verschiedene Ausbildungsprogramme und Therapiezentren. Körperliche Berührung spielte im Rahmen dieser Methoden eine wichtige Rolle. Ein österreichischer Kollege aus dieser Zeit, den ich Anfang der 1980er Jahre in Körperselbsterfahrungsgruppen kennenlernte, schildert die damalige Situation in folgender Weise (Lang, 2020, S. 7f.):

»Daran kann ich mich noch sehr gut erinnern [...] Auf meiner Suche bin ich auf die Bücher von Reich gestoßen, die mich vom ersten Moment an sehr fasziniert haben. Dieser Ansatz der sowohl politisch als auch psychoanalytisch war und dann noch in die Biologie und Physik hineinreichte, eröffnete mir völlig neue Erkenntnisse [...] AIKE[12] bot 1980 ein mehrjähriges Selbsterfahrungs- und Ausbildungscurriculum an. Der Leiter war der damals in Deutschland lebende und am Boyesen Center in London ausgebildete Ken Speyer. Das war in dem Bereich einzigartig in Wien in den 1980er Jahren. Der Zyklus begann mit einem viertägigen Auswahlseminar am Nexenhof und man kann die Gestaltung wirklich archaisch nennen. Die vier Tage tobten und schrien ca. 35 Teilnehmer, begleitet von Ken Speyer und fünf AssistentInnen, immer mit dem Stressfaktor: Nur etwa 20 werden aufgenommen werden. Besonders durch die Auswahlsituation und die dabei ›inszenierten Dramen‹ dauerten die Gruppensitzungen weit über den Zeitrahmen hinaus, oft bis Mitternacht. Es machte einerseits große Angst, aber es vermittelte auch, welch unglaublich intensive Energien in jedem von uns schlummerten und dass diese entsprechend auferweckt werden können. In den Begegnungen mit anderen TeilnehmerInnen

12 AIKE (Arbeitskreis für individuelle und kollektive Emanzipation) organisierte in dieser Zeit Workshops, Seminare und Weiterbildungen.

erlebte man auch, wie intensiv Kontakt und Nähe werden können, wenn an den Blockaden gerüttelt wird.«

Erfahrungen von körperlichem Kontakt waren im Zuge solcher Selbsterfahrungen vollkommen selbstverständlich und wurden in dieser Zeit nicht weiter hinterfragt. Folgendes Beispiel vermittelt den damaligen Zugang:

»Vom Auswahlworkshop erinnere ich mich noch an zwei zentrale Übungen. Bei der ersten wurde der bioenergetische Bogen vorgezeigt und folgende Anweisung gegeben: Jeder stellt sich im Raum auf einen Platz, schließt die Augen, lässt sie während der ganzen Übung geschlossen, geht in die Position des Bogens, bleibt auf seinen Platz stehen, versucht alles zuzulassen, was dann kommt, und versucht bei sich zu bleiben, egal was rundherum passiert. Da es bald anstrengend wird, wenn man den bioenergetischen Bogen[13] länger macht, hörte man bald Keuchen, Schnaufen, die ersten noch unterdrückten Laute wurden hörbar, diese wurden immer lauter und bald hörte man nur noch ein wildes Durcheinanderschreien, manchmal mehr wütend, manchmal mehr leidend. Die Versuchung war groß herumzuschauen, aber die Anleitung war: Augen geschlossen und bei sich bleiben. Mir ist es endlos vorgekommen, wie lange ich dagestanden bin, emotional war es sehr wechselhaft zwischen heftigen Emotionen von Wut und Verzweiflung, übergehend zu Trauer und Resignation und immer wieder mit der Position kämpfend, wir sollten ja im Bogen bleiben. *Plötzlich kamen aus dem Nichts zwei Hände, die mich langsam zu Boden drückten.* Es war, wie wenn mich jemand niederdrücken und gefügig machen wollte. In diesen Moment wehrte ich mich kräftig und wurde auch sehr laut. Schließlich lag ich erschöpft am Boden, vibrierend, irgendwie erleichtert und langsam zur Ruhe kommend. Wieder nach einer unendlich lang erscheinenden Zeit wurden wir aufgefordert uns in kleinen Gruppen zusammenzufinden. Jede Teilgruppe leitete ein/e AssistentIn, und nun kam einer nach dem anderen dran von seinen inneren Erlebnissen zu erzählen. Dort, wo etwas ganz unklar oder scheinbar stecken geblieben war, wurde auch in körpertherapeutischer Einzelarbeit ein Stück weitergearbeitet. Es wurden Verbindungen zu Erlebnissen aus der eigenen Kindheit, zu den basalen Beziehungen der primären Bezugspersonen hergestellt« (S. 8 f.; Hervorh. P. G.).

13 Der bioenergetische Bogen ist eine der klassischen Übungen in der Bioenergetik. Man stellt sich mit leicht gebeugten Knien fest auf dem Boden, die Füße etwa schulterbreit und parallel zueinander. Das Körpergewicht ruht gleichmäßig auf beiden Füßen. Der Oberkörper wird leicht nach hinten Oberkörper gebeugt, das Becken leicht nach vorne verschoben. Die Arme sind nach hinten gestreckt und die Finger gespreizt. Der Kopf wird ebenfalls leicht nach hinten geneigt, sodass sich eine leichte Dehnung entlang der Vorderseite des Körpers einstellt.

Nicht alle körperlichen Selbsterfahrungsübungen schlossen Körperkontakt ein, jedoch bestand das Ziel dieser Herangehensweise in einer umfassenden Regression (siehe Kapitel 8):

»Am dritten Tag kam die zweite Übung, die mir noch sehr deutlich in Erinnerung ist: Wir saßen im großen Kreis (etwa 40 Leute mit den Assisten:innen) und einer nach dem anderen sollte in den Kreis gehen und ohne reden darstellen, wie er sich jetzt in der Gruppe fühlte. Körpersprache war erlaubt, Töne, auch einzelne Worte, aber keine Erklärungen oder Beschreibungen. Diese Einzelselbstdarstellungen dauerten mehrere Stunden. Da gingen Leute in die Mitte und tobten, weil sie die Gruppe als bedrohlich oder unmöglich empfanden, oder bettelten um Zuwendung, inszenierten sich als Opfer, das in der großen Gruppe nicht zum Zug kam usw. Vieles was sonst unter der Oberfläche wirkt, aber sorgsam hinter einer sozialen Maske verdeckt bleibt, kam da zum Vorschein. Auch mir machte das alles Angst und auch ich hatte das Gefühl, hier in der Menge irgendwie unterzugehen. Ich kam in eine Dynamik, wo ich offenbar meine Ablehnung den anderen gegenüber auf diese zu projizieren begann. Als ich dran war, kroch ich ganz langsam auf allen Vieren in den Kreis. Es war ganz still geworden. Ich strahlte Ablehnung aus, sah kriechend einem nach dem anderen in die Augen und dann kam immer wieder der Satz: ›Ich mag euch nicht!‹, den ich ganz erst, leise eindringlich und mit einer vernichtenden Ablehnung aussprach. Dabei war ich immer ein freundlicher entgegenkommender und Unkompliziertheit ausstrahlender Seminarteilnehmer. Das hier so auszudrücken war für mich ein Elementarereignis« (S. 9 f.).

Die hier beispielhaft geschilderten experimentellen körpernahen Zugänge passten genau in diese Zeit des gesellschaftlichen Umbruchs und Befreiung aus vormals strikten Normen, wozu auch das psychoanalytische Berührungsverbot zählte. Der französische Psychoanalytiker Didier Anzieu formuliert noch 1991 (S. 159): »Die Psychoanalyse ist nur unter Beachtung des Berührungsverbots möglich. Alles darf gesagt werden, wenn man Worte findet, die zur Übertragungssituation passen und diejenigen Gedanken ausdrücken, die dem tatsächlichen Leiden des Patienten entsprechen. Die Worte des Analytikers symbolisieren, ersetzen und erschaffen aufs Neue die Kontakte der Berührung, ohne dass diese konkret werden müssten. Die symbolische Realität des Austausches ist wirksamer als seine physische Realität. Niemand wird gezwungen, Psychoanalyse zu praktizieren, weder als Analytiker noch als Analysand. Wenn man sich aber für die Psychoanalyse entscheidet, sollte man sich an das System ihrer Regeln halten, das seit langem seine Gültigkeit bewiesen hat. Nichts verfälscht die Psychoanalyse mehr, als sich auf ihren Namen zu berufen und etwas anderes zu praktizieren. Es steht jedem frei, andere Erfahrungen zu machen, jedoch sollte man genau wissen, was man macht.« Es ist dies eine beeindruckend strikte Aussage, die das Berührungsverbot in der Psychoanalyse in den Status eines quasi unantastbaren Prinzips erhebt. Atmosphärisch vermitteln sich dabei Distanz und Disziplin sowie die überragende Bedeutung des Sprechens über das therapeutische Geschehen. Als exakter Gegenpol dazu sind die körperpsychotherapeutischen Experimente zu verstehen, verknüpft mit einem betont lockeren Umgang miteinander, der sich – analog zur stark betonten Haltung von Disziplin und der Wahrung von Grenzen – ins andere Extrem steigerte.

Die damalige »Lockerheit« im Umgang mit dem Emotionalen und miteinander und der Wunsch, in die tiefsten Tiefen des emotionalen Kerns vorzudringen, drückte sich u. a. darin aus, dass ein Teil dieser Seminare, die auch im Freien stattfanden, ohne Bekleidung abgehalten wurde, was manches Mal zu sexuellen Übergriffen führte.

»Bei dem [...] Termin in der Toscana, wo ich dabei war, war es aber auch so, dass viele Teilnehmer über weite Teile des Seminars nackt waren und X. (Name geändert, P. G.) – der Leiter der einen Gruppe – ebenfalls. Bei den Trainern habe ich aber sowohl die Nacktheit, als auch die erotisierten Übergriffe bis hin zu ausgelebten sexuellen Begegnungen nur bei X. erlebt. Die anderen biodynamischen Trainer hatten durchwegs eine professionellere Distanz. Y. (Name geändert, P. G.) etwa, die mit der Parallelgruppe in der Toscana gearbeitet hat, war nie nackt und hat versucht mit erotisierter Übertragung von Teilnehmern professionell zu arbeiten. Ich erinnere mich an eine Einzelarbeit, wo ein Teilnehmer im Rahmen einer Einzelarbeit sehr nahe vor ihr saß und immer wieder auf sein Bedürfnis zu sprechen kam, mit ihr schlafen zu wollen. Sie hat sich davon nicht aus dem Gleichgewicht bringen lassen, hat seine Bedürfnisse nach Nähe und nach sexuellem Austausch respektiert, aber gleichzeitig die Grenzen klar gemacht [...] Teilweise hat sich die Nacktheit der Teilnehmer auch angeboten, weil es bei biodynamischen Fortbildungen auch viel um Massage gegangen ist. Z. (Name geändert, P. G.) [...] hat in unserer Gruppe vor allem Massage unterrichtet. Sie ist dabei aber selbst niemals nackt aufgetreten und vermittelte auch eine Atmosphäre von Achtsamkeit, sodass man ganz spontan das Bedürfnis hatte, sich nach einer Massage wieder anzuziehen. Ich habe sie auch so erlebt, dass sie ihr Frausein und ihre Attraktivität strahlen ließ, ohne dass sie dadurch in eine Verwicklung mit Teilnehmern gekommen wäre« (Lang, 2020, S. 11).

3.3 Der Einfluss von Wilhelm Reich

Die therapeutische Vorgehensweise in der Bioenergetik und der Biodynamik, in den 1980er Jahren die beiden bekanntesten Verfahren ist Österreich, war von den energetischen Vorstellungen Wilhelm Reichs stark geprägt. Die »Bioenergie« stieß auf Blockaden und sollte gemäß diesen Zugängen befreit werden, sodass sie ungehindert fließen konnte, verknüpft mit einer sexuellen Befreiung.

Bereits Reich verband in seinen Werken (1927, 1933a, 1933b, 1942) die individuelle mit der gesellschaftlichen Befreiung, indem er davon ausging, dass beide Formen der Unterdrückung miteinander zusammenhängen und nur in Kombination aufgelöst werden können. Dies zeigte sich besonders in seiner Entwicklung der »Vegetotherapie« und der späteren Theorie des »Orgons«. In seinen Schriften argumentierte Reich, dass tief verwurzelte gesellschaftliche und kulturelle Normen dazu führen, dass Individuen ihre eigenen Triebe und Emotionen unterdrücken, was wiederum zur Unterdrückung von Energien führt, die er als »Orgon-Energie« bezeichnete. Die von ihm entwickelte Vegetotherapie zielte darauf ab, die psychische Gesundheit des Einzelnen durch das Lösen von »Panzerungen« zu fördern. Diese »Panzerungen« sind muskuläre Blockaden, die als Schutzmechanismen gegen gesellschaftliche Normen und persönliche Traumata entstehen. Reich betrachtete die Unterdrückung von Emotionen, insbesondere der Sexualität, als zentrale Ursache für psychisches Leiden. In seiner Analyse sah er die Befreiung von diesen körperlich-psychischen Blockaden als einen Schritt zur Emanzipation des Individuums, da so die unterdrückte Lebensenergie wieder frei fließen könne. Diese innere Freiheit war für Reich die Voraussetzung, um die destruktive und autoritäre Kraft, die durch kollektive gesellschaftliche Unterdrückung entsteht, abzubauen.

Reich entwickelte später seine Theorie der Orgon-Energie, die er als universelle Lebensenergie verstand. Die Unterdrückung natürlicher sexueller Energien sei ein Mittel, mit dem autoritäre Strukturen ihre Macht erhalten und weitertragen. Diese These spiegelt Reichs marxistische Wurzeln wider, da er die Unterdrückung der Sexualität und des Individuums als Mechanismen zur Sicherung von Macht und zur Aufrechterhaltung der bestehenden sozialen Ordnung sah. Reichs Vorstellung war, dass nur eine Gesellschaft, die den freien Fluss dieser Energie erlaubt und fördert, eine gesunde Gesellschaft sein könne. Damit führte er das Prinzip der individuellen Befreiung über das individuelle Schicksal hinaus und machte es zu einem gesamtgesellschaftlichen Anliegen. Die kollektive Befreiung könne nur durch die Befreiung des Einzelnen von Blockaden und »Panzerungen« erreicht werden – ein Prozess, der seiner Meinung nach durch gesellschaftliche Reformen, die auf das emotionale und sexuelle Wohl des Individuums abzielen, unterstützt werden müsste.

Reich argumentierte ferner, dass autoritäre Systeme auf der Verdrängung und Kontrolle individueller Bedürfnisse basieren. Ein Volk, das in psychische Unterdrückung gezwungen wird, sei anfälliger für autoritäre Führung. Aber auch die traditionelle psychoanalytische Community mit ihrer Striktheit und Disziplin war für ihn eine im Grunde autoritäre Struktur.

3.4 Reichs Erbe

Wichtige Nachfolger:innen von Reich waren seine Tochter Eva Reich; die Begründer der Bioenergetischen Analyse Alexander Lowen, William Walling und John Pierrakos, Elsworth Baker; die Begründerin der Biodynamischen Psychologie, Gerda Boyesen; der Begründer der Radix-Therapie, Charles Kelley; Jack Willis mit der »Reichian Therapy« und der Gestalttherapeut Fritz Perls. In Österreich war der Einfluss der Biodynamischen Psychologie Anfang der 1980er Jahre stark: »Gerda Boyesen hatte die Reich'sche Vegetotherapie bei Olav Raknes, der noch ein direkter Reichschüler war, in Norwegen kennengelernt. Sie hat dann diesen Zugang auf ihre Art weiterentwickelt und ist von der starken Fokussierung auf die segmentale Panzerung weggegangen. Sie nennt ihre Variante auch die Arbeit mit dem ›inneren Impuls‹. Ausgangspukt sind dabei minimale spontane innere Impulse, wie kleine Bewegungen, Spannungen, kleine Dysbalancen in der Atmung oder auch das Auftauchen eines Bildes oder einer Körperempfindung. Diese Impulse sollen sich entfalten und in einen Prozess führen, in dem die Selbstheilungskräfte wieder wirksam werden. Die Einleitung ist dabei immer, dass man den/die Klient/in bittet, sich auf eine am Boden liegende Matratze zu legen, die Augen zu schließen, soweit es geht seine Atmung frei zu lassen und alles wahrzunehmen und zuzulassen, was aufkommt. Die weiteren Interventionen können einerseits verbal sein (z. B.: die Atmung noch *tiefer werden zu lassen,* Bewegungen *größer werden zu lassen,* evtl. die Stimme *dazu kommen zu lassen,* [...] wobei die Formulierungen immer auf ›zulassen‹ nicht auf aktiv machen hinauslaufen) oder aber auch manuell, indem man z. B. seine Hand dort hinlegt, wo Spannung oder Druck ist und damit die Empfindung verstärkt, oder indem man Widerstand bietet [...] Bei dieser Vorgehensweise kommen oft tiefe emotionale Konflikte, zurückgehaltene Affekte und motorische Impulse zum Ausdruck [...] Ich erinnere mich an eine Patientin, die in ihrer Kindheit großen Mangel an Zuwendung und Fürsorge durch die Mutter erfuhr. Später, als die Patientin schon im jugendlichen Alter war, hat die Mutter die Familie komplett verlassen und war lange nicht auffindbar. Die Patientin war durch verschiedene, intensive, innere Konflikte immer wieder mit der abwesenden Mutter beschäftigt, sosehr, dass sie in eine dauerhafte Depression kam. Einerseits war da eine Sehnsucht nach der abwesenden Mutter, andererseits eine immense Wut, dass die Mutter sie real verlassen hatte und auch Schuldgefühle, weil sie die Mutter stark ablehnte, all das immer wieder vermischt und durchsetzt mit den entsprechenden frühkindlichen Situationen. Im Rahmen von vegetotherapeutischer Arbeit konnten diese Impulse, Emotionen und Bedürfnisse herauskommen. Oft begann es nur mit einem Körpergefühl, aus dem sich dann Bewegungsimpulse herauslösten, die wieder zu den Emotionen führten. Mit der Zeit konnte sich die psychische Erstarrung lösen und das Bedürfnis, den Kontakt zu der nun im Ausland lebenden Mutter zu suchen, wurde immer deutlicher. Parallel dazu ging die Depression zurück und die Patientin konnte die Aufgaben des alltäglichen Lebens wieder besser wahrnehmen« (Lang, 2020, S. 13 f.).

Ein zentraler Bestandteil der biodynamischen Arbeit in dieser Zeit war der Einsatz direkter körperlicher Berührung, die als selbstverständliches Mittel zur Unterstützung der therapeutischen Prozesse galt. Gerade in den frühen 1980er Jahren war die körperzentrierte Annäherung an emotionale und psychische Blockaden gesellschaftlich breit akzeptiert und wurde als wirkungsvoller Zugang zur Freisetzung tiefliegender psychischer Spannungen verstanden. Berührung diente dabei nicht nur als Werkzeug zur Entspannung und körperlichen Unterstützung, sondern sie ermöglichte oft erst das Aufkommen tieferer, verborgener Zustände. Der direkte physische Kontakt half den Patient:innen, Körperempfindungen und innere Impulse intensiver wahrzunehmen und sich auf eine Weise zu öffnen, die reine verbale Interventionen allein oft nicht erreicht hätten. Indem die Gruppenleiter:innen und auch Therapeut:innen beispielsweise die Hand auf verspannte Körperstellen legten oder gezielt Widerstand boten, wurde der Zugang zu den eigenen Empfindungen verstärkt, und emotionale Reaktionen konnten sich ungehindert entfalten. Diese Form der Berührung war damit nicht nur ein technisches Mittel, sondern ein integraler Teil des Veränderungsprozesses, der den Gruppenteilnehmenden und Patient:innen half, Zugang zu ihrer inneren körperlich-emotionalen Welt zu finden. Es wurden auf diese Weise tiefe innere Schichten erreicht, die sich u. a. in willentlich nicht gesteuerten Bewegungen der glatten Darmmuskulatur manifestierten: »Reich hatte in der ›Charakteranalyse‹ die Arbeit am Widerstand für die Neurosenbehandlung in den Vordergrund gestellt. Er hat dann dieses Konzept auch mit in die Vegetotherapie genommen. Das spiegelt sich in seiner geordneten Vorgangsweise der segmentalen Schichtung des Charakterpanzers. Gerda Boyesen hat zwar das dreischichtige Persönlichkeitsmodell von Reich übernommen, aber daraus einen ganz anderen Zugang zum Thema »Widerstand« abgeleitet. Während Reich bei seinen Konzepten zum Widerstand sehr auf die äußeren beiden Schichten – soziale Maske und sekundäre Persönlichkeit – fokussierte, hielt sie es nicht für nötig, der Widerstandsarbeit besondere Aufmerksamkeit zu geben. Sie wollte vor allem eine Verbindung zum inneren Kern – der primären Persönlichkeit – des/der Klient/in herstellen. Um das zu erreichen, versuchte sie den Widerstand des Klienten zu umgehen, den Klienten durch den Widerstand hindurch auf ›tieferen‹ Ebenen zu treffen. Praktisch hieß dies einerseits bei den Interventionen darauf zu achten, den Widerstand nicht zu provozieren, und wenn doch Widerstand auftauchte, die Ebene zu wechseln (Körper/Verbales – Historisches/Aktuelles – [...]) und so wieder in einen fließenden Prozess zu kommen. Sie hatte auch großes Talent darin, so zu arbeiten. Es stellte aber schon große Ansprüche an die/den Therapeuten/in, zwischen den Fallgruben des Widerstands und der Destruktivität zu manövrieren, ohne darin hängen zu bleiben [...] Ich erlebte gerade in diesem speziellen Konzept zum Widerstand einen großen Schwachpunkt und glaube, dass therapeutische Prozesse in der Biodynamik gerade deswegen mitunter ins Stocken gerieten oder sich im Kreis bewegten. Aus diesem Grund habe ich nach der biodynamischen Ausbildung noch eine vierjährige Weiterbildung bei John Pierrakos gemacht, der damals den Ruf hatte, durch seine Art der Konfrontation einen therapeutisch produktiven Zugang zum Widerstand zu vermitteln [...] Die von Boyesen entdeckte Psychoperistaltik passt hier gut dazu. Sie fand heraus, dass es bei psycho-physischen Erregungszyklen zwei Arten der Entladung mit nachfolgender Entspannung und Regeneration gab: Eine Option war der emotionale Ausdruck und die zweite waren energetische Entladungen im Bauch, die sich durch besondere Geräusche in der Darmperistaltik äußerten. So wie sie im verbalen oder körpertherapeutischen Setting auf den Ausdruck achtete, beobachtete sie mittels eines Stethoskops die Darmperistaltik, während sie verschiedene energetische Massagen durchführte. Sie war der Meinung, dass bei einer gesunden Selbstregulationsfähigkeit der Organismus diese beiden Optionen nutzt, um nach Stresssituationen wieder ins Gleichgewicht zu kommen. Mit ihrem therapeutischen Ansatz wollte sie die Selbstregulationsfähigkeit so weit stützen, dass der/die Klient/in wieder über diese Selbstheilungsfähigkeit verfügte« (S. 14 f.).

Über die Nachhaltigkeit derart intensiver Erfahrungen ist sich die Kollegenschaft nicht einig. Ich gehöre zu denjenigen, für die einige körperliche Selbsterfahrungselemente, mit körperlicher und ohne körperliche Berührung, äußerst nachhaltig wirksam sind und an die ich mich bis zum heutigen Tage erinnere. Auch wenn sich mein therapeutisches Handeln innerhalb der Jahrzehnte deutlich verändert hat, üben diese Erfahrungen immer noch einen Einfluss auf mich aus.

3.5 Veränderungen seit dem Inkrafttreten des Psychotherapiegesetzes

Die Einführung von Psychotherapiegesetzen und die Kostenübernahme durch Krankenkassen in Deutschland und Österreich seit den 1990er Jahren markierten einen bedeutenden Wendepunkt in der Psychotherapielandschaft. Psychotherapie wird seither als evidenzbasiertes Behandlungsverfahren anerkannt, Wirksamkeitsstudien wurden durchgeführt (Wampold, Imel u. Flückiger, 2018). Parallel dazu wuchs gesamtgesellschaftlich gesehen das Bewusstsein für psychische Gesundheit und die Bedeutung von psychotherapeutischer Unterstützung. Dies führte insgesamt zu einer größeren Akzeptanz von Psychotherapie als legitimes und wirksames Mittel zur Behandlung psychischer Probleme. Durch »Psychotherapie auf Krankenschein« wurde es einer breiteren Bevölkerungsschicht möglich, psychotherapeutische Hilfe in Anspruch zu nehmen.

Mit der Einführung von Psychotherapiegesetzen wurden auch Standards für die Ausbildung von Psychotherapeuten neu festgelegt, einhergehend mit einer Professionalisierung des Berufsstandes und einer verbesserten Qualität der psychotherapeutischen Versorgung. Bestimmte Aspekte von Körperpsychotherapien wurden zugleich kritischer betrachtet als bislang. Die Kritik bezog sich anfangs auf die nicht ausreichend nachgewiesene Wirksamkeit körperpsychotherapeutischer Verfahren, deren wissenschaftliche Validität nicht ausreichend durch empirisch-statistische Studien belegt zu sein schien. Ein Faktor war ebenso die nicht immer ausreichend klare Grenzziehung zu alternativen Behandlungsformen: Für Körperpsychotherapiemethoden bestand das Risiko, als esoterisch betrachtet zu werden, was Bedenken hinsichtlich ihrer Einbindung in die reguläre, staatlich gesteuerte Versorgung führte.

In diesem Zusammenhang wurden auch immer wieder potenzielle Risiken und ethische Fragen im Hinblick auf körperliche Berührung diskutiert, insbesondere in Bezug auf die Einhaltung von professionellen Standards und Grenzen.

Die #MeToo-Bewegung[14], die ab 2017 internationale Aufmerksamkeit und Verbreitung fand, hatte einen erheblichen Einfluss auf verschiedene Bereiche der

---

14 Der Begriff »Wokeness« hat in der gegenwärtigen Debatte an Bedeutung gewonnen und weist Überschneidungen mit der #MeToo-Bewegung auf. Beide Phänomene setzen sich kritisch mit bestehenden Machtstrukturen und gesellschaftlichen Ungleichheiten auseinander. Sie stehen im Kontext eines umfassenderen kulturellen und sozialen Wandels, der auf eine größere Gleichberechtigung und ein erhöhtes Bewusstsein für Diskriminierung abzielt. Sowohl Wokeness als auch #MeToo verfolgen das Ziel, traditionelle Normen zu hinterfragen und rassistische, sexistische sowie andere Formen der Unterdrückung sichtbar zu machen und zur Diskussion zu stellen.

Gesellschaft, einschließlich der Psychotherapie und insbesondere der Körperpsychotherapie.

Bereits vor weit über zehn Jahren stellen Ogden, Minton und Pain (2010, S. 276) fest: »In der traditionellen psychotherapeutischen Praxis werden Berührungen generell aus Sorge vermieden, sie könnten von den Klienten als sexuell erlebt und mißverstanden werden; eine solche Reaktion hätte sich auf die Übertragung so auswirken können, daß die Regression oder die Befriedigung gefördert worden wäre, oder der Therapeut hätte die Situation zur Befriedigung seiner eigenen psychischen oder sexuellen Bedürfnisse nutzen können. Die gleichen Bedenken hegt die Sensumotorische Therapie. Zwar kann Berührung zweifellos eine positive therapeutische Wirkung haben, doch sind auch gewisse Tücken damit verbunden, so daß man sie, wenn überhaupt, sehr vorsichtig und umsichtig einsetzen muß.«

Die Wichtigkeit körperbezogener Zugangsweisen wurde nicht zuletzt durch den zunehmenden Einfluss von traumatherapeutischen Verfahrensweisen in den Vordergrund gehoben. Einer ihrer Protagonisten gab dazu ein bemerkenswertes Statement ab. »Peter Levine erwähnte, in den USA sei das Klima hinsichtlich des Berührens durch eine ähnliche Hysterie gekennzeichnet wie in Großbritannien. Deshalb habe er aufgehört, öffentlich Videos vorzuführen, in denen sehr intime Berührungen zu sehen seien. Seiner Meinung nach spiegelt diese Situation den pathologischen Zustand der Gesellschaft. Er berichtet auch: Selbst wenn er Kindern beim Spiel zuschaue, oder wenn er Fotos von seinem dreieinhalbjährigen Patenkind beim Spiel mit seinen Freunden mache, warnten seine Freunde ihn und sagten: ›Tu‹ das nicht. Es könnte passieren, daß man dich deshalb einsperrt!‹« (Bentzen u. Hart, 2016, S. 213).

Statements wie dieses deuten an, auf welche Weise komplexe soziale Dynamiken und kulturelle Trends die Wahrnehmung und den Umgang mit körperlicher Berührung beeinflussen können und dies weiterhin tun. Insgesamt entwickelt sich das Bild eines gesellschaftlichen Wandels, der von Widersprüchen gekennzeichnet zu sein scheint. Es scheinen sich verschiedene Strömungen zu überlagern – technologische, soziale, therapeutische und medizinische –, die alle den Stellenwert der körperlichen Berührung in unterschiedliche Richtungen beeinflussen. Die #MeToo-Bewegung führte beispielsweise zu einer erhöhten Sensibilisierung gegenüber sexueller Belästigung und Übergriffen nicht nur in zwischenmenschlichen Beziehungen, sondern auch in Bereichen wie der Psychotherapie, Pädagogik und Arbeitswelt.

3.6 Zwischen Nähe und Distanz: Die Rolle der Berührung im Spannungsfeld des gesellschaftlichen Wandels

Levine stellt fest (siehe oben), dass die gesellschaftliche »Hysterie« in Bezug auf körperliche Berührung in der Psychotherapie und darüber hinaus problematisch ist, da Berührung, wenn sie ethisch korrekt eingesetzt wird, eine tiefe therapeutische Wirkung haben kann. Doch aufgrund der veränderten sozialen Normen verzichten mittlerweile viele Therapeuten darauf, Berührung als therapeutisches Mittel einzusetzen, um sich vor rechtlichen oder moralischen Vorwürfen zu schützen. Die Ambivalenz zwischen dem Potenzial der Berührung als heilsames Werkzeug und der Sorge vor Missbrauch und Fehlinterpretation ist ein zentrales Dilemma, das psychotherapeutische Praxis aktuell prägt.

Ein anderer Trend betrifft die wachsende Rolle der Technologie, insbesondere der Künstlichen Intelligenz, in unserer Gesellschaft. KI und digitale Technologien haben zweifellos viele Aspekte des täglichen Lebens revolutioniert, jedoch geschieht dies auf eine Weise, die den Körper zunehmend in den Hintergrund drängt. Das digitale Zeitalter fördert eine Form der Interaktion, die weitgehend körperlos ist – sei es durch Textnachrichten, Videokonferenzen oder sogar KI-gesteuerte Systeme. Der körperliche Kontakt, der in analogen Zeiten ein zentraler Bestandteil zwischenmenschlicher Kommunikation war, wird durch virtuelle Formen der Verbindung ersetzt. Diese Entwicklung schafft ein Paradoxon: Einerseits erleben wir eine Entkörperlichung vieler sozialer Interaktionen, andererseits scheint das Bedürfnis nach Berührung dennoch zu bestehen und vielleicht sogar stärker zu werden. »Kuschelgruppen« scheinen modern zu werden und dem Bedürfnis nach körperlicher Nähe Rechnung zu tragen.

Die Covid-19-Pandemie scheint die Situation weiter verschärft zu haben. Während der Pandemie war körperlicher Abstand nicht nur ein gesellschaftliches Gebot, sondern eine notwendige Schutzmaßnahme. Dies begünstigte eine weitergehende Entfremdung des Körpers im sozialen Raum. Menschen mussten Abstand halten, auf Händeschütteln und Umarmungen verzichten – Gesten, die vorher als grundlegende Ausdrucksformen von Nähe und Vertrauen galten. Nun, da die Pandemie vorbei ist, bleiben viele Menschen in Bezug auf körperliche Nähe zurückhaltend. Diese Phase hat das Bedürfnis nach Berührung auf der einen Seite unterdrückt, gleichzeitig aber auch zu einer gesteigerten Sehnsucht nach körperlicher Nähe geführt. Auch in diesem Zusammenhang scheinen mir die »Kuschelgruppen« eine nachvollziehbare Kompensation zu sein.

Der Aufstieg von sog. Kuschelgruppen oder Cuddle-Partys, bei denen fremde Menschen sich in einem geschützten Rahmen berühren und miteinander kuscheln, mag auf den ersten Blick befremdlich wirken. Doch solche Phänomene sind Ausdruck eines tiefen menschlichen Bedürfnisses nach Berührung und körperlicher Nähe, das durch die zunehmende Isolation, die Digitalisierung und die Pandemie vielleicht nicht mehr ausreichend befriedigt wird. Kuschelgruppen bieten einen sicheren Rahmen, in dem körperliche Nähe jenseits von sexuellen Konnotationen erlebt werden kann. Es handelt sich um ein Quasi-Ritual, das einerseits den Wunsch nach Verbindung stillt, andererseits den Sicherheitsbedürfnissen der Menschen gerecht wird, da klare Regeln und Grenzen den Ablauf regeln.

Ein zentrales Spannungsfeld im Umgang mit körperlicher Berührung zeigt sich nicht nur in der gesellschaftlichen Entwicklung, sondern auch in der professionellen Praxis. Besonders in der Psychotherapie wird deutlich, wie essenziell klare Rahmenbedingungen und ein fundierter ethischer Umgang sind, um die positiven Wirkungen von Berührung verantwortungsvoll zu nutzen. Die folgende Betrachtung einer ersten umfassenden Formulierung von Ethikrichtlinien in einem körperpsychotherapeutischen Kontext verdeutlicht, wie diese Herausforderungen in der psychotherapeutischen Praxis adressiert werden können.

3.7 Ethikrichtlinien

Der Wunsch nach klaren Regeln im Umgang mit körperlicher Berührung mündet in den Versuch, Psychotherapie zu einer regulierten und gut definierten professionellen Praxis umzugestalten – im Sinne der Einführung ethischer Richtlinien und Standards –, die Einrichtung von Zertifizierungs- und Lizenzierungsverfahren sowie die Schaffung von berufsständischen Organisationen zur Vertretung der Interessen der Psychotherapeuten. In den Ethikrichtlinien der USABP (Westland, 2023, 556 ff.)[15] heißt es dazu:

»Die Nutzung von Berührungen im Rahmen einer körperorientierten Interventionsmethode ist legitim und wertvoll, wenn dies sachkundig geschieht, dabei auf die Wahrung klarer Grenzen geachtet wird, die Möglichkeit sensibel genutzt wird und auf gutem klinischem Urteilsvermögen basiert. Weil die Nutzung von Berührungen Klienten besonders verletzlich machen kann, achten körperorientierte Psychotherapeuten besonders genau auf die Möglichkeiten der Übertragung dependenter, infantiler oder erotischer Empfindungen und bemühen sich um gesundes Containment, statt die genannten Empfindungen auf eine mit den Therapiezielen nicht zu vereinbarende Weise zu fördern. Geni-

15 USABP ist die Abkürzung für »United States Association for Body Psychotherapy«.

tale und andere sexuelle Berührungen vonseiten eines Therapeuten oder eines Klienten sind in jedem Fall inadäquat.

1. Körperpsychotherapeuten beurteilen die Angemessenheit der Nutzung von Berührungen bei jedem einzelnen Patienten. Dabei berücksichtigen sie eine Reihe von Faktoren, unter anderem ob der Klient, wenn er sich mit der Nutzung von Berührungen einverstanden erklärt, die Tragweite dieser Entscheidung wirklich einschätzen kann; wie es um die Entwicklungsfähigkeit des Klienten bestellt ist und wie seine Diagnose beschaffen ist; wichtig ist auch das in der persönlichen Geschichte des Patienten enthaltene Übertragungspotenzial im Hinblick auf Berührungen; auch die Fähigkeit des Klienten, Berührungserlebnisse zu integrieren, spielt eine Rolle; und schließlich ist zu berücksichtigen, ob der spezifische Berührungsstil des Therapeuten zu dem des Klienten passt. All diese Einschätzungen und die Ergebnisse der Beratungsgespräche sollte der Therapeut in seinen Aufzeichnungen über die Arbeit mit dem Klienten vermerken.
2. Körperpsychotherapeuten sichern sich vor der Anwendung berührungsorientierter Techniken in einer therapeutischen Beziehung die Einwilligung des Klienten nach erfolgter Aufklärung. Sie tun alles, was in ihrer Macht steht, um sicherzustellen, dass die Einwilligung des Klienten in die Nutzung von Berührungen in der Therapie verlässlich ist und dass der Klient wirklich versteht, worum es dabei geht und wozu die Berührungen genutzt werden. Wie bei solchen Einwilligungserklärungen generell, ist eine schriftliche Dokumentation unbedingt zu empfehlen.
3. Körperpsychotherapeuten ist klar, dass das bewusste oder sogar schriftlich dokumentierte Einverständnis mit der Nutzung von Berührungen in der Therapie, so authentisch es auch zu scheinen mag, nicht immer alle Vorbehalte oder Probleme, die Berührungen betreffen, berücksichtigt, weil der Klient ihrer im betreffenden Moment nicht gewahr ist. Weil dies Körperpsychotherapeuten klar ist, bemühen sie sich, auf die verbalen und nonverbalen Signale, die Berührungen betreffen, sensibel zu reagieren und dabei die Fähigkeit des Klienten zu authentischer und völlig bewusster Einwilligung Rechnung zu tragen.
4. Körperpsychotherapeuten achten auch während ihrer Arbeit darauf, ob ihr Klient weiterhin mit berührungsbasierten Interventionen einverstanden ist. Sie machen sich regelmäßig Notizen über das aktuelle Einverständnis ihrer Klienten mit der Behandlung und über Gespräche, die sie mit ihm über während der Arbeit auftauchenden Fragen führen.
5. Körperpsychotherapeuten erkennen an, dass ein Klient das Recht hat, sich jederzeit zu weigern, sich vom Therapeuten berühren zu lassen, und bereits

stattfindende Berührungen zu beenden, und sie informieren den Klienten über dieses Recht.

6. Körperpsychotherapeuten erkennen an, dass sie Berührungen wie alle anderen Aspekte der Therapie nur nutzen sollten, wenn mit hoher Wahrscheinlichkeit voraussehbar ist, dass der Klient davon profitieren wird. Berührungen sollten nie zur Befriedigung persönlicher Bedürfnisse des Therapeuten genutzt werden und auch nicht, weil es aus der vom Therapeuten bevorzugten theoretischen Perspektive als erforderlich erscheint, sie zu nutzen, während die Bedürfnisse und Wünsche des Klienten ignoriert werden.
7. Die Anwendung von Berührungstechniken erfordert ein hohes Maß an innerer Klarheit und an Integration vonseiten des Therapeuten. Körperpsychotherapeuten bereiten sich auf die Nutzung von Berührungen in einer Therapie durch eine gründliche Ausbildung und Supervision mit genau dieser Zielrichtung vor. Außerdem haben sie selbst sich einer Therapie unterzogen, in der Berührungen eine Rolle spielten, und sie erhalten entsprechende Supervision oder Konsultation, wenn im Laufe einer Behandlung irgendwelche Probleme auftauchen.
8. Körperpsychotherapeuten meiden genitale und andere sexuelle Berührungen und benutzen Berührungen auch grundsätzlich nicht wissentlich zur sexuellen Stimulation eines Klienten. Sie sind für die Wahrung klarer sexueller Grenzen verantwortlich, und dies betrifft sowohl ihr eigenes Verhalten als auch eine entsprechende Einschränkung des Klientenverhaltens ihnen gegenüber – was bedeutet, dass sie sexuelle Berührungen verhindern. Vor der Nutzung von Berührungen in der Therapie wird der Klient über die Bedeutung der Wahrung klarer sexueller Grenzen informiert, und dies geschieht auf eine weder beschämende noch abfällige Weise.«

Diese Ethikrichtlinien zur Anwendung von Berührung in der Körperpsychotherapie sind umfassend und bieten eine fundierte Grundlage zur Förderung eines sicheren, respektvollen therapeutischen Rahmens. Die Richtlinien fördern eine bewusste und individuell angepasste Anwendung der jeweiligen Vorgehensweise. Körperpsychotherapeuten werden im Sinne der Sensibilisierung für individuelle Bedürfnisse und Grenzen angehalten, die Eignung jeder Berührung individuell und sorgfältig zu beurteilen, indem sie Faktoren wie die Diagnose, die Entwicklungsfähigkeit und die Integrationsfähigkeit der Patient:innen einbeziehen. Die Richtlinien legen ebenso großen Wert auf die Einholung einer informierten Einwilligung vor der Anwendung von Berührungstechniken. Dies gewährleistet Transparenz und fördert die Autonomie der Patient:innen. Das

Bestehen auf eine schriftliche Dokumentation verstärkt zudem die Klarheit und die Verantwortung des Therapeuten.

Die Richtlinien betonen die Notwendigkeit des Therapeuten, mögliche Übertragungs- und Gegenübertragungsprozesse im Umgang mit Berührung sorgfältig zu reflektieren. Ebenso wird die Wichtigkeit klarer Grenzziehungen gegenüber sexualisierenden Tendenzen herausgestellt und jegliche Form sexueller Berührung untersagt. Dies schützt Patient:innen vor möglichen Grenzüberschreitungen und stellt sicher, dass Berührungen ausschließlich im therapeutischen Rahmen und zur Förderung der Therapieziele erfolgen.

Die Betonung der Notwendigkeit von kontinuierlicher Fortbildung, Supervision und persönlicher Therapie des Therapeuten selbst zeigt ein hohes Maß an Professionalität und das Bestreben, die eigenen Fähigkeiten und das Bewusstsein für das eigene therapeutische Handeln kontinuierlich zu schärfen.

Kritisch einzuwenden wäre, dass bei schwer traumatisierten und psychisch besonders verletzlichen Patient:innen die Fähigkeit zur informierten Einwilligung eingeschränkt sein kann. Letztlich bleibt es den Therapeut:innen überlassen, zu entscheiden, inwiefern die jeweilige Patientin bzw. der jeweilige Patient tatsächlich in der Lage ist, die Tragweite des Berührungsangebots zu verstehen.

Die Richtlinien legen fest, dass alle Entscheidungen zur Angemessenheit der Berührung detailliert dokumentiert werden sollen. Dies ist zwar positiv im Sinne der Nachvollziehbarkeit, jedoch ist die Beurteilung der Eignung einzelner Berührungen immer auch subjektiven Entscheidungen aufseiten der Therapeut:innen unterworfen. Dieser subjektive Faktor kann nie vollständig eliminiert, er kann aber reflektiert werden.[16]

Die in diesen Richtlinien klar definierten Regeln scheinen mir im Widerspruch zu stehen zu folgendem psychodynamisch bedeutsamem Prinzip: *Wer sich nicht verwickeln lässt, spielt keine Rolle* (Geißler, 2023c, S. 92).

Die Aussage hebt einen zentralen Spannungsbereich in der psychodynamischen Psychotherapie hervor, der die Balance zwischen professioneller Distanz und authentischer Nähe betrifft. Sie streicht außerdem heraus, dass in der Angemessenheit von Berührungen immer auch ein subjektives Element enthalten ist. Subjektivität in diesem Kontext kann nie vollständig ausgeschlossen werden und das ist auch gar nicht wünschenswert. Statt einer Eliminierung dieser subjektiven Einflüsse ist es vielmehr die reflektierte Auseinandersetzung mit ihnen, die Professionalität in der psychodynamischen Therapie ausmacht.

16 In einem anderen Kontext habe ich diesen Aspekt *reflektierte Subjektivität* genannt (Geißler, 2016).

Das Prinzip »Wer sich nicht verwickeln lässt, spielt keine Rolle«[17] verdeutlicht, dass therapeutische Wirkung nicht allein durch formale Distanz entsteht, sondern durch das emotionale Mitwirken und die eigene Betroffenheit der Therapeutin bzw. des Therapeuten. »Verwicklung« bedeutet jedoch nicht, die professionelle Distanz aufzugeben, sondern sich in der Rolle so einzubringen, dass die Patientin in der Therapeutin ein (selektiv) authentisches Gegenüber erlebt, das empathisch, offen und angestimmt auf die jeweiligen therapeutischen Erfordernisse mit den eigenen Reaktionen umgeht.

17 Das ursprüngliche Zitat von Hinz (2002) lautet: »Wer nicht verwickelt wird, spielt keine Rolle.«

Kapitel 4: Die evolutionsbiologische Perspektive

Die Evolutionsbiologie ist eine von mehreren Grundlagenwissenschaften im Kontext der wissenschaftlichen Untersuchung von körperlicher Berührung in der Psychotherapie.

Grundlagenwissenschaften wie die Evolutionsbiologie können wertvolle Erklärungen und allgemeine Mechanismen zur Bedeutung von Berührung liefern, die jedoch in der praktischen Anwendung in der Psychotherapie oft auf ihre Grenzen stoßen. In der Psychotherapie geht es um das konkrete Erleben, das individuelle Verarbeiten und die subjektive Bedeutungszuschreibung von Berührungen, welche nicht vollständig durch biologische oder naturwissenschaftliche Ansätze erfasst werden können. Beide Perspektiven, die der Grundlagenwissenschaften und der Psychotherapie, stehen in einem spannungsvollen, aber fruchtbaren Verhältnis zueinander und sollten als komplementär betrachtet werden.

Die Evolutionsbiologie leistet somit einen interessanten Beitrag zum wissenschaftlichen Verständnis des Wesens von Berührung, indem sie einen evolutionären Kontext für die Entstehung und Entwicklung von taktilen Empfindungen und Verhaltensweisen liefert:

4.1 Anpassung, Überleben und soziale Bindung

Die Evolution hat den Tastsinn als ein grundlegendes Merkmal bei vielen Tierarten hervorgebracht. Durch die Untersuchung der evolutionären Geschichte wird nachvollziehbar, wie sich der Tastsinn entwickelt hat und welche Vorteile er für das Überleben und die Fortpflanzung von Lebewesen bot:

- *Anpassung an die Umwelt:* Der Tastsinn hat sich im Laufe der Evolution an verschiedene Umweltbedingungen und Lebensstile angepasst. Die Evolutionsbiologie kann helfen, zu erklären, wie Tiere und Menschen spezifische taktile Fähigkeiten entwickelt haben, um sich in ihrer Umwelt zurecht-

zufinden, Nahrung zu finden, sich vor Gefahren zu schützen und soziale Interaktionen einschließlich der Fortpflanzung zu erleichtern.
- *Neurobiologische Grundlagen von Berührung:* Die Evolution beeinflusst nicht nur das Verhalten, sondern auch die neurobiologischen Grundlagen von Berührung. Die Evolutionsbiologie kann dazu beitragen, zu verstehen, wie sich die Strukturen und Funktionen des Nervensystems entwickelt haben, um den Tastsinn zu ermöglichen, und welche genetischen Veränderungen dabei eine Rolle spielen.
- *Kommunikation und soziale Interaktion:* Die Entwicklung der Berührung kann auch im Kontext sozialer Interaktion und Kommunikation betrachtet werden. Taktile Signale spielen eine wichtige Rolle bei der Pflege von sozialen Bindungen, sei es zwischen Eltern und Kindern, Partnern oder innerhalb sozialer Gruppen. Die Evolutionsbiologie kann helfen, zu erklären, warum bestimmte Berührungen in sozialen Kontexten eine Bedeutung haben.

Unsere Haut ist mit verschiedenen Arten von Rezeptoren ausgestattet, die auf unterschiedliche Informationen reagieren. Die evolutionäre Entwicklung des Tastsinns im Kontext von Berührung und Berührtwerden ist eng mit dem Überleben und der sozialen Interaktion verbunden.

4.2 Tasten und bewegen

Der Tastsinn befähigt den Organismus dazu, eine Vielzahl sensorischer Informationen zu erfassen, darunter die Beschaffenheit von Oberflächen (wie glatt, rau, weich, hart, gekörnt, samtig), Temperatur (warm, kalt), Feuchtigkeit (trocken, feucht, nass), die Form (Konturen des Objekts), Druck und Widerstandsfähigkeit (biegsam, fest), Vibration sowie Schmerz. Aufgrund dessen ist der Tastsinn von entscheidender Bedeutung für unsere Fähigkeit, Objekte zu erkennen, unsere Umgebung zu erforschen und angemessen auf sie zu reagieren.

Sinnliche Empfindungsfähigkeit ist neben Reproduktion, Wachstum, Entwicklung, Stoffwechsel und Anpassungsfähigkeit eine der grundlegenden Eigenschaften lebendiger Organismen. Generell bezieht sie sich auf das Vermögen eines Organismus, Sinnesreize wie Berührung, Geruch, Geschmack, Sehen oder Hören wahrzunehmen und darauf zu reagieren. Jedoch verfügen nicht alle lebenden Organismen über diese Fähigkeit in gleichem Maße.

Eine wichtige Frage besteht in der Überlegung, wie sich die einzelnen Sinne in der Evolution des Lebens ganz allgemein entwickelt haben. Obwohl sinnliche Empfindungsfähigkeit als grundlegende Eigenschaft lebendiger Organismen gilt, verfügen pflanzliche Lebewesen nicht über einen Tastsinn, der Tasthaare und Nervenzellen einschließt. Dennoch reagieren sie auf äußere Reize in einer Art und Weise, die auf ihre evolutionäre Anpassung und ihr Wachstum ausgerichtet ist. Pflanzen sind stationäre Lebewesen, sie sich in ihrer Umgebung nicht aktiv von der Stelle fortbewegen können. Wohl haben sie Mechanismen entwickelt, um auf Wind, Berührung und Schwerkraft zu reagieren, doch hat sich ein Tastsinn im traditionellen Sinn, in Verbindung mit der Entwicklung eines Nervensystems, erst im Zusammenhang mit der Fähigkeit entwickelt, die Umgebung aktiv zu erkunden und den jeweiligen Standort zu verlassen.

Somit ist auf evolutionsbiologischer Grundlage ein *Zusammenhang zwischen der Fähigkeit, sich fortzubewegen, und der Entwicklung eines eigenen Tastsinnessystems, mündend in die Entwicklung eines Nervensystems, gegeben.* Ferner besteht eine Beziehung zur Art und Weise der Energiegewinnung. Die Fähigkeit zur Fortbewegung erfordert eine Art von sensorischem Feedback, um Hindernisse zu erkennen, Nahrung zu finden und sich in der Umwelt zu orientieren. Bei pflanzlichen Lebewesen ist diesbezüglich kein Bedarf gegeben, weil sie ihre Energie durch Fotosynthese beziehen, wodurch sich keine Notwendigkeit ergibt, den Standort zu wechseln. Anders bei tierischen Organismen: Ihr Tastsinn hilft ihnen, ihre Bewegungsfähigkeit zu verbessern und auf diese Weise sowohl mit Gefahren besser umgehen zu können als auch effektiver Nahrung zu finden.

Yong (2022) skizziert die grundlegenden evolutionären Entwicklungen. Die Entwicklung einer Geißel (Flagellum) wird oft als eine der frühesten Formen von Bewegungsorganen in der Evolution betrachtet, insbesondere bei einzelligen Organismen wie Bakterien und Archeen. Ein Flagellum ist eine lange, fadenförmige Struktur, sie sich spiralig oder helikal um einen Zellkörper wickelt, die Zelle antreibt und ihr dadurch die Fähigkeit zur Fortbewegung verleiht. Es führt dabei peitschenähnliche Bewegung aus.

Ein Beispiel für ein frühes mehrzelliges Lebewesen mit einem einfachen Bewegungsorgan ist Volvox, eine Grünalge. Volvox besteht aus einer Sphäre von Zellen, die durch Geißeln an der Oberfläche miteinander verbunden sind. Diese Geißeln schlagen synchron, was es dem Organismus ermöglicht, sich durch das Wasser zu bewegen.

Im Verlauf der Evolution haben sich auch komplexere Bewegungsorgane entwickelt, die verschiedene Fortbewegungsmethoden nutzen – bis hin zu Organismen mit Muskeln und Gliedmaßen, wie wir sie bei Tieren finden.

Beispielsweise verfügt der Oktopus über eine Vielzahl an Tastsensoren, die über seinen ganzen Körper verteilt sind. Ihr Tastsinn ist ein Schlüsselaspekt ihrer Anpassungsfähigkeit an die Unterwasserwelt. Die Sensoren befinden sich in den Saugnäpfen, die sich auf den tentakelartigen Armen befinden. Eine erstaunliche Eigenschaft ist die unabhängige Kontrolle der Saugnäpfe. Jeder kann einzeln bewegt werden, was es dem Oktopus ermöglicht, Gegenstände präzise zu ergreifen und zu manipulieren. Das dezentrale Nervensystem des Oktopus hat zur Folge, dass jeder Greifarm über die Fähigkeit zu autonomer Bewegung verfügt. Er vermag daher komplexe Aufgaben zu bewältigen, wie Werkzeuggebrauch, kreative Jagdstrategien (Einkerkern von Beute) sowie Tarnung und Täuschung.

4.3 Tastsinn und Interaktion

Ein bedeutender Schritt in der Evolution der Säugetiere war die Entwicklung von Haaren, die Berührungsreize ans Gehirn weiterleiten, besonders in Verbindung mit Nachtaktivität. Bewegliche Pfoten und Hände ermöglichen im Zusammenhang mit den jeweiligen Hautrezeptoren eine differenzierte Greiftätigkeit. Der opponierbare Daumen erleichtert die Benutzung von Werkzeugen und die Vollführung komplexer motorischer Aufgaben. Der Tastsinn spielt aber auch eine wichtige Rolle in der sozialen Interaktion von Säugetieren, um Zuneigung und Bindung gegenüber anderen Artgenossen auszudrücken.

Wir verbinden mit dem Tastsinn die Vorstellung, dass es sich um einen Nahsinn handelt: Etwas in der angrenzenden Umgebung des Organismus wird ertastet und so vermag dieser mit Reizen wie Oberflächenbeschaffenheit und Druck umzugehen. Diese Beziehung mag für viele Tiere und auch den Menschen gelten, es gibt aber auch andere Beispiele. So vermögen bestimmte Fische, Spinnen und Seekühe die verborgenen Signale, die durch Luft und Wasser fließen, strömen und sich kräuseln (d.h. Druckunterschiede), ebenso zu erspüren, und zwar aus der Entfernung. Mit winzigen Haaren und anderen Sensoren erkennen sie auch weit entfernte charakteristische Signale anderer Tiere. Krokodile bemerken das leiseste Kräuseln der Wasseroberfläche, Zikaden spüren den schwachen Wind, der von einer jagenden Spinne ausgeht. Robben verfolgen Fische anhand der unsichtbaren Strömungen, die sie beim Schwimmen hinter sich zurücklassen. All dies sind Leistungen des Tastsinns. Für Menschen jedoch gilt, dass das Tasten eine Wahrnehmung durch direkten Kontakt darstellt.

Die ersten Säugetiere waren kleine Lesewesen. Sie entwickelten sich in einer Zeit, in welcher Reptilien (Dinosaurier) das tierische Leben auf der Erde beherrschten. Tagsüber waren die Dinosaurier aktiv und dominierten viele ökologische Nischen. Es wird angenommen, dass Säugetiere, indem sie nachts aktiv waren, Konkurrenzvermeidung betrieben und so ökologische Nischen nutzen konnten, die tagsüber von Dinosauriern besetzt waren. Dies könnte

Säugetieren eine effektivere Überlebensstrategie ermöglicht haben. Die Nachtaktivität könnte eine Strategie gewesen sein, um sich vor prädatorischen Dinosauriern zu schützen. In der Nacht war die Sicht der Dinosaurier möglicherweise eingeschränkt, und Säugetiere konnten sich in der Dunkelheit besser vor Fressfeinden verbergen.

Es wird ebenso angenommen, dass die Nachtaktivität von Säugetieren auch mit der Regulation der Körpertemperatur zusammenhängen könnte. Nachtaktive Säugetiere meiden oft die Tageshitze, um sich gegen Überhitzung und Wasserverlust zu schützen. In Regionen mit extremen Temperaturen, insbesondere in Wüstengebieten, kann die Nachtaktivität eine Anpassung an die kühlere Umgebung sein, wodurch Säugetiere effektiver Nahrung suchen und ihre Überlebenschancen erhöhen können.

In jenen Regionen, in denen Dinosaurier lebten, waren die Tage möglicherweise sehr heiß. Nachtaktive Säugetiere konnten die kühlere Nacht dazu nutzen, um Nahrung zu suchen und aktiv zu sein. Die höhere nächtliche Stoffwechselrate stand im Zusammenhang damit, Energie effizienter zu nutzen und Nahrung besser zu verwerten. Gleichzeitig war die höhere Körpertemperatur notwendig, um bestimmte physiologische Prozesse effizienter ablaufen zu lassen, da viele enzymatische Reaktionen und Stoffwechselvorgänge temperaturabhängig sind. Eine erhöhte Körpertemperatur während der Nacht könnte auch dazu gedient haben, die Muskelfunktion und die Reaktionsgeschwindigkeit zu optimieren.

4.4 Berührung im Spannungsfeld egoistischer und kooperativer Motive

Bei einer Reihe von Säugetieren hat sich im Laufe der Evolution die Fellpflege nicht nur als Tätigkeit, um sich selbst zu säubern, sondern als soziale Aktivität entwickelt, wie bei Nagetieren, Pferden, Katzen und Hunden. Bei Primaten ist dieses Verhalten besonders deutlich ausgeprägt (Sommer, 2023). Wechselseitige Fellpflege stärkt soziale Bindungen, hilft Allianzen zu schmieden, Gruppenzugehörigkeit zu demonstrieren, Konflikte zu vermeiden und dadurch sozialen Stress zu reduzieren. Auf dem Wege von Fellpflege wird Unterstützung angeboten und Fürsorge gezeigt.

Diese Funktionen sind besonders wichtig bei sozial lebenden Tieren wie den Primaten einschließlich des Menschen. Studien zeigen, dass die Sozialfunktion bei Primaten viel bedeutsamer ist als die Hygienefunktion der Fellpflege (Borries, Sommer u. Srivastava, 1994; Reichard u. Sommer, 1994).

Die Notwendigkeit, für den eigenen Nutzen zu sorgen, befindet sich bei sozial lebenden Tieren in ständiger Konkurrenz mit dem Motiv, andere Gruppenmitglieder zu manipulieren und zu betrügen: Eine wichtige Frage in Zusammenhang mit der sozialen Funktion der Fellpflege besteht darin, wie viel an pflegerischer Vorleistung im Verhältnis zur Erwartung einer Gegenleistung möglich ist. Denn man will ja nur dann etwas an Leistung investieren, wenn man auch etwas zurückbekommt, anstatt sich einfach manipulieren zu lassen und letztlich leer auszugehen. Studien zeigen, dass die Vorleistungen in Fellpflege in zeitlicher Hinsicht umso umfangreicher sind, je näher der Verwandtschaftsgrad ist, wie wenn es nicht so schlimm wäre, wenn ein Familienmitglied einen betrügt als ein Fremder (Sommer, 2023).

Errechnet wurde, wie groß eine Gruppe von Primaten sein kann, damit der Zeitaufwand der Fellpflege in einem sinnvollen Verhältnis steht zu den anderen Tätigkeiten, die innerhalb einer Gruppe erforderlich sind. Es ergab sich eine Zahl von 150 als Obergrenze, sodass der Schluss naheliegt, dass in der Evolution des Menschen frühe Gemeinschaften von Sammlern und Jägern oder Dorfgemeinschaften in etwa diese Gruppengröße erreichten. Die Größe von 150 ist natürlich ein Annäherungswert, aber man kann sagen, es sind mehr als 10 oder 20 Gruppenmitglieder und sicher nicht an die tausend, mit denen wir irgendwie Kontakt haben können, weil dafür unsere »Rechenkapazität« (d. h. unsere Gehirnleistung) nicht ausreicht.

4.5 Berührung im Spannungsfeld der Geschlechter

Eine weitere Theorie besagt, dass im Zuge der Evolution das Nahsignal der Fellpflege schrittweise durch das Fernsignal der Sprache ersetzt wurde. Gemäß der »Klatsch-und-Tratsch-Hypothese« dient das Sprechen miteinander in einem übertragenen Sinn der Fellpflege, also dem Signalisieren von Interesse, Zugehörigkeit, Unterstützung und Fürsorge. Für diese Theorie spricht, dass beim Sprechen miteinander die gleichen Botenstoffe ausgeschüttet werden wie im Zuge der Fellpflege. Auch gemeinsamen Lachen und Singen haben den gleichen Effekt (Sommer, 2023).

Studien zu menschlichem Verhalten im Kontext von Beziehungen machen auf Geschlechtsunterschiede im Zusammenhang mit dem Motiv, anderen nahe zu kommen, aufmerksam. Aufgrund der unterschiedlichen biologischen Reproduktionsrollen spielen für beide Geschlechter Kosten-Nutzen-Überlegungen in ihrem Verhalten eine bedeutende Rolle. Aus der Perspektive von Frauen ist es wichtig, zu klären, wie viel Investment ein potenzieller Partner bereit ist, zu leisten, um sich später auch um das gemeinsame Kind zu kümmern. Für Männer hingegen besteht das Hauptinteresse darin, ihre Gene weiterzugeben, weshalb sie tendenziell darauf aus sind, viele Partnerschaften einzugehen. Das Thema der Fürsorge für Nachkommen spielt aus dieser Perspektive eine untergeordnete Rolle. Männer haben zudem – aus evolutionärer Sicht – das zusätzliche Dilemma, dass sie nicht immer sicher wissen, welche Kinder ihre eigenen sind, während Frauen dies in der Regel wissen.

Diese unterschiedlichen Motivationen führen zu unterschiedlichen Strategien im Werbeverhalten. Für Frauen kann es von Vorteil sein, zunächst unnahbar zu wirken, um herauszufinden, wie viel ein Mann wirklich bereit ist, zu investieren. Männer wiederum müssen aktiv werden, um zu testen, ob eine Frau treu ist, und gleichzeitig Kontakt herstellen. Aus einer evolutionsbiologischen Perspektive könnte man diese Dynamik mit der Formel »Männer initiieren, Frauen selektieren« beschreiben (Grammer, 1994).

Diese Unterschiede im Verhalten wirken sich auch auf das Berührungsverhalten aus, wobei das Dominanz-Submissions-Verhältnis eine Rolle spielt. Studien zeigen, dass diejenigen, die den Kontakt suchen, als dominanter wahrgenommen werden, während die Personen, die berührt werden, als weniger dominant eingeschätzt werden und an Status verlieren. Frauen neigen dazu, Berührungen eher zu vermeiden, während Männer tendenziell körperliche Nähe suchen. Interessanterweise scheinen Männer Frauen attraktiver zu finden, die weniger berührungsgeneigt sind und sich eher zurückhaltend zeigen. Aus der Perspektive der Evolutionsbiologie lässt sich dies als Teil eines größeren Musters von zurückhaltenden Frauen und aktiven Männern verstehen, die sich in diesem Spannungsverhältnis bewegen (Sommer, 2023).

Ein Problem dieser Dynamik ist die Mehrdeutigkeit im Verhalten: Es ist oft schwer zu sagen, was genau das Verhalten des anderen bedeutet. Aus evolutionsbiologischer Sicht tendieren Menschen dazu, egoistisch zu handeln und ihre Handlungen so zu gestalten, dass sie eigene Vorteile daraus ziehen. Dabei kann es hilfreich sein, die eigenen Absichten nicht offen zu zeigen und in gewissem Maße unsicher über die eigenen Motive zu sein. Diese Unsicherheit kann als eine Form der psychischen Abwehr oder auch der Selbsttäuschung betrachtet werden, bei der das Fehlen klarer Selbstkenntnis das Durchsetzen eigener Ziele erleichtert. *Wenn man sich selbst nicht bewusst ist, welche Motive das eigene Verhalten antreiben, ist es leichter, andere zu beeinflussen und zu manipulieren.*

4.6 Eine evolutionsbiologische Leseart des Unbewussten

Es drängt sich folgender Gedanke auf: Wenn man am besten gar nicht weiß, was einen antreibt, weil es dann leichter ist, im Spannungsfeld der Geschlechter die eigenen Interessen durchzusetzen – wäre dies nicht eine alternative, eine evolutionsbiologische Leseart für die Bedeutsamkeit unbewusster Prozesse, so wie sie die Psychoanalyse formuliert? In der psychoanalytischen Theorie wird das Unbewusste als ein zentraler Mechanismus betrachtet, der das Verhalten von Individuen beeinflusst, ohne dass sie sich dieser Einflüsse bewusst sind. Freud und andere psychoanalytische Denker sahen das Unbewusste als eine Art »Lager« für verdrängte Wünsche, Konflikte und ungelöste emotionale Spannungen, die dennoch das Verhalten steuern.

Die hier angesprochene Idee, dass das Fehlen klarer Selbstkenntnis das Durchsetzen eigener Ziele erleichtert und zu einer besseren Manipulation anderer führen kann, könnte als eine evolutionäre Perspektive auf dieses Konzept verstanden werden. Aus einer evolutionsbiologischen Sichtweise könnte man sagen, dass der Mensch aus Überlebens- und Fortpflanzungsgründen davon profitiert, sich nicht immer seiner eigenen Motive bewusst zu sein. Eine gewisse Unklarheit über die eigenen Wünsche und Absichten könnte es ermöglichen, flexibler und überzeugender in sozialen Interaktionen zu agieren, weil man seine wahren Intentionen nicht preisgibt – auch vor sich selbst – und daher auch weniger angreifbar wird.

In diesem Zusammenhang würde das Unbewusste nicht nur als ein »Abwehrmechanismus« im psychodynamischen Sinne verstanden, sondern auch als eine adaptierte Fähigkeit, die es dem Individuum ermöglicht, in einem komplexen sozialen Umfeld zu navigieren, ohne dass seine wahren Ziele sofort erkennbar sind. Dies könnte eine evolutionäre Funktion haben, indem es dem Individuum erlaubt, in zwischenmenschlichen Beziehungen weniger transparent zu sein, was unter Umständen dazu führt, dass andere nicht in der Lage sind, die eigenen Absichten zu durchschauen und sich entsprechend anzupassen.

Diese Argumentation könnte als eine Brücke zwischen der psychoanalytischen Vorstellung vom Unbewussten und der evolutionsbiologischen Perspektive dienen, die beide das Ziel verfolgen, zu erklären, wie unbewusste Prozesse das Verhalten und die Interaktion von Individuen steuern, jedoch aus unterschiedlichen Blickwinkeln. Die Psychoanalyse betont die Rolle des Unbewussten im Hinblick auf verdrängte oder ungelöste Konflikte, während eine evolutionsbiologische Sichtweise das Unbewusste als eine Funktion zur Erreichung von Zielen und zur besseren sozialen Anpassung interpretiert. Beide Perspektiven könnten also durchaus komplementär zueinander stehen.

Pointiert formuliert: Je übergriffiger ich als Mann sein kann, ohne mich dafür schuldig fühlen zu müssen, umso mehr Frauen werde ich »herumkriegen« und umso eher wird es mir gelingen, meine Gene an die nächste Generation weiterzugeben. Je zurückhaltender und berührungsabweisender ich als Frau bin und Männer immer wieder zurückweise, umso eher wird es mir gelingen herauszufinden, ob der jeweilige Mann mir wirklich treu ist, sodass ich sicher sein kann, dass er sich auch um meinen Nachwuchs kümmert (Grammer, 1994).

4.7 Zusammenfassung und abschließende Betrachtung

Der Tastsinn hat sich evolutionär als Schlüsselmechanismus zur Erfassung sensorischer Informationen und zur sozialen Interaktion entwickelt. Es besteht evolutionsbiologisch ein enger Zusammenhang zwischen der Fähigkeit, sich fortzubewegen und der Entwicklung eines eigenen Tastsinnessystems, mündend in die Entwicklung eines Nervensystems und bei zunehmender Komplexität eines Gehirns.

Ihr Tastsinn hilft Lebewesen dabei, ihre Bewegungsfähigkeit zu verbessern und auf diese Weise sowohl mit Gefahren besser umgehen zu können als auch effektiver Nahrung zu finden. Der Tastsinn ist für Tiere überlebenswichtig, da er hilft, die Umgebung zu erforschen, Nahrung und Geschlechtspartner zu finden sowie Gefahren zu vermeiden.

Beim Menschen ist das taktile System ein Nahsinn, gebunden an die Ausbildung von Haaren, die wiederum im Kontext der ursprünglich nachtaktiven Lebensweise von Säugetieren entstanden sind.

Besonders bei Primaten, einschließlich des Menschen, dient körperliche Berührung nicht nur der sozialen Bindung, sondern auch der Stressreduktion und Entspannung.

In Zusammenhang mit der sozialen Lebensweise von Säugetieren und den damit verbundenen komplexen Motivstrukturen bei Primaten sowie die damit verbundenen Notwendigkeit, die eigenen Interessen durchzusetzen, ist es aus evolutionsbiologischer Sicht von Vorteil, nicht zu viel über sich selbst zu wissen. Je weniger ich meine wahren Motive kenne, umso überzeugender bin ich im Manipulieren anderer.

Die körperliche Berührung spielt aus evolutionsbiologischer Sicht eine zentrale Rolle, indem sie nicht nur die soziale Bindung und Kooperation fördert, sondern auch als wichtiges Mittel zur Stressregulation und Förderung des Überlebens in komplexen sozialen Strukturen dient.

Kapitel 5: Die Bedeutung der Haptikforschung für die Psychotherapiewissenschaft

Jochen Willerscheidt

5.1 Vorbemerkung

Auf den 56. Lindauer Psychotherapiewochen, 2006, stellte die damalige Vorsitzende, Verena Kast, zum ersten Mal die Bedeutung der Haptikforschung heraus, als sie den Haptikforscher Dr. Martin Grunwald mit seinem Vortrag »Neurobiologie – berühren, erregen und beruhigen« vorstellte. In seinem ersten Video (über Einzeller) fasste er basale Erkenntnisse Alfred Adlers und der neueren psychoanalytischen Individualpsychologie sowie der Haptikforschung in einfachen Worten zusammen (Grunwald, 2006).

Mit dem Einzeller verbindet uns Menschen, dass wir uns bewegen und gleichzeitig tasten. Bewegen und (Er-)Tasten sind grundlegende Voraussetzungen, um die Umwelt zu erkennen und ertastete Informationen in Lernprozessen weiterzuverarbeiten. Der gesamte Körper, nicht nur die Hände, ist das Tastsinnorgan.

»Ohne Bewegung findet keine tastende Erkundung statt« (Grunwald: Vortrag 2006). Wie der Einzeller erkundet auch der Fötus bereits im Mutterleib seine Umwelt. Auch hier gilt, dass Motorik und Sensorik eine Erkundungseinheit bilden.

Die Bedeutung des Sinnessystem Haut für die menschliche Entwicklung hat dank der Haptikforschung in den letzten Jahren zugenommen. Im Profitbereich, so z. B. in der Automobilentwicklung (BMW), Fahrzeuginnenausstattung (AUDI), oder auch der Raumfahrt wurde bereits auf die Forschungstätigkeit zur haptischen Wahrnehmung zurückgegriffen und u. a. hat sie das multisensorische Marketing und die Entwicklung des Haptikdesigns geprägt. Hartmann und Haupt (2016) sprechen sogar von einem »Haptik-Effekt« für die Industrie.

Berührungsinterventionen sind bereits in der medizinischen Pflege und Rehabilitation wie selbstverständlich etabliert (Müller, 2022, S. 281–323).

Kann nun auch die Psychotherapiewissenschaft von der Haptikforschung profitieren? Was kann Psychotherapie vom multisensorischen Marketing lernen und was nicht? Gibt sie neue Impulse für den entwicklungspsychologischen Ansatz? Erscheinen Berührungserfahrungen in der psychodynamischen Therapie nun in einem anderen Licht? Und: Wird das Menschenbild der psychodynamischen Psychotherapie nun »vom Kopf auf die Füße gestellt?« (persönliche Mitteilung meiner Kollegin Jutta Westram, 2024).

Um diesen Fragestellungen nachzugehen, werden die Basisleistungen des Haptiksystems vorgestellt und auf relevante entwicklungspsychologische Aspekte zum Thema »Berührung« im psychotherapeutischen Prozess hin untersucht.

5.2 Begriffserläuterungen

Der Tastsinn ist ein hochentwickeltes biologisches System, welches durch Umweltreize angesprochen wird. Die entsprechenden Rezeptoren, welche sich in der Haut befinden, reagieren mit elektrischen und biochemischen Veränderungen, welche sodann neuronal und kortikal weiterverarbeitet werden: »Die Weiterleitung von Informationen aus den Rezeptoreinheiten sowie deren kortikale Verarbeitung ist somit unmittelbare Voraussetzung für den *Prozess,* der als Wahrnehmung, in diesem Falle als Tastwahrnehmung, Tastempfindungen [...] bezeichnet wird« (Grunwald, 2001, S. 3).

Wie Grunwald zu Beginn seines Vortrags auf der Lindauer Psychotherapietagung 2006 betont, kann der Tastsinn nicht ohne Bewegungsprozesse erfahren und gedacht werden. Alle auf der Haut wahrgenommenen Tastempfindungen regen im Anschluss an die kortikale Bewertung motorische Prozesse an. Wurde die Haptik durch von Skramlik (1937) in seiner engen Fassung noch auf eine Lehre des Tastsinns beschränkt, integriert Grunwald (2001) unter dem Begriff der Haptik Sensorik und Motorik und schließt sich den Arbeiten von Ledermann und Klatzky (1987) an: »Nach Ledermann und Klatzky (1987) [...] enthält das haptische Wahrnehmungssystem zwei Subsysteme, die als *sensorisches* und *motorisches System* bezeichnet werden. [...] Haptische Wahrnehmung bezeichnet somit diejenigen Wahrnehmungsinhalte, die durch aktives Berühren und Ertasten von Objekt- und Raumeigenschaften ermöglicht werden« (Grunwald, 2001, S. 9 f.).

Bei der haptischen Wahrnehmung berührt eine Person aktiv die Haut eines anderen oder einen Gegenstand, während mit taktiler Wahrnehmung der passive Anteil des Berührtwerdens in einer Berührungseinheit gemeint ist.

Der Bewegungsaspekt ist sowohl in der haptischen wie auch der taktilen Wahrnehmung enthalten. So wird ein Druckreiz auf der Haut bereits bei zehn Mikrometern Hautverformungstiefe als taktile Stimulation in einer Laborsituation wahrgenommen. Neben der Hautverformung wird auch eine Berührung der Haare als taktile Information weitergeleitet. Haare sind wie Fühler oder Antennen, die von einem Netz aus Mechanorezeptoren umgeben sind. Das Haar wirkt wie ein »Kraftverstärker, indem es das auftreffende Gewicht (z. B. eines Insekts) gebündelt an eine kleine Hautoberfläche um den Haarfollikel weiterleitet« (Grunwald u. Müller, 2022, S. 10).

Ein Berührungsimpuls verformt also in mikroskopisch kleinsten Einheiten die Hautoberfläche und wird als zwischenmenschliche Berührung wahrgenommen. So zeigt sich erneut im Mikrobereich die Erlebenseinheit von Bewegung (hier die Verformung der Hautoberfläche) und Tastsinn. Die beteiligten Personen erhalten als Sender und Empfänger Informationen über sich und die andere Person. »Durch Berührungen, taktil oder haptisch, können [...] sensorische als auch emotionale Empfindungen erzeugt werden. Die meisten *durch Berührung ausgelösten Emotionen* entstehen durch Bewertung der Berührungsreize sowie erlernten Assoziationen. Das heißt, jede zwischenmenschliche Berührung wird zunächst einer eingehenden Prüfung unterzogen: wer ist der Berührende, welche Körperstelle wird berührt, wie sind die Umgebungsbedingungen und welche Eigenschaften hat die Berührung« (Grunwald u. Müller, 2022, S. 11).

Der Aspekt, welche Bedeutung einer Berührung zukommt, wird im Abschnitt 5.4.3 über die kommunikative Bedeutung einer Berührung vertieft.

Um es noch einmal zusammenzufassen:

Mit *haptisch* bezeichnen wir Reize, die wir spüren, wenn wir z. B. aktiv ein Handy in die Hand nehmen. Von *taktilen* Reizen sprechen wir, wenn wir passiv von jemandem berührt werden. Ein absichtlicher Körperkontakt, z. B. eine Umarmung oder ein Händedruck, ist immer reziprok, das heißt, er hat einen haptischen und einen taktilen Aspekt. Ich berühre – werde aber auch gleichzeitig berührt.

Rückt man die zwischenmenschliche Berührung im therapeutischen Prozess in den Vordergrund, ist es terminologisch hilfreich, sie von anderen Berührungsarten zu differenzieren. Eine übersichtliche Einteilung bietet Hofer-Moser (2018), indem er drei mögliche Berührungsarten unterscheidet:

- Unter einem »Non-Touching-Approach« versteht Hofer-Moser, wenn wir Menschen z. B. mit unserer Stimme oder unseren Blicken innerlich »berühren«.
- Zum »Self-Touching-Approach« zählt er verschiedene Formen der Selbstberührung (siehe Kapitel 6).
- Der »Touching-Approach« umschreibt die direkte körperliche Berührung.

Der »Touching-Approach« findet in einer Kategorisierung von Müller (2022) eine weitere Ausdifferenzierung. Sie benutzt hierfür den Terminus der sozialen Berührung:

- kommunikative Berührung,
- emotionale Berührung,
- spielerische Berührung,
- physisch schädigende Berührung,
- erotische Berührung.

Berührungsformen in der Psychotherapie, die erotisches Verhalten implizieren oder körperliche Schäden verursachen, verstoßen gegen das psychoanalytische Abstinenzgebot. Interessant an dieser Unterteilung ist, dass auch »physisch schädigende Berührungen« aufgezählt werden. Denn auch der Schmerz ist in seinen vielfältigen Erlebensmöglichkeiten sowohl ein haptisches als auch ein taktiles Phänomen und taucht oft in anamnestischen Gesprächen mit misshandelten und traumatisierten Kindern und Jugendlichen auf.

Näher betrachten und ausdifferenzieren wollen wir, unterstützt von der Haptikforschung, in den folgenden Ausführungen den kommunikativen, emotionalen und spielerischen Aspekt von therapeutischen Berührungseinheiten.

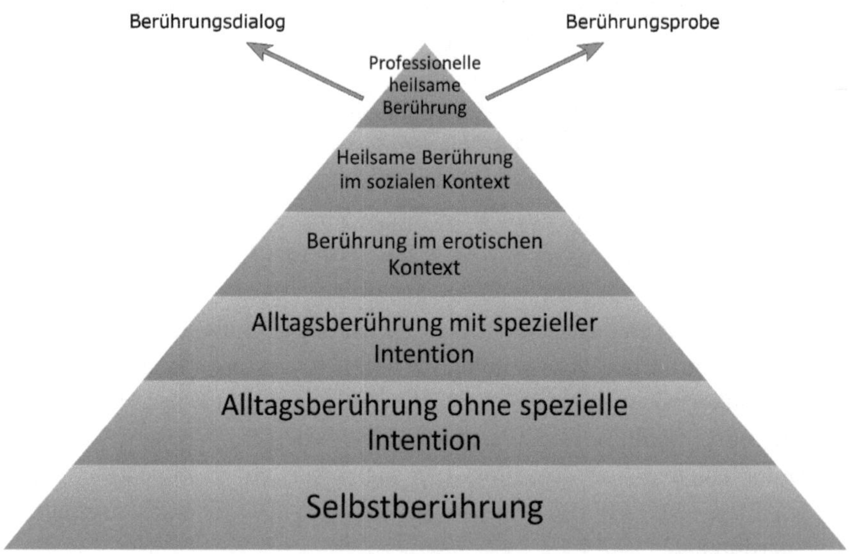

Abbildung 1: Berührungspyramide in Begriffen nach Müller-Oerlinghausen und Kiebgis (2018, S. 88)

Unterteilt nach den Intentionen des Berührenden hierarchisieren Müller-Oerlinghausen und Kiebgis (2018, S. 88) in der »Berührungspyramide« (siehe Abbildung 1) – grob eingeschätzt – nach der Häufigkeit der Berührungsformen, wie eine Patientin/ein Patient sie erleben kann: Während man sich wohl am häufigsten selbst berührt, bis zu 800 Mal pro Tag (siehe 5.4.2), kommt eine professionelle heilsame Berührung etwa im körperorientierten kindertherapeutischen Setting mit manchmal nur einer Berührungsprobe pro Woche aus. Dieser quantitative Unterschied wird in der pyramidischen Struktur durch die verschieden großen Felder/Schichten (von unten nach oben) ausgedrückt.

- *Selbstberührungen* nehmen wir unbewusst einige hundert Mal am Tag vor, wenn wir z. B. unsere müden Augen reiben. Oder wenn wir uns durchs Haar streichen usw. Neben den unbewussten Formen der Selbstberührung unterscheiden wir die intentionale Selbstberührung, wie z. B. das Anklopfen bestimmter Meridianpunkte.
- Zu den *Alltagsberührungen ohne spezielle Intention* zählen die Autoren zufällige Berührungen, wie z. B. beim Frisör, wenn beim Haareschneiden eine Berührung der Kopfhaut nicht vermieden werden kann oder beruflich bedingter oberflächlicher Körperkontakt.
- Zu den *Alltagsberührungen mit spezieller Intention* gehört z. B. das fürsorgliche Angebot, beim Überqueren der Straße den Arm zu reichen. Hierunter würde ich auch die manipulative Berührung, wie im Midas-Effekt beschrieben, zählen (siehe 5.4.2).
- *Berührungen im erotischen Kontakt* zielen darauf ab, Nähe und Intimität bis zur orgastischen Begegnung herzustellen (siehe 5.5.5).
- *Heilsame Berührungen im sozialen Kontext* sind bewusst und intentional, wenn man seine Tochter z. B. in den Arm nimmt, wenn sie heftig weint. Hier geht es um Haltgeben, Trostvermitteln und Beruhigen.

Unter den *professionellen heilsamen Berührungen* finden wir z. B. die Massagebehandlung und weitere physiotherapeutisch und krankengymnastisch ausgerichtete Berührungsformen. Im psychotherapeutischen Kontext unterscheide ich zwischen »intentionaler Berührungsprobe« und »präreflexivem Berührungsdialog« und habe an dieser Stelle die Berührungspyramide von Müller-Oerlingshausen und Kiebgies (2018) um diese beiden Aspekte ergänzt. Beide Berührungsformen werden im klinischen Teil in einem umfassenden Theoriekontext und anhand von Behandlungsepisoden vorgestellt.

5.3 Physiologische und neurobiologische Grundlagen

5.3.1 Der Tastsinn – das erste Sinnessystem

Wenn Autoren die Haut als ein »multifunktionales Kommunikationsorgan« (Müller-Oerlinghausen u. Kiebgis, 2018, S. 66) umschreiben, öffnen sie den Bedeutungshorizont dieses Sinnesorgans, was ich im folgenden Abschnitt näher darstellen möchte.

Die Haut, das größte menschliche Sinnesorgan, entfaltet sich bereits in der Zeit der embryonalen Entwicklung aus dem Ektoderm. »Anatomisch entwickelt sich die Haut aus dem Ektoderm, einer der drei Keimschichten im Embryo. Das Ektoderm differenziert sich nicht nur in die Haut, sondern auch in das ganze Nervensystem [...] In der Tat ist die Haut ein riesiges Kommunikationssystem (Montagu, 1971 [/dt. 2004]), der äußere Teil des Nervensystems, der uns mit dem Rest des Nervensystems und der äußeren Umgebung verbindet« (Westland, 2015, S. 227; Übers. J. W.).

Die gemeinsame Entwicklung der Haut als Sinnesorgan und dem Nervensystem sorgt für eine frühe ontogenetische Verbindung zwischen dem haptischen System und dem Seelischen.

Bereits in der 7. Schwangerschaftswoche (im Folgenden SSW genannt) antwortet der Embryo auf taktile Stimulationen mit ersten motorischen Reaktionen. »Folglich ist das *Tastsinnsystem das erste Sinnessystem,* das sich in der menschlichen Ontogenese entwickelt« (Grunwald u. Müller, 2022, S. 92).

Das Tastsinnsystem und die motorischen Funktionen entwickeln sich weitestgehend gleichzeitig. »Der biologische Zweck der *Parallelität der sensorischen und motorischen Entwicklung* besteht darin, dass Bewegungen nur dann zielgerichtet ausgeführt werden können, wenn sie durch Sensoren kontrolliert und angepasst werden« (S. 92).

Das auditive und visuelle System entwickelt sich erst ab ca. der 25. SSW. Vergleicht man nur die Zeitschiene dieser drei Sinnessysteme, kommt man nicht umhin, schlusszufolgern, dass Berührungsreize über einen langen Zeitraum der pränatalen Phase *die* dominante Erfahrungsquelle des Menschen sind. Folgt man dem Psychoanalytiker Allan Schore (2007), dann gilt es weiterhin, anzunehmen, dass bei der rechtshemisphärischen Entwicklung des Gehirns der haptischen und taktilen Erfahrung eine fundamentale Bedeutung zukommt.

5.3.2 Bedeutung und Wirkungsweise der Lanugobehaarung

Eine weitere wichtige Bedeutung vor allem bei einer späteren Kindertherapie mit Frühgeborenen kommt der fötalen Lanugobehaarung zu: Ab der 13. SSW umgeben den mittlerweile 10 cm langen Fötus ca. 5–7 mm lange Härchen. Jedes dieser Lanugohaare ist von Haarsensoren umgeben, sodass jede kleinste Schwingung des Fruchtwassers auch die Lanugobehaarung in Schwingung versetzt. Diese Härchen verstärken wie Antennen die Schwingungsbewegungen in wachstumsfördernde neuronale und biochemische Reize»Denn nach Ansicht verschiedener Wissenschaftler ist das fötale Wachstum direkt an die Stimulation durch die Bewegungen der Lanugohärchen gebunden« (Grunwald, 2017, S. 30; vgl. Irmak, Oztas u. Vural, 2004). Vermutlich fördert die tastsensible Stimulation der Lanugobehaarung die zunehmende Bewegungsaktivität des Fötus. Sie aktiviert außerdem vermutlich wichtige Hirnregionen und das parasympathische Nervensystem. Ab der 16. SSW wird nachweislich das Wachstumshormon Oxytocin ausgeschüttet.

Folgt man der Neurowissenschaftlerin Rebecca Böhme (2019), dann gelingt es Menschen bereits in ihrer embryonalen Phase, durch Berührungsreize, die ihre Lanugohaare registrieren, ihre Körpergrenzen »kennenzulernen«: »So werden bereits vor der Geburt die ersten Grundsteine gelegt für die spätere Entwicklung des Konzeptes ihres ›Selbst‹– der Idee davon, wer sie ist und wer die anderen sind, wo ihr Körper sich befindet und wo die Welt um sie herum beginnt« (S. 27).

Da die Lanugobehaarung ab der 33. SSW wieder abgestoßen wird, kommen selbst die meisten Frühgeburten ohne diese hochsensible Hautoberfläche zur Welt. Einige Frühgeburten ereignen sich bereits in der 24. SSW. Das Frühgeborene ist dann immer noch mit der äußerst tastsensiblen Lanugobehaarung ausgestattet. Dank der Fortschritte in der neonatalogischen Versorgung liegt die Überlebensrate bei ca. 70 Prozent (Grunwald, 2017, S. 48). Obschon die medizinische Versorgung der einzige Weg ist, das Überleben dieser Frühchen zu ermöglichen, bleibt die Frage bislang offen, welche Wirkung die »normalen« Berührungsinterventionen auf der von Lanugohaaren besetzten, hypersensiblen Haut haben. Man weiß jedenfalls, dass Frühchen schon leichtes Streicheln nicht angenehm empfinden. Ihre Haut ist in diesem Reifungsstadium noch nicht für stärkere Berührungsreize vorbereitet.

5.3.3 Bedeutung der C-taktilen Nervenfasern

Wenn man dem Haptikforscher Grunwald in dem eingangs erwähnten Video zuhört und zuschaut, ist man vor allem von der Vielzahl der Rezeptoren des haptischen Systems, die man in der Haut vorfindet, beeindruckt. Im Lehrbuch Haptik wird den anatomischen Grundlagen ein ganzes Kapitel gewidmet (Müller u. Grunwald, 2022, S. 50–86). Für unser Rahmenthema »Berührung in der Psychotherapie« möchte ich lediglich die Bedeutung der C-taktilen Fasern erwähnen.

Wenn eine Berührung wahrgenommen wird, summieren sich verschiedene Reizqualitäten. Zu den physikalischen Dimensionen einer Berührung zählen nach Hertenstein (2002) Intensität, Abruptheit, Temperatur, Frequenz und das Ausmaß der berührten Fläche. Aber warum wir eine Berührung als angenehm, wohltuend oder unangenehm empfinden, konnte erst mit der Entdeckung des C-taktilen Nervennetzes verstanden werden (Vallbo, Ollausson u. Wessberg, 1999). Diese niedrigschwelligen Mechanorezeptoren geben Signale bei ganz sanfter Berührung der behaarten Haut. Die C-taktilen Fasern zeigen ihre stärkste Feuerungsrate bei einer Streichgeschwindigkeit von 1–10 cm/s, bei sanftem Druck und einer Empfindungswärme, die der Hauttemperatur entspricht. Bei diesen optimalen Parametern empfinden wir ein inneres Wohlgefühl. Wie werden diese Berührungsreize weiterverarbeitet? Über die C-taktilen Fasern (CT-Fasern), welche unsere Haut millionenfach zu einer Sendestation machen, gelangen Informationen an eine bestimmte Stelle des Rückenmarks, das dorsale Horn, und geben sie an weitere Nervenzellen weiter. Diese weitergebenden Nervenzellen, auch Interneurone genannt, bilden ein Netzwerk aus Neuronen. »Diese Interneurone, die die Informationen über eine Berührung erst einmal lokal im Rückenmark verarbeiten, erhalten zusätzlich ›Top-Down‹-Informationen vom Gehirn. 15 bis 20 Prozent der Synapsen, also der Verbindungsstellen zwischen Nervenzellen, kommen vom Gehirn! Das ist eine ganze Menge und deutlich mehr, als bisher vermutet wurde. Spannend daran ist, dass diese ›Top-Down‹-Informationen vom Gehirn dazu in der Lage sind, die Wahrnehmung einer Berührung zu verändern« (Böhme, 2019, S. 77).

Mit dem folgenden Zitat versuche ich, die Darstellung der komplexen neurobiologischen Zusammenhänge im haptischen System vereinfacht fortzusetzen: »Interessanterweise projizieren diese speziellen Impulse in Gehirnareale, wie zum Beispiel in die *Insel-Rinde.* Die Insel-Rinde ist ein Hirnareal, das speziell für emotionale Vorgänge zuständig ist. Damit werden wir in die Lage versetzt, einen Berührungsreiz auf der emotionalen Ebene zu charakterisieren: Ist er mehr erregend oder beruhigend, gar langweilig, erotisierend oder inneren Widerstand erzeugend? Macht er mich unangenehm nervös, oder möchte ich ihn gerne noch länger wahrnehmen?« (Müller-Oerlinghausen u. Kiebgis, 2018, S. 81 f.).

Taktile Impulse, die von der Haut wahrgenommen und über die CT-Afferenzen weitergeleitet werden, vermitteln eben auch eine emotionale Botschaft. Denn außer den neuronalen »Bottom-up«-Prozessen eines Berührungsreizes, spielt der jeweilige Berührungskontext eine entscheidende Rolle, wie der Berührungsreiz empfunden wird.

Aspekte des Berührungskontextes werden aus neurowissenschaftlicher Sicht »Top-Down«-Informationen genannt, die vom Gehirn ausgesendet und »lokal im Rückenmark« (Böhme, 2019, S. 77) mit den Berührungsreizen verarbeitet werden. So wird eine *aufsteigende* taktile Hautwahrnehmung maßgeblich von der Frage bewertet, »Wer berührt mich gerade?«. Aber auch die zugrunde liegende Situation: »Warum werde ich gerade jetzt von dieser Person berührt?« moduliert den wahrgenommenen Berührungsreiz. So gesehen, beeinflussen unsere persönlichen Erfahrungen und zum Teil unbewusste Erwartungen als »Top-Down« Information unsere taktile Wahrnehmung.

Die amerikanisch-britische Forschungsgruppe um Cascio, Moore und McGlone (2020) bestätigen Müller-Oerlinghausen et al. (2021), dass Top-Down-Faktoren wie Kultur, persönliche Beziehung, Einstellung, Geschlecht und andere kontextbezogene Einflüsse von entscheidender Bedeutung sind, wie ein taktil empfundener Berührungsreiz interpretiert wird. Sie betonen neben Böhme (2019), Hertenstein (2002, 2010) und Müller-Oerlinghausen und Kiebgis (2018) die »Top-Down« Modulation von Berührungsreizen. Aus diesem Grund wird die Rolle der kontextuellen Faktoren in einem nachfolgenden Kapitel noch einmal aufgegriffen, da sie für eine Verwendung von Berührungsimpulsen in der Psychotherapie von besonderer Bedeutung sind.

Der Darstellung neurochemischer Aspekte des haptischen Systems möchte ich in diesem Beitrag keinen Raum geben, da er für die Wirkungsweise von Berührungen in einer psychodynamischen Psychotherapie m. E. eher eine untergeordnete Rolle spielt. Damit folge ich auch der kritischen Anmerkung von Gödecke-Krebs (2024) in dem von Geißler geführten Interview, wie wenig hilfreich die endokrinologische Perspektive ist, um die Bedeutung taktiler Reize verstehen zu können. Den interessierten Lesenden empfehle ich das Kapitel »Physiologische Effekte angenehmer Berührungen (auf Hormone, Neurotransmitter und Immunsystem)« (Grunwald u. Müller, 2022, S. 78 ff.).

5.3.4 Körperschema – Körperbild

Zwischen Körperschema und Körperbild gibt es aus der Sicht der Haptikfoschung einen Zusammenhang: »Das psychische Resultat des bewussten Körpererlebens wird als Körperbild bezeichnet (Galagher, 1986). Das Körperbild wird sowohl vom Körperschema als auch von emotional-kognitiven Prozessen beeinflusst. Das Körperbild ist grundsätzlich ein flexibler Prozess, der hinsichtlich der *Körperbewertung neutral, positiv oder negativ* ausfallen kann« (Grunwald u. Müller 2022, S. 34). Für eine subjektive Körperbewertung werden Informationen über den Körper aus allen Sinneskanälen – eben auch des haptischen Systems – gesammelt und mit angestrebten Idealvorstellungen verglichen und bewertet. Es wird offensichtlich, welcher Zusammenhang zwischen der Bewertung der körperlichen Erscheinung und dem Selbstwertgefühl besteht, z. B. wie sich die Bewertung des eigenen Körpers durch andere oder die Bewertung körperlicher Äußerungen durch andere auf das jugendliche Selbstwertgefühl auswirkt.

Über den Tastsinn lernt der Fötus vor allem während der Selbstberührungen, den eigenen Körper wahrzunehmen, sodass er sich z. B. auch schon im Mutterleib im Gesicht kratzt. Die Berührungserfahrungen vermitteln ein neuronales Konzept der Körperlichkeit. Erst wenn wir ein Körperschema entwickelt haben, sind wir in der Lage, zu beurteilen, was an unserem Körper vorne und hinten oder oben und unten ist. »Mit Hilfe des Körperschemas gelingt es dem menschlichen Organismus eine räumliche und auch zeitliche Relation zwischen dem eigen dreidimensionalen Körper und der dreidimensionalen Außenwelt herzustellen. […] Die permanente taktile und haptische Auseinandersetzung des Fötus mit seinem Körper und den äußeren Gegebenheiten führt zur Unterscheidungsfähigkeit und zu einem neuronalen Abbild dessen, was körperliche Innenwelt und räumliche Außenwelt ist« (Grunwald, 2017, S. 42 f.).

So scheint bereits im Mutterleib eine leibliche Grundlage für die sich später im Leben weiterentwickelnde Selbst-Objekt-Differenzierung gegeben zu sein. Die sensorischen Informationen für eine erste Getrenntheitserfahrung – Unterscheidung von Innen und Außen – des Fötus liefert das Tastsinnsystem.

5.4 Entwicklungspsychologische Aspekte

Aus den bisherigen Ausführungen zur Berührung wird deutlich, dass taktile und haptische Erfahrungen in der menschlichen Entwicklung sowie in der Ausgestaltung zwischenmenschlicher Beziehungen eine oft (über)lebensentscheidende Rolle spielen. In den einschlägigen Fachbüchern zur Entwicklungspsychologie tauchen Hinweise auf die Wirkungsweise des Berührungssinns allerdings selten oder überhaupt nicht auf (z. B. Berk, 2011). Auch in der psychoanalytischen Entwicklungswissenschaft (z. B. Poscheschnik u. Traxel, 2016) ist eine Integration der Haptikforschung/Berührungswissenschaft nicht zu finden. Ebenso hat in Hermann Staats' »Entwicklungspsychologische Grundlagen der Psychoanalyse« (2021) die Haptikforschung als relevante Bezugswissenschaft für die Entwicklungspsychologie noch keinen Eingang gefunden.

Die Haptikforschung ergänzt die empirisch wissenschaftliche Perspektive einer aktuellen Entwicklungspsychologie und gibt den praktizierenden Kinder- und Jugendlichenpsychotherapeut:innen eine Grundlage, um das klinische Arbeitsmodell einer körpernahen, leibfundierten Kinder- und Jugendlichenpsychotherapie zu bestätigen.

Der nun folgende Abschnitt versucht, diese Lücke zu schließen, denn Berührung ist – wie dargelegt – relevant für die frühkindliche Entwicklung. »Neben der Körperpflege, Wärme und der ausreichenden Versorgung mit Nahrung ist der adäquate Körperkontakt zum Säugling und Kleinkind ein Schlüsselelement für die artgerechte und gesunde Entwicklung« (Grunwald u. Müller 2022, S. 267 mit einigen Verweisen).

Zwischenmenschliche Berührungen erfüllen, entwicklungspsychologisch betrachtet, verschiedene Funktionen:

- Berührung kann stimulieren,
- Berührung kann regulieren,
- Berührung leistet einen wichtigen Beitrag in der zwischenmenschlichen Kommunikation.

5.4.1 Stimulierende Bedeutung der Berührung – jenseits des Eros

Bereits in der pränatale Phase des menschlichen Lebens dominiert das Tastsinnsystem das fötale Erleben. Embryos reagieren bereits ab der 7. SSW auf Berührungsreize an den Lippen. Sie weichen mit dem Kopf zurück und zucken am ganzen Körper. In der 8. SSW verarbeitet der fötale Organismus dann Druckreize.

Wie in den physiologischen Grundlagen (siehe 5.3.1) bereits erwähnt, ist keines der übrigen Sinnesorgane in dieser frühen Phase der Embryonalentwicklung aktiv. Es werden nur physische Einwirkungen auf den Körper registriert und beantwortet. Diese Reflexreaktionen werden vermutlich durch sog. Motoneurone gesteuert, die das sensorische mit dem motorischen System verbinden. Motoneurone sind ab dem 33. SST (Schwangerschaftstag) im Rückenmark nachweisbar. Dies ermöglicht dem Embryo eine einfache Form von Berührungs- und Kontaktsensibilität. Dieses Kontaktgesetz (Grunwald, 2017, S. 25) finden wir bereits beim Einzeller: Physikalische Veränderungen werden an der Hautoberfläche registriert und ggf. passt sich der Organismus durch Eigenbewegung an diese Veränderung an. Ab der 14. SSW dehnt sich diese passive Berührungssensibilität für taktile Reize auf alle Körperregionen aus.

In der 15. SSW konnte beobachtet werden, wie der Fötus seinen Daumen zum Mund führt, ohne dass ihm visuelle Informationen zur Verfügung stehen. Mit diesen gezielten Bewegungen – so schlussfolgert Grunwald – trainiert der Fötus bereits den Saugreflex und bereitet sich so auf seine spätere Nahrungsaufnahme vor. »Ohne dass visuelle Informationen hilfreich zur Verfügung stünden, gelingt es dem Fötus, seinen Daumen in den Mund zu führen, um auf diese Weise den Saugreflex zu stimulieren und zu trainieren. Die bereits hochsensible Hautoberfläche des Gesichtsbereichs und die zunehmende Sensibilität der Finger fördern den Ablauf der Bewegung. Das Training des Saugreflexes ist im Übrigen kein oraler Zeitvertreib eines unterforderten Fötus, sondern die lebensnotwendige Voraussetzung für die spätere Nahrungsaufnahme. Wer nicht saugen kann, hat unter natürlichen Bedingungen nach der Geburt keine Überlebenschance« (S. 28 f.). Dies kann nur gelingen, wenn man annimmt, dass den Saugübungen des Fötus mit dem eigenen Daumen ein adäquates Körperschema zugrunde liegt (siehe 5.3.4).

Erst die Umweltreize nachgeburtlicher Körperkontakte ermöglichen das weitere gesunde Wachstum des neugeborenen Kindes. Die biochemischen Prozesse, welche Berührungsreize für das zelluläre Wachstum auslösen, sollen nun kurz zusammengefasst werden. Denn Isolationsexperimente an Säugetieren zeigen dramatisch: Wenn diese Körperstimulation fehlt, dann verkümmert die weitere Körper- und Hirnentwicklung.

Wie also werden Hautverformung und Wärmereize biologisch so transformiert, dass sie zelluläres Wachstum anregen? »Nur die mechanische Verformung der Körperhaut [...] im Rahmen von Körperberührungen führt dazu, dass gleichzeitig Millionen Rezeptoren [...] sehr kleine Ströme produzieren. Diese Mikroströme gelangen [...] über das Rückenmark in verschiedene Hirnregionen. Treffen die elektrischen Impulssalven auf spezialisierte Nervenzellen, die Signalmoleküle gespeichert haben, öffnen sich deren Speichertore. Die Signalmoleküle lösen dann [... wachstumsfördernde Prozesse aus« (S. 64).

Diese biochemischen und bioelektrischen Prozesse wurden u. a. durch Isolationsexperimente an Säugetieren untersucht. Um die festgestellten Entwicklungsdefizite zu kompensieren, ersetzte man die mütterliche Stimulation (Lecken, Streicheln) durch eine Bepinselung. Da dieses Experiment in exemplarischer Weise die stimulierende Wirkung von Berührung beschreibt, greife ich auf die Versuchsbeschreibung von Grunwald (2017, S. 65) zurück, zumal das Prinzip Zufall zu weiteren Erkenntnissen führte: »Bei diesen Versuchen wird ein Teil des Wurfs sofort nach der Geburt von der Mutter getrennt; der andere Teil verbleibt bei der Mutter. Die Tiere, die von der Mutter artgerecht versorgt werden, entwickeln sich normal. Bei den isolierten Tieren zeigen sich die weiter oben beschriebenen Entwicklungsdefizite oder sie versterben. Eher durch Zufall fand man heraus, dass sich isolierte Tiere, die durch die Versuchsleiter oder die Laborangestellten mehr als nötig berührt wurden, fast so gut entwickelten wie die von der Mutter aufgezogenen. So entstand die Idee, isolierte neugeborene Tiere mit einem weichen Pinsel zu streicheln, um die mütterliche Stimulation durch Lecken und Putzen zu imitieren. In verschiedenen Versuchen wurden die Dauer und die Anzahl der Streicheleinheiten variiert. Die Forscher stellten zu ihrem Erstaunen fest, dass sich die ›gepinselten‹ Tiere ebenso gut entwickelten, wie die von der Mutter aufgezogenen. Sowohl in der Entwicklung des Hirns als auch des Körpers standen sie ihren von Müttern aufgezogenen Artgenossen in nichts nach. Die Wissenschaftler erkannten, dass mithilfe solcher Experimente viele grundlegende biochemische Details der wachstumsauslösenden oder wachstumshemmenden Prozesse eines Säugetierorganismus analysiert werden können.«

Bereits Montagu erwähnte 1971 in seinem Klassiker »Touching: The Human Significance of the Skin« ähnliche Versuche. »Eine Gruppe von Laboratoriumsratten wurde genauso gefüttert, hatte dieselben Lebensbedingungen, wurde von den Forschern gestreichelt und liebevoll angefaßt, während die andere Gruppe sachlich behandelt wurde. ›Es klingt töricht‹, sagte Dr. Washburn, ›aber die gestreichelten und verwöhnten Ratten lernten und wuchsen rascher.‹« (Montagu, 1971/dt. 2004, S. 142). »Ebenfalls fiel auf, dass Ratten, die als Junge gestreichelt wurden, als erwachsene Tiere ein sehr viel stärkeres und differenzierteres immunologisches System aufwiesen« (S. 143).

Berührungsreize, welche mit leichtem Druck und angenehmer Wärme die Hautoberfläche verformen, lösen eine biochemische Kettenreaktion aus, die das Zellwachstum sowohl bei Säugetieren als auch bei Menschen stimuliert. »Die Verformung mechanisch sensibler Rezeptoren im Körper ist somit ein Schlüsselimpuls für den Organismus des Säuglings, weil nur diese Form von Umweltreizen die entscheidenden Kaskaden zur Ausschüttung wachstumsfördernder Signalmoleküle auslöst« (Grunwald, 2017, S. 65).

Derselbe biochemische Mechanismus wird beim Stillen festgestellt. Saugen an der Brust als Berührungsreiz löst eine Ausschüttung des Signalmoleküls Oxytocin aus.

Oxytocin verändert nicht nur den physiologischen Status (S. 68), sondern sorgt für Entspannung. Diese Prozesse ereignen sich nur bei realer physischer Nähe, da »Oxytocinausschüttung direkt an die Rezeptoren des Tastsinnsystems gebunden ist – und nicht an die des visuellen oder auditiven Systems« (S. 68).

Die stimulierende Wirkung von Berührungsreizen konnte auch bei Untersuchungen zur Frühgeborenenmassage und der Känguru-Methode festgestellt werden. Für viele frühgeborene Kinder ist die eigenständige Atmung nicht selbstverständlich. Die ausreichende Sauerstoffversorgung erfordert oft eine neonatologische Behandlung bei gelegentlichen Atemstillstandsmomenten. Bemerkenswerterweise lässt sich die Atemfunktion auch durch taktile Reize wieder reaktivieren. »Wird das Frühgeborene in einer solchen Apnoephase allerdings umgehend am Körper, zum Beispiel an der Fußsohle, leicht oder mit mäßigem Nachdruck berührt, wird durch diesen taktilen Reiz die autonome Atemfunktion wieder angeregt, und das Frühgeborene atmet – bis zur nächsten Apnoephase – selbständig weiter« (S. 49).

Nicht nur die Atemfunktion wird durch gezielte Berührung lebenserhaltend unterstützt: Bei Frühgeborenen »bewirkten Frühgeborenenmassagen eine Zunahme der Vagusnerv-Aktivität (Diego et al., 2014), die ihrerseits die gastrointestinale Motilität erhöht« (Grunwald u. Müller 2022, S. 271). Frühgeborene, deren Lanugobehaarung weitestgehend zurückgegangen ist und die über eine robustere Haut verfügen, nehmen aufgrund der Massage schneller an Gewicht zu (Field, Diego u. Herandez-Reif, 2011).

Die biochemischen Reaktionen der Frühgeborenen durch den absichtlich herbeigeführten Körperkontakt führen zu einer Zunahme der Vagusaktivität, was nicht nur eine beruhigende sondern ebenso eine immunfördernde Wirkung erzielt. Lebensbedrohlichen Entzündungsreaktionen kann auf diesem Weg vorgebeugt werden (Borovikova et al., 2000).

Auch wenn die Berührungen nicht unmittelbar spürbar waren, stimulierten Streicheleinheiten auf der Bauchdecke der schwangeren Mutter das ungeborene Kind. Und Marx und Nagy (2015) konnten nachweisen, dass der Fötus ausgeprägter in seinem Verhalten reagierte, wenn die Mutter ihren Bauch berührte. Im Vergleich mit den Reaktionen auf die mütterliche Stimme zeigte der Fötus bei taktiler Stimulierung mehr Arm-, Kopf- und Mundbewegungen. Bei drei Monate alten Säuglingen zeigten sich deutlich weniger negative Stimmungen, wenn sie vor der Geburt regelmäßig langsam taktil stimuliert wurden (Wang, Hua u. Xu, 2015).

Somit lässt sich folgende Schlussfolgerung ableiten[18]: Die hier dargestellten entwicklungspsychologischen und -physiologischen Erkenntnisse über die

18 Diese Schlussfolgerung wurde gemeinsam mit Peter Geißler und Jörg Scharff erarbeitet.

stimulierende Wirkung von Berührungen zeigen eindrücklich, wie essenziell körperliche Berührung für das Wachstum und die gesunde Entwicklung des Menschen, insbesondere im frühkindlichen Stadium, ist. Der Fokus liegt dabei auf den lebensnotwendigen Funktionen von Berührungsreizen, wie sie etwa durch frühkindliche Reflexe, vagusinduzierte Reaktionen oder die Ausschüttung von Wachstumshormonen und Oxytocin deutlich werden. Berührung wird hier als Schlüsselreiz für lebenswichtige biochemische und neurologische Prozesse betrachtet.

Im Vergleich dazu betrachten psychoanalytische Konzepte die Haut zumeist unter dem spezifischen Gesichtspunkt ihrer *Erogenität* und der damit verbundenen Lustempfindungen. Dieser Aspekt könnte zu der Annahme führen, dass körperliche Berührung stets einen erotischen oder sexualisierten Charakter hat.

Die entwicklungspsychologischen Studien zeigen jedoch, dass die Funktion von Berührung in der frühen Kindheit – verschränkt mit oder auch losgelöst von den von der Psychoanalyse beschriebenen Aspekten – primär lebensnotwendig ist. Körperliche Berührungen erfüllen nicht nur emotionale, sondern auch biochemische und physiologische Funktionen, wie etwa die Anregung des Atmens bei Frühgeborenen oder die Förderung des Zellwachstums. Berührung wird hier primär als vitaler Reiz verstanden, der für die gesunde Entwicklung entscheidend ist.

Es lässt sich also sagen, dass psychoanalytische Konzepte, die körperliche Berührung *ausschließlich* als erotisch konnotiert betrachten, die vielfältigen und überlebenswichtigen Funktionen von Berührungen in der frühen Kindheit unterbewerten. Die Sichtweise, dass Berührungen immer potenziell erotisierend oder sexualisierend wirken, wird der breiten Bedeutung körperlicher Berührung, wie sie in der frühen Kindheit und für die allgemeine Entwicklung zum Ausdruck kommt, nicht gerecht.

Insgesamt zeigt sich, dass Berührung ein vielschichtiges Phänomen ist: In der frühen Kindheit ist sie vor allem für das Überleben und die gesunde Entwicklung entscheidend, während sie in der Psychoanalyse – genauer: in bestimmten (aber nicht allen) Strömungen der Psychoanalyse – stärker im Zusammenhang mit Lust und erotischen Empfindungen gesehen wird. Sie sagt, dass das Kind, wenn es vom Erwachsenen berührt wird, gleichsam einen Überschuss an Bedeutung vermittelt bekommt, was z. B. daran zu erkennen ist, dass ein Kind von seiner Mutter bzw. seinem Vater im Genitalbereich nicht so berührt wird wie in anderen Gegenden der Haut.

Beide Sichtweisen beleuchten unterschiedliche Dimensionen der körperlichen Berührung und sollten entsprechend differenziert betrachtet werden.

Während die eine den lebenswichtigen Aspekt von Berührungen betont, zentriert die andere auf Lustempfindungen, die durch Berührungen ausgelöst werden können, und wie auf diese Weise unbewusste Bedeutungen vermittelt werden können. Den Sichtweisen liegen unterschiedliche Wege zur Erkenntnis zugrunde. Die empirisch-experimentelle Forschung zur körperlichen Berührung folgt einem primär beschreibenden und quantifizierenden Erkenntnisweg, indem sie sich auf die Erfassung und Analyse der lebenswichtigen Funktionen taktiler Interaktionen konzentriert. Demgegenüber stellt die psychoanalytische Betrachtung von Berührung einen qualitativen Zugang dar, der vor allem auf die Untersuchung der psychosexuellen Dynamiken und die Möglichkeit erotischer Stimulierung fokussiert. Diese psychoanalytischen Befunde basieren auf klinischen Beobachtungen und sind eingebettet in die theoretischen Konzeptionen psychoanalytischer Theoriebildung wie in unterschiedliche epistemologische Ansätze: Während die experimentelle Forschung um Objektivität und Messbarkeit bemüht ist, strebt die Psychoanalyse nach einem Verstehen subjektiver Erlebniswelten und der tiefenpsychologischen Bedeutung körperlicher Berührung.

Dennoch sollte berücksichtigt werden, dass die tiefenpsychologische Bedeutung körperlicher Berührung nicht allein unter dem Aspekt einer erotischen Stimulierung betrachtet werden kann. Hier möchte ich mich den Bedenken von Dornes (2006, S. 38) anschließen: Die psychoanalytische Community sollte »versuchen, für *ihre* [Hervorh. J. W.] Hypothesen oder Spekulationen Belege beizubringen, *die möglichst allgemein akzeptabel sind* [Hervorh. im Original] und nicht nur für die Anhänger eines Theoriesystems« gelten.

Die Haptikforschung hat eine alleinige Interpretation von körperlicher Berührung in einem erotischen Kontext unplausibel gemacht. In diesem Sinne stimmen bestimmte Strömungen der Psychoanalyse nicht mit dem »übrigen Weltwissen« (S. 39) überein.

5.4.2 Selbst- und fremdregulative Funktionen innerhalb des haptischen Systems

Im folgenden Kapitel wird nachgewiesen, dass Berührungskontakte nicht nur eine stimulierende, wachstumsfördernde Komponente haben. Selbst- und Fremdberührungen dienen ebenfalls dazu, körperliche Regulationsprozesse anzustoßen. So gelingt es z. B. mittels Berührung, auf unangenehme körperliche Spannungszustände, die u. a. von Stress, Angst oder Panik begleitet werden, regulierend einzuwirken.

Bereits in der pränatalen Phase berührt das kleine menschliche Wesen sich selbst. Gesichtsberührungen des Fötus sind z. B. auf den psychischen Zustand der Mutter zurückzuführen. Je gestresster die Mutter sich fühlt, umso häufiger berührt der Fötus sich selbst (Reissland, Francis, Kumarendran u. Mason, 2015, S. 256). Auch biochemische Stressoren, wie Rauchen, lösen häufiger gesichtsbezogene Selbstberührungen bei Föten aus, wodurch sich sein neurochemischer Zustand verändert. Die Gesichtsberührung im fötalen Stadium erschien bislang als ein zufälliger Bewegungsablauf. Die Untersuchungen von Reisslands et al. (Reissland u. Francis, 2010; Reissland et al., 2015) ergaben jedoch einen eindeutigen Zusammenhang zwischen Umgebungsreizen und Handbewegungen, die auf den eigenen Körper gerichtet sind. »Setzt man nämlich die Anzahl der Gesichtsberührungen eines Fötus in ein Verhältnis zum subjektiv erlebten Stresslevel der Mutter, wird deutlich, dass sie umso häufiger auftreten, je gestresster die Mutter sich fühlt« (Grunwald, 2017, S. 34 f.).

Das heißt, wir finden bereits in der pränatalen Lebensphase einen ersten Hinweis auf die strukturelle Kompetenz des Menschen zur Selbstregulation! Bereits der Mensch im fötalen Stadium ist Stressoren der Außenwelt nicht hilflos ausgeliefert. So gibt es schon in der pränatalen Entwicklung zeitlich gesehen einen Vorläufer des »kompetenten Säuglings«, mit dem uns Dornes (1993) vertraut gemacht hat. Allerdings waren ihm diese Forschungsergebnisse der Haptikforschung noch nicht bekannt.

Sobald der Säugling geboren ist, kann er seine selbstregulatorischen Fähigkeiten weiter ausdifferenzieren, wenn er z. B. bei aversiven Reizen seinen Blickkontakt unterbricht oder gar den Kopf wegdreht. »Babys unterbrechen einen Blickkontakt, um ihr Arousal neu zu regulieren. Dies ist eine zentrale Bewältigungsstrategie des Kindes« (Beebe, Cohen u. Lachmann, 2019, S. 120).

Indem das Kind von der Mutter wegschaut und zu einem späteren Zeitpunkt den Blickkontakt wieder aufgreift, kann es unangenehm erlebten visuellen Kontakt so lange regulieren, bis es wieder gut damit zurechtkommt. In diesem Zusammenhang betrachtet, erscheint die fötale Gesichtsberührung eine eher aktive Bewältigungsform beim Umgang mit aversiven und stressig erlebten Reizen zu sein. Der Fötus ist in der Lage, seinen neurophysiologischen Zustand selbst zu regulieren. Eine weitere Beobachtung Reisslands et al. (2015) zur Selbstberührung ist hinsichtlich der nachgeburtlichen Dominanz der rechten Gehirnhälfte bedeutsam. Die fötale Selbstberührung im Gesicht wird überzufällig häufig mit der linken Hand vorgenommen. Grunwald (2017, S. 36) schlussfolgert: »Es kann daher berechtigt angenommen werden, dass wenn der Fötus mit der linken Hand die linke Gesichtshälfte stimuliert, ein Großteil der daraus resultierenden neuronalen Impulssalven in der gegenüberliegenden – also der rechten – Gehirnhälfte verarbeitet wird. Dies kann als Beleg dafür interpretiert werden, dass der Fötus auf diese Weise versucht, eine Art emotionale und physiologische Balance wiederherzustellen, die durch mütterliche Stressoren aus dem Gleichgewicht geraten ist.«

Auch im späteren Leben hält die Selbstberührung, meist als Gesichtsberührung, eine regulative Funktion bei. »Jeder Erwachsene führt im Laufe eines Tages ca. 400 bis 800 derartige Selbstberührungen aus« (S. 36).

Es sind spontane Handlungen, denen keine kribbelige oder juckende Hautempfindung vorangeht. In stressigen Situationen, z. B. konfliktreichen Gruppendiskussionen, nehmen selbstberührende Verhaltensweisen zu, was wiederum an die fötalen Selbstberührungen erinnert. In den 1980er Jahren entwickelten die Psychologen Scherer und Wallbott eine Hypothese zur Bedeutung von zufälligen Gesichtsberührungen, referiert nach Grunwald (2017, S. 149): »Selbstberührungen dienen dazu, unser psychisches Aktivierungsniveau nach Irritationen wieder in Balance zu bringen.«

In einer spannend zu lesenden Laborsituation (S. 149 ff.) fasst Grunwald sein fast zweijähriges Bemühen zusammen, diese Hypothese zu verifizieren. Innerhalb der Versuchsanordnung wurde die Hirnaktivität der Probanden vor, während und nach einer Selbstberührung gemessen. Die Probanden erhielten die Aufgabe, komplizierte Tiefenreliefs abzutasten und sich diese Muster zehn Minuten lang zu merken. Während dieser Merkphase wurden die Probanden mit unangenehmen Geräuschen beschallt. Abschließend sollten sie die Muster aufzeichnen. Nach mehreren Abläufen mit veränderten Tiefenreliefs waren die Probanden von den Störgeräuschen ziemlich genervt und konnten sich immer weniger auf die Aufgabenstellung konzentrieren.

»Genau in dieser Phase zeigten die meisten Probanden spontane Selbstberührungen des Gesichts. Die Analyse der Hirnaktivität drei Sekunden vor den Selbstberührungen ergab, dass sich das Gehirn in dieser Phase in einem neurobiologisch deutlich veränderten Zustand befand. Die Hirnstromaktivität war in verschiedenen Frequenzbereichen verändert. So war die langsame Theta-Frequenz (vier bis acht Hertz) unmittelbar vor der Selbstberührung extrem reduziert, erreichte danach aber wieder einen normalen Wert. Die Hirnstromaktivität im Theta-Frequenzband steht in Zusammenhang mit der Aktivität des Arbeitsgedächtnisses: Hohe Werte deuten auf eine hohe Aktivität des Arbeitsspeichers hin. Sie wird benötigt, damit wir uns kurzzeitig etwas merken können. Sinkt die Aktivität des Arbeitsspeichers, wird auch die Theta-Aktivität geringer. In diesem Fall vergessen wir, was wir uns kurzzeitig eigentlich merken wollten. Die geringe Aktivität im Theta-Frequenzbereich kurz vor der Selbstberührung kann deshalb als kritischer Zustand des Arbeitsspeichers verstanden werden. Er stand praktisch kurz vor der Löschung seiner Inhalte. Nach der Selbstberührung hatte der Arbeitsspeicher wieder die nötige Aktivität, um die Gedächtnisinhalte (die Struktur der Reliefplatten) aktiv vorrätig zu halten. Die Theta-Aktivität stieg wieder an« (S. 150).

Darüber hinaus veränderte sich während der immer wiederkehrenden Störgeräusche ebenfalls die Hirnstromaktivität des Gamma-Frequenzbandes (24 bis 49 Hertz), das anzeigt, ob wir uns in einer ausgeglichenen emotionalen Verfassung befinden. Aufgrund der anhaltenden unangenehmen Geräusche sank auch dieser Frequenzanteil deutlich ab. Nach der Selbstberührung kletterte er wieder auf »ein unkritisches Ausgangsniveau« (S. 151). Grunwald schlussfolgert aus diesem Versuchsablauf: »Der kurze Berührungsreiz half dem neuronalen System, den drohenden Informationsverlust im Arbeitsgedächtnis zu verhindern, und bändigte gleichzeitig die emotionalen Schwankungen« (S. 151).

Nachweislich gelingt diese Regulationsunterstützung nur bei spontaner, nicht willentlich herbeigeführter Selbstberührung.

Dieses Experiment habe ich so ausführlich geschildert, weil es auf beeindruckende Weise zeigt, welche wichtige regulative Funktionen Berührungen, in diesem Fall die Gesichtsberührung, haben können.

Auch heilsame Berührungen im sozialen Kontext (siehe Abbildung 1: Berührungspyramide, in 5.2) unterstützen die Stressregulation. In bedrohlich erlebten Situationen und Gefahren bereiten Stresshormone den Körper für eine Kampf-Flucht-Reaktion vor. Dauern Stressszenarien über einen längeren Zeitraum und können nicht abgebaut werden, dann begünstigen sie gesundheitsschädliche Reaktionen des Körpers, z. B. können sie eine Entwicklung von Diabetes Typ 2 beschleunigen (Kulzer, 2017).

Studien (Feldman, Singer u. Zagoory, 2010) ergaben, dass heilsame Berührungen stressreduzierend wirken. Unter anderem wird von der Nebennierenrinde das Stresshormon Cortisol weniger gebildet und dadurch zeigt sich eine Reihe angenehmer physiologischer Begleitphänomene: Angstgefühle nehmen ab, die Muskulatur entspannt sich und die Herzrate reduziert sich. »Die stressreduzierende Wirkung adäquater sozialer Berührungsreize wirkt lebenslang (Murphy et al., 2018; Croy et al., 2019)« (Grunwald u. Müller, 2022, S. 274).

Gut untersucht wurde auch die stressreduzierende Wirkung beim »co-sleeping«. »Bei dieser Schlafsituation schläft das Kind in unmittelbarer räumlicher Nähe zu den Eltern (nicht notwendigerweise im selben Bett). Schlafdauer, Schlaftiefe sowie ängstliches Alltagsverhalten werden in der Regel durch diese Form der sozialen und körperlichen Nähe positiv beeinflusst (Barry, 2019; Iwata et al., 2013; Ward, 2015)« (Grunwald u. Müller, 2022, S. 274).

Bereits in der Schwangerschaft ließ sich durch eine heilsame Berührung Dritter ein weitreichender stressregulierender Effekt für Mutter und ungeborenem

Kind nachweisen. So konnten Baibazarova et al. (2013) beobachten, dass eine regelmäßige taktile Stimulation der Mutter deren Ängste und negativen Emotionen reduzieren konnte. Gleichzeitig senkte sich bei den Müttern der Cortisolspiegel im Blut und im Fruchtwasser und beruhigte direkt auch den Fötus.

Diese Beispiele mögen genügen, um deutlich werden zu lassen, dass es auch im außertherapeutischen Kontext, etwa im sozialen Kontext der Familie, viele tägliche Gelegenheiten gibt, in denen Berührungsreize angenehm regulierend auf den Organismus wirken.

Soziale Berührungsreize können nicht nur, wenn sie sanft ausgeführt werden, eine stressregulierende Wirkung haben. In einer dynamischeren Variante können soziale Berührungsreize ebenso in den spielerischen Interaktionen zwischen Kindern oder zwischen einem Erwachsenen und einem Kind beziehungsregulierend und damit auch stressregulierend eingesetzt werden.

Nach Pellegrini und Smith (1998) werden drei Arten von Spielen mit Körperkontakt bei Kindern unterschieden: rhythmische Stereotypen, das Übungsspiel und das Rough-and-Tumble-Play, das in der mittleren Kindheit seinen Höhepunkt erreicht. Es erfüllt wie die anderen Spielarten eine spezifische Entwicklungsfunktion und dient infolge seiner sozialen Komponente der Regulierung von Dominanz und Unterwerfung in einer Peergroup. Bereits in körperlichen Vater-Kind-Spielen tauchen erste wilde und risikoreichere Spielelemente auf.

Amodia-Bidakowska, Laverty und Ramchandani (2020) bezeichnen diese berührungsintensiven Spiele als »Rough-and-Tumble-Play« (RTP). In diesen körperlichen Spielen ist das Raufen, Kitzeln und Schubsen mit einem spielerischen Gesichtsausdruck und markierter Stimmlage begleitet, um den Als-ob-Charakter der spielerischen Auseinandersetzung zu betonen (z. B. kämpferische Balleroberung beim Fußballspiel). Wie im Tierreich ist der Körperkontakt von einer spielerischen Aggression charakterisiert, bei der Angriff und Verteidigung, Verfolgen und Flüchten oder Wegrennen und Fangen gespielt werden. Täter und Opfer oder Verfolger und Flüchtender wechseln immer wieder ihre Rollen, weil es nicht um Sieg, sondern um einen möglichst langen, zum Teil auch lautstarken Spielgenuss mit zum Teil robusten Berührungsreizen geht.

Rough-and-Tumble-Play kann aus dem Blick der Haptikforschung neben seinem antiphobischen Effekt durchaus als ein Austausch sozialer Berührungsreize verstanden werden, solange in diesem wilden Spiel der »Als-ob«-Charakter gewahrt bleibt. Die Beteiligten können anschließend erschöpft, aber auch entspannt sein. In diesem Sinne möchte ich mich Grunwald und Müller (2022, S. 274) anschließen: »Sozial vermittelte adäquate Berührungsreize wirken sich sowohl beim Säugling als auch beim Kleinkind (und Erwachsenen) positiv auf die Regulation von Stress aus. Das heißt, durch Berührungsreize wird u. a. das

Stresshormon Cortisol, das in der Nebennierenrinde gebildet wird, weniger produziert, wodurch sich eine stressmindernde Wirkung einstellt.«

Auch während sportlicher Betätigung erwachsener Probanden lindert körperliche Berührung durch andere Menschen manchmal auch Stress, der sonst die Leistung bei sportlichen Aufgaben beeinträchtigen könnte. Man denke nur an die Szenen im Fußball oder anderen Mannschaftssportarten, wenn ein Tor oder ein Wurf gelungen ist. Häufigere Berührungen wurden auch tendenziell mit dem Saisonerfolg der Mannschaften in Verbindung gebracht. Aus der Forschung (Müller, 2022, S. 225) ist seit Langem bekannt, dass Berührungen Stress reduzieren können, allerdings unter der Voraussetzung, dass die Berührungen von beiden Seiten erwünscht sind. Büttner, Kenntemich und Williams (2024) haben nun untersucht, ob körperliche Berührungen die Leistung in stark stressigen Situationen verbessern, und zwar bei Freiwürfen im Basketball. In zwei Studien untersuchten sie, wie oft Mitspieler den Werfer zwischen zwei Freiwürfen berührten, z. B. durch Tippen auf die Schulter. Es zeigte sich, dass die Anzahl der Berührungen (von 0, 1, 2, 3 oder allen 4 Mitspielern) nach dem ersten Freiwurf den Erfolg beim zweiten Freiwurf vorhersagte, allerdings nur, wenn die Spieler den ersten Freiwurf verfehlten. Das bedeutet, dass die Unterstützung durch Mitspieler, die sich in körperlichem Kontakt ausdrückt, besonders hilfreich ist, wenn das Stressniveau bereits hoch ist. Die Ergebnisse sind stabil, wenn das Leistungsniveau der Spieler, Heim- und Auswärtsspiele, die Punktedifferenz und die verbleibende Spielzeit berücksichtigt werden. Körperkontakt verbessert also tatsächlich die Leistung unter Stress und überlagert eine Reihe anderer Faktoren, wahrscheinlich auch in anderen Mannschaftssportarten und zwischenmenschlichen Beziehungen (Stangl, 2024).

Die Haptikforschung befasst sich nicht nur mit länger andauernden Berührungseinheiten (mehr als 1 Minute), sondern auch mit den Auswirkungen kurzer bzw. flüchtigen Berührungen.

Böhme erwähnt eine nachweisbare Beziehung zwischen kleinen, fast unbemerkten Berührungsimpulsen und sich anschließenden Verhaltensweisen: »Wenn eine Kellnerin einen Gast kurz an der Schulter oder der Hand berührt, bekommt sie mehr Trinkgeld, und zwar im Schnitt ganze 25 % mehr! [...] In einer anderen Studie berührte eine Kellnerin oder ein Kellner den Gast in dem Moment, in dem sie ihm oder ihr eine Empfehlung für ein Gericht gab. Und sieh da: Im Vergleich zu den Gästen, die nicht berührt worden waren, wählten mehr Gäste die empfohlene Speise. [...] Berührungen beeinflussen Einwilligung, Zustimmung oder das Befolgen von Regeln auch in anderen Situationen« (Böhme, 2019, S. 50). Es steigt z. B. auch die Bereitschaft, an einer Umfrage teilzunehmen oder Zigaretten mit Fremden zu teilen (Stangl, 2024).

Diese Wirkungsweise manipulativer Körperkontakte konnte in zahlreichen Studien beschrieben werden und erhielt den Namen »Midas-Effekt«. Er besagt, dass Menschen nach einer körperlichen Berührung großzügiger werden.

5.4.3 Kommunikative Aspekte von Berührungen

In den ersten Lebensstadien findet die dyadische Interaktion vorwiegend präverbal statt und der kommunikative Aspekt von Berührungen ist entscheidend, um auf die Bedürfnisse des Kindes eingehen zu können.

Untersuchungen zur kommunikativen Funktion taktiler Impulse wurden vor allem von Hertenstein (2002) zusammengefasst. Hertensteins Veröffentlichungen können im weitesten Sinne dem Begriff der Berührungswissenschaft zugeordnet werden. Dieser bislang nicht so populäre und in der Fachwelt noch nicht anerkannte Begriff ist unmittelbar verständlich, weiter gefasst und legt den Fokus mehr auf die psychotherapeutische Relevanz von Berührung, wie dieses Kapitel aufzeigen soll.

Da der Tastsinn das grundlegendste Mittel zur Kontaktaufnahme ist, beeinflussen Berührungen nicht nur das Erregungsniveau, sondern er ist auch in der Lage ist, Gefühle und spezifische Informationen zu vermitteln.

Nach Hertenstein (2002) unterscheiden sich Berührungsimpulse anhand folgender Parameter:

- Intensität.
- Frequenz/Häufigkeit: Wie oft wird berührt?
- Dauer: Wie lange dauert die Berührung?
- Größe: Ausmaß der berührten Körperoberfläche.
- Abruptheit/Geschwindigkeit: Wird der Berührungsimpuls beschleunigt oder verlangsamt?
- Temperatur: Hauttemperatur der berührenden Person.
- Ort: In welcher Umgebung findet die Berührung statt?

Wenn eine Person das Kind berührt, interagieren diese verschiedenen Qualitäten und Parameter zu einer haptischen Gestalt. Alle Komponenten spielen zusammen, wie verschiedene Musikinstrumente in einem Orchester. Neben diesen physikalischen Berührungsmerkmalen wird der Berührungsdialog von dieser Frage geprägt: Wie wird ein taktiler Stimulus für das Kind bedeutungsvoll?

Um taktilen Mustern eine Bedeutung zu verleihen, kann das Kind assoziative Verbindungen zwischen Berührung und Umweltereignissen herstellen. So kann sich ein Säugling von seiner Betreuungsperson zurückziehen, wenn die Berührung von einem finsteren Blick begleitet wird. Desweiteren können sich Kinder die Bedeutung von Berührungen erschließen, wenn sie beobachten, wie andere sich z. B. bei einer streichelnden Berührung verhalten. Ebenfalls spielen Gedächtnisprozesse eine wichtige Rolle dabei, welche Bedeutung taktilen Reizen zukommt. So kann ein leichter Klaps auf die Hand unterschiedlich interpretiert werden, je nachdem ob die Berührung früher während eines Spiels erfolgte oder ob der Klaps nach einem »Fehlverhalten« verabreicht wurde.

Diese Beispiele machen bereits deutlich, welchen Einfluss der unmittelbare *Kontext,* in dem der taktile Stimulus stattfindet, auf die Bedeutung der Berührung hat. Hertenstein (2002) umschreibt den Kontext einer Berührung mit der schönen Metapher als den »Mörtel der Kommunikation« (Übers. J. W.). Das heißt, die Qualitäten und Parameter einer Berührung, also z. B. wie lange oder häufig eine Berührung stattfindet, wird vom Kontext, in dem die Berührung ausgeführt wird, nachhaltig beeinflusst.

Wird ein taktiler Berührungsimpuls vom Empfänger mit einer kontextuellen Bedeutung versehen, dann wirkt er als modulierter Reiz weiter auf die Basisemotionen ein. Die emotionale Reaktion auf eine Berührung entscheidet dann oft auch über ein weiteres Vermeidungs- oder Annäherungsverhalten in der Interaktion. Diese emotionalen kommunikativen Effekte wirken wiederum auf Qualitäten/Parameter weiterer Berührungsimpulse zurück.

Hertenstein hat diese zahlreichen Faktoren, die eine Berührung charakterisieren, in einem einfachen Dreiecksmodell/Kreislaufmodell der taktilen Kommunikation übersichtlich zusammengefasst mit den Einheiten 1. »Qualität/Parameter der Berührung«, 2. »Kontext/Bedeutungsgebung«, 3. »Auswirkung/kommunikative Funktion« (siehe Abbildung 2).

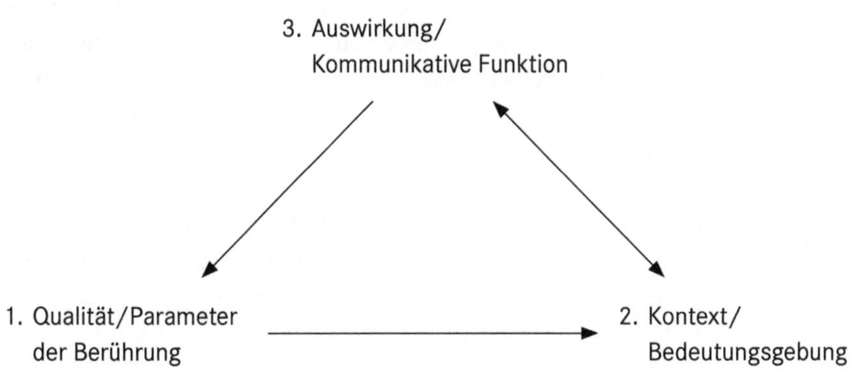

Abbildung 2: Dreieck/Kreislauf der taktilen Kommunikation im Modell (nach Hertenstein, 2002)

Berührungen wirken nicht nur auf die Basisaffekte (diskrete Emotionen): Hertenstein (2010, S. 2) berichtet von einem eindrucksvollen Experiment, dass über Berührungen ebenfalls ein Gefühl von Sicherheit vermittelt werden kann: »Eine eindrucksvolle Demonstration der Macht von Berührungen, positive Emotionen auszulösen, wurde gezeigt, als Forscher das ›Still-face-Paradigma‹ zur Untersuchung der Emotionalität von Säuglingen verwendeten. Dieses Paradigma besteht aus einer Interaktionsphase, in der die Betreuungsperson ein unbewegtes Gesicht macht und somit nicht auf die Handlungen des Säuglings reagiert. Während dieses Zeitraums reagieren Säuglinge in der Regel negativ, da dies ein ungewöhnliches Ereignis im Leben der meisten Säuglinge ist. Mehrere Studien weisen darauf hin, dass die emotionalen Äußerungen der Säuglinge deutlich weniger negativ und positiver ausfallen, wenn die Bezugspersonen ihre Säuglinge während dieser Zeit berühren, als wenn die Säuglinge während dieser Zeit nicht berührt werden. Diese Qualität der Berührung zwischen Bezugsperson und Kind ist ein zentrales Merkmal einer ansprechenden und verfügbaren Betreuungsumgebung, die notwendig ist, um das Sicherheitsgefühl des Kindes zu fördern« (übersetzt mit DeepL, Kontrolle/Korrektur J. W.).

Mit seinem evidenzbasierten Modell der taktilen Kommunikation nimmt Hertenstein (2002) das Modell der »Top-Down«-Modulation von Berührungsreizen (»Bottom-Up«-Informationen) (Böhme, 2019) vorweg. Für eine reflexive Arbeit mit Berührungsepisoden im psychotherapeutischen Bereich erscheint mir dieses Modell eine Grundlage zu sein, da es die intersubjektive Wechselwirkung zwischen taktilem Stimulus, Kontext und den kommunikativen Effekten beschreibt.

In einem weiteren Experiment von Böhme wird dies deutlich – das haptische Sinnessystem kann den Aufbau der basalen Motivations- und Affektsysteme entscheidend mitbeeinflussen. Böhme (2019, S. 42) schildert eine Versuchsanordnung, welche Gefühle mittels Berührung übermittelt werden können. »Dieser Frage widmet sich eine spannende Studie, bei der zwei Fremde sich bestimmte Gefühle nur durch ein Berühren der Hände und Arme vermitteln sollten. Die beiden Teilnehmer waren durch einen Sichtschutz getrennt und durften nicht miteinander sprechen. Einer der Teilnehmer war der ›Sender‹ einer bestimmten Emotion, die der andere dann erkennen sollte.«

Wesentliche basale Emotionen, wie Angst, Wut, Ekel, Liebe, Dankbarkeit und Mitgefühl konnten über taktile Reize nonverbal kommuniziert werden. Sobald Mimik und Körperhaltung zusätzlich genutzt werden durften, ließen sich auch weitere Emotionen – wie Neid, Stolz, Glück, Überraschung, Scham und Traurigkeit – übermitteln. Wenn wir die Ergebnisse von Böhme (2019) weiterdenken, lässt sich ableiten, dass Berührungen eine wichtige Rolle dabei spielen, unser Mitgefühl gegenüber anderen auszudrücken. Durch Körperkontakt können wir andere Menschen nonverbal trösten, indem wir ihnen haptische Signale übermitteln. Wäre es daher nicht naheliegend, zu schlussfolgern, dass die Entwicklung des »caregiving systems« (Lichtenberg, Lachmann u. Fosshage, 2011) bzw. des CARE-Systems nach Solms (2023) in der kindlichen Entwicklung erst durch das taktile Sinnessystem ermöglicht wird?

5.5 Welche Rolle spielt das Haptiksystem bei der Integration der basalen Bedürfnis- und Affektsysteme?

Körperliche Berührungen haben ein facettenreiches Bedeutungsspektrum. Nicht jede Berührung hilft. Körperkontakt kann auch als unpassend, unschicklich, unangenehm oder fehlabgestimmt vom Kind (bzw. vom Gegenüber generell) erlebt werden. Es ist ein Verdienst der Autoren Maur, Lehndorfer und Stellpflug (2023) auf diese Ambivalenz von Körperkontakten im therapeutischen Setting hinzuweisen. In ihren Ausführungen zur Berufsethik und Berufsrecht in der Kinder- Jugendlichenpsychotherapie führen die Autoren ein Beispiel an, wo es der Psychotherapeutin gelang, ihre 5-jährige Patientin in einer spieltherapeutischen Szene zu trösten. Anhand dieser kurz geschilderte Fallepisode kann der Leser das Bemühen erkennen, zwischen hilfreichem und schädlichem Körperkontakt im kindertherapeutischen Setting zu differenzieren. »Die 5-jährige A. lebt in einer Pflegefamilie. Sie hat in ihrer Herkunftsfamilie erhebliche emotionale Misshandlungen sowie bindungstraumatisierende Erfahrungen erlebt. Sie war wiederholt Zeugin von körperlicher Gewalt durch den Stiefvater gegen ihre Mutter. A. zeigt u. a. Anzeichen distanzgeminderten Verhaltens. Zu Beginn der Therapie schmiegt sie sich einmal an die Psychotherapeutin. In der spieltherapeutischen Traumatherapie entsteht die Situation, dass A. ein Kind im Krankenhaus spielt: sie liegt auf dem Boden und wünscht sich, mit einer Decke zugedeckt zu werden. Die Psychotherapeutin soll das ›kranke Kind‹ behandeln, indem sie das Herz ›abhört‹, Pflaster auf den Arm klebt und die Hand des ›kranken Kindes‹ hält, um es zu trösten. Es ist eine tröstliche spieltherapeutische Szene der Fürsorge, Validierung, Versorgung und Nachbeelterung« (Maur, Lehndorfer u. Stellpflug, 2023, S. 181).

Man kann erahnen, welche Qualitäten und Parameter von intentionalem Körperkontakt (siehe 5.4.3) sich in dieser Szene abbilden können, damit dieser Begegnungsmoment zu einer korrektiven emotionalen Erfahrung des Kindes wird und somit therapeutisch hilfreich auf das unbewusste implizite Beziehungswissen des Kindes wirken kann.

Anschließend (S. 181) zitiert die Autorengruppe die Kollegen Franke und Riecher-Rössler (2021), welche betonen, wie wichtig es ist, neben grenzüberschreitendem körperlichem Kontakt auch »angemessene, hilfreiche Formen von körperlichem Kontakt in der Psychotherapie« im Auge zu behalten. Woran kann sich eine Taxonomie unterschiedlicher Berührungsinterventionen aber orientieren, um von den Patient:innen als hilfreichen körperlichen Kontakt erlebt zu werden?

Um das Beispiel aufzugreifen, möchte ich den Aspekt der Fürsorge zunächst vertiefen und mir anschließend weitere primäre affektive Systeme nach Panksepp (1998) unter dem Berührungsaspekt anschauen. In der neuropsychoanalytischen Theorie von Solms (2023) begegnen uns diese Affektsysteme wieder.

5.5.1 CARE-System

»Fürsorge ist das Pendant zur Bindung«, mit diesem Satz fasst Solms (2023, S. 111) die beruhigenden und tröstenden Gesten und Worte von Eltern und frühen Bezugspersonen einem Säugling und Kleinkind gegenüber zusammen. Eine von Mitgefühl geprägte Fürsorge verschafft dem Kind einen ersten Eindruck von einer sicheren Bindungsbeziehung.

Auf einen Zusammenhang zwischen dem Erleben von Mitgefühl und taktiler Stimulation hat Böhme (2019) – wie bereits im vorangegangenen Abschnitt erwähnt – hingewiesen. Auch Solms' (2023) Ausführungen zum Care-Fürsorgesystem (mit Bezug auf Forrester, Davis, Mareschal, Malatesta u. Todd, 2018) lassen sich ohne eine Kommunikation mittels Berührung nicht vorstellen: »Annähernd achtzig Prozent der Frauen wissen von Kindheit an, dass es ›gut‹ ist, Babys auf dem linken Arm, an der linken Hälfte des eigenen Oberkörpers zu halten, während Männer dies zumeist erst (instinktiv) entdecken, sobald sie selbst Vater geworden sind«. Allerdings wissen auch völlig unerfahrene Jungen für gewöhnlich, was zu tun ist, wenn ein Baby schreit. Sie würden es nicht mit den Fingern anstupsen und auch nicht am Fuß hochheben, um auszuprobieren, ob es sich dann beruhigt. Sie wissen (sagen instinktiv voraus), dass es ›gut‹ ist, das Baby auf den Arm zu nehmen, dicht am eigenen Körper zu wiegen und ihm beruhigend zuzureden« (S. 111).

Um in den vielen herausfordernden Fürsorgesituationen herauszufinden, welches Verhalten sich beruhigend und tröstend auswirkt, wird oftmals auch das SEEKING-System aktiviert. Ein instinktives Wissen, wie man in dieser Frage entwicklungsförderlich reagiert, reicht oft nicht aus (S. 111 f.).

5.5.2 SEEKING-System (Neugier)

Das Seeking-System löst Neugier- und Explorationsverhalten aus. Deshalb ist es fast immer mit anderen körperlichen und zwischenmenschlichen Bedürfnissen aktiviert. Erlebte Unsicherheit und ein gefühltes Mangelerleben lösen u. a. das Seeking-System aus.

In der frühen Entwicklung beginnen die exploratorischen Fähigkeiten zunächst mit dem Tastsinn. Das Bedürfnis nach Exploration nutzt als wichtigstes Werkzeug zunächst den Tastsinn (Grunwald u. Müller, 2022, S. 91 ff.).

Entwicklungspsychologisch relevant wird das haptische System bei der zunehmenden explorierenden Tätigkeit. Bereits im Mutterleib ergreift der Fötus zielgerichtet die Nabelschnur. Gekoppelt an eine sich ständig ausreifende Fähigkeit zur koordinierten Bewegung vermag der Fötus lange bevor ihm visuelle Informationen zur Verfügung stehen, sein haptisches Explorationsverhalten immer weiter auszudifferenzieren. Mit seinen Händen sammelt er explorativ-haptische Informationen über seine Umgebung und seinen eigenen Körper (siehe zum Körperschema 5.4.4). »Neben den akustischen und olfaktorischen Informationen, die nachweislich auch nachgeburtlich dem Neugeborenen zur Verhaltensregulation zur Verfügung stehen, ist davon auszugehen, dass die Tast-Körpererfahrungen eine basale neuronale Matrix im Gehirn des Neugeborenen hinterlassen, die ein zentraler Bezugspunkt für alle anderen später ausreifenden sensorischen Systeme ist« (Grunwald, 2012a, S. 10).

Die Objekte seiner Umgebung eignet sich der Säugling aufgrund seiner zunehmenden motorischen Fertigkeit mit körperlichem Zugriff an. Er entwickelt immer neue Strategien des Greifens und Ertastens, um die Oberflächen seiner gegenständlichen Umwelt zu erkunden. Dabei ist es wichtig, dass für das kindliche Explorationsverhalten eine hinreichend haptisch stimulierende Umwelt zur Verfügung steht, die dem kognitiv-motorischen Entwicklungsstand des Kindes entsprechen (Grunwald, 2017, S. 88 f.).

Shaw (2008) legte Untersuchungsergebnisse vor, dass mithilfe des haptischen Explorierens die feinmotorischen Aktivitäten trainiert werden. Das Zusammenspiel des motorischen und tastsensorischen Systems fördert das menschliche Gehirn in den ersten drei Lebensjahren.

Nach Revesz (1938), einem der ersten bedeutsamen Haptikforscher, ist es ein menschliches Grundbedürfnis, mit Dingen der Außenwelt direkt in Kontakt zu kommen. Er beschreibt »das menschliche Bedürfnis, greifbare und umfassbare Objekte hinsichtlich aller möglichen Dimensionen tastend zu erkunden. Das Bedürfnis nach haptischer Exploration von Gegenständen ist nach Revesz ein Explorationsprinzip, das wir nur mit Mühe unterdrücken können. […] Eine vergleichbare Neugierde, ein vergleichbares Wahrnehmungsbedürfnis liegt der visuellen Objektexploration nach Auffassung von Revesz nicht zugrunde« (Grunwald, 2012 b, S. 45).

5.5.3 PLAY-System

Wie der Psychoanalytiker Solms (2023) zitiert, hat bereits Jaak Panksepp (1998) in seiner Taxonomie der Affekte das Play-System in seiner evolutionären Bedeutung hervorgehoben. »Wir *müssen* spielen. Spielen ist das Medium, durch das wir Territorien beanspruchen und verteidigen, soziale Hierarchien aufbauen und Ingroup- und Outgroup-Grenzen bestimmen und schützen« (Solms, 2023, S. 112).

Häufig sind dabei wilde und risikoreiche Spiele zu beobachten, die unter dem Begriff Rough-and-Tumble-Play (RAT-Play) zusammengefasst werden (siehe 5.4.2). Nach Solms wird das RAT-Play von einem basalen und universalen Gefühlszustand begleitet: der Freude. Im RAT-Play dominiert der Austausch von haptischen und taktilen Berührungsreizen. Erste Beobachtungen von RAT-Play konnten beim ungestümen Spiel zwischen Vätern und Kindern gemacht werden. Auch Panksepp (1998) stellte RAT-Play in Tierversuchen fest. RAT-Plays enden abrupt, wenn die Rollen von Dominanz und Unterwerfung nicht mehr getauscht werden. Dann verliert das Spiel seinen Als-ob-Charakter. »Das SPIEL-System hat sich [evolutionär] offenbar entwickelt (und bereitet uns so viel Freude), weil es tragfähige soziale Beziehungen fördert. Mit anderen Worten: es fördert die Entwicklung der *Empathie*« (Solms, 2023, S. 114).

Das bedeutet, auch für die Entwicklung von Empathie sind abgestimmte prä- und nonverbale Berührungsdialoge eine wesentliche Unterstützung, wenn nicht sogar ihre Grundlage.

5.5.4 PANIC-System

Das Panik/Trauer-System wird aktiviert, wenn Bindungen gefährdet sind. Bei Kindern, aber auch Erwachsenen, dominieren Gefühle wie Angst vor sozialem Verlust und Trennungsschmerz. »Eine der wichtigsten Funktionen körperlicher Berührung im Panik-System ist die Beruhigung und Regulation des Nervensystems. Wenn das Panik-System aktiviert wird, beispielsweise durch das Gefühl von Trennung oder Verlust, kann eine sanfte, beruhigende Berührung sofortige Linderung verschaffen. Diese Berührung aktiviert parasympathische

Reaktionen im Körper, die helfen, die physiologischen Symptome von Angst und Panik zu reduzieren, wie etwa eine beschleunigte Herzfrequenz oder Atemnot. [...] Das Panik-System ist eng mit Bindungssystemen im Gehirn verknüpft« (ChatGPT3.5, 26.8.2024).

Auch beim Aufbau eines sicheren Bindungskontaktes kommt der körperlichen Berührung eine zentrale Rolle zu. Allerdings hängt die Wirkung der taktilen Empfindung auch wieder stark vom Kontext ab. Eine vertraute Person kann eher ein Gefühl von Geborgenheit und Sicherheit vermitteln als ein weniger vertrauter Kontakt.

Mehrere Studien (Ainsworth, 1979; Weiss, Wilson, Seed u. Paul, 2000; Beebe, Cohen u. Lachmann, 2019) belegen, dass feinabgestimmte Berührungsdialoge während des ersten Lebensjahres bedeutsam für eine sichere Bindungsbeziehung sind. Es reicht allerdings nicht aus, dass die Mutter für den Säugling ständig verfügbar ist. Vor allem die Qualität der Berührung (siehe 5.4.3) selbst ist ausschlaggebend, um auf das Verhalten des Kindes fremdregulierend einzuwirken und sein Wohlbefinden zu steigern. »Mütterliche Beruhigungstechniken in den ersten Lebensmonaten basieren stark auf taktilen Strategien wie Halten und Schaukeln (Kopp, 1989), die nachweislich den kindlichen Stress effektiv reduzieren« (Crucianelli u. Filippetti, 2020, S. 579; Übers. P. G.).

In der Studie von Crucianelli u. Filippetti (2020) konnte der Zusammenhang zwischen Fehlabstimmung und Interaktionsstörungen eindrucksvoll bestätigt werden. Wenn Mütter unfähig waren, die Bedürfnisse und Wünsche ihres Kindes zu mentalisieren und beantworten zu können, folgten nicht abgestimmte Berührungsinteraktionen. Vor allem die Schlüsselrolle von verkörperten bzw. taktilen Interaktionen zwischen Mutter und Säugling und deren Mentalisierung bezeichneten Fotopoulu und Tsakiris (2017) als »verkörperte Mentalisierung«.

Bereits in der pränatalen Zeit ermöglicht das Tastsinnsystem dem Fötus, ein »internes Nähekonzept« (Grunwald u. Müller, 2022, S. 94) aufzubauen. Ausgestattet mit der sensiblen Lanugobehaarung ist der Fötus in der Lage, selbst schwache Wellenbewegungen des ihn umgebenden Fruchtwassers als angenehm wahrzunehmen. Erste Berührungserfahrungen im präverbalen Bereich vermitteln den ganzheitlichen Eindruck: Was meinen Körper berührt und zugleich warm und weich ist, ist gut für meinen Körper. »Dieses Nähekonzept ist die Bedingung dafür, dass der Säugling nach der Geburt sofort positiv auf den körperlichen Kontakt mit der Mutter [mütterlichen Haut, J. W.] reagieren kann. Er kann und er muss, wenn er gut gedeihen soll. Und dies ist auch überwiegend der Fall, denn der gesunde Säugling sträubt sich nicht beim ersten körperliche Kontakt mit der Mutter nach der Geburt, sondern wird diesen Kontakt stets suchen, weil die uterale Erfahrung ihn gelehrt hat, dass körperliche Nähe zum einen positive Emotionen weckt und zum anderen die Garantie für sein Überleben bedeutet« (Grunwald, 2017, S. 47).

Durch die Geburt wird der physische Kontakt erst einmal unterbrochen und muss wiederhergestellt werden. Dieses Phänomen erinnert an spätere Interrupt-Repair-Interaktionsprozesse beim Aufbau sicherer Bindungsbeziehungen. Der bislang vollumfängliche pränatale Körperkontakt war in der Fruchtblase »feinabgestimmt«. Nach der Geburt muss er dann durch ein anderes Spektrum von Körperstimulation fortgesetzt werden. Der nachgeburtliche Körperkontakt, z. B. die Känguru-Methode zwischen Mutter und Säugling, ist im Sinne einer Wiederherstellungsbemühung (Repair) des aufgrund der Geburt unterbrochenen feinabgestimmten Kontakts zu verstehen.

»Diese Umweltveränderungen stellen eine Mangelsituation für das Neugeborene dar, die über das Tastsinnsystem registriert« (S. 57) und kompensiert wird. Es liegt nahe, zu vermuten, dass die nachgeburtliche Situation vom Neugeborenen als sensorischer Sturm mit starkem Orientierungsverlust erlebt wird. Zum ersten Mal in seinem Leben erschweren die Gravitationskräfte gewohnte Bewegungsabläufe mit Armen und Beinen, zumal die Muskulatur dafür noch nicht ausgestattet ist. Im begrenzten Umfang kann das Neugeborene fehlende oder unangenehme Körperreize kompensieren. Ansonsten ist es auf die Unterstützung der Außenwelt angewiesen. Und diese Unterstützung kann ihm vor allem über das Tastsinnsystem vermittelt werden, zumal dieses Sinnessystem dem Säugling bereits im fötalen Stadium zur Orientierung diente. Berührungserfahrungen sind für den Säugling das unmittelbare und deutliche Signal der Bindungsperson, dass es überlebt, sicher und geborgen ist. Schon Bowlby (1969/ dt. 1982) wies darauf hin, dass der Körperkontakt eine zentrale Voraussetzung für das Sicherheitsgefühl des Säuglings darstellt.

2011 erweiterte Lichtenberg seine fünf basalen motivationalen Bedürfnissysteme u. a. um das Bedürfnis nach Zugehörigkeit. Das Bedürfnis, in einer Gruppe anerkannt und geschützt zu sein, baut auf dem Bindungsbedürfnis auf. Das Panik-System wird aktiviert, wenn z. B. der Ausschluss aus einer Gruppe droht. Evolutionsbiologisch betrachtet, kann der Verlust einer Gruppenzugehörigkeit auch lebensbedrohliche Folgen haben.

Eine hohe Bedeutsamkeit des Tastsinnsystems lässt sich auch für diesen motivationalen Bereich insbesondere aus Studien an Primaten ablesen. Dunbar (1993) hat in Untersuchungen zu sozialen Systemen von Primaten entdeckt, dass die Gruppenzusammenhörigkeit insbesondere durch soziale Pflege aufrechterhalten bleibt. Affen verbringen mit der Fremdkörperpflege (social grooming) viel mehr Zeit, als für die reine Hygiene erforderlich wäre. Dies legt die Vermutung nahe, dass die taktile Wahrnehmung bei der Fellpflege zusätzlich eine affektive und soziale Funktion hat. Nach Dunbar verbringen Primaten entsprechend mehr Zeit für die Fellpflege, je größer die Gruppe ist.

5.5.5 LUST-System

Nach Böhme (2019) spielen im Lust-System wie bei einer angenehmen, nichtsexuellen, Berührung die C-taktilen Fasern eine wesentliche Rolle. Nur wenn Berührungen mit einer Geschwindigkeit von 1–10 cm pro Sekunde taktil wahrgenommen werden, können sie die C-taktilen Fasern aktivieren. »Das bedeutet aber nicht, dass jede Berührung in diesem Tempo auch schon erotisch ist« (S. 116). Neurophysiologisch scheint es, folgt man Böhme, keinen eindeutigen Hinweis zu geben, wann ein sanfter taktiler Reiz erotisch empfunden wird. Allerdings sind sich die Autoren Grunwald, Hertenstein und Böhme einig, dass der Kontext einer Berührung entscheidend ist. So berichtet Böhme (2019) von folgendem Tierversuch, bei dem das Hormon Oxytocin zunächst eine entscheidende Rolle spielt. Oxytocin tritt im menschlichen Körper vermehrt beim Orgasmus, bei der Geburt und beim Stillen auf. »Oxytocin steht in enger Beziehung zu Berührungen. Bei Affen und Mäusen erhöht sich die Menge von Oxytocin im Blut, wenn die Tiere sich gegenseitig gelaust beziehungsweise geputzt haben. Bei Schimpansen zeigt sich dieser Effekt allerdings nur dann, wenn bereits eine Freundschaft zwischen den Affen bestand. Auch bei der Wirkung von Oxytocin spielen also die Situation und die Beziehung eine entscheidende Rolle« (S. 119 f.).

Interessant ist in dieser Hinsicht auch die Aussage von ChatGPT: »Während das Lust-System häufig mit sexuellen Handlungen in Verbindung gebracht wird, ist es auch in nicht-sexuellen Kontexten aktiv. Berührungen, wie eine Umarmung, ein Handhalten oder eine Massage, können ebenfalls das Lust-System aktivieren, indem sie ein Gefühl der Geborgenheit, des Wohlbefindens und der Zufriedenheit erzeugen. Diese Form der Berührung können das Lust-System in einer Weise ansprechen, die emotional erfüllend ist, ohne notwendigerweise sexuelle Erregung zu beinhalten« (ChatGPT3.5, 26.8.2024).

Dass Berührung im Lust-System sowohl in einem erotisch-sexuellen Kontext als auch in einem nicht-sexuellen, sondern eher lustvoll-behaglichen Zusammenhang betrachtet werden kann, eröffnet einen Möglichkeitsraum für unterschiedliche Berührungsinterventionen, die es von grenzüberschreitenden körperlichen Kontakten etwa in der Kindertherapie abzugrenzen gilt (Franke u. Riecher-Rössler, 2021).

5.5.6 RAGE-System

Das »Rage-System« ist ein weiteres zentrales affektives System, dass Panksepp (1998) ausführlich beschreibt. Von einem evolutionsbiologischen Standpunkt aus betrachtet, sichert dieses System das Überleben, um mit aggressiven oder defensiven Mitteln auf Bedrohungen reagieren zu können. Das Rage-System erinnert an das Bedürfnis nach aversiver Reaktion u.a. auf Schmerz und Verletzung (Lichtenberg, Lachmann u. Fosshage, 2000).

Nach ChatGPT (ChatGPT3.5, 26.8.2024) kann körperliche Berührung eine deeskalierende Wirkung auf das Rage-System haben. Hier kommt es besonders auf den Kontext der Berührung an. Eine sanfte Berührung von einer vertrauten Person kann die Intensität der Wut reduzieren.

Körperliche Berührung kann aber auch persönliche Grenzen verletzen und das Rage-System aktivieren. Wird Berührung bedrohlich oder übergriffig erlebt, wird ein Bedürfnis nach Schutz und Abwehr hervorgerufen.

In der Studie von Weiss et al. (2001) konnte ein Zusammenhang zwischen harter mütterlicher Berührung eines Säuglings von drei Monaten und späteren externalisierenden Berührungen, wie z.B. aggressivem Verhalten, bei dem gleichen Kind zwei Jahre später herausgearbeitet werden. Kinder, die mehr liebevoll berührt und gepflegt wurden, zeigten später weniger internalisierende Probleme wie Ängste und depressive Stimmungen. »Im ›Rage-System‹ ist körperliche Berührung ein zweischneidiges Schwert: Sie kann sowohl Aggressionen auslösen als auch dazu beitragen, diese zu regulieren und zu beruhigen. Die Wirkung hängt stark von der Wahrnehmung der Berührung ab, die wiederum vom Kontext und den beteiligten Personen beeinflusst wird. Dieses System verdeutlicht, wie entscheidend es ist, den Kontext und die individuellen Unterschiede bei der Reaktion auf körperliche Berührung zu berücksichtigen« (ChatGPT3.5, 26.8.2024).

5.5.7 FEAR-System

Das Fear-System warnt vor potenziellen Gefahren und aktiviert Kampf- oder Fluchtreaktionen. Kinder suchen in Situationen, in denen sie Angst vor Bedrohungen haben, oft die körperliche Nähe einer Bezugsperson. Eine körperliche Berührung kann auf unmittelbare Weise ausdrücken, nicht mehr allein und geschützt zu sein. Das Sicherheitsgefühl kann zunehmen und die Angst des Kindes abnehmen. »Körperliche Berührung im Fear-System kann sowohl ein starkes Mittel zur Beruhigung und Sicherheitsgewinnung als auch ein potenzieller Trigger für Angstreaktionen sein. Ihre Wirkung ist stark kontext- und beziehungsabhängig. […] Diese Dualität unterstreicht die Komplexität der körperlichen Berührung im Zusammenhang mit Angst und Furcht« (ChatGPT3.5, 26.8.2024).

5.6 Fazit

Nach den bisherigen Ausführungen kann sich eine Taxonomie unterschiedlicher Berührungsinterventionen an den basalen Bedürfnis- und Affektsystemen orientieren. Diese erweiterte entwicklungspsychologische Orientierung setzt das Anliegen von Franke und Riecher-Rössler (2021) auf eine solide wissenschaftliche Grundlage. Berührungserfahrungen bilden im CARE-, SEEKING-, PLAY- und im entwicklungspsychologisch später auftauchenden LUST-System eine basale Rolle. Ebenso in den von Lichtenberg et al. (2011) benannten basalen motivationalen Bedürfnissystemen Bindung und Zugehörigkeit spielen Tastsinnerfahrungen eine wesentliche Rolle.

Alle Berührungserfahrungen, die gemacht werden, wenn diese Bedürfnis- und Affektsysteme aktiviert sind, haben meistens die gleiche physiologische Grundlage (C-taktiles Nervensystem). Es überwiegen dabei die tröstenden, sicherheitsspendenden Erfahrungen.

Kapitel 6: Selbstberührung in der Psychotherapie – Idiopraxie

Markus Böckle und Peter Cubasch

6.1 Einleitung

Selbstberührung, ein alltägliches und oft unbewusstes Verhalten, bekommt zunehmend Aufmerksamkeit in der psychotherapeutischen Praxis und Forschung (z. B. Böckle u. Cubasch, 2023; Cubasch u. Böckle, 2025; Hofer-Moser, 2018, S. 175 ff.). Während die therapeutische Wirkung von sozialer Berührung gut dokumentiert ist (Müller, Winkelmann u. Grunwald, 2022), wurde der Rolle von Selbstberührung lange Zeit wenig Beachtung geschenkt. Dabei ist die Berührung, und so auch die Selbstberührung, trotz der oft kritischen Haltungen gegenüber Berührungen zwischen Therapeut:innen und Patient:innen im psychotherapeutischen Kontext eine hilfreiche Ressource. In der Psychotherapie, bei der vor allem die Fremdberührung ein sensibles und kontroverses Thema darstellt (Geuter, 2015, S. 252 ff.), bietet die Selbstberührung eine Möglichkeit, Körperwahrnehmung und Selbstregulation zu fördern, ohne die oft komplexen Dynamiken der interpersonellen Berührung einzubeziehen (Hofer-Moser, 2018, S. 175 ff.).

Selbstberührung kann unterstützend angewendet werden, um emotionale Zustände zu stabilisieren, Selbstbewusstsein zu fördern und tief verwurzelte psychische Prozesse zu beeinflussen (Böckle u. Cubasch, 2023; Cubasch u. Böckle, 2025). Dies macht sie zu einem wertvollen Instrument für verschiedene therapeutische Ansätze. Aufgrund der einfacheren Anwendung, ohne die Probleme, die Fremdberührungen oft mit sich bringen, offenbart die Selbstberührung ein hilfreiches Potenzial, das in der therapeutischen Arbeit gezielt genutzt werden kann.

In diesem Kapitel geht es um die Bedeutung der Selbstberührung in der Psychotherapie. Es werden die theoretischen und biologischen Grundlagen sowie die praktische Anwendung der Selbstberührung, einschließlich ihrer historischen und philosophischen Wurzeln, erläutert. Das Kapitel bereitet somit den Boden für eine Erweiterung der Auseinandersetzung mit dem Thema, um es tiefer in der psychotherapeutischen Praxis zu verankern und um eine wertvolle Dimension zu bereichern. Für eine tiefergehende Auseinandersetzung verweisen wir auf das Buch über Selbstberührung von Peter Cubasch und Markus Böckle (2025).

6.1.1 Allgemeine Grundlagen

Die Bedeutung der Selbstberührung wurde im 20. Jahrhundert durch die phänomenologische Philosophie von Edmund Husserl sowie Maurice Merleau-Ponty in den Fokus der Philosophie gebracht. Husserl (1922/1952), der Gründer der Phänomenologie, und Merleau-Ponty (1945/1966/2004), einer der prominentesten Vertreter der philosophischen Phänomenologie, betonen die zentrale Rolle des Körpers in der menschlichen Erfahrung. Sie führen aus, dass der Körper nicht nur ein Objekt unter Objekten ist, sondern das primäre Medium, durch das wir die Welt erleben. In diesem Zusammenhang wird die Selbstberührung zu einem Akt, durch den das Subjekt seine eigene Existenz und seine Beziehung zur Welt erlebt. Aus dieser Denkweise entspringt der Denkansatz des Leibes (Fuchs, 2015, 2021; Petzold, 2012; Stefan, 2020), die untrennbare Einheit von Körper mit den biologischen, psychischen, sozialen sowie ökologischen Aspekten des gelebten und subjektiv erfahrbaren Seins der Menschen.

Husserl (1922/1952) untersuchte die Wahrnehmung des eigenen Körpers und betonte die doppelte Natur der Selbstberührung: Die berührende Hand ist aktiv, während die berührte Hand passiv bleibt. Beide Aspekte verschmelzen in einer einzigartigen Wahrnehmung, die sowohl Subjektivität als auch Objektivität umfasst. Diese »doppelseitige« Erfahrung – wie Husserl und später Merleau-Ponty (1981/2004) – hervorhoben, offenbart die Verflechtung von Aktivität und Passivität, Subjekt und Objekt im Leib. Merleau-Ponty sieht hierin die Grundlage verkörperter Wahrnehmung: Der Leib wird zur Einheit zwischen Wahrnehmendem und Wahrgenommenem. Diese Perspektive betont die zentrale Rolle der Selbstberührung in der Selbstwahrnehmung und leiblichen Erkenntnis. In therapeutischen Kontexten kann sie helfen, das Bewusstsein für den eigenen Leib, die Identität sowie das Körperschema und Körperbild zu stärken. Husserl und Merleau-Ponty argumentieren, dass der Leib nicht nur physische Entität, sondern ein Zentrum subjektiver Wahrnehmung und Handlung ist, durch das Bewusstsein und Erkenntnis in der Welt verankert werden (Husserl, 1922/1952; Merleau-Ponty, 1945/1966/2004).

In der modernen Philosophie wird die Selbstberührung häufig im Kontext von Embodimenttheorien diskutiert. Diese Theorien betonen, dass alle kognitiven Prozesse im Körper verwurzelt sind und dass der Körper wesentlich dazu beiträgt, wie wir die Welt und uns selbst wahrnehmen (Gallagher, 2006). Selbstberührung kann somit als eine Möglichkeit verstanden werden, um das eigene Körperbewusstsein zu stärken und die kognitiven Prozesse, die mit der Selbsterkenntnis verbunden sind, zu unterstützen (Hara et al., 2015). Auch evolutions- und entwicklungspsychologisch gesehen ist die Selbstberührung eine der grundlegendsten sowie frühesten Emotionsregulationsmechanismen.

Das haptische Wahrnehmungssystem erfasst mechanische Einflüsse, die Gewebeverformungen verursachen, und verhilft dabei, die Umwelt zu spüren. Dieses System ermöglicht die intero- und exterozeptive Wahrnehmung des eigenen Leibes und der Umwelt und, in diesem Kontext daher besonders hervorgehoben, die an die Umwelt angrenzende Hautoberfläche durch die haptischen und taktilen Wahrnehmungen (Turvey u. Fonseca, 2014). Evolutionär hat sich das komplexe Tastsystem entwickelt, das aus verschiedenen Sensoren und Rezeptoren besteht. Diese erfassen Eigenschaften wie Gewicht, Temperatur und Textur von unterschiedlichen Berührungen durch sich selbst, durch andere Menschen sowie durch andere Umgebungsreize, um relevante Informationen über sich und die Umwelt bereitzustellen. Im Gegensatz aber zu den Fernsinnen ist das Tastsystem ein Nahsinn und durch die Möglichkeit der Selbstberührung eine der intimsten Wahrnehmungsmöglichkeiten von Menschen. Es dient – wie bereits erwähnt – der Entwicklung von wichtigen Möglichkeiten des Selbstbezugs sowie der Selbstregulation. So regulieren Föten mütterliche Erregungen wie Stress, aber auch Freude durch Selbstberührungen meist im Mundbereich bereits in der führen Entwicklung (Filippa et al., 2020; Reissland, Francis, Kumarendran u. Mason, 2015). Diese frühen Berührungen vermitteln erste Daseinsgewissheit und fördern die Entwicklung eines Körperschemas, unterstützt durch Berührungen der mütterlichen Bauchwand (Bushnell u. Boudreau, 2013; Yamada et al., 2016).

Selbstberührung ist also weit mehr als eine einfache unspezifische Handlung. Selbstberührung ist tief in der menschlichen Existenz verwurzelt und spielt eine bedeutende Rolle in der Entwicklung von Selbstbewusstsein und Identität aus philosophischer, psychologischer, onto- und phylogenetischer Sicht. Diese Erkenntnisse sind essenziell, um die therapeutische Bedeutung der Selbstberührung zu verstehen.

6.1.2 Psychologische und neurobiologische Grundlagen

Die psychologischen und neurobiologischen Grundlagen der Selbst- und Fremdberührung wurden in den letzten Jahrzehnten intensiv erforscht (für einen Überblick siehe: Müller, Winkelmann u. Grunwald, 2022). Ein zentrales Thema in der neuropsychologischen Forschung ist die Frage, wie Selbstberührung im Gehirn verarbeitet wird und welche Funktionen sie erfüllt. Der bisherige Fokus dieser Forschung war zum einen die Unterscheidung zwischen Selbst- und Fremdberührung und zum anderen die Selbst- bzw. die Emotionsregulation durch spontane unterbewusste Selbstberührungen. Ein bedeutender Forschungsschwerpunkt liegt auch auf der Rolle der Selbstberührung in der Entwicklung des Selbstkonzepts und der Selbstregulation. Schon in der frühen Kindheit spielen Berührungen, einschließlich der Selbstberührung, eine zentrale Rolle in der Entwicklung des Körperbewusstseins und der Selbstregulation (Montagu, 1971/dt. 2004). Dennoch ist die Bedeutung der bewussten Anwendung von Selbstberührung in der psychotherapeutischen Praxis bis heute weitgehend unbekannt.

Im Vergleich zur Fremdberührung oder Berührungen von anderen Objekten zeigt die Selbstberührung eine einzigartige Aktivität im somatosensorischen System (Blakemore, Wolpert u. Frith, 2000). Im Gegensatz zur Berührung durch andere Personen wird die Selbstberührung im Gehirn durch spezifische Mechanismen weniger stark wahrgenommen, um eine Unterscheidung zwischen selbst generierten und externen Berührungen zu ermöglichen. Dies ist entscheidend, um die Wahrnehmung der eigenen Handlungen von der Wahrnehmung externer Ereignisse zu unterscheiden und durch die stetigen Selbstberührungen nicht von den unter Umständen wichtigeren Ereignissen aus dem Umfeld abgelenkt zu werden (Blakemore, Wolpert u. Frith, 2000). Auf neurobiologischer Ebene liefert das »Forward Model« spannende Erklärungen dafür, wie das Gehirn sensorische Vorhersagen bei Selbstberührungen trifft und die Wahrnehmung selbst initiierter Reize abschwächt (Wolpert, Ghahramani u. Jordan, 1995). Diese Fähigkeit und Wertigkeit, zwischen Selbst- und Fremdberührung zu unterscheiden, wurde lange in den Vordergrund gestellt und so wurden die positiven Effekte der Selbstberührung aus neurobiologischer Sicht nicht ausreichend gewürdigt.

Spontane Selbstberührung ist ein alltägliches Verhalten, das häufig unbewusst geschieht und dabei tiefgreifende regulierende Funktionen erfüllt. Ein Verständnis dieser unbewussten Selbstregulationsmechanismen kann jedoch dabei helfen, die positiven Effekte der intentionalen Selbstberührung zu verstehen und das therapeutische Potenzial sichtbar zu machen. Sie spielt eine zentrale Rolle bei der Selbstregulation, unterstützt die Fokussierung von Aufmerksamkeit und stärkt die Körperwahrnehmung. Die Forschung zeigt, dass die spontane Form der Selbstberührung ein wichtiger Bestandteil unserer emotionalen und kognitiven Verarbeitung ist.

Besonders in stressreichen, angstvollen oder unangenehmen Situationen tritt spontane Selbstberührung verstärkt auf (Heerey u. Kring, 2007; Kenner, 1993;

LeCompte, 1981). Sie dient dabei als Mittel zur Beruhigung und hilft, emotionale Anspannung zu reduzieren (Dreisoerner et al., 2021; Lausberg, 2013). Ein Beispiel hierfür ist das Handauflegen auf das Gesicht, Herz oder den Bauch, was nachweislich den Cortisolspiegel senken und die Stressreaktion des Körpers mildern kann (Neff u. Germer, 2013). Durch diese beruhigende Wirkung unterstützt Selbstberührung die Bewältigung von Stress und trägt dazu bei, ein Gefühl der Sicherheit und Kontrolle wiederherzustellen. Darüber hinaus ist spontane Selbstberührung eng mit kognitiven Prozessen verbunden. Sie hilft, Ablenkungen zu überwinden und die Aufmerksamkeit auf eine Aufgabe zu lenken (Ito-Jäger, Howard, Purvis u. Cross, 2017; Mueller, Martin u. Grunwald, 2019).

Auch für die Körperwahrnehmung ist Selbstberührung von großer Bedeutung. Sie stärkt das Bewusstsein für den eigenen Körper (Cataldo, Dupin, Dempsey-Jones, Gomi u. Haggard, 2022; Hara et al., 2015). Experimente wie die Gummihand-Illusion, bei der eine Person den Eindruck gewinnt, eine künstliche Hand gehöre zu ihrem Körper, während ihre eigene Hand verdeckt ist und synchron zur künstlichen Hand berührt wird, belegen, dass Selbstberührung das Gefühl der Körperbesitzerschaft intensivieren kann (Botvinick u. Cohen, 1998; Kilteni u. Ehrsson, 2017). Zusätzlich zeigen Forschungen interessante Details über die Häufigkeit und Lokalisation von Selbstberührungen. Am häufigsten werden das Gesicht und die Hände berührt, was auf ihre Bedeutung für die Selbstwahrnehmung hinweist. Dabei wird die linke Hand häufiger genutzt, vermutlich aufgrund der emotionalen Verarbeitung durch die rechte Gehirnhälfte (Mueller et al., 2019). Darüber hinaus gibt es kulturelle Unterschiede, die zeigen, dass die Art und Häufigkeit von Selbstberührungen stark vom jeweiligen sozialen Kontext abhängen können (Rahman, Mumin u. Fakhruddin, 2020).

Zusätzlich zu den oben genannten physiologischen und regulativen Funktionen haben die spontanen Selbstberührungen auch eine kommunikative Funktion und können von Psychotherapeut:innen auch gelesen werden (Argyle, 2013, S. 251 ff.).

Die Erkenntnisse aus dem Bereich der spontanen Selbstberührung eröffnen wertvolle Perspektiven für die psychotherapeutische Forschung und Praxis, insbesondere im Hinblick auf die Unterstützung von Selbstregulation und Körperwahrnehmung. Dabei ist es bemerkenswert, dass eine der ersten spezifischen Studien zu der intentionalen, also bewussten Anwendung von Selbstberührung erst im Jahre 2021 durchgeführt wurde. Die Studie von Dreisoerner et al. (2021) untersucht die Wirkung von Selbstberührung als Selbstberuhigungstechnik auf das emotionale Wohlbefinden. Sie zeigt, dass intentionale Selbstberührung, insbesondere in stressreichen Situationen, das subjektive Wohlbefinden signifikant steigern und negative Emotionen reduzieren kann. Die Ergebnisse legen nahe, dass diese Form der Berührung eine effektive Methode zur Selbstregulation darstellt, die sowohl in therapeutischen Kontexten als auch im Alltag anwendbar ist. Die Forscher betonen, dass Selbstberührung in Form von Selbstmitgefühl, oft auch Self-Compassion genannt, einfach durchzuführen und leicht in bestehende therapeutische Ansätze integrierbar ist, was ihre praktische Relevanz unterstreicht.

Es ist umso verwunderlicher, dass nach den oben genannten Ergebnissen nur wenig zu den intentionalen Selbstberührungen in der Psychotherapie systematisch geforscht wurde. Wie oben bereits erwähnt, war lange die Abschwächung der Signale durch Selbstberührungen im Fokus der Forschung und die positiven Effekte der spontanen Selbstberührung wurden erst später intensiv beforscht. Dass die positiven Effekte jedoch nicht nur bei spontanen Selbstberührungen zu finden sind, sondern vielleicht gerade durch die intentionale Anwendung von bewusster und fokussierter Selbstberührung auf spezifische Orte, findet erst seit Kurzem Interesse in der therapeutischen und wissenschaftlichen Gemeinschaft (Böckle u. Cubasch, 2023; Cubasch u. Böckle, 2025; Dreisoerner et al., 2021).

Die Selbstberührung ist somit tief in den neuropsychologischen Prozessen verwurzelt, die unsere Selbst-, Fremd-, und Außenwahrnehmung beeinflussen und unsere Gefühle und unser Verhalten verändern. Die Fähigkeit, zwischen selbst generierten und externen Berührungen zu unterscheiden, ist von zentraler Bedeutung für das Körperbewusstsein. Darüber hinaus hat die Selbstberührung beruhigende Effekte auf das autonome Nervensystem und spielt eine wichtige Rolle in der Entwicklung von Selbstkonzepten und Selbstregulation. Diese Erkenntnisse bilden die Grundlage für die Anwendung von Selbstberührungstechniken in der Psychotherapie, wo sie genutzt werden, um Klient:innen dabei zu helfen, ihr Körperbewusstsein zu stärken und ihre emotionale Gesundheit zu fördern.

6.2 Berührungen als therapeutische Interventionen

Dies bedeutet nicht, dass in der Körpertherapie und Psychotherapie die intentionale Selbstberührung nicht bereits seit Längerem angewendet wird. Sie wird gezielt eingesetzt, um durch ihre Wirkung auf das autonome Nervensystem sich selbst zu regulieren, das Spürbewusstsein und die Selbstwahrnehmung zu fördern, aber auch positive Beziehungen zu uns selbst und anderen aufzubauen.

Die Unterscheidung von Wild und Hofer-Moser (2018) der drei Ansätze für den Umgang mit Berührung in der Psychotherapie ist hier äußerst hilfreich: Non-Touching-, Self-Touching- und Touching-Approach (S. 175):

- Der *Non-Touching-Approach* setzt auf Berührung ohne physischen Kontakt. Klient:innen werden dabei nonverbal über Blicke, Stimme, Mimik, Gestik oder Körperhaltung »berührt« (S. 176). Ein fürsorglicher Blick kann beispielsweise eine starke emotionale Wirkung entfalten, ohne tatsächlichen physischen Kontakt herzustellen (Petzold, 1996, S. 308). Diese Methode greift auf frühe Beziehungserfahrungen zurück, bei denen Berührung auf diese Weise erlebt wurde (Wild u. Hofer-Moser, 2018, S. 176) und kann auch durch Erinnerungen an Berührungen von positiv konnotierten Personen bestärkt werden.
- Der *Self-Touching-Approach* verwendet die Eigenberührung der Klient:innen, wie das Auflegen der Hand auf den Bauch, zur Förderung der Atemwahrnehmung oder auf schmerzende Körperstellen zur Selbstberuhigung (S. 177). Dies stärkt nicht nur das Körperbewusstsein, sondern unterstützt auch die emotionale Regulation. Ein innerer »Dialog« zwischen der berührenden Hand und einem schmerzenden Bereich des Körpers kann initiiert werden, um innere Konflikte zu verarbeiten (S. 177). In manchen Fällen kann die Selbstberührung auch Erinnerungen an frühere Berührungen, wie die einer verstorbenen Person, hervorrufen bzw. im Vergleich zum Non-Touching-Approach verstärken.
- Beim *Touching-Approach* erfolgt schließlich eine direkte körperliche Berührung durch die Therapeut:innen und ist der Hauptfokus dieses Buches. Die Berührung durch die Therapeut:innen reichen von einem symbolischen Händeschütteln bis hin zu einer tröstenden Umarmung und können unterschiedliche Ziele verfolgen, wie die Förderung der Wahrnehmung, das Aktivieren von Konflikten oder die szenische Darstellung von Interaktionen (S. 180). Solche Berührungen erfordern jedoch besondere Achtsamkeit, Respekt und intersubjektive Abstimmung. Die Therapeut:innen müssen über ein gutes Einschätzungsvermögen verfügen, um sicherzustellen, dass die Berührung angemessen und für die Klient:innen hilfreich ist (S. 181 f.).

Für alle drei Ansätze ist es essenziell, die individuellen Grenzen und Reaktionen der Klient:innen zu berücksichtigen. Besonders bei physischen Fremdberührungen durch die Therapeut:innen ist eine vorherige Zustimmung unverzichtbar. Nonverbale Signale, die auf Unwohlsein oder Ablehnung hinweisen, müssen stets beachtet werden. Diese Berührungsinterventionen sollen nicht nur therapeutische Heilung fördern, sondern auch die persönliche Entwicklung und Selbstentfaltung unterstützen, um ein authentisches Leben zu ermöglichen.

Es wird deutlich, dass die gezielte Anwendung von Selbstberührungen anstelle von Fremdberührungen bei Menschen, die Traumatisierungen und Übergriffen ausgesetzt waren oder andere Gründe für eine Schwierigkeit mit Fremdberührungen haben, eine einfache und dennoch wirksame Alternative darstellen kann. Diese Methode ermöglicht es, dieselben Zielsetzungen zu erreichen, die ansonsten durch potenziell problematische Fremdberührungen angestrebt worden wären.

6.3 Vergleich von Selbst- und Fremdberührung

Obwohl Selbstberührung und Fremdberührung beide die taktile Wahrnehmung aktivieren, gibt es fundamentale Unterschiede in ihrer Wirkung und Wahrnehmung. Fremdberührung, die Berührung durch andere Personen, spielt eine entscheidende Rolle in der sozialen Bindung, dem Ausdruck von Zuneigung und der Regulation von Stress. Im Gegensatz dazu ist Selbstberührung primär intrapersonal und dient der Selbstregulation und Selbstfürsorge (Bolanowski, Verrillo u. McGlone, 2004).

Ein wesentlicher Unterschied zwischen Selbst- und Fremdberührung liegt in der Art und Weise, wie das Gehirn diese beiden Berührungsarten verarbeitet. Neurowissenschaftliche Untersuchungen haben gezeigt, dass Fremdberührung häufig eine stärkere Aktivierung des Belohnungssystems im Gehirn hervorruft, was mit der Freisetzung von Oxytocin und anderen neurochemischen Substanzen verbunden ist, die das Gefühl von Nähe und Wohlbefinden fördern (Bolanowski et al., 2004). Oxytocin wird jedoch auch durch Selbstberührungen ausgeschüttet (Moberg, 2016).

Ein weiterer Unterschied liegt in der subjektiven Wahrnehmung und emotionalen Resonanz. Fremdberührung wird oft zwischenmenschlich emotional verbindender erlebt, was zu einer stärkeren sozialen Kohäsion und Unterstützung führen kann (Gallace u. Spence, 2010). Selbstberührung hingegen kann als beruhigend und schützend erlebt werden, besonders in Momenten, in denen interpersonelle Nähe entweder nicht verfügbar oder nicht erwünscht ist. Diese Form der Berührung ermöglicht es dem Individuum, sich selbst zu beruhigen und zu trösten, was besonders in therapeutischen Kontexten von Bedeutung ist, in denen Selbstberührung als eine Form der Selbstfürsorge eingesetzt werden soll.

Trotz dieser Unterschiede gibt es auch Gemeinsamkeiten zwischen Selbst- und Fremdberührung, insbesondere in ihrer Fähigkeit, emotionale Zustände zu regulieren und ein Gefühl von Sicherheit und Geborgenheit zu vermitteln. Beide Formen der Berührung aktivieren das somatosensorische System und können beruhigende Effekte auf das parasympathische Nervensystem haben. In der Therapie können daher beide Berührungsformen komplementär eingesetzt werden, um den Klienten ein möglichst umfassendes Spektrum an Bewältigungsstrategien und emotionaler Unterstützung zu bieten.

In der klinischen Praxis ist es wichtig, die unterschiedlichen Wirkungen von Selbst- und Fremdberührung zu erkennen und entsprechend einzusetzen. Während Fremdberührung in vielen therapeutischen Kontexten eine kraftvolle Methode sein kann, um Vertrauen und Verbindung aufzubauen, bietet Selbstberührung eine wertvolle Alternative oder Ergänzung, die es Klienten ermöglicht, ihre eigene Autonomie und Selbstwirksamkeit zu stärken. Gerade bei Grenzverletzungserfahrungen kann sie intermediär auch für den Aufbau von Vertrauen und Verbindung genutzt werden. Die therapeutische Anwendung von Selbstberührung ist besonders nützlich in solchen Situationen, in denen direkte zwischenmenschliche Berührung auch aus ethischen, kulturellen oder therapeutischen Gründen unpassend oder schwierig ist. Sie bietet eine Möglichkeit, Berührungen und taktile sowie haptische Erfahrungen zu machen, ohne die Komplexität und die potenziellen Herausforderungen interpersoneller Berührung zu involvieren.

Die Entscheidung, ob Selbst- oder Fremdberührung in einem therapeutischen Setting verwendet werden sollte, hängt von vielen Faktoren ab, einschließlich der individuellen Bedürfnisse des Klienten, der therapeutischen Ziele der Patient:innen und Therapeut:innen und der spezifischen Dynamik der therapeutischen Beziehung. In jedem Fall ist es von zentraler Bedeutung, dass die Wahl der Berührungsform auf einer fundierten Kenntnis der Wirkungen basieren sollte. Selbstberührung wird in der Psychotherapie zunehmend als eine wertvolle Intervention erkannt, welche zur Förderung von Körperbewusstsein, emotionaler Regulation und Selbstfürsorge eingesetzt werden kann.

6.4 Selbstberührung als therapeutische Intervention

In der Psychotherapie und Körpertherapie werden bereits seit Längerem verschiedene Techniken und Interventionen der Selbstberührung eingesetzt, um die Selbstwahrnehmung zu fördern, emotionale Blockaden zu lösen sowie Emotionen zu regulieren. Die praktische Anwendung dieser Methoden zeigt, wie Selbstberührung therapeutisch genutzt werden kann, um körperliche und emotionale Prozesse gezielt zu beeinflussen. Um die interozeptive Wahrnehmung zu entwickeln, ist es notwendig, innere eigenleibliche Wahrnehmungen wieder oder neu wahrnehmen und erkennen zu lernen, sodass sie ins Bewusstsein rücken können. Diese Fähigkeit ist jedoch nicht immer selbstverständlich und kann herausfordernd sein. Gründe dafür können eine Vermeidung von Körperempfindungen (oft als Schutzmechanismus vor intensiven Gefühlen) oder auch Zustände der Derealisation und Depersonalisation sein – eine häufige dissoziative Reaktion bei Menschen mit hohem Stresslevel, chronischen Schmerzen oder traumatischen Erfahrungen. Oft fehlt den Betroffenen das Bewusstsein dafür, dass es Empfindungen gibt, die ins Bewusstsein gerufen werden können, da die Muster der Aufmerksamkeit stark verfestigt sind. Dies kann geändert werden, indem grundlegende Fähigkeiten der Körperwahrnehmung – auch als *Body Literacy* (Körperlesefähigkeit) bezeichnet (Vulcan, 2021) – vermittelt werden. Body Literacy beschreibt die Fähigkeit, sensorische Erfahrungen zu identifizieren und zu benennen. Dabei steht das Erleben von Empfindungen im Vordergrund, während das Benennen dieser sekundär ist. Neue sensorische Erfahrungen können insbesondere zu Beginn unbenannt bleiben, da sie oft komplex und nuanciert sind. Dennoch sind die Fähigkeiten, Empfindungen zu identifizieren und zu beschreiben, entscheidend für die interozeptive Achtsamkeit und soll schließlich zu einer *Emotional Literacy* (Emotionslesefähigkeit) führen (Vulcan, 2021). Sie ermöglicht, Verbindungen herzustellen zwischen körperlichen und emotionalen Empfindungen (z. B. die Verknüpfung zwischen erhöhter Muskelspannung und Wut) sowie zwischen Empfindungen und auslösenden Umweltfaktoren (Price u. Hooven, 2018).

Zudem kann dieses rationale Verstehen und emotionale Spüren nicht nur im Hier und Jetzt verankert bleiben, sondern kann bei therapeutischer Indikation mit dem *memorativen Leib* verbunden werden. Unter dem memorativen Leib wird die Fähigkeit des Leibes, Erinnerungen zu speichern und diese durch körperliche Empfindungen und Bewegungen zugänglich zu machen, verstanden (Orth u. Petzold, 1993). Er ist eng mit dem Konzept des leiblichen Gedächtnisses verbunden, das darauf hinweist, dass nicht nur das Gehirn, sondern auch der Leib als Ganzes ein Speicher für Erfahrungen ist (Fuchs, 2000b, 2008). Tiefe, oft unbewusste emotionale Zustände können durch Selbstberührung zugänglich gemacht werden (Cubasch u. Böckle, 2025). In dieser Weise wird die Selbstberührung verwendet, um den Zugang zu körperlich gespeicherten Erinnerungen und Emotionen zu erleichtern. Diese Erinnerungen sind oft in Muskeln und Geweben des Körpers gespeichert und können durch gezielte Berührung mobilisiert werden (Petzold, 1996).

Die Selbstberührung verbindet somit physische und psychische Aspekte des Menschen und ermöglicht eine Beziehung zwischen Körper und Psyche im

Leib. Dies manifestiert sich beim eigenen Selbsterleben im Körperschema und Körperbild. Das unbewusste Körperschema repräsentiert die dreidimensionale Gestalt des Körpers und passt sich kontinuierlich an Veränderungen wie Wachstum oder Verletzungen an, wobei der Tastsinn eine zentrale Rolle spielt (Müller et al., 2022). Im Gegensatz dazu ist das Körperbild ein bewusster, subjektiver Prozess der Wahrnehmung und Bewertung des eigenen Körpers (Müller et al., 2022).

Zwischen beiden Konzepten besteht ein Austausch: Das Körperschema beeinflusst das Körperbild, was besonders bei Körperbildstörungen deutlich wird. Eine gestörte Selbstwahrnehmung kann tiefgreifende Auswirkungen auf das Selbstwertgefühl und die psychische Gesundheit haben. Die Selbstberührung und hier vor allem die Idiopraxie (Böckle u. Cubasch, 2023; Cubasch u. Böckle, 2025) fördern die Entwicklung positiver Selbstbilder durch bewusste Arbeit am eigenen Körper. Sowohl Körperschema als auch Körperbild können durch Selbst- und Fremdberührung angesprochen werden. Dadurch kann die Selbstberührung vor allem bei Körperschema- und Körperbildstörungen angewendet werden und ein stärkeres Erleben des Ichs und der Identität ermöglichen.

Selbstberührung als Emotionsregulation soll zudem Patienten helfen, ihre emotionalen Erregungen zu regulieren. Dies ist besonders hilfreich bei Klient:innen mit starken Affekten wie Angststörungen oder posttraumatischen Belastungsstörungen, bei denen eine gezielte Selbstberührung als Methode zur Selbstberuhigung eingesetzt werden kann (Cubasch u. Böckle, 2025). Zum Beispiel kann durch sanfte, rhythmische Bewegungen wie das Streicheln oder Abklopfen der eigenen Arme oder das Halten der Hände das parasympathische Nervensystem aktiviert werden, was zu einer Verringerung von Stress und einer Förderung des Wohlbefindens führt (Kilteni u. Ehrsson, 2017; Levine, 2012; Mollon, 2007; Neumann u. Zips, 2009). Ein weiterer wichtiger Effekt der Selbstberührung ist die Förderung von Selbstakzeptanz und des Körperbewusstseins. Patient:innen, die Schwierigkeiten haben, ihren Körper anzunehmen oder zu akzeptieren, können durch gezielte Selbstberührungsübungen lernen, eine positivere und liebevollere Beziehung zu ihrem eigenen Körper aufzubauen (Neff u. Germer, 2013).

Im Folgenden sollen einige der Techniken und Methoden der Selbstberührung dargestellt werden:

- *Funktionelle Entspannung (FE)* ist eine körperpsychotherapeutische Methode, die die Selbstwahrnehmung und Selbstregulation durch bewusste körperliche Übungen fördert (Martens, Schweitzer u. Herholz, 2023). In der Praxis der Funktionellen Entspannung liegt der Schwerpunkt darauf, sich auf die

Empfindungen im Körper zu konzentrieren, die durch subtile Bewegungen oder Selbstberührungen hervorgerufen werden. Ziel ist es, Verspannungen zu lösen und eine tiefere Integration von Körper und Psyche zu ermöglichen. Klient:innen lernen, in einen Zustand der Achtsamkeit zu kommen, indem sie die Beziehung zwischen körperlicher Anspannung und emotionalem Erleben besser verstehen. Die bewusste Berührung von Körperregionen, wie den Schultern oder dem Bauch, kann emotionale Spannungen sichtbar machen und eine emotionale Verarbeitung unterstützen, indem sie Körper und Psyche miteinander verbindet (Martens et al., 2023).

- *Jin Shin Jyutsu,* eine traditionelle japanische Methode, nutzt die harmonisierende Kraft der Selbstberührung, indem Klient:innen lernen, ihre Hände gezielt auf bestimmte Körperstellen zu legen, um die energetischen Bahnen im Körper zu harmonisieren (Millspaugh et al., 2021). Diese Methode wird oft eingesetzt, um Klient:innen eine Möglichkeit zu geben, selbst aktiv zur Regulation ihrer körperlichen und emotionalen Zustände beizutragen. Zum Beispiel kann das Halten – in Form von Akupressur – bestimmter Finger dabei helfen, emotionale Belastungen wie Angst oder Traurigkeit zu lindern. In der Praxis wird den Klient:innen beigebracht, die Berührung als eine Form der Selbsthilfe im Alltag zu nutzen, sodass sie auch außerhalb der therapeutischen Sitzungen von den positiven Effekten profitieren können (Millspaugh et al., 2021; Petelkau, 2013).
- *Breema-Selbstberührung* basiert auf sanften, bewussten Bewegungen, die das Gleichgewicht zwischen körperlichen und emotionalen Zuständen fördern sollen (Ehl-Wilhelm u. Schneider, 2002). Diese Methode wird in therapeutischen Kontexten genutzt, um die Verbindung zwischen Körper und Geist zu stärken und ein tiefes Gefühl der Entspannung zu ermöglichen. Therapeut:innen leiten Klient:innen an, bestimmte Körperbereiche sanft zu berühren oder zu wiegen, um Spannungen loszulassen und eine tiefe körperliche und emotionale Entspannung zu erfahren. Diese Praxis wird oft verwendet, um Klient:innen zu helfen, sich mit ihrem Körper vertraut zu machen und das Vertrauen in die eigene körperliche Wahrnehmung wiederherzustellen. Die sanfte Selbstberührung wird als Möglichkeit betrachtet, sich selbst in schwierigen Momenten Trost und Geborgenheit zu schenken (Reddemann, 2020).
- *Progressive Muskelrelaxation nach Jacobson* nutzt die Methode der bewussten Anspannung und Entspannung einzelner Muskelgruppen, um körperliche und emotionale Anspannung zu reduzieren (Bernstein u. Borkovec, 2007; Bühler, 2017). Selbstberührung kann hierbei eine unterstützende Rolle einnehmen, indem sie den Klient:innen hilft, sich auf die jeweiligen Körper-

bereiche zu fokussieren und die Veränderungen in der Muskelspannung bewusst wahrzunehmen. In der Praxis können Klient:innen dazu angeleitet werden, beispielsweise ihre Hände auf die Körperstellen zu legen, um die Entspannung zu intensivieren. Diese Methode ist besonders hilfreich, um ein Bewusstsein für die eigene Körperreaktion auf Stress zu entwickeln und aktiv in die Entspannungsreaktion einzugreifen. Meistens werden durch Muskelanspannung taktile Reize ausgelöst, die ähnliche Auswirkungen haben können wie Selbstberührung.
- *Body Literacy:* Der Ansatz der Mindful Awareness in Body-Oriented Therapy (MABT) zielt darauf ab, Hürden der Selbstwahrnehmung zu überwinden. In der MABT wie auch in anderen Selbstberührungsmethoden wird *Body Literacy* durch gezielte Übungen vermittelt. Dazu gehört die Anleitung, Körperempfindungen bewusst wahrzunehmen, etwa durch Druck auf körperliche Spannungs- oder Unwohlseinsbereiche. Dies kann durch Selbstberührung oder durch die Berührung durch die Therapeutin bzw. den Therapeuten erfolgen (z. B. auf der Schulter). Reflexives Zuhören und gezieltes Nachfragen fördern detailliertere Beschreibungen der sensorischen Wahrnehmung. Wenn Klient:innen Schwierigkeiten haben, Empfindungen in Worte zu fassen, wird eine Liste möglicher Beschreibungen angeboten, um die Wahrnehmung zu erleichtern. Auch die Therapeut:innen können ihre eigenen taktilen Beobachtungen teilen, um die Körperliteracy der Klient:innen zu modellieren und den Prozess zu unterstützen (Price u. Hooven, 2018).

Diese exemplarischen Anwendungen zeigen, wie die Selbstberührung in der Psychotherapie als Element genutzt wird, um therapeutische Prozesse zu unterstützen. Anders als in den oben genannten Methoden verwendet, hebt die Idiopraxie die Bedeutung der Selbstberührung hervor und stellt sie ins Zentrum der therapeutischen Praxis (Böckle u. Cubasch, 2023; Cubasch u. Böckle, 2025). Durch die Fokussierung auf die Selbstberührung in der Idiopraxie wird das Potenzial der Selbstberührung für die therapeutische Praxis voll ausgeschöpft, um die mannigfaltigen Effekte der Selbstberührung gezielt zu fördern. Die Methode basiert auf einem breiten Spektrum von Ansätzen, darunter: achtsame Körperarbeit, Atemtherapie, (Integrative-)Leibtherapie, Sinnes- und Sensibilitätsentwicklung, Mentaltraining, asiatische Bewegungs- und Behandlungsformen, Emotionsregulation sowie Entspannungsmethoden (Böckle u. Cubasch, 2023; Cubasch u. Böckle, 2025). In der Praxis der Idiopraxie werden Klient:innen angeleitet, ihre Hände bewusst auf verschiedene Körperstellen zu legen, um Empfindungen wahrzunehmen und eine tiefere Verbindung zu sich selbst herzustellen. Diese bewusste Berührung ermöglicht es, sich selbst wahrzunehmen, innere Spannungen abzubauen, ein emotionales Gleichgewicht wiederherzustellen und ein Gefühl der Geborgenheit zu erfahren. Die Idiopraxie betont die Wichtigkeit der kontinuierlichen Selbstreflexion und des bewussten Spürens, um tiefere Schichten des emotionalen Erlebens freizulegen und psychische Prozesse besser zu integrieren.

Zusammengefasst bietet die Selbstberührung in der Psychotherapie eine breite Palette von Anwendungsmöglichkeiten, die von der emotionalen Regulation über die Förderung von Selbstakzeptanz bis hin zur Mobilisierung körperlich gespeicherter Emotionen reichen. Ihre Anwendung ist besonders wertvoll in Kontexten, in denen interpersonelle Berührung nicht möglich oder nicht angebracht ist, und sie bietet eine sichere, zugängliche Methode zur Unterstützung von Klient:innen in ihrem therapeutischen Prozess.

6.5 Integration der Selbstberührung in verschiedene Therapieansätze

Selbstberührung kann äußerst einfach in psychotherapeutische Ansätze integriert werden, um die oben genannten Ziele zu erreichen. Sie reduziert die interpersonellen Herausforderungen der Fremdberührung und eröffnet durch den leib- und körpertherapeutischen Ansatz neue Zugänge zu Emotionen und den Erinnerungen des Leibgedächtnis. Durch die Einbeziehung von Selbstberührung werden die Klient:innen ganzheitlich in ihrer Person erfasst und angesprochen und um die nonverbale Ebene für die Beziehungsgestaltung und den therapeutischen Prozess erweitert bzw. vertieft.

Entsprechend des Integrationsgedankens im Sinne der Society for the Exploration of Psychotherapy Integration (SEPI) kann sie auf allen fünf Ebenen der Integration in verschiedene Ansätze und Verfahren integriert werden (Norcross u. Goldfried, 2019). Auf der Ebene der theoretischen Integration kann die Selbstberührung beitragen, verschiedene psychotherapeutische Theorien zu einem kohärenten Modell zu vereinen, um ein umfassenderes Verständnis psychischer Prozesse zu erreichen. Auf der Ebene des technischen Eklektizismus, der selektiven Anwendung von Techniken aus unterschiedlichen therapeutischen Verfahren, kann die Selbstberührung als empirisch wirksame Intervention integriert werden. Durch Selbstberührung wird ein tieferes Verständnis der gemeinsamen Wirkfaktoren effektiver Therapieformen, einschließlich der therapeutischen Allianz, ermöglicht. Im Rahmen der assimilativen Integration können Therapeut:innen innerhalb ihres primären theoretischen Modells gezielt Selbstberührungstechniken aus leib- und körperorientierten Therapien einbeziehen, um die Selbstwahrnehmung und Selbstregulation der Klient:innen zu fördern. Dies würde die therapeutische Flexibilität erhöhen und individuell auf die Bedürfnisse der Klient:innen eingehen. Innerhalb der vereinheitlichenden Theorie der Psychotherapie können Selbstberührungstechniken als integraler Bestandteil eines holistischen Behandlungsansatzes betrachtet werden, der sowohl kognitive, emotionale als auch körperliche Dimensionen des Erlebens adressiert. Durch die Einbindung von Selbstberührung in einen umfassenden metatheoretischen Rahmen kann die Therapie eine tiefere Verbindung zwischen Körper und Psyche herstellen und somit die Ganzheitlichkeit der Behandlung unterstützen. Unabhängig davon, auf welcher Ebene Selbstberührung in das eigene therapeutische Handeln integriert wird, bietet sie Therapeut:innen vielfältige Möglichkeiten, die Behandlung individuell auf die Bedürfnisse ihrer Klient:innen abzustimmen, um die Effektivität therapeutischer Interventionen zu steigern.

6.6 Die Rolle des Leibs in der Psychotherapie: Integration durch Selbstberührung

Die Anwendung von Selbstberührung in der Psychotherapie eröffnet vielfältige Möglichkeiten, Klient:innen in ihrer leiblichen Ganzheit zu erfassen, indem körperliche, emotionale und kognitive Aspekte gleichermaßen berücksichtigt werden. Selbstberührung stellt ein wertvolles Werkzeug dar, das Klient:innen hilft, ihre Selbstwahrnehmung und Selbstregulation zu fördern. Sie kann gezielt in das therapeutische Handeln integriert werden. In der therapeutischen Praxis ergänzt Selbstberührung die Fremdberührung und eröffnet einen intermediären Ansatz. Während Fremdberührungen häufig mit einer stärkeren sozialen und interpersonellen Dynamik einhergehen, ermöglichen Selbstberührungen Klient:innen, ihren eigenen Leib direkt und selbstwirksam zu erfahren, wodurch das Risiko von Grenzüberschreitungen deutlich reduziert ist. Selbst- und Fremdberührung können sich in der Therapie gegenseitig ergänzen oder unabhängig voneinander angewendet werden, je nach individuellen Bedürfnissen der Klient:innen und dem therapeutischen Setting. Sowohl das neurobiologische als auch psychologische Verständnis der Selbstberührung zeigt die empirische Fundierung auf. Sie aktiviert das autonome Nervensystem, unterstützt das Körperbewusstsein und fördert die Integration von Leib und Psyche. Dies macht sie zu einem flexiblen und vielseitigen Werkzeug, das sich in verschiedene therapeutische Ansätze integrieren lässt.

Die Bedeutung der Selbstberührung liegt darin, dass sie eine grundlegende, evolutionär und ontologisch verankerte Form der Selbstregulation in das bewusste Erleben hebt. Anstatt beiläufig und unwillkürlich im Alltag stattzufinden, wird sie intentional eingesetzt, um körperliche und emotionale Prozesse gezielt zu unterstützen. Damit knüpft die Selbstberührung an die frühesten Mechanismen der Selbstanbindung an und überträgt diese in eine bewusst gestaltete therapeutische Praxis. Durch die Integration von Selbstberührung in die psychotherapeutische Arbeit können Klient:innen darin bestärkt werden, eine tiefere Verbindung zu ihrem Leib und ihren emotionalen Zuständen herzustellen. Sie lernen, diese Form der Selbstfürsorge als Ressource zu nutzen, um ihre Selbstregulation und ihr Körperbewusstsein zu stärken. Für Therapeut:innen eröffnet die bewusste Einbindung der Selbstberührung neue Möglichkeiten, Interventionen flexibel und individuell anzupassen. Dies schafft einen erweiterten Handlungsrahmen, der die Beziehung zwischen Körper, Emotionen und Psyche fördert und den therapeutischen Prozess bereichert.

Kapitel 7: Ergänzende Grundlagenforschung

Auf drei unterschiedliche Studien beziehe ich mich in diesem Kapitel:

- Die erste Studie konzentriert sich auf die Bedeutung einer besonderen Form affektiver Berührungen im Verlauf der menschlichen Entwicklung, die oft als »streichelnd« beschrieben werden und eine zentrale Rolle bei der Entwicklung sozialer Kognition, des Körperbesitzes und der Selbstwahrnehmung spielen.
- Die zweite Studie konzentriert sich auf das »Warum«, das »Wer« und auf das »Wie« körperlicher Berührungen. Die Studienautoren betonen die vielschichtige Bedeutung sozialer Berührungen und stellen dar, wie sehr der Kontext und die Beziehung zwischen den Beteiligten die Bedeutung und Wahrnehmung der Berührung beeinflussen.
- Die dritte Studie thematisiert ein bislang vernachlässigtes Forschungsgebiet: die Identifizierung von Berührungsmustern in der frühkindlichen Interaktion.

7.1 Erste Studie: »streichelnde« Berührungen

Crucianelli und Filippetti (2020) stellen eine bestimmte Form von Berührungen ins Zentrum ihres Interesses: sanfte, streichelnde Berührungen, die typischerweise eine langsame Geschwindigkeit aufweisen, nämlich ein bis zehn Zentimeter pro Sekunde. Diese Art von Berührung aktiviert speziell jene Informationszuflüsse (Afferenzen), die mit angenehmen, affektiven Empfindungen assoziiert sind.

Diesen spezifischen Berührungsreizen sind eigene Nervenfasern zugeordnet, die T-Afferenzen, das heißt, es sind spezielle Fortsätze von Nervenzellen, die auf angenehme, wohltuende und beruhigende Berührungen reagieren. Man nennt sie C-taktile Nervenfasern oder einfach C-Fasern, die über keine Myelinhülle verfügen und daher Nervenimpulse langsamer leiten als myelinisierte Fasern.

Sie senden Signale an das Gehirn, in welchem die Interpretation der Reize vorgenommen wird, und zwar in mehreren spezialisierten Arealen. Wesentliche Stationen der Verarbeitung sind der hintere Insulakortex[19], die vordere Insula und der orbitofrontale Kortex.

In den frühen Lebensphasen spielen affektive Berührungen eine wesentliche Rolle bei der Bildung und Festigung sozialer Bindungen. Neugeborene und Säuglinge sind stark auf taktile Signale angewiesen, um Nähe zu erfahren und ein Gefühl der Sicherheit herzustellen. Eltern-Kind-Interaktionen, die auf sanften Berührungen fußen, sind von entscheidender Bedeutung für die emotionale Regulation des Kindes. Solche Berührungen fördern auch das Gefühl von Geborgenheit und Vertrauen, was die Bindung zwischen Eltern und Kind stärkt. Dies bildet sich im Erregungszustand der entsprechenden neuronalen Strukturen ab. Affektive Berührungen erleichtern zudem den Prozess der emotionalen Kohärenz, indem sie dem Kind helfen, äußere Reize (exterozeptiv) mit seinen eigenen inneren Empfindungen (interozeptiv) in Einklang zu bringen. Dieser Zusammenhang trägt dazu bei, dass Säuglinge emotionale Zustände ihrer Bezugspersonen verstehen und auf sie reagieren können, was die Grundlage für spätere empathische und soziale Fähigkeiten darstellt.

Ein zentraler Aspekt der Studie ist die Untersuchung, wie affektive Berührungen zur Körperrepräsentation und zum *Körperbesitz* beitragen. Der Begriff »Körperbesitz« meint die subjektive Wahrnehmung und das Gefühl, dass bestimmte Körperteile oder der gesamte Körper zu einem selbst gehören. Diese Art der Wahrnehmung ist zentral für das Selbstempfinden und das Körperbewusstsein und spielt eine wichtige Rolle in der Art und Weise, wie wir Berührungen, Bewegungen und die Position unseres Körpers im Raum wahrnehmen und steuern.[20]

Bereits im pränatalen Stadium sind Föten durch taktile Reize in der Lage, zwischen ihrem eigenen Körper und der Außenwelt zu unterscheiden (siehe 5.3.1). Diese Unterscheidung wird durch Berührungen weiter verstärkt, da sie

---

19 Kortex steht für Gehirnrinde und »Insula« für ein Gehirnareal, das tief in der seitlichen Gehirnfurche verborgen liegt und von Teilen des Frontal-, Temporal- und Parietallappens überdeckt wird. Die »Insula« spielt eine zentrale Rolle bei der Verarbeitung von Emotionen, körperlichen Empfindungen sowie interozeptiven Signalen (z. B. Schmerz, Berührung, Geschmack) und ist stark mit der Wahrnehmung des eigenen Körpers und emotionalen Erfahrungen verknüpft.

20 *Raum* als zentrales Konzept in der Körperpsychotherapie ist ein bisher wenig durchdachtes Gebiet. Das ist umso verwunderlicher, als auf neurophysiologischer Ebene die Existenz von »place cells«, die zusammen mit Gitterzellen für die räumliche Kartierung unserer Umwelt sorgen, im Hippocampus bereits lange bekannt sind.

den Prozess der Selbstwahrnehmung unterstützen, also das Verständnis des eigenen Körpers als etwas Eigenes.

Affektive Berührungen helfen dabei, die exterozeptive und interozeptive Körperwahrnehmung zu integrieren. Exterozeptive Wahrnehmung bezieht sich auf äußere Reize, die von der Haut wahrgenommen werden, während interozeptive Wahrnehmung die Empfindungen betrifft, die von inneren Organen oder physiologischen Zuständen (z. B. Herzschlag, Atmung) kommen. Durch affektive Berührungen entwickeln Kinder ein besseres Bewusstsein für ihren eigenen Körper und seinen Grenzen – eine wichtige Voraussetzung für die Ausbildung eines kohärenten Körperbildes.

Affektive Berührungen spielen eine bedeutende Rolle bei der emotionalen und physiologischen Regulation. Sie haben nachweislich positive Auswirkungen auf das Stresssystem, insbesondere auf die Reduktion des Cortisolspiegels und die Regulation des autonomen Nervensystems. Diese beruhigende Wirkung ist entscheidend für die emotionale Entwicklung und das allgemeine Wohlbefinden des Kindes. In sozialen Interaktionen zwischen Säuglingen und Bezugspersonen dienen solche Berührungen dazu, den emotionalen Zustand des Kindes zu stabilisieren und ein Gefühl von Sicherheit und emotionaler Unterstützung zu vermitteln.

Ein weiteres zentrales Ergebnis der Studie ist die Annahme, dass affektive Berührungen Säuglingen helfen, ein Gefühl von Selbst und Anderen zu entwickeln. Diese Unterscheidung ist eine grundlegende Voraussetzung für soziale Interaktionen und den Aufbau von sozialen Beziehungen. Affektive Berührungen unterstützen die Differenzierung zwischen dem eigenen Körper und dem Körper anderer Personen, was eine Voraussetzung für das Verständnis sozialer Signale und die Entwicklung von Empathie ist.

Die Studie legt ebenso nahe, dass die Erfahrungen mit affektiven Berührungen in den frühen Lebensphasen langfristige Auswirkungen auf die soziale und emotionale Entwicklung haben. Kinder, die in einem Umfeld aufwachsen, in dem affektive Berührungen eine zentrale Rolle spielen, neigen dazu, bessere soziale Fähigkeiten zu entwickeln und sind besser in der Lage, emotionale Zustände anderer zu erkennen und darauf zu reagieren. Dies unterstreicht die Bedeutung affektiver Berührungen als wichtigen Faktor in der Entwicklung der sozialen Kognition.

Auch wenn die Ergebnisse dieser Studie nicht direkt auf psychotherapeutische Kontexte übertragbar sind, legen sie die potenzielle Wirkung körperlicher Berührung auf die emotionale Regulierung, das Körperbewusstsein und das Bindungsgeschehen in der Therapie sowie die Selbstwahrnehmung und soziale Kognition nahe:

7.1.1 Affektive Berührung als emotionales Regulierungsmittel

Ein zentraler Befund der Studie ist, dass affektive Berührungen eine wesentliche Rolle bei der emotionalen und physiologischen Regulation spielen, besonders im Zusammenhang mit Stressreduktion und der Stabilisierung des emotionalen Zustands. In der Psychotherapie, insbesondere in körperorientierten Ansätzen, kann dies als Hinweis darauf verstanden werden, dass körperliche Berührung ein effektives Mittel zur emotionalen Stabilisierung der Patient:innen darstellen kann.

7.1.2 Förderung von Selbstwahrnehmung und Körperbewusstsein

Die Studie hebt die Rolle von Berührungen bei der Entwicklung des Körperbewusstseins und der Selbstwahrnehmung hervor, insbesondere im Hinblick darauf, wie Menschen zwischen sich selbst und anderen unterscheiden lernen. In der Psychotherapie spielt das Körperbewusstsein eine bedeutende Rolle, vor allem bei jenen Patient:innen, die Schwierigkeiten mit der Wahrnehmung ihres Körpers haben (z. B. bei schweren Traumafolgestörungen, Essstörungen und dissoziativen Phänomenen). Der geplante Einsatz taktiler Reize in der Psychotherapie kann genutzt werden, um das Körperbewusstsein der Patient:innen zu fördern und ihnen dabei zu helfen, sich im Raum zu verorten und eine stabilere Verbindung mit ihrem Körper einzugehen. Diese Wirkung betrifft ebenso die Integration exterozeptiver (äußerer) und interozeptiver (innerer) Wahrnehmungen, die für die Bildung und Erhaltung unseres inneren Gleichgewichts von großer Bedeutung ist.

7.1.3 Soziale Bindung und Vertrauensbildung

Die Bedeutung affektiver Berührungen für die soziale Bindung wird in der Studie klar betont. Diese Form der Berührung trägt wesentlich zur Entstehung von Vertrauen und emotionaler Nähe bei. Im Kontext der Psychotherapie ist die therapeutische Beziehung von zentraler Bedeutung, und der Aufbau von Vertrauen ist oft ein entscheidender Faktor für den Erfolg der Therapie. Eine behutsame Form affektiver Berührung vermag die Vertrauensbildung und Stärkung der therapeutischen Allianz positiv zu beeinflussen.

7.1.4 Affektive Berührung und Selbstwahrnehmung in sozialen Kontexten

Die Studie betont die Rolle affektiver Berührungen bei der Differenzierung des eigenen Selbst von anderen Personen und der Förderung sozialer Kognition. In der Psychotherapie kann die Fähigkeit, sich selbst von anderen abzugrenzen und gleichzeitig mit anderen in Beziehung zu treten, zentral für die Arbeit mit Patient:innen sein, die Schwierigkeiten in ihren sozialen Beziehungen haben oder Probleme mit der Abgrenzung und Grenzziehung erleben. Die Integration von körperlicher Berührung in die Psychotherapie kann den Ergebnissen dieser Studie zufolge dabei helfen, ihre Fähigkeit zur Abgrenzung zu stärken.

7.2 Zweite Studie: Soziale Berührung – warum, wer und wie?

Diese Untersuchung mit dem Titel »The why, who and how of social touch« von Suvilehto, Cekaite und Morrison (2023) bietet eine tiefgehende Analyse der sozialen Berührung in menschlichen Interaktionen. Sie kann hier nur ansatzweise rezipiert werden. Es werden jene Aspekte referiert, die in psychotherapeutischer Hinsicht besonders relevant erscheinen.

Die Studie untersucht dabei systematisch drei Hauptaspekte: die Beweggründe für Berührung (das »Warum«), die involvierten Akteure (das »Wer«) und die verschiedenen Formen, Kontexte und Bedeutungen von Berührung (das »Wie«). Die Autoren stellen heraus, dass Berührung eine vielschichtige und wesentliche Rolle im zwischenmenschlichen Verhalten spielt, wobei die psychologischen und sozialen Dimensionen besonders betont werden. Das Besondere der Studie besteht darin, dass qualitative und quantitative Methoden kombiniert werden.

7.2.1 Das »Warum«

Die Studie beginnt mit der Analyse der Motivationen für soziale Berührung. Berührung dient vielfältigen Zwecken und kann je nach Situation unterschiedliche Bedeutungen haben. Es gibt sowohl positive als auch negative Antriebe, die die Motivation für soziale Berührung prägen. Positive Motivationen umfassen emotionale Verbundenheit, Trost, Zuneigung und das Bedürfnis nach Nähe. Berührung ist oft ein Mittel, um emotionale Unterstützung zu bieten oder zu erhalten, Vertrauen aufzubauen und Beziehungen zu stärken. Berührung hat außerdem nachweislich eine beruhigende Wirkung und reduziert Stress, indem sie das parasympathische Nervensystem aktiviert, was zum Wohlbefinden beiträgt.

Negative Motive für Berührung, wie etwa Dominanz oder Aggression, sind zwar seltener, aber dennoch ein wichtiger Bestandteil der menschlichen Interaktion. In solchen Kontexten wird Berührung verwendet, um Macht oder Kontrolle auszuüben, was insbesondere in konfliktgeladenen oder hierarchischen Situationen beobachtet werden kann.

7.2.2 Das »Wer«

Die zweite Dimension der Studie befasst sich mit den Teilnehmenden der Berührung – also dem »Wer«. Hierbei geht es um die Beziehungen zwischen den Berührenden und den Berührten. Die Studie hebt hervor, dass Berührung stark von der Art der Beziehung zwischen den beteiligten Personen abhängt. Innerhalb von engen, intimen Beziehungen (z. B. zwischen Partnern, engen Freunden oder Familienmitgliedern) ist körperliche Berührung häufiger und wird als angenehmer wahrgenommen als innerhalb von weniger engen. Sie dient dazu, Zuneigung und emotionale Verbundenheit auszudrücken.

Im Gegensatz dazu sind soziale Berührungen in formelleren oder distanzierten Beziehungen, wie zwischen Kolleg:innen oder Bekannten, seltener und strenger an soziale Normen und kulturelle Regeln gebunden. Die Akzeptanz und Interpretation von Berührung variiert stark je nach Kultur, Geschlecht und sozialem Kontext. Kulturen, die ein hohes Maß an körperliche Nähe aufweisen (z. B. südeuropäische oder lateinamerikanische Kulturen), akzeptieren Berührungen in der Regel stärker als Kulturen mit einer geringeren körperlichen Nähe, wie beispielsweise in einigen nordeuropäischen oder asiatischen Ländern.

Auch das Geschlecht spielt eine Rolle, wobei Berührungen zwischen Frauen im Allgemeinen häufiger als angenehmer empfunden werden als Berührungen zwischen Männern. Hierbei werden auch soziokulturelle Erwartungen und Geschlechterrollen berücksichtigt, die die Art und Weise beeinflussen, wie Menschen Berührungen interpretieren und darauf reagieren.

7.2.3 Das »Wie«

Die dritte Säule der Studie behandelt das »Wie« und untersucht die verschiedenen Formen und Kontexte von sozialer Berührung. Hierbei wird gezeigt, dass Berührung stark von Körperteil, Intensität, Dauer und dem sozialen Kontext abhängt. Berührungen können beispielsweise leicht und flüchtig sein, wie bei einem kurzen Klopfen auf den Rücken, oder sie können länger und intensiver sein, wie bei einer Umarmung. Der Kontext, in dem die Berührung stattfindet, bestimmt ebenfalls, wie sie wahrgenommen wird. Eine Berührung, die in einem formellen beruflichen Umfeld unangemessen wirken könnte, kann in einem vertrauten, privaten Umfeld als Ausdruck von Fürsorge empfunden werden.

Die Autorinnen beschreiben auch, dass Berührung in verschiedenen sozialen Interaktionen von nonverbalen Signalen begleitet wird, die deren Bedeutung unterstreichen oder verstärken. Gesten, Mimik und Körperhaltung spielen eine Rolle dabei, wie Berührungen interpretiert werden. Zudem wird die räumliche Nähe zwischen Menschen als wichtiger Indikator für die Bereitschaft zur Berührung identifiziert. Je enger zwei Menschen in räumlicher Hinsicht beieinanderstehen, desto wahrscheinlicher ist es, dass Berührung eine natürliche Folge dieser Nähe ist.

7.2.4 Kulturelle und individuelle Unterschiede

Die Studie betont weiter die Unterschiede zwischen Kulturen und individuellen Vorlieben in Bezug auf soziale Berührung. Während in einigen Kulturen körperlicher Kontakt als natürlicher und alltäglicher Bestandteil des sozialen Miteinanders angesehen wird, gibt es andere Kulturen, in denen Berührung weit weniger verbreitet ist. Diese kulturellen Unterschiede beeinflussen sowohl das Verhalten als auch die Interpretation von Berührung im Alltag.

Neben kulturellen Unterschieden gibt es auch individuelle Präferenzen, die darauf zurückzuführen sind, wie Menschen Berührung in ihrem Leben erfahren haben. Frühkindliche Erfahrungen, Bindungsstile und persönliche Vorlieben spielen eine wichtige Rolle in der Frage, wie Menschen Berührungen wahrnehmen und darauf reagieren.

7.2.5 Psychologische und soziale Bedeutung

Die Studie fasst schließlich zusammen, dass soziale Berührung ein wesentlicher Bestandteil der menschlichen Kommunikation und Bindung ist. Sie fördert das Wohlbefinden, stärkt soziale Bindungen und kann sowohl emotionale als auch physische Vorteile haben. Soziale Berührung ist daher nicht nur ein Ausdruck von Zuneigung und Intimität, sondern auch ein Mittel, um soziale Hierarchien, Normen und Rollenerwartungen zu kommunizieren.

7.2.6 Verstärkung und Klarstellung der Absicht

Die Forschung zeigt, dass Berührungen, besonders in sozialen oder intimen Kontexten, häufig mit verbalen Äußerungen kombiniert werden, um die Intention der Berührung zu verdeutlichen. Dies ist besonders in Situationen relevant, in denen die Berührung mehrdeutig oder potenziell missverständlich sein könnte. Die verbale Begleitung dient somit dazu, die Absichten des Berührenden explizit zu machen und potenzielle Missverständnisse zu vermeiden.

Beispielsweise kann eine Umarmung mit den Worten »Alles wird gut« begleitet werden, um Trost zu spenden, während eine Hand auf der Schulter in Kombination mit »Du hast das gut gemacht!« Anerkennung oder Ermutigung ausdrückt. Diese Verknüpfung von Berührung und Sprache schafft eine stärkere emotionale Wirkung und hilft, die emotionalen Signale klarer zu kommunizieren.

7.2.7 Die Rolle der verbalen Begleitung in der zwischenmenschlichen Dynamik

Die Studie beschreibt, dass das Zusammenspiel von Berührung und verbaler Kommunikation besonders in engen, vertrauten Beziehungen bedeutend ist, da Berührung in diesen Kontexten häufiger vorkommt und eine stärkere emotionale Komponente besitzt. In diesen Fällen ergänzt die verbale Kommunikation die Berührung, indem sie das emotionale Gewicht verstärkt. Die Forscherinnen betonen, dass verbale Begleitungen bei positiver, unterstützender Berührung die Bindung zwischen den Interagierenden weiter festigen können.

Gleichzeitig wird darauf hingewiesen, dass Berührungen ohne verbale Erklärung, besonders in formelleren oder distanzierten Beziehungen, oft auf Unsicherheit oder Unbehagen stoßen können. Die Kombination von Sprache und Berührung trägt daher dazu bei, soziale Normen und Erwartungen zu erfüllen, besonders in Kulturen, in denen physische Nähe weniger üblich ist.

7.2.8 Sprachliche Hinweise als Regulierung von Berührungsintensität und -kontext

Ein weiteres Thema, das die Studie in diesem Zusammenhang aufgreift, ist die Möglichkeit, durch Sprache den Kontext und die Intensität der Berührung zu modulieren. Eine explizite verbale Botschaft, wie »Ich werde dir jetzt auf die Schulter klopfen«, kündigt die Berührung an, was für den Empfänger den Stress reduzieren und die Akzeptanz der Berührung erhöhen kann. Diese vorwegnehmenden oder begleitenden Äußerungen geben dem Berührten die Möglichkeit, sich auf die Berührung einzustellen, was besonders in kulturell sensiblen oder sozial formalen Situationen von Bedeutung ist.

7.2.9 Bedeutung der sprachlichen Begleitung bei konfliktreichen oder unangenehmen Berührungen

Neben positiven Kontexten thematisiert die Studie auch, dass Berührungen, die in negativen oder konfliktreichen Situationen auftreten (z. B. wenn Macht oder Dominanz ausgedrückt werden sollen), häufig mit sprachlichen Erklärungen einhergehen, die entweder die Berührung rechtfertigen oder deren Bedeutung verdeutlichen. Hierbei kann es sich um Sprache handeln, die den dominanten Charakter der Berührung unterstreicht oder sie milder erscheinen lässt.

Insgesamt zeigt die Studie, dass die sprachliche Begleitung von Berührungen eine entscheidende Rolle in der sozialen Interaktion spielt, indem sie hilft, die Absichten zu verdeutlichen, Missverständnisse zu vermeiden und die emotionale Wirkung von Berührungen zu verstärken. Sprache fungiert somit als modulierender Faktor, der die Art und Weise, wie Berührung wahrgenommen wird, beeinflussen kann.

7.2.10 Erotisch-sexuelle Berührungen: Eine trennscharfe Unterscheidung zu nicht-erotischen?

Ebenso wird im Rahmen dieser Studie die komplexe und in einem psychotherapeutischen Kontext so strittig diskutierte Frage der Erotisierung und Sexualisierung durch Berührung thematisiert. Es wird deutlich, wie unterschiedlich Berührungen in verschiedenen Kontexten interpretiert werden können, was auf die potenzielle Mehrdeutigkeit von Berührungen hinweist.

Die Studie diskutiert die Frage, ob eine klare Trennung zwischen erotisch-sexuellen und nicht-erotischen Berührungen möglich ist. Die Autoren argumentieren, dass Berührung eine tief verwurzelte vielschichtige Funktion hat, die sich nicht immer eindeutig in Kategorien einteilen lässt. Die Art und Weise, wie eine Berührung wahrgenommen wird, hängt stark von mehreren Faktoren ab:

- *Der Kontext:* Eine Berührung, die in einem neutralen oder formalen Umfeld stattfindet, kann in einem anderen (privaten oder intimen) Umfeld eine völlig andere Bedeutung annehmen.
- *Die Beziehung zwischen den Personen:* Die Art der Beziehung – ob familiär, freundschaftlich, beruflich oder romantisch – spielt eine wesentliche Rolle bei der Interpretation. Berührungen, die in einer therapeutischen Beziehung unterstützend oder fürsorglich gemeint sind, könnten in einem anderen Zusammenhang erotisch interpretiert werden.
- *Individuelle Wahrnehmung und Erwartungen:* Menschen nehmen Berührungen individuell unterschiedlich wahr, und diese Wahrnehmung wird durch persönliche Erfahrungen, kulturelle Normen und emotionale Zustände geprägt.

Die Autorinnen machen deutlich, dass es in vielen Fällen schwierig ist, eine scharfe Linie zwischen erotischen und nicht-erotischen Berührungen zu ziehen, da die subjektive Wahrnehmung und die damit verbundenen Kontexte eine zentrale Rolle spielen. Dies bedeutet, dass die Intention des Berührenden nicht immer mit der Wahrnehmung des Berührten übereinstimmt, was besonders in therapeutischen, aber auch in anderen zwischenmenschlichen Beziehungen zu Problemen führen kann.

7.2.11 Sexualisierung durch Berührung: Ein kontroverses Thema in der Psychotherapie

Die Studie geht auf das Problem der Sexualisierung von Berührung ein, insbesondere in beruflichen Kontexten wie der Psychotherapie, wo Berührung als therapeutisches Mittel eingesetzt werden könnte, aber aufgrund der Möglichkeit der Fehlinterpretation und der emotionalen Verletzlichkeit der Patient:innen oft vermieden wird. In der Psychotherapie, in der eine emotionale Intimität zwischen Patient:innen und Therapeut:innen existieren kann, kann jede Form von Berührung grundsätzlich missverstanden oder als unangemessen empfunden werden, selbst wenn sie in nicht-erotischer Absicht erfolgt (dazu Kapitel 9).

Das Risiko, dass eine Berührung als sexuell oder erotisch empfunden wird, hängt in hohem Maße von der jeweiligen Situation, der psychologischen Verfassung des Patienten und den sozialen Normen ab, die den Umgang mit körperlicher Nähe regeln. Die Autorinnen der Studie betonen, dass besonders in therapeutischen oder beratenden Beziehungen der Einsatz von Berührung sehr sensibel gehandhabt werden muss, um die Grenzen zwischen professioneller Nähe und potenzieller Missverständlichkeit nicht zu überschreiten.

7.2.12 Körperliche Empfindung versus körperliche Fantasie

Dieser Aspekt wird im Rahmen der Studie insbesondere im Kontext der subjektiven Wahrnehmung von Berührung und deren potenzieller Mehrdeutigkeit behandelt. Die Autorinnen heben hervor, dass Berührungen nicht nur auf der Ebene der physischen Empfindung erlebt werden, sondern auch durch kognitive und emotionale Prozesse beeinflusst werden, die zu unterschiedlichen Interpretationen führen können.

Die Studie unterscheidet klar zwischen der physischen Wahrnehmung einer Berührung – also der direkten sensorischen Erfahrung, die über die Hautrezeptoren vermittelt wird – und den mentalen oder emotionalen Reaktionen, die die Berührung auslösen kann. Letztere können in Form von Fantasien, Erinnerungen oder Interpretationen auftreten und das Erleben der Berührung stark beeinflussen. Diese Unterscheidung ist besonders relevant, wenn es um die Erotisierung oder Sexualisierung einer Berührung geht.

Körperliche Empfindung bezieht sich auf das direkte sensorische Erlebnis, das durch den Kontakt einer Berührung hervorgerufen wird, wie beispielsweise das Gefühl von Druck, Wärme oder Bewegung. Diese Empfindungen sind objektiv und hängen von der Art der Berührung (leicht, fest, kurz, lang) sowie dem Ort der Berührung (Hände, Schultern, Gesicht etc.) ab.

Körperliche Fantasie hingegen umfasst die mentalen Bilder oder Vorstellungen, die durch die Berührung angeregt werden können. Diese können von der eigentlichen Berührung abweichen und durch individuelle Erfahrungen, Erwartungen oder unbewusste Wünsche beeinflusst werden. Besonders in intimen oder potenziell sensiblen Kontexten kann eine neutrale Berührung sexuelle oder erotische Fantasien auslösen, selbst wenn dies nicht die Absicht des oder der Berührenden ist.

Die Autoren weisen darauf hin, dass Berührungen, die ursprünglich nichterotischer Natur sind, durch mentale Prozesse und Fantasien sexualisiert werden können. Dies führt oft zu Missverständnissen oder Fehlinterpretationen, insbesondere wenn Berührende und Berührte die Berührung unterschiedlich interpretieren.

Die Fantasie, die aus der Berührung resultiert, kann in bestimmten Situationen von früheren Erfahrungen, kulturellen Prägungen oder aktuellen emotionalen Zuständen des Empfängers der Berührung beeinflusst werden.

Ein Beispiel hierfür wäre eine therapeutische Berührung, die in einem medizinischen oder psychotherapeutischen Kontext als beruhigend oder unterstützend gemeint ist, aber beim Empfänger erotische oder sexuelle Fantasien auslöst. Dies kann auf einer tief verwurzelten emotionalen oder psychologischen Ebene geschehen und hängt oft weniger mit der physischen Natur der Berührung als mit der emotionalen und kognitiven Reaktion des Empfängers zusammen.

Besonders in der Psychotherapie und anderen professionellen Kontexten, in denen Berührung als Teil der Behandlung eingesetzt wird, kann der Unterschied zwischen körperlicher Empfindung und körperlicher Fantasie zu Herausforderungen führen. Die Autoren betonen die Notwendigkeit, sich dieser potenziellen Diskrepanz bewusst zu sein, da das Risiko besteht, dass eine neutrale oder unterstützende Berührung durch den Empfänger missinterpretiert wird und sexuelle Konnotationen oder Fantasien entstehen, die nicht beabsichtigt waren. Dies kann die therapeutische Beziehung belasten und die emotionale Sicherheit gefährden.

Um solche Missverständnisse zu vermeiden, empfehlen die Autorinnen eine klare Kommunikation über die Absichten hinter der Berührung sowie die Schaffung eines Raums, in dem Patient:innen oder Klient:innen offen über ihre Wahrnehmungen sprechen können. Dies ist besonders wichtig, um zu verhindern, dass Fantasien oder unbewusste Assoziationen das Vertrauen in die therapeutische Beziehung untergraben.

Insgesamt macht die Studie deutlich, dass es wichtig ist, zwischen der physischen Erfahrung von Berührung und den mentalen Reaktionen darauf zu unterscheiden. Während die körperliche Empfindung direkt durch die Berührung ausgelöst wird, kann die körperliche Fantasie durch verschiedene psychologische Faktoren beeinflusst werden, die das Erleben der Berührung verfälschen oder verändern. Diese Unterscheidung ist wichtig, um die Mehrdeutigkeit von Berührung zu verstehen und angemessen auf die unterschiedlichen Interpretationen und Wahrnehmungen von Berührungen, insbesondere in sensiblen oder intimen Kontexten, reagieren zu können.

7.3 Dritte Studie: frühkindliche Berührungsmuster

Die Studie von Mercuri, Stack, De France, Jean und Fogel (2023) thematisiert Berührungen im Säuglingsalter, denn »Berührung ist im Hinblick auf das soziale, emotionale, körperliche und neurologische Wachstum von Säuglingen die am wenigsten erforschte Kommunikationsmodalität und wird in der Literatur oft übersehen« (S. 496; Übers. P. G.).

Synchronizität ist der Schlüsselbegriff und meint die fein abgestimmten und zeitlich koordinierten Interaktionen zwischen Mutter und Kind. Diese Synchronizität zeigt sich durch das wechselseitige, reaktionsfähige und zeitnahe Verhalten zwischen beiden: Die Mutter reagiert auf die Signale des Kindes (z. B. Blicke, Laute, Bewegungen) in einer Weise, die auf das Bedürfnis des Kindes abgestimmt ist, und umgekehrt passt das Kind sein Verhalten an die mütterliche Reaktion an. Die Synchronizität spielt eine zentrale Rolle in der Entstehung einer sicheren Bindung zwischen Mutter und Kind. Sie umfasst nicht nur den physischen Aspekt, wie Berührungen, sondern auch emotionale und kommunikative Aspekte wie Blickkontakt, Gesichtsausdruck, Lautäußerung und Körperhaltung. Synchrone Interaktionen bedeuten, dass die Mutter die Bedürfnisse des Kindes feinfühlig wahrnimmt und darauf reagiert, während das Kind lernt, diese Verlässlichkeit zu erkennen und Vertrauen zu entwickeln.

Anhand der Auswertung von Videoaufzeichnungen wurden Berührungsinteraktionen zwischen Mutter und Kind während der ersten neun Lebensmonate untersucht, mit folgenden Ergebnissen:

7.3.1 Synchrone Berührungsmuster in ihrer Kontextabhängigkeit

Die Studie hebt hervor, dass synchrone Berührung, also das aufeinander abgestimmte Berühren zwischen Mutter und Kind, stark vom Kontext abhängig ist. Unterschiedliche Alltagssituationen wie Füttern, Spielen, Trösten oder Schlafen beeinflussen das Timing und die Art der Interaktionen.

Beispiele dafür: Beim Füttern tendieren Mütter zu eher ruhigen, konsistenten Berührungen, während das Kind sich häufig passiver verhält. Im Spielkontext sind die Berührungen dynamischer und interaktiver. Hier zeigten sich vermehrt wechselseitige Berührungen, bei denen sowohl Mutter als auch Kind aktiv aufeinander reagieren. Beim Trösten nehmen Mütter häufig eine beruhigende, gleichmäßige Berührungsform an, um dem Kind emotionale Sicherheit zu geben.

Dies zeigt, dass die Mutter feinfühlig auf die jeweilige Situation reagiert und ihre Interaktionen an den emotionalen und physischen Zustand des Kindes anpasst. Diese Kontextabhängigkeit unterstreicht die Komplexität der Mutter-Kind-Beziehung.

7.3.2 Körperliche Berührungen im Zeitverlauf

Ein wichtiges Ergebnis der Studie ist, dass Mütter im Laufe der ersten neun Lebensmonate tendenziell weniger physischen Kontakt durch Berührungen mit ihren Babys haben. Stattdessen nehmen andere Formen der Interaktion zu wie Blickkontakt und verbale Kommunikation. Dies steht im Einklang mit der Entwicklung des Kindes, da Babys mit zunehmendem Alter mobiler und aufmerksamer auf visuelle und akustische Reize werden.

Zu Beginn (im Neugeborenenalter) ist der körperliche Kontakt zwischen Mutter und Kind sehr intensiv, da das Kind vollständig auf die körperliche Nähe und Berührung angewiesen ist. Mit der Zeit wird die Interaktion zunehmend durch visuelle Hinweise und sprachliche Kommunikation ergänzt oder sogar ersetzt. Mütter reagieren verstärkt auf die wachsenden Kommunikationsfähigkeiten ihrer Kinder (Blicke, Laute, Gesten) und nutzen diese, um emotionale Nähe und Sicherheit zu gewährleisten.

Diese Dynamik zeigt, dass Mütter sich auf die sich entwickelnden Bedürfnisse und Fähigkeiten ihrer Kinder einstellen, was für die Entwicklung einer sicheren Bindung essenziell ist.

7.3.3 Synchronizität als Prädiktor für eine sichere Bindung

Die Studie bestätigt, dass synchronisierte Interaktionen, insbesondere durch Berührungen, ein verlässlicher Prädiktor für die spätere Bindungssicherheit sind. Je häufiger Mutter und Kind synchrone Berührungen erleben, desto wahrscheinlicher ist es, dass das Kind eine sichere Bindung entwickelt. Diese Art der Interaktion hilft dem Kind, ein Gefühl der Verlässlichkeit und Sicherheit in der Beziehung zur Mutter aufzubauen.

Hohe Synchronizität bedeutet, dass die Mutter feinfühlig auf die Bedürfnisse des Kindes reagiert und eine verlässliche Umgebung schafft. Kinder lernen dadurch, dass ihre Bedürfnisse wahrgenommen und befriedigt werden, was ihnen emotionale Stabilität gibt.

Mütter, die weniger synchrone Interaktionen zeigen oder häufiger unpassend auf die Signale ihres Kindes reagieren, laufen eher Gefahr, dass ihre Kinder unsichere Bindungsstile entwickeln.

7.3.4 Bedeutung der Berührung im sozialen und emotionalen Austausch

Berührungen spielen in der Studie eine fundamentale Rolle, nicht nur als physische Handlung, sondern auch als Ausdrucksmittel für soziale und emotionale Kommunikation. Es wurde gezeigt, dass Berührung eine tiefe Bedeutung für die emotionale Regulation des Kindes hat. Über Berührungen vermitteln Mütter:

- Fürsorge und Sicherheit (z. B. durch beruhigende, gleichmäßige Streicheleinheiten),
- Ermutigung zur Erkundung und Interaktion (z. B. durch spielerische Berührungen),
- Emotionale Nähe und Bindung.

Diese Art der Kommunikation durch Berührung legt den Grundstein für die Fähigkeit des Kindes, Emotionen zu regulieren und sozial kompetente Verhaltensweisen zu entwickeln.

7.3.5 Langfristige Auswirkungen auf die kindliche Entwicklung

Ein weiteres zentrales Ergebnis der Studie ist, dass synchrone Berührungsmuster nicht nur die kurzfristige Bindungssicherheit beeinflussen, sondern auch langfristige Auswirkungen auf die soziale und emotionale Entwicklung des Kindes haben. Kinder, die während der ersten neun Monate regelmäßig synchrone Interaktionen und Berührungen erfahren, zeigen gegenüber weniger »synchronisierten« Fällen:

- Bessere emotionale Regulation: Sie sind in der Lage, ihre Gefühle besser zu kontrollieren und Stresssituationen zu bewältigen.
- Stärkere soziale Kompetenz: Sie zeigen ein besseres Verständnis für soziale Signale und sind in der Lage, gesunde Beziehungen zu anderen aufzubauen.
- Stabileres Bindungsverhalten: Diese Kinder entwickeln meist einen sicheren Bindungsstil, was sich in vertrauensvollen Beziehungen zu ihren Eltern und später auch zu anderen Menschen zeigt.

7.3.6 Fazit der Studie

Die Ergebnisse der Studie von Mercuri et al. verdeutlichen, dass die frühe Mutter-Kind-Interaktion, insbesondere über synchrone Berührungen und die Feinfühligkeit der Mutter, einen wesentlichen Einfluss auf die Bindungssicherheit und die emotionale Entwicklung des Kindes hat. Sie unterstreicht die Bedeutung des physischen und sozialen Austauschs in den ersten Lebensmonaten und zeigt auf, dass die Art und Weise, wie Mütter ihre Interaktionen auf die Signale des Kindes abstimmen, ein Schlüsselfaktor für eine gesunde emotionale Entwicklung ist.

7.3.7 Bedeutung der Studie in einem psychotherapeutischen Kontext

Insgesamt bietet die Studie von Mercuri et al. (2023) wertvolle Einsichten, die Psychotherapeut:innen in ihrer Arbeit mit Familien und Kindern unterstützen können. Das Verständnis der Bedeutung von Synchronizität, Berührung und frühen Bindungserfahrungen ermöglicht eine fundierte therapeutische Praxis, die nicht nur auf die Bedürfnisse des Einzelnen, sondern auch auf die Dynamik von Beziehungen fokussiert ist. Die Förderung gesunder Bindungen und die Stärkung der elterlichen Sensibilität sind entscheidend für das langfristige Wohlbefinden von Kindern und ihren Familien.

Die Studie hat daher auch bedeutsame Implikationen für Psychotherapeut:innen, die mit Familien und Kleinkindern arbeiten. Für Psychotherapeut:innen ist es wichtig, zu verstehen, wie diese frühen Erfahrungen die Entwicklung der Bindungssicherheit beeinflussen. Ein tiefes Verständnis dieser Dynamiken ermöglicht es Therapeut:innen, Bindungsstile zu erkennen. Ein Wissen über die Zusammenhänge zwischen frühen Interaktionen und späteren Bindungsstilen kann Therapeuten helfen, die Bindungsgeschichte von Klienten zu verstehen. Ebenso wichtig ist es für Psychotherapeut:innen, sich der Qualität von Interaktionen bewusst zu sein und die tiefe Verankerung derselben im frühen Interaktionsverhalten zu verstehen. Im Zusammenhang mit dem Thema dieses Buches ist das *Bewusstsein für Berührungsbedürfnisse* von großer Bedeutung. Therapeut:innen sollten sich der individuellen Berührungsbedürfnisse von Patient:innen bewusst sein und diese respektieren.

Während in der Psychoanalyse oft die strukturbildende Bedeutung von Trennungserfahrungen im Vordergrund steht, betont diese Studie die zentrale Rolle von Berührungen in der Entwicklung einer sicheren Bindung. Berührungserfahrungen wirken dabei als grundlegende Form der Interaktion und beeinflussen die spätere Persönlichkeitsentwicklung ebenso nachhaltig wie Trennungserfahrungen.

Für Psychotherapeut:innen, auch für solche, die mit Familien und Kleinkindern arbeiten, hat die Studie von Mercuri et al. wichtige Implikationen. Sie verdeutlicht, wie frühe Interaktionen durch Berührung die Bindungssicherheit prägen und wie Psychotherapeut:innen diese Dynamik nutzen können, um die Bindungsgeschichte von Patient:innenzu verstehen. Ein tiefgehendes Wissen über die Verbindung zwischen frühen Berührungs- und Interaktionserfahrungen und späteren Bindungsstilen hilft Therapeut:innen, sensibler auf die individuellen Bedürfnisse ihrer Patient einzugehen.

7.4 Nachbemerkung

Das frühe Bindungsverhalten entwickelt sich nicht ausschließlich auf dem Wege körperlicher Berührung. Beispielsweise untersuchten Klaus und Kennell (1976) die Bedeutung von Augenkontakt für die Bindung zwischen Mutter und Kind in den ersten Stunden nach der Geburt. Ziel war es herauszufinden, ob der Augenkontakt eine eigenständige Rolle in der Bindungsentwicklung spielt, unabhängig vom körperlichen Kontakt. Dazu wurden 28 Mutter-Kind-Paare in zwei Gruppen eingeteilt: In der ersten Gruppe hatten die Mütter intensiven Augenkontakt mit ihren Neugeborenen, während in der zweiten Gruppe weniger direkter Blickkontakt stattfand, obwohl körperlicher Kontakt möglich war. Die Forscher beobachteten die Dauer und Intensität des Augenkontakts sowie das Bindungsverhalten der Mütter unmittelbar nach der Geburt und in den folgenden Monaten.

Die Ergebnisse zeigten, dass der Augenkontakt eine starke Wirkung auf die Bindung hatte. Mütter der experimentellen Gruppe mit mehr Augenkontakt entwickelten eine intensivere emotionale Nähe zu ihren Kindern, waren stärker in die Betreuung eingebunden und reagierten feinfühliger auf deren Bedürfnisse. Langfristig zeigten die Kinder dieser Gruppe mehr emotionale Sicherheit und Selbstbewusstsein. Die Mütter berichteten außerdem von einem besseren Verständnis für die Signale ihrer Kinder. Bemerkenswert war, dass der Augenkontakt unabhängig vom körperlichen Kontakt eine eigenständige Bindungswirkung entfaltete. In der Kontrollgruppe, in der der Augenkontakt weniger intensiv war, zeigte sich trotz körperlicher Nähe eine schwächere Bindung zwischen Mutter und Kind.

Die Studie zeigte damit, dass Bindung nicht ausschließlich durch körperliche Berührung, sondern auch durch visuelle Interaktion gefördert wird. Der Augenkontakt erwies sich als zentrales Element für die Entstehung von Nähe, Sicherheit und Vertrauen. Diese Forschung prägte das Verständnis der frühen Mutter-Kind-Beziehung nachhaltig und hob den Blickkontakt als wesentliches nonverbales Kommunikationsmittel in der Bindungsentwicklung hervor.

Weitere Forschungen werden wichtig sein, um das Verhältnis zwischen körperlicher Berührung und Augenkontakt im Hinblick auf mögliche klinische Implikationen differenziert auszuleuchten.[21]

21 Zur wechselseitigen Signalgebung über Augenkontakt vgl. Geißler (2004, 2005).

Kapitel 8: Regression und Berührung

In der psychodynamischen Körperpsychotherapie ist Regression ein zentraler therapeutischer Zugang, da sie es den Patient:innen ermöglicht, frühere Entwicklungsstufen und damit verbundene, oft unbewusste Konflikte und Emotionen wieder zu erleben. Durch das Wiederbeleben früher emotionaler Zustände können blockierte oder verdrängte Gefühle und Körperempfindungen aufgedeckt und bearbeitet werden. Regression hilft auf diese Weise, tiefer liegende Muster zu erkennen und verdrängte oder abgespaltene Emotionen bewusst zu machen und manchmal sogar zu »entfesseln«.

8.1 Überblick

Körperpsychotherapie ist nicht automatisch gleichzusetzen mit regressiver Körperarbeit. Denn nicht jeder körperpsychotherapeutische Zugang ist auf eine therapeutische Regression hin ausgerichtet. Beispielsweise richtet sich die Arbeit im Focusing auf den gegenwärtigen »Felt Sense« (vgl. Kapitel 2) – ein vages, oft körperlich spürbares Gefühl, das in der aktuellen Wahrnehmung liegt. Der Ansatz besteht darin, mit Achtsamkeit und Offenheit in den Körper hineinzuhören und die Gefühle zu benennen, die im Hier und Jetzt auftauchen. Focusing konzentriert sich somit weniger auf frühkindliche Zustände und mehr auf das gegenwärtige Körpererleben, um beispielsweise »Raum zu schaffen«, das heißt, sich nicht von belastenden Gefühlen, Spannungen oder Konflikten überwältigen zu lassen, sondern ihnen einen sicheren, geschützten inneren »Raum« zu geben, in dem sie existieren dürfen und erforscht werden können.

Allerdings ist sehr wohl eine Gemeinsamkeit festzustellen: Sowohl Focusing als auch die regressive Körperpsychotherapie basieren auf der Annahme, dass der Körper ein implizites, schwer fassbares Wissen über unbewusste oder vorbewusste Erlebnisse und innere Zustände in sich trägt. Dieses Körperwissen wird als Ressource betrachtet, die den Zugang zu tiefen Schichten des Selbst ermöglicht – zu Bereichen, die sich oft der bewussten Erinnerung oder Sprache entziehen.

Beide Ansätze anerkennen also den Körper als Träger eines »impliziten Wissens«, das nicht leicht in Worte zu fassen, aber therapeutisch wertvoll ist. Während die regressive Körperpsychotherapie tiefer in frühere Erfahrungen eintaucht, bleibt Focusing im gegenwärtigen Moment, arbeitet aber ebenfalls mit diesem »wissenden« Körperempfinden als Schlüssel zu tieferem Verständnis und persönlicher Transformation.

Die psychodynamische Körperpsychotherapie kann sich mittlerweile neben Erkenntnissen aus der Säuglings- und Kleinkindforschung (Zusammenfassung bei Dornes, 1993, 1997, 2000) ebenso auf Studien über verschiedene Arten von Gedächtnis berufen, besonders auf das sog. nichtdeklarative Gedächtnis (Geißler u. Sassenfeld, 2013). Es handelt sich dabei um ein *Körpergedächtnis.*

In der Therapie geht es oft darum, frühe Beziehungserfahrungen wieder aufleben zu lassen, die in der Kindheit stattgefunden haben und tief in diesem Körpergedächtnis gespeichert sind. Diese Erfahrungen sind meist nicht bewusst abrufbar, da sie in einem Stadium gespeichert wurden, in dem das Kind noch keine Sprache hatte, um sie zu benennen. Stattdessen sind sie im Körper als sensorische und motorische Reaktionen festgehalten.

Diese frühkindlichen Erfahrungen, die von Gefühlen wie Angst, Wut, Verwirrung und Enttäuschung geprägt sein können, wurden oft nicht ausreichend von den Eltern oder Bezugspersonen aufgegriffen und vom Kind daher nicht symbolisch verarbeitet. Daher konnten sie nicht gut in das bewusste Denken integriert werden. Sie manifestieren sich später im Leben jedoch als körperliche Symptome, wie beispielsweise Muskelverspannungen, Magenbeschwerden oder als diffuse Gefühlszustände, die oft schwer zu benennen sind – wie eine innere Leere, unerklärliche Traurigkeit oder auch in Form von Suchttendenzen.

In der Therapie reichen verbale Deutungen, Einfühlungsvermögen oder das schützende »therapeutische Halten« allein oft nicht aus, um diese tiefsitzenden Probleme wirklich zu lösen. In vielen Fällen ist es hilfreich, den Fokus stärker auf körperliche Ausdrucksformen wie Atmung, Gesichtsausdruck, Körperhaltung und Bewegungen zu legen. Durch diese körperlichen Zugänge lassen sich oft diese konflikthaften, defizitären oder traumatischen Erfahrungen aus der frühen Kindheit aufspüren, auch wenn sie sich nicht in Worten ausdrücken lassen. Wenn diese körpernahen Empfindungen zugänglich werden, können sie »uranfängliche« emotionale Erinnerungen wachrufen, die manchmal sehr intensiv erlebt werden. Psychodynamische Körperpsychotherapie ist daher ein *aufdeckendes* therapeutisches Verfahren, und in diesem Aufdecken (das manches Mal auch ein *Entdecken* sein kann) spielt Regression eine wichtige Rolle.

8.2 Regression genauer betrachtet

Da körperlicher Berührung in der Körperpsychotherapie und ebenso auch in der psychodynamischen Körperpsychotherapie eine besondere Bedeutung im Hinblick auf regressive Prozesse zukommt, ist es wichtig, sich dieses Konstrukt genauer anzusehen. Regression ist ein vielfach diskutiertes[22], im Grunde komplexes und schwer beschreibbares Thema. Regression entschlüsselt sich in ihrer Essenz eher als *Erfahrung* denn als Beschreibung (Loetz u. Müller, 2022).

In der kindlichen Entwicklung geht es um fortschreitende *Progression* bestimmter Funktionen und Fähigkeiten und dabei u. a. um die Erlangung der Kontrolle über zunächst unkontrollierbare Körperfunktionen, wie z. B. über die Ausscheidungen. Die entsprechenden Vorgänge beherrschen zu lernen, ist für jedes Kind ein leid- und mühevoller Weg. Verfügt ein Kind sicher über die entsprechenden Fähigkeiten, spricht man von einer Ich-Leistung. Ein weiteres Beispiel ist die Steuerungsfähigkeit hinsichtlich seiner Emotionen (nicht weinen, wenn man traurig ist; nicht schreien, wenn man wütend ist; nicht einzuschlafen, wenn man müde ist, usw.). Das Ich hält auf diese Weise den Bezug zu den Anforderungen der Realität aufrecht.

Die Ich-Bildung geht daher mit dem Erwerb von Verzichtsleistungen einher. Ich-Leistungen sind immer ambivalent: Sie befähigen uns zu etwas, verlangen uns aber auch etwas ab. Auf der einen Seite steht die Frustration angesichts der nötigen Anstrengung, auf der anderen ein befreiendes Gefühl aufgrund der wachsenden Autonomie.

So durchlebt jedes Kind eine Vielzahl unterschiedlicher Erfahrungen, positiver wie negativer. Diese Erfahrungen sind in Schichten angeordnet, die aber immer gleichzeitig vorhanden sind: In uns steckt der Erwachsene ebenso wie der Jugendliche, das Kind, das Kleinkind, der Säugling und sogar der Fetus, auch wenn situativ in der Regel immer nur ein Teil der Gesamtperson im Vordergrund des Erlebens und Verhaltens steht. Verschiedene Anteile stellen unterschiedliche Anforderungen an uns. In kritischen Situationen neigen wir dazu, uns auf jene Bewältigungsformen »zurückzuziehen«, mit denen wir uns sicher fühlen, unter vorübergehender Preisgabe bereits etablierter autonomer Bewältigungsmöglichkeiten. In der psychoanalytischen Sprache heißt das: Ein Teil des Ich zieht sich auf eine bestimmte Fixierungsstelle (eine tiefer liegende Ebene der Entwicklung) zurück. Ein immer wieder genanntes Beispiel

22 Unter anderem von: Brauner (2024), Garrels (2024), Geißler (2001, 2006, 2023b, 2024), Löchel (2024), Maaz (2002), Meier (2024), Mertens u. Storck (2024), Rugenstein (2024), Spitzer (2024) und Staemmler (2002).

ist die Geburt eines Geschwisters: Das Kind fällt im Erleben und Verhalten »zurück«, ist unausgeglichener, anhänglicher, weint öfter, nässt wieder ein, usw. Der bereits erworbene Bezug zur Realität mit all seinen Anpassungsleistungen geht vorübergehend verloren. In einem solchen Zusammenhang dient Regression der Abwehr der schmerzhaften Anerkennung einer neuen Realität (in diesem Fall: Ich bin jetzt nicht mehr das einzige Kind meiner Eltern, sondern ich muss in Zukunft ihre Zuwendung, ihre Anerkennung und Liebe teilen).

Aufgrund der Gleichzeitigkeit unterschiedlicher Schichten erleben Erwachsene regressive Phänomene immer wieder in ihrem Alltag, sei es in Form von sich gehen oder sich fallen zu lassen (auch in sexueller Hinsicht), etwas zu genießen, spielerisch, humorvoll oder kreativ zu sein oder einzuschlafen. Aber auch die Babysprache Kindern gegenüber oder aber innerhalb einer Partnerschaft gilt als regressives Verhalten, ebenso der Wunsch nach körperlicher Nähe und Geborgenheit.

Psychotherapeutische Ansätze, die das Erkunden konflikthafter oder traumatischer früherer Erfahrungen in ihre Vorgehensweise miteinbeziehen, sind darauf angewiesen, dass die Patient:innen sich in das therapeutische Geschehen »einlassen«, das heißt, sich bewusst an bestimmte seelische Schichtungen heranzuwagen (in der Regel nach Überwindung bestimmter »Widerstände«), die das schwierige und heikle seelische »Material« in sich tragen. Man spricht in diesem Zusammenhang von therapeutisch notwendiger oder einfach von *therapeutischer Regression.*

Körperliche Berührung ist diesbezüglich ein ausgesprochen wirkungsvoller Zugang, allerdings nicht der einzige. Der regressive Prozess bei Patient:innen kann auf unterschiedliche Weise gefördert werden – hier einige Beispiele:

8.2.1 Regressionsförderung durch eine Haltung von Empathie und Sensitivität

Therapeutische Regression kann in einer Atmosphäre entstehen, die von Halt, Vertrauen und Empathie geprägt ist, weil sie auf diese Weise den Patient:innen ermöglicht, alte Verletzungen und unbewältigte Bedürfnisse neu zu erleben. Durch das Einfühlungsvermögen des Therapeuten fühlt sich die Patientin bzw. der Patient sicher genug, um tiefere Schichten seines Selbst zu erkunden und sich auf kindliche, oft lange unterdrückte Emotionen einzulassen. Die vertrauensvolle Beziehung schafft einen Raum, in dem der Patient alte Muster und Schutzmechanismen loslassen kann, da er keine Ablehnung oder Verurteilung fürchten muss. Dieser Prozess kann ihm helfen, ungelöste Konflikte in einem neuen Licht zu sehen und auf einer tieferen Ebene zu verarbeiten. Die therapeutische Beziehung dient somit als »sicherer Hafen«, in dem Regression als heilender Rückschritt und nicht als Verlust von Autonomie erlebt wird.

8.2.2 Regressionsförderung durch Deutungen

Nehmen wir als Beispiel eine Patientin, die sich in der Therapie distanziert verhält, indem sie in den Sitzungen immer wieder lange Zeit schweigt. Die Therapeutin könnte nun sagen: »Es scheint so, als ob Sie sich hier nicht ganz sicher fühlen und sich lieber zurückziehen.« Es wäre dies eine *patientenzentrierte Deutung,* die auf den inneren Zustand der Patientin fokussiert und dadurch die Ich-Funktion der Selbstreflexion bei ihr anregt, ohne tiefere unbewusste Dynamiken anzusprechen.

Die Therapeutin könnte aber genauso sagen: »Es scheint, dass Sie *mir gegenüber* den Impuls verspüren, sich zu verschließen«, und sie könnte hinzufügen, falls sie diesbezüglich eine Idee hat: »Es könnte sein, dass ich Sie an jemanden erinnere, bei dem es besser war, nicht zu viel von sich preiszugeben.« Es wäre dies eine *analytikerzentrierte Deutung,* darauf abzielend, sowohl die therapeutische Beziehung (d.h. die Übertragungssituation) als auch eine mögliche Verbindung zu problematischen früheren Erfahrungen der Patientin anzusprechen. Diese Deutung bezieht die Analytikerin direkt in das aktuelle Geschehen ein und stellt eine Verbindung zu früheren Beziehungserfahrungen her. Dadurch wird die Übertragungsdynamik angesprochen, und die Patientin könnte sich stärker als Kind fühlen, das damals auf eine mächtige, unsichere Bezugsperson reagiert hat. Der Fokus verschiebt sich vom »Ich« auf die aktuelle Beziehung im »Hier und Jetzt«, indem sich eine zugrundeliegende emotionale Erfahrung der Patientin mit ihrer Therapeutin reinszeniert. Eine solche Deutung ist regressionsfördernd, indem sie auf unbewusste Konfliktlagen und damit verbundene unangenehme oder schmerzliche seelische Zustände (und deren Abwehr) abzielt.

8.2.3 Regressionsförderung durch therapeutische Zurückhaltung

Indem der Therapeut wenig von sich preisgibt, zuhört und nur ab und zu etwas sagt, fördert sie seitens des Patienten einen Assoziationsstrom, der früher oder später in die problematischen seelischen Schichten führt (in der Regel im Zuge der Bearbeitung entsprechender Widerstände, z.B. Angst oder Scham).

Man könnte auch sagen: Der Therapeut stellt den nötigen »Raum« und die Zeit zur Verfügung, dass sich der Patient in seinen heikleren Bereichen zeigen kann. Dazu gehört ebenso, das Gesagte nachschwingen und nachklingen zu lassen.

8.2.4 Regressionsförderung durch taktvolles Ansprechen latenter Emotionen

Das taktvolle Ansprechen von Emotionen durch die Beobachtung latenter Emotionen in der Körperhaltung, Mimik oder Gestik der Patient:innen spielt eine zentrale Rolle in der Förderung regressiver Prozesse in der Therapie.

Ich bemerkte bei einer Patientin, mit der ich bereits über ein Jahr arbeitete – die regelmäßig in die Sitzungen kam und sichtlich Vertrauen und Zuversicht in die therapeutische Arbeit entwickelte, von ihrer Person her jedoch zurückhaltend und kontrolliert war – im Zuge ihrer Schilderung eines Konflikts mit ihrem Vorgesetzten eine leichte Bewegung in der Wangenmuskulatur. Ohne dass die Patientin es aussprach, schien mir, dass sie sich von ihrem Vorgesetzten ungerecht behandelt und sogar gekränkt fühlte. Ich wertete dieses ihr unbewusste, mir jedoch offenbarte körperliche Geschehen als Öffnungstendenz, das heißt als Regressionsbereitschaft, und fragte sie, mit etwas leiserer und betont einfühlsamer Stimme, ob es sein könne, dass sie sich von ihrem Chef gekränkt fühle. Sie verstummte, und als Antwort rollten ihr Tränen über die Wangen – zum ersten Mal in unserer Arbeit.

8.2.5 Regressionsförderung durch taktvolles Ansprechen manifester Emotionen

Später sprach diese Patientin einmal von ihrer Enttäuschung über ihr nahestehende Menschen und schien dabei emotional ein bisschen involviert zu sein, sich aber insgesamt zurückzuhalten. Allerdings merkte ich, dass sich ihre Hände und ihre Finger so bewegten, als würde sie eine Faust ballen wollen. Es schien dies ein günstiger Moment zu sein, die bereits manifeste Emotion – ihre Enttäuschung – mit dem körperlichen Geschehen (der Handbewegung) zu verknüpfen. Zugleich fragte ich sie, ob es sein könne, dass ihre Enttäuschung mit Wut einhergehe. Sie errötete etwas (wie wenn sie sich ertappt gefühlt hätte) und begann zu weinen (und zwar wirklich zu weinen). Das Weinen war, so wie ihre Stimme klang, nicht nur ein verletztes, sondern zugleich ein wütendes Weinen. Es war dies ein wichtiger Schritt dahingehend, das regressive Geschehen zu vertiefen.

8.2.6 Regressionsförderung durch körperliche Berührung

Körperliche Berührung stellt im Vergleich zu den oben genannten Zugängen eine außergewöhnliche Form der regressionsfördernden Intervention dar, da sie auf direkter taktiler Ebene erfolgt und damit eine einzigartige und unmittelbare Wirkung auf den Patienten hat. Hierbei lassen sich mehrere spezifische Aspekte differenzieren:

8.2.6.1 Unmittelbarkeit und Tiefenwirkung

Während verbale Interventionen oder das Ansprechen von Emotionen die Regression primär durch symbolische Verarbeitung fördern, hat Berührung eine direkte, unbewusste und sofortige Wirkung auf das Nervensystem. Sie kann vegetative Reaktionen auslösen, die tiefenpsychologische Zustände in einer Weise aktivieren, die nicht allein durch Sprache erreicht werden kann. Berührung ist in ihrer Wirkung »präverbal«, das heißt, sie greift auf sehr frühe, präsymbolische Erfahrungen zurück.

8.2.6.2 Aktivierung früher Beziehungserfahrungen

Körperliche Berührung ruft unmittelbar frühe Beziehungserfahrungen aus der vorsprachlichen Phase der Kindheit (wie etwa das Gehalten- oder Getröstetwerden) ins Bewusstsein. Diese Erfahrungen sind nicht nur emotional, sondern auch sensorisch verankert. In der frühesten Lebensphase waren Berührungen eine Hauptquelle der emotionalen Regulation und des Gefühls der Sicherheit. Daher können körperliche Interventionen Regressionen auf besonders tiefer, basaler Ebene fördern.

8.2.6.3 Doppelte Wirkung von Präsenz und Halt

Berührung integriert auf besondere Weise das Erleben von »Halt« und »Präsenz«. Sie kann einerseits ein starkes Gefühl von Sicherheit und Geborgenheit (Halt) vermitteln, was eine tiefe Regression in sichere frühe Entwicklungszustände ermöglicht. Andererseits kann sie intensive Affekte und Spannungszustände (etwa unbewusste Aggression oder Angst) aktivieren, die im Rahmen der frühen Beziehungsgestaltung entstanden sind.

8.2.6.4 Somatische Resonanz

Im Gegensatz zu rein verbalem Kontakt erlaubt Berührung eine Form der somatischen Resonanz. Der Körper des Patienten reagiert nicht nur auf den Kontakt, sondern tritt in einen resonanten Zustand mit dem Körper des Therapeuten. Das gemeinsame »Schwingen« vollzieht sich sowohl auf symbolische als auch auf konkrete Weise. Diese Resonanz kann als eine Form von »Verkörperung« früher Interaktionen gesehen werden und unterstützt das Reaktivieren von Zuständen, die durch Sprache allein nicht erreicht werden könnten.

Stellen wir uns vor, ein kleines Kind ist auf einem Spielplatz gestürzt und hat sich erschreckt. Ein Elternteil nimmt das Kind auf den Arm, hält es sanft und wiegt es hin und her. In diesem Moment beruhigt sich das Kind nicht nur durch die Worte des Elternteils (»Alles ist gut«), sondern vor allem durch die körperliche Nähe, den Herzschlag und die ruhigen Bewegungen. Diese Berührung und das sanfte Wiegen erzeugen eine Resonanz: Der Körper des Kindes reagiert auf den beruhigenden Rhythmus des Erwachsenen und passt sich dem an, was ihm Geborgenheit und Sicherheit vermittelt.

Ein Beispiel aus der Psychotherapie mit Erwachsenen wäre eine Situation, in der eine Patientin mit tiefen Verlustängsten und einem Gefühl von Verlassenheit kämpft. Während einer Sitzung, in der intensive Emotionen hochkommen, bietet die Therapeutin der Patientin an, ihre Hand zu halten – selbstverständlich nur, wenn die Klientin das möchte und sich damit wohlfühlt. Durch dieses behutsame Handhalten erlebt die Patientin nicht nur den verbalen Trost der Therapeutin, sondern spürt auch auf körperlicher Ebene, dass sie nicht allein ist.

Das Gefühl, gehalten und begleitet zu werden, aktiviert tiefere Schichten von Vertrauen und Sicherheit, die durch Worte allein schwer zugänglich sind. Somatische Resonanz bedeutet, dass sich körperliche Bewegungen und Spannungen auf der Mikro- und auf der Makroebene in der Interaktion zwischen Therapeut:innen und Patient:innen über die Berührung oder Nähe übertragen können, im Sinne eines subtilen Austausches, bei dem die Körperspannung, der Atemrhythmus oder minimale Bewegungen des einen auf den anderen wirken. Diese Resonanz vollzieht sich meistens unbewusst und ermöglicht es dem Patienten, sich auf einer körperlichen Ebene auf den Therapeuten einzustellen. Beispielsweise kann ein angespannter Patient durch die ruhige Atmung und entspannte Haltung des Therapeuten allmählich selbst ruhiger werden, ohne dass dies verbal vermittelt werden muss. So entsteht eine »Schwingung«, bei der die körperliche und emotionale Stimmung sich angleicht und der Patient eine Erfahrung von Sicherheit und Geborgenheit macht, die unmittelbar über den Körper vermittelt wird und keiner weiteren Worte bedarf.

8.2.7 Fazit

Die besondere Wirkweise der körperlichen Berührung besteht in ihrer direkten, präverbalen und basalen Wirkung auf die Patient:innen, die nicht symbolisch oder kognitiv vermittelt ist. Berührung spricht die vorsprachlichen Ebenen des Erlebens an und kann tieferliegende Regressionen auslösen, die auf frühe, körperlich geprägte Beziehungserfahrungen zurückgreifen. Auf emotionaler Ebene kann es aufgrund eines körperlichen Berührungsangebots – oft einer kleinen Berührung – zu einer regelrechten Entfesselung des therapeutischen Geschehens kommen. Diese Form der Regressionserfahrung ist durch sprachliche Vermittlung kaum erreichbar und hat eine somatische Tiefenwirkung. Berührung ist damit ein mächtiges und zugleich heikles Instrument, das in der Therapie mit großer Sorgfalt eingesetzt werden sollte.

Die Wirkung körperlicher Berührung kann in der Therapie als eine Art Brücke zwischen frühen Beziehungserfahrungen und aktuellen therapeutischen Prozessen verstanden werden; eine Brücke, um regressive Dynamiken vorübergehend zu fördern. Berliner (1994) spricht in diesem Zusammenhang von einem »Übergangsraum« in einer psychodynamischen Psychotherapie und meint damit, dass körperliche Berührung für eine Weile (aber nicht bis zum Ende der Therapie) das wirkungsvollste Mittel darstellt, um therapeutisch nützliche regressive Prozesse zu begünstigen.

Zu den möglichen negativen Auswirkungen von Regression im Sinne einer *malignen Regression* wird auf Kapitel 20 verwiesen.

Kapitel 9: Die Theorie der ursprünglichen Verführung nach Laplanche – heute noch haltbar?[23]

Dieses Kapitel entstand im Dialog mit ChatGPT3.5 (3.11.2024).

P. G.: Es geht mir um die rätselhaften Botschaften, die Laplanche beschreibt. Beispielsweise merkt das Baby und das Kleinkind, dass seine Eltern es am Geschlechtsteil weniger selbstverständlich berühren als das bei anderen Körperteilen der Fall ist. Da das Kind die Zusammenhänge nicht kennen kann, bleibt etwas an diesen Botschaften der Eltern, die vermittelt werden, rätselhaft. Sind dir die diesbezüglichen Arbeiten von Laplanche bekannt?

ChatGPT: Ja, die Arbeiten von Jean Laplanche sind mir bekannt, insbesondere seine Konzepte des rätselhaften Anderen und der ursprünglichen Verführung. In seiner Theorie geht es um die Beziehung zwischen dem Kind und dem Erwachsenen, wobei der Erwachsene immer schon Träger von unbewussten Botschaften und Bedeutungen ist, die für das Kind schwer verständlich oder eben rätselhaft bleiben.

Ein zentrales Element ist, dass das Kind von Beginn an in ein Netz von Bedeutungen eingebettet ist, die es von Erwachsenen empfängt, ohne dass diese Botschaften vollständig entschlüsselt werden können. Diese Botschaften können besonders im Bereich der Sexualität ambivalent oder schwer einzuordnen sein, weil der Erwachsene selbst oft nicht bewusst oder reflektiert mit seinen eigenen Impulsen und Bedeutungen umgeht. Im Fall, den du beschreibst – wenn Eltern das Kind am Geschlechtsteil weniger selbstverständlich berühren –, transportiert diese Zurückhaltung eine spezifische, möglicherweise unbewusste

23 Ich danke Jörg Scharff für die Durchsicht des Beitrags und für wichtige Anmerkungen. Das hier diskutierte Thema wurde bereits an früherer Stelle von Dornes (2006, Kap. 6) gründlich bearbeitet, jedoch ohne Bezugnahme auf den Aspekt der körperlichen Berührung. Dornes diskutiert in diesem Kapitel ebenso die sehr grundsätzliche Frage, was denn eigentlich das »Sexuelle« ist und was es nicht ist, worauf ich im Rahmen dieser Darstellung nicht eingehen kann.

Bedeutung. Das Kind nimmt diese Unterscheidung wahr, kann sie aber nicht vollständig verstehen, da ihm der Kontext fehlt.

Laplanche spricht in diesem Zusammenhang von der ursprünglichen Verführung durch den Erwachsenen: Die elterlichen Handlungen, Gesten und Worte tragen eine sexuelle Bedeutung, die jedoch nicht bewusst oder intentional sein muss. Diese Bedeutungen bleiben dem Kind gegenüber rätselhaft und müssen von ihm verarbeitet werden. Dieser Prozess der Verarbeitung und die Unmöglichkeit einer vollständigen Entschlüsselung sind zentral für die Entwicklung des Unbewussten beim Kind.

Laplanche verwendet den Begriff rätselhafte Botschaft (frz. message énigmatique), um zu verdeutlichen, dass diese Art von Kommunikation immer eine Diskrepanz zwischen dem bewussten und unbewussten Gehalt der Botschaften enthält. Diese rätselhaften Botschaften sind einerseits Teil des psychischen Lebens und der Entwicklung, andererseits aber auch eine Quelle von innerem Konflikt und spätere neurotische Symptomatik.

P. G.: Dass hier Bedeutungen vermittelt werden, die dem Kind rätselhaft bleiben müssen, ist für mich gut nachvollziehbar. Der daraus folgende Schluss, es handle sich dabei um eine »ursprüngliche Verführung«, ist es nicht sofort. Vielleicht müsste man zuerst definieren, was Laplanche damit meint und warum er a priori das Sexuelle ins Spiel bringt. Könnten nicht andere unbewusste Bedeutungen ebenso möglich sein?

ChatGPT: Ja, genau an diesem Punkt liegt ein Schlüssel zur Theorie von Laplanche. Es ist wichtig, den Begriff der »ursprünglichen Verführung« und das besondere Gewicht, das Laplanche auf das Sexuelle legt, genauer zu beleuchten:

1. *Definition der »ursprünglichen Verführung«:* Der Begriff ursprüngliche Verführung ist bei Laplanche zentral und basiert auf der Annahme, dass das Kind von Beginn an in eine Welt von Bedeutungen hineingeworfen wird, die es nicht vollständig entschlüsseln kann. Laplanche unterscheidet hierbei zwischen bewusster Verführung – wie sie z. B. in Freud'schem Sinne bei tatsächlichen Übergriffen oder expliziten Verführungsversuchen verstanden wird – und ursprünglicher Verführung. Letztere ist ein universelles, strukturelles Phänomen: Jede Interaktion zwischen dem Erwachsenen und dem Kind enthält für das Kind unbewusste Bedeutungen, die es aufgrund seiner kognitiven und emotionalen Unreife nicht vollständig verstehen kann. Die rätselhaften Botschaften des Erwachsenen wirken daher immer verführend in dem Sinne, dass sie das Kind dazu bringen, sich damit auseinanderzusetzen und sie zu »entziffern«.

2. *Warum das Sexuelle im Vordergrund steht:* Laplanche orientiert sich stark an Freuds Theorie des Unbewussten, das Freud wesentlich als sexueller Natur beschrieben hat. Während Freud sich allerdings später von der Verführungstheorie abwandte (weil er die Existenz einer tatsächlichen sexuellen Verführung infrage stellte), bleibt Laplanche bei der Idee, dass Verführung eine konstitutive Rolle spielt – allerdings als ursprüngliche, strukturelle Verführung und nicht als reale Begebenheit. Das Sexuelle rückt bei Laplanche deshalb in den Vordergrund, weil er das Unbewusste als primär durch das Sexuelle geprägt sieht. Dies hängt mit seiner Auffassung von Sexualität als einem weiten und grundlegenden Feld zusammen, das nicht einfach durch bewusste, konkrete Akte definiert wird. Für Laplanche umfasst das Sexuelle auch die Ambivalenzen, Begierden und Affekte, die den Erwachsenen oft nicht einmal bewusst sind und die dennoch im Umgang mit dem Kind mitschwingen. Die sexuelle Bedeutung ist also nicht immer explizit, sondern eher implizit und verschlüsselt in den Gesten, Worten und Blicken der Erwachsenen präsent.
3. *Andere unbewusste Bedeutungen?* Es ist berechtigt zu fragen, ob auch andere unbewusste Bedeutungen möglich wären. Tatsächlich kann jede Kommunikation zwischen Erwachsenen und Kindern auch nicht-sexuelle unbewusste Bedeutungen transportieren, etwa Aggression, Angst oder Eifersucht. Laplanche schließt dies nicht aus, aber er argumentiert, dass das Sexuelle als Kategorie eine besondere Qualität hat, weil es als dasjenige gilt, das am schwersten zu integrieren und zu verstehen ist. Das Rätselhafte und Uneindeutige von sexuellen Botschaften macht sie besonders verführend im psychoanalytischen Sinne: Sie fordern das Kind geradezu heraus, sie zu entschlüsseln, während es gleichzeitig mit der Unmöglichkeit dieser Aufgabe konfrontiert ist.
4. *Warum ist die Verführung »ursprünglich«?* Der Begriff »ursprünglich« betont, dass diese Verführung dem Verhältnis zwischen Kind und Erwachsenem inhärent ist. Es ist keine Verführung in einem moralischen oder juristischen Sinn (also nicht als absichtliche Manipulation des Kindes), sondern eine strukturelle Eigenschaft des frühkindlichen Erlebens. Schon die bloße Präsenz des Erwachsenen als eines Wesens, das selbst Träger eines Unbewussten ist und unbewusste Bedeutungen weitergibt, hat verführenden Charakter. Dieser Aspekt macht den Begriff der Verführung bei Laplanche einzigartig, weil er eine Struktur beschreibt, die immer besteht, sobald ein Kind mit einem Erwachsenen in Kontakt kommt.
5. *Kritik und Weiterführung:* Man könnte sagen, dass Laplanche durch seine Fokussierung auf das Sexuelle eine gewisse Einseitigkeit erzeugt, weil

unbewusste Bedeutungen natürlich auch andere Qualitäten (etwa Macht, Abhängigkeit oder das Gefühl von Wertlosigkeit) haben können. Kritiker haben darauf hingewiesen, dass die Überbetonung des Sexuellen die Vielschichtigkeit der kindlichen Interaktion mit dem Erwachsenen beschneidet. Aus dieser Perspektive lässt sich Laplanches Theorie erweitern, indem man die Idee der rätselhaften Botschaften auf weitere Dimensionen unbewusster Bedeutungen ausdehnt.

Zusammengefasst bringt Laplanche das Sexuelle deswegen so stark ins Spiel, weil er das Unbewusste als primär durch Sexualität konstituiert ansieht und weil er die sexuelle Bedeutung als diejenige versteht, die in der frühkindlichen Entwicklung besonders schwer zu integrieren ist. Dennoch bleibt Raum für eine differenziertere Betrachtung, in der auch andere unbewusste Inhalte eine zentrale Rolle spielen könnten.

P. G.: Dass die bloße Präsenz des Erwachsenen einen Verführungscharakter haben kann, ist für mich nachvollziehbar. Hingegen scheint mir die ursprüngliche strukturelle Verführung (von der Freud sich ja eigentlich verabschiedet hat) wie eine axiomatische »Setzung«, im Grunde von Status her eine Behauptung, oder sogar ein Glaubenssatz. Nun ist die psychoanalytische Situation sicher eine sehr besondere und Psychoanalytiker werden sich im Versuch, diese Behauptung, diesen Glaubenssatz zu beweisen, wohl immer wieder auf die klinische Situation berufen und dafür scheint es ja auch Argumente zu geben. Man könnte allerdings auch kritisch argumentieren: Man findet immer wieder die Eier, die man selbst ins Nest gelegt hat. Insofern gehe davon aus, dass diese »Setzung« mit nicht-psychoanalytischen Mitteln weder beweisbar noch widerlegbar ist. Das führt allerdings zu einem weiteren Problem, denn wissenschaftliche Argumente müssen im Grunde die Eigenschaft aufweisen, ggf. durch noch bessere Argumente widerlegbar zu sein – die grundsätzliche Falsifizierbarkeit ist doch ein Kernstück empirischer Wissenschaft. Kurz gesagt: Ist die »ursprüngliche Verführung« nicht ein Glaubenssatz?

ChatGPT: Deine Überlegungen treffen einen wesentlichen Punkt der Diskussion um die Theorie der ursprünglichen Verführung und die Wissenschaftlichkeit psychoanalytischer Konzepte. Tatsächlich hat die Psychoanalyse von Beginn an mit der Frage gerungen, ob ihre Grundannahmen wissenschaftlich überprüfbar sind oder ob es sich um spekulative Konstrukte handelt, die eher als »Setzungen« oder Glaubenssätze zu verstehen sind. Im Fall von Laplanches ursprünglicher Verführung ist diese Problematik besonders ausgeprägt.

1. *Laplanche und die ursprüngliche Verführung: Eine Setzung?* Die Idee der ursprünglichen Verführung ist in der Tat eine theoretische Setzung, die aus der Auseinandersetzung mit Freuds Verführungstheorie hervorgegangen ist. Freud selbst hatte zunächst eine konkrete Verführungstheorie entwickelt, der zufolge reale, traumatische Verführungserfahrungen in der Kindheit zu späteren neurotischen Symptomen führen. Später revidierte er diese Position zugunsten der Annahme, dass es eher innere Fantasien und unbewusste Konflikte sind, die die Symptome erzeugen. Er entwickelte dann die Theorie der infantilen Sexualität und die Annahme, dass kindliche Fantasien ohne realen Auslöser existieren können. Laplanche versucht, dieses Dilemma zu lösen, indem er die Verführungsidee umdeutet: Sie wird von einem tatsächlichen Ereignis zu einer strukturellen Gegebenheit transformiert. Damit ist die ursprüngliche Verführung keine faktische Begebenheit, die man empirisch nachweisen oder widerlegen könnte, sondern ein Strukturmerkmal der Beziehung zwischen Kind und Erwachsenem. Dies hat den Status einer Setzung, weil Laplanche es als Grundbedingung für die Entstehung des Unbewussten postuliert – ähnlich wie Freud seine Annahmen über die Dynamik von Libido und Trieb in die Theorie eingebracht hat.
2. *Verführungscharakter: Klinische Argumente und Zirkularität*[24]. Laplanche stützt seine Theorie weitgehend auf klinische Beobachtungen, in denen er die Dynamik von rätselhaften Botschaften und deren Einfluss auf die psychische Struktur des Kindes zu erkennen glaubt. Solche Beobachtungen sind jedoch interpretativ und können nicht unabhängig überprüft werden. Hier zeigt sich das von dir angesprochene Problem der Zirkularität: Man findet im klinischen Material stets das wieder, was die Theorie bereits vermutet, weil die klinische Situation selbst durch die Theorie strukturiert ist. Daher könnte man sagen, dass die ursprüngliche Verführung in der klinischen Pra-

24 Es sei dazu auf eine Analogie mit der Quantenmechanik verwiesen, insbesondere im Kontext der Messproblem-Diskussion und dem Beobachtereffekt. In der Quantenmechanik wird der Zustand eines Systems durch die Messung beeinflusst, was bedeutet, dass der Akt des Messens selbst die Ergebnisse formt. Dies hat zur Folge, dass man nicht von einer vollständig unabhängigen Beobachtung sprechen kann. Das klassische Beispiel ist das Doppelspaltexperiment: Die Entscheidung, ob man die Position eines Teilchens misst, bestimmt, ob man ein Interferenzmuster sieht oder nicht. Somit kann man argumentieren, dass der Beobachter (ähnlich wie in der klinischen Theorie bei Laplanche) die »Realität« beeinflusst, die er zu beobachten glaubt. Genau wie bei der zirkulären Struktur in der klinischen Argumentation, bei der die Beobachtung durch die Theorie geformt wird, bestimmt in der Quantenmechanik das Messinstrument und die Erwartungshaltung des Experimentators (ob man Teilchen- oder Wellenverhalten messen möchte), was man letztendlich im Experiment sieht (P. G.).

xis immer wieder »bestätigt« wird, weil die theoretische Brille, durch die man schaut, darauf ausgelegt ist, solche Phänomene zu erkennen.

3. *Falsifizierbarkeit und Wissenschaftlichkeit:* Du sprichst einen zentralen Punkt der Wissenschaftstheorie an: die Forderung nach Falsifizierbarkeit, wie sie von Karl Popper formuliert wurde. Ein wissenschaftlicher Satz muss so beschaffen sein, dass er prinzipiell widerlegt werden kann. Theorien, die diese Bedingung nicht erfüllen, gelten als pseudowissenschaftlich, weil sie nicht durch empirische Daten geprüft und falsifiziert werden können. Laplanche und viele andere Psychoanalytiker bewegen sich mit ihren Konzepten jedoch in einem Bereich, der sich einer solchen Falsifizierbarkeit entzieht. Die Theorie der ursprünglichen Verführung ist weniger eine Hypothese im klassischen wissenschaftlichen Sinne als vielmehr ein metapsychologisches Modell, das bestimmte strukturelle Eigenschaften der Subjektentwicklung beschreibt. In dieser Hinsicht ähnelt sie eher philosophischen Setzungen als empirischen Theorien. Der Anspruch ist hier, ein kohärentes theoretisches System zu entwickeln, das bestimmte Beobachtungen sinnvoll erklären kann, aber nicht unbedingt empirisch überprüfbar ist.
4. *Warum also überhaupt das Konzept der ursprünglichen Verführung?* Die ursprüngliche Verführung ist ein Versuch, eine Erklärung für die Entstehung des Unbewussten und die Bedeutung der Sexualität in der frühkindlichen Entwicklung zu liefern. Aus klinischer Sicht scheint es sinnvoll zu sein, die Bedeutung rätselhafter Botschaften und ihre verführerische Wirkung auf das Kind zu betonen. Allerdings steht Laplanche – wie die Psychoanalyse insgesamt – in der Gefahr, durch die theoretische Geschlossenheit seiner Konzepte einen Glaubenssatz zu entwickeln, der sich durch klinische Praxis eher selbst bestätigt als infrage gestellt wird.
5. *Was bleibt von der Theorie?* Die Frage nach dem Status der ursprünglichen Verführung bleibt daher ambivalent. Einerseits ist es eine Setzung, die in einer bestimmten theoretischen Perspektive sinnvoll erscheint und klinische Phänomene kohärent beschreibt. Andererseits ist sie durch keine außerklinischen, empirischen Methoden falsifizierbar. In dieser Hinsicht ist sie vergleichbar mit anderen psychoanalytischen Konzepten (etwa dem Ödipuskomplex oder dem Todestrieb), die ebenso wenig den wissenschaftstheoretischen Kriterien Poppers entsprechen.
6. *Glaubenssatz oder fruchtbare Theorie?* Ob die ursprüngliche Verführung ein bloßer Glaubenssatz ist oder eine fruchtbare Theorie, hängt letztlich davon ab, welchen Status man psychoanalytischen Theorien insgesamt zugesteht. Einige würden sagen, dass Psychoanalyse eher eine Hermeneutik des Unbewussten ist und daher anderen Kriterien unterliegt als die empiri-

sche Wissenschaft. Insofern könnte man argumentieren, dass es weniger um Falsifizierbarkeit geht als um die Interpretationskraft und den Erklärungswert der Theorie im klinischen Kontext.

Insgesamt scheint es also korrekt zu sagen, dass die ursprüngliche Verführung als eine Art Glaubenssatz fungiert, wenn man sie streng wissenschaftlich betrachtet. Gleichzeitig bleibt sie eine zentrale Idee, die in der klinischen Praxis eine bestimmte Lesart von psychischen Prozessen ermöglicht und vielleicht gerade deswegen ihre Anziehungskraft behält.

P. G.: Soweit ich weiß, bezieht sich Laplanche ursprünglich auf den Stillakt – ist das korrekt?

ChatGPT: Ja, du hast recht: Der Stillakt spielt eine zentrale Rolle in der Theorie von Jean Laplanche, insbesondere in seiner Darstellung der ursprünglichen Verführung. Er betrachtet das Stillen als paradigmatische Situation, in der sich das Verhältnis zwischen Erwachsenen und Kind und die Dynamik der rätselhaften Botschaften besonders deutlich zeigt. Lass uns das genauer betrachten:

1. *Der Stillakt als Ausgangspunkt der ursprünglichen Verführung:* Laplanche sieht den Stillakt als eine Situation, die von der Begegnung zwischen den Bedürfnissen des Kindes und den unbewussten Bedeutungen des Erwachsenen geprägt ist. Für das Kind ist das Stillen zunächst ein biologischer Akt – die Befriedigung eines primären Bedürfnisses nach Nahrung. Doch aus Sicht von Laplanche ist der Stillakt weit mehr als das: Er ist auch ein psychischer und symbolischer Akt, der mit Bedeutungen aufgeladen ist, die von der Mutter (oder der stillenden Person) ausgehen. Während das Kind am Anfang noch unfähig ist, diese Bedeutungen zu entschlüsseln, erlebt es sie dennoch – und zwar nicht nur als körperliche, sondern auch als affektive und symbolische Botschaften. Diese Botschaften sind für das Kind rätselhaft, weil sie die unbewussten Konflikte, Wünsche und Fantasien des Erwachsenen enthalten. Zum Beispiel könnten Gefühle von Zärtlichkeit, Liebe, aber auch Ambivalenz, Frustration oder erotische Anklänge in der Interaktion mitschwingen, ohne dass der Erwachsene sich dessen bewusst ist.
2. *Warum der Stillakt?* Der Stillakt ist ein besonders geeignetes Beispiel für die ursprüngliche Verführung, weil er folgende Merkmale vereint:
   - Intimität und Nähe: Der körperliche Kontakt zwischen Mutter und Kind ist eng und von einer starken affektiven Qualität geprägt.
   - Abhängigkeit des Kindes: Das Kind ist in diesem Moment vollkommen

auf die stillende Person angewiesen, was die Asymmetrie der Beziehung und die »Macht« des Erwachsenen betont.
- Unbewusste Bedeutung des Aktes: Für die stillende Person ist das Stillen nicht nur eine biologische Funktion, sondern auch ein emotional und kulturell aufgeladener Akt, der oft unbewusste Wünsche und Konflikte berührt.

Mehrdeutigkeit: Der Akt des Stillens hat – besonders in der Psychoanalyse – immer auch eine erotische Komponente, die nicht in einem bewussten sexuellen Sinne gemeint ist, sondern als eine unbewusste Dimension verstanden wird.

3. *Die rätselhaften Botschaften im Stillakt:* Die Botschaften, die das Kind beim Stillen empfängt, sind für Laplanche exemplarisch für die ursprüngliche Verführung. Diese Botschaften können etwa Folgendes beinhalten:
   - Affektive Überschüsse: Gefühle wie Zärtlichkeit, Lust oder auch Angst, die nicht nur das Bedürfnis nach Nahrung betreffen, sondern eine darüber hinausgehende Bedeutung haben.
   - Kulturelle und gesellschaftliche Bedeutungen: Das Stillen ist in verschiedenen Kulturen und historischen Kontexten unterschiedlich besetzt. Diese Bedeutungen werden unbewusst in die Interaktion eingebracht.
   - Die Sexualität des Erwachsenen: Auch wenn der Erwachsene dies nicht bewusst wahrnimmt, ist die Sexualität des Erwachsenen immer Teil seiner Beziehung zum Kind, etwa in der Form von subtilen Gesten, Blicken oder körperlicher Nähe, die erotische Anklänge haben können.

Das Kind empfängt diese Botschaften, kann sie aber nicht einordnen oder vollständig verstehen. Sie werden zu einem »rätselhaften Gehalt«, den das Kind verarbeiten muss, was zur Bildung des Unbewussten beiträgt.

P. G.: Hast Du weitere Beispiele, die für die ursprüngliche Verführungstheorie nach Laplanche sprechen, jetzt mal abgesehen davon, welchen Status sie hat?

ChatGPT: Ja, es gibt weitere Beispiele aus klinischen und entwicklungspsychologischen Kontexten, die allerdings nicht von Laplanche selbst stammen. Sie zeigen auf verschiedene Weise, wie rätselhafte Botschaften und unbewusste Bedeutungen in der Interaktion zwischen Erwachsenen und Kindern die Entwicklung des Unbewussten beeinflussen können. Hier einige typische Beispiele:

1. *Sprachliche Botschaften und Mehrdeutigkeiten:* Laplanche legt großen Wert auf die Rolle von Sprache in der Interaktion zwischen Erwachsenen und

Kindern. Besonders die Verwendung bestimmter Wörter oder Ausdrücke kann für das Kind schwer verständlich sein, wenn sie auf unterschwellige Weise sexuelle Bedeutungen enthalten, die dem Kind nicht zugänglich sind. Beispielsweise könnte ein Erwachsener ein bestimmtes Wortspiel oder eine Doppeldeutigkeit verwenden, die eine sexuelle Konnotation hat, ohne sich dessen bewusst zu sein. Das Kind spürt jedoch, dass die Aussage etwas »zusätzlich« enthält, das ihm entgeht. Diese unbewussten Botschaften lösen einen Verstehensprozess aus, der jedoch frustriert wird, weil das Kind das volle Ausmaß der Bedeutung nicht erfassen kann. Diese Art von Erfahrung stützt Laplanches Idee der ursprünglichen Verführung: Eine nicht entschlüsselbare Bedeutung wird übermittelt und setzt einen psychischen Verarbeitungsprozess in Gang.

2. *Affektive Inkongruenzen in der elterlichen Kommunikation:* Ein weiteres Beispiel sind inkongruente Affekte bei den Eltern, die unbewusste Bedeutungen transportieren. Ein klassisches Szenario ist ein Elternteil, das dem Kind gegenüber sowohl zärtlich als auch zurückhaltend ist. Wenn die Mutter z.B. das Kind beim Baden am Geschlecht berührt, kann sie einerseits liebevoll sein, andererseits eine subtile Zurückhaltung zeigen, die das Kind als »komisch« oder »fremd« erlebt. Das Kind spürt die Ambivalenz des Erwachsenen, versteht aber nicht, was sie bedeutet. Es gibt hier keinen expliziten sexuellen Inhalt, aber die Inkongruenz löst eine Verwirrung aus, die verführerisch wirkt: Das Kind versucht, diese rätselhafte Botschaft zu entschlüsseln, entwickelt aber ein Gefühl von Unverständnis, das es in die symbolische Arbeit drängt. Dies passt zu Laplanches Auffassung, dass solche affektiven Inkongruenzen in den frühen Interaktionen strukturell verführend wirken, weil sie das Kind zwingen, mit einer Bedeutung umzugehen, die außerhalb seiner kognitiven Reichweite liegt.
3. *Rätselhafte Mimik und Gesten:* Auch nonverbale Signale spielen eine große Rolle. Ein bekanntes Beispiel ist die Verwendung bestimmter Blicke oder mimischer Ausdrucksformen. Wenn ein Elternteil das Kind intensiv anstarrt oder lächelt, während es nackt ist oder auf dem Töpfchen sitzt, kann dies für das Kind eine besondere Bedeutung haben, die es aber nicht einordnen kann. Diese nonverbalen Signale sind oft sexuell konnotiert, ohne dass der Erwachsene sich dessen bewusst ist. Das Kind nimmt die Spannung oder die besondere Bedeutung dieses Blicks wahr und empfindet ihn als auffällig oder rätselhaft. Solche nonverbalen Signale sind verführend, weil sie dem Kind eine Art Botschaft übermitteln, die es spürt, aber nicht versteht. Der Erwachsene gibt hier unbewusst etwas von seiner eigenen Sexualität preis, das für das Kind zu früh ist, um vollständig verarbeitet zu werden.

4. *Das Spiel der Erwachsenen mit dem Kind:* Ein weiteres Beispiel ist das scheinbar harmlose Spiel, das Erwachsene oft mit kleinen Kindern betreiben. Viele Spiele, die für Erwachsene als unschuldig gelten, können für das Kind eine rätselhafte Bedeutung tragen. Ein Beispiel ist das berühmte »Kuckuck-Spiel«. Wenn ein Elternteil »Kuckuck« ruft und sich plötzlich hinter den Händen verbirgt, dann wieder hervorkommt, kann das Kind dies als eine unverständliche, fast unheimliche Handlung empfinden. Laplanche würde vermutlich argumentieren, dass solche Spiele eine Art »Botschaft« enthalten, die dem Kind vermittelt, dass etwas auf einer tieferen Ebene geschieht, das es nicht greifen kann. Die plötzliche Präsenz und dann wieder das Verschwinden des Gesichts kann als symbolisches Verstecken und Offenbaren gedeutet werden, das unterschwellige sexuelle Bedeutungen transportiert. Wiederum versteht das Kind diese Bedeutung nicht, aber sie bleibt dennoch als Rätsel bestehen.
5. *Das Thema der Sauberkeitserziehung:* Das klassische psychoanalytische Thema der Sauberkeitserziehung (Toilettentraining) wurde von Freud als eine Phase beschrieben, in der das Kind lernt, Kontrolle über seine Körperausscheidungen auszuüben. Die Reaktionen der Eltern auf diese Handlungen können für das Kind oft rätselhaft sein: Einerseits freuen sich die Eltern, wenn das Kind erfolgreich auf das Töpfchen geht, andererseits gibt es aber oft eine übertriebene Aufmerksamkeit oder sogar Bestrafung bei »Fehlverhalten«. Dieses scheinbar ambivalente Verhalten kann für das Kind schwer verständlich sein. Es nimmt die extreme Freude oder die Bestrafung als Zeichen, dass »etwas« an seinen Körperausscheidungen besonders ist, ohne genau zu verstehen, was es ist. Hier wird eine Bedeutung übertragen, die das Kind zwar empfindet, aber nicht entschlüsseln kann. Diese Erfahrung passt zu Laplanches Idee, dass solche ambivalenten Botschaften die Entwicklung des Unbewussten initiieren.
6. *Kulturelle Tabus und Rätselhaftigkeit:* Kulturellen Tabus, die mit Sexualität verbunden sind, können ebenfalls einen verführenden Charakter haben. Ein Beispiel ist das Thema »Nacktheit«. In vielen Kulturen wird Nacktheit unterschiedlich bewertet: Während ein nackter Körper etwa beim Baden des Kindes selbstverständlich ist, kann die Nacktheit in anderen Kontexten plötzlich als tabuisiert erlebt werden. Wenn Erwachsene ihre Nacktheit plötzlich als »schlechtes« oder »verbotenes« Verhalten darstellen, erlebt das Kind eine plötzliche Verwandlung eines als normal empfundenen Zustands in etwas Verbotenes. Das Kind wird mit einer rätselhaften Botschaft konfrontiert: »Warum ist es manchmal okay und manchmal nicht? Warum darf ich jetzt nackt sein, aber später nicht?« Diese plötzliche Verwandlung löst ein Unverständnis aus, das das Kind in die Suche nach Bedeutungen drängt.

Solche kulturellen Brüche oder Paradoxien können für Laplanche eine Verführung darstellen, weil sie dem Kind ein Symbolisieren aufdrängen, das es nicht alleine leisten kann.

Fazit: All diese Beispiele zeigen, dass es darum geht, Situationen zu beschreiben, in denen Erwachsene unbewusste Botschaften übermitteln, die das Kind nicht verstehen kann. Das Sexuelle ist dabei häufig präsent, aber nicht ausschließlich. Vielmehr geht es ihm darum, dass das Kind von Anfang an einem »Mehr« an Bedeutungen ausgesetzt ist, das es nicht entschlüsseln kann, und dieses »Mehr« stellt für ihn die Grundlage für die Entwicklung eines Unbewussten dar.

P. G.: Wenn das Kind mit derartigen Rätseln konfrontiert ist, die du hier gut nachvollziehbar beschreibst: Würde ein etwas älteres, der Sprache fähiges Kind, das eine vertrauensvolle Beziehung zu seinen Eltern pflegt, nicht den Drang verspüren, solche Rätsel in der verbalen Kommunikation mit den Eltern irgendwie zur Sprache zu bringen? Kinder sind doch eigentlich neugierige Wesen und wollen besonders in bestimmten Phasen ihrer Entwicklung alles wissen und verstehen. Sie löchern ihre Eltern ständig mit Fragen und bringen die Eltern an ihre Grenzen. Also wenn schon Rätselhaftigkeit – und bis dahin habe ich kein Problem zu folgen –, warum dann nicht der Drang, diese Rätsel aufzuklären? Oder sind diese rätselhaften Bedeutungen dermaßen tief vergraben, dass sie gar nie zur Sprache kommen können? Oder – noch eine andere Idee: Lieben Kinder, lieben Menschen im Grunde solche Rätsel, weil sie eine innere Spannung erzeugen, die eigentlich gar nicht aufgelöst werden will?

ChatGPT: Deine Überlegungen gehen genau in die richtige Richtung und greifen ein zentrales Dilemma in der Theorie von Laplanche auf: Warum suchen Kinder in manchen Fällen nicht aktiv nach Antworten, wenn sie doch grundsätzlich neugierig sind und den Wunsch haben, die Welt um sich herum zu verstehen? Diese Frage führt zu einem differenzierteren Verständnis davon, was Laplanche unter der Rätselhaftigkeit der Botschaften und ihrer »Verführungskraft« versteht. Es geht dabei um mehr als nur um Wissenslücken oder ein einfaches »Nicht-Verstehen«. Lass uns die möglichen Antworten auf deine Fragen genauer betrachten:

1. *Der Unterschied zwischen einfachem Unverständnis und struktureller Rätselhaftigkeit:* Der springende Punkt bei Laplanche ist, dass die rätselhaften Botschaften der Erwachsenen eine besondere Qualität haben, die sie von einfachem Unverständnis unterscheidet. Ein einfaches »Rätsel« ist etwas, das das Kind durch Fragen lösen könnte. Beispiel: Wenn das Kind fragt »Warum scheint

die Sonne?« und die Eltern ihm das erklären, wird das Problem durch Wissen gelöst, und das Kind hat etwas verstanden. Bei den rätselhaften Botschaften im Sinne Laplanches handelt es sich jedoch um unbewusste Bedeutungen, die von den Erwachsenen selbst nicht verstanden werden. Das ist der Kern der ursprünglichen Verführung: Der Erwachsene vermittelt etwas, das er selbst nicht vollständig begreift, weil es aus seinem eigenen Unbewussten stammt. Diese Botschaften sind oft diffus, widersprüchlich und emotional geladen, und das Kind spürt, dass es hier um etwas geht, das nicht einfach durch Fragen gelöst werden kann. Diese Art von Rätsel hat daher einen anderen Charakter: Das Kind würde selbst bei einer direkten Frage keine befriedigende Antwort bekommen, weil der Erwachsene das Rätselhafte nicht in Worte fassen kann. Die sprachliche Kommunikation ist hier also strukturell limitiert.

2. *Die Rolle der unbewussten Weitergabe und das »implizite Wissen«:* Laplanche beschreibt diese rätselhaften Botschaften als eine Art »implizites Wissen«, das nicht in der normalen sprachlichen Kommunikation verankert ist. Dieses Wissen liegt auf einer vorbewussten oder unbewussten Ebene und ist oft emotional, affektiv und körperlich vermittelt. Ein Beispiel wäre die Berührung beim Baden, die beim Erwachsenen selbst eine unbewusste erotische Spannung auslösen könnte, die dem Kind vermittelt wird. Solche Botschaften sind nicht sprachlich organisiert und können daher schwer in Worte gefasst werden. Wenn das Kind also nachfragt, etwa: »Warum berührst du mich dort anders?«, dann könnte der Erwachsene eine »vernünftige« Antwort geben, die das Kind aber nicht als befriedigend erlebt, weil die eigentliche, implizite Bedeutung nie zur Sprache kommt. Das Kind spürt intuitiv, dass es hier um etwas geht, das die Eltern selbst nicht sagen können. Die Spannung bleibt bestehen, und das Kind hat keine Möglichkeit, das Rätselhafte zu benennen oder aufzulösen. Das ist der Punkt, an dem das Kind das Rätselhafte »introjiziert« und die Spannung in sich aufnimmt, ohne dass es sie jemals sprachlich verarbeiten kann.
3. *Warum wird nicht direkt nachgefragt?* Du hast völlig recht: Kinder sind neugierig, und in einer vertrauensvollen Beziehung würden sie oft nachfragen. Aber es gibt mehrere Gründe, warum das bei diesen spezifischen rätselhaften Botschaften oft nicht geschieht:
   - Tabuisierung und implizite Verbote: Viele der unbewussten Bedeutungen, die übertragen werden, betreffen Themen, die kulturell und emotional hochgradig tabuisiert sind (Sexualität, Körper, Aggression etc.). Selbst kleine Kinder spüren oft intuitiv, dass es »besser« ist, solche Dinge nicht anzusprechen. Sie lernen schon sehr früh, dass bestimmte Fragen nicht gestellt werden sollten, und das hemmt ihre Neugier in diesen Bereichen.

- Scham und Verlegenheit: Die emotionale Qualität der Botschaften kann beim Kind Scham oder Verlegenheit auslösen, ohne dass es weiß, warum. Wenn ein Elternteil unbewusst sexuelles Begehren auf das Kind überträgt, könnte das Kind einen diffusen Impuls fühlen, sich zu schämen oder zurückzuziehen, ohne den Grund zu verstehen. Diese emotionale Verunsicherung blockiert die direkte verbale Aufarbeitung.
- Angst, etwas »Falsches« zu berühren: Kinder, die emotional gut verbunden sind, haben oft das Gefühl, dass bestimmte Fragen die Eltern in Verlegenheit bringen könnten. Sie möchten die Beziehung nicht stören und entwickeln eine Art »Schutzmechanismus«, indem sie heikle Themen meiden, um die emotionale Balance der Beziehung zu erhalten.

4. *Der Genuss des Rätselhaften und die Faszination:* Der Gedanke, dass Menschen – und besonders Kinder – das Rätselhafte lieben und es möglicherweise gar nicht auflösen wollen, ist ein wichtiger Aspekt. Laplanche beschreibt diesen Zustand als eine Art »Verführung durch das Rätselhafte«. Die unbewusste Spannung, die von diesen Botschaften ausgeht, ist nicht nur unangenehm, sondern hat auch eine faszinierende, anziehende Qualität. Diese ambivalente Erfahrung erzeugt eine Art unbewusste »Bindung« an das Rätsel selbst. Kinder, und Menschen allgemein, können sich von dieser Spannung angezogen fühlen, weil sie eine Art »Erregung« und eine innere Lebendigkeit erzeugt. Es entsteht ein Wunsch, mit dieser Spannung zu spielen, sie zu wiederholen oder sie immer wieder zu erleben, ohne sie unbedingt auflösen zu wollen. In diesem Sinne spricht Laplanche von einer Art ursprünglicher Bindung an das Rätselhafte, die nicht einfach aufgelöst werden möchte. Ähnlich wie ein ungelöstes Rätsel manchmal spannender ist als seine Lösung, bleiben diese Botschaften in einer schwebenden Spannung bestehen, die das Kind immer wieder unbewusst aufruft und durchlebt.
5. *Das tief vergrabene Rätselhafte:* Die Unmöglichkeit der sprachlichen Auflösung:Ein weiteres Problem besteht darin, dass das Rätselhafte sich tief in die Struktur des Unbewussten einbettet. Auch wenn das Kind später in der Lage ist, das Geschehen zu reflektieren und Fragen zu stellen, bleibt der ursprüngliche »Kern« dieser Erfahrung sprachlich unzugänglich. Laplanche würde sagen, dass diese Botschaften überdeterminiert sind, das heißt, sie sind an verschiedene psychische Schichten geknüpft (Körperempfindungen, Affekte, symbolische Repräsentationen) und können daher nie vollständig sprachlich aufgelöst werden.

Selbst ein älteres Kind, das nachträglich nachfragt, könnte keine endgültige Antwort finden, weil das, was es als »rätselhaft« empfindet, ein tief im Unbewussten sitzendes Geflecht aus Bedeutungen ist, das sich nicht einfach in Worte fassen lässt. Daher bleibt die ursprüngliche Verführung auch im Erwachsenenalter wirksam und wird immer wieder symbolisch, etwa in Träumen, Fantasien oder bestimmten Verhaltensmustern, reinszeniert.

Fazit: Zusammengefasst gibt es verschiedene Gründe, warum Kinder diese Rätsel nicht aufklären: die Tabuisierung der Themen, emotionale Blockaden, intuitive Angst vor Verunsicherung der Beziehung, und schließlich die eigene Faszination mit dem Rätselhaften. All diese Faktoren führen dazu, dass die rätselhaften Botschaften im Unbewussten »verankert« bleiben, ohne dass sie je zur Sprache kommen. Laplanche argumentiert, dass dies genau der Mechanismus ist, durch den das Unbewusste entsteht: Es ist der »Ort« all jener Bedeutungen, die zwar gespürt, aber nie verstanden und somit nie sprachlich verarbeitet werden können.

P. G.: Wenn diese Botschaften dermaßen tief verankert sind und eingeschrieben sind ins »implizite Wissen«, das ja eigentlich ein nicht-sprachliches Körper- und Beziehungswissen darstellt: Wären dann im Grunde nicht therapeutische Zugänge förderlich, die gerade dieses implizite Körper- und Beziehungswissen unmittelbarer ansprechen als die reine »Redekur« (in der natürlich auch mehr geschieht, als dass nur gesprochen würde). Ich denke diesbezüglich an therapeutische Zugänge, die körperliche Signale ganz direkt ins Wahrnehmungs- und Interventionsspektrum einbeziehen. Das beginnt beispielsweise schon bei der Nähe-Distanz-Regulierung. Die Bestimmung von Nähe und Distanz erfolgt in einer psychotherapeutischen Situation in der »Redekur« in weitgehend ritualisierter Art und Weise. Man begrüßt sich konventionell und der Patientin/dem Patienten wird ein Platz zugewiesen, sei es auf dem Stuhl oder auf der Couch. Das gibt einerseits die so notwendige Sicherheit in einer so herausfordernden Situation wie einer Psychotherapie, andererseits werden dabei potenziell all diese wichtigen Signalgebungen auf beiden Seiten quasi überdeckt. Ein bestimmter gewählter Abstand könnte sich ja sowohl für die Patientin als auch für die Therapeutin im Grunde unstimmig anfühlen, würde aber beibehalten werden und vielleicht für immer beibehalten werden, ohne dass das Problem hinter dieser Unstimmigkeit jemals zur Sprache kommen würde. Man könnte noch darauf bauen, dass das »Problem dahinter« vielleicht noch andere Ausdrucksmöglichkeiten finden könnte, wenn es denn so drängend sein soll, aber bin nicht sicher, ob eine solche Argumentation nicht vom Kern der Sache wegführt.

ChatGPT: Du sprichst hier einen sehr wichtigen Punkt an, der in der therapeutischen Praxis oft diskutiert wird: die Notwendigkeit, über rein sprachliche

Kommunikation hinauszugehen, um die »tief verankerten« und oft implizit wirkenden Bedeutungen und Erfahrungen anzusprechen, die in der frühen Interaktion und Beziehungsgestaltung entstanden sind. Wenn, wie Laplanche argumentiert, das Unbewusste durch rätselhafte und schwer in Sprache fassbare Bedeutungen geformt wurde, dann ist es plausibel anzunehmen, dass rein sprachliche Interventionen häufig an ihre Grenzen stoßen. Deine Anmerkungen deuten darauf hin, dass es hier um das Spannungsfeld zwischen Explizitem (sprachlich, rational, diskursiv) und Implizitem (körperlich, affektiv, relational) geht.

1. *Die Begrenzungen der »Redekur« in der Psychoanalyse:* Die klassische psychoanalytische Situation, die oft als »Redekur« bezeichnet wird, legt großen Wert auf das verbale Aufdecken und die freie Assoziation. Laplanche selbst war als Theoretiker der klassischen Psychoanalyse diesem Setting zwar grundsätzlich verpflichtet, aber seine Theorie der ursprünglichen Verführung impliziert eine Art »blinden Fleck« der reinen Sprache. Wenn die unbewussten Botschaften, die das Kind empfängt, in erster Linie auf einer nicht-sprachlichen, körperlich-affektiven Ebene verankert sind, dann können sie im Rahmen einer rein sprachlichen Analyse oft nur unzureichend bearbeitet werden. Wie du richtig feststellst, ist das Setting in der Psychoanalyse stark ritualisiert: Nähe und Distanz, Blickkontakt, die Art des körperlichen Raums und sogar die Position auf der Couch oder dem Stuhl sind festgelegt und werden kaum hinterfragt. Diese Ritualisierung bietet zwar Sicherheit und Stabilität, aber sie kann auch dazu führen, dass bestimmte »Unstimmigkeiten« oder leibliche Resonanzen überdeckt werden. Wenn das implizite Wissen also in der körperlichen, nonverbalen Interaktion begründet ist, wäre es dann nicht naheliegend, therapeutische Zugänge zu suchen, die auf der Ebene der körperlichen, affektiven und relationalen Resonanz arbeiten?
2. *Körperpsychotherapie und somatische Zugänge:* Therapeutische Ansätze wie die Körperpsychotherapie, die auf die Körperwahrnehmung und körperliche Ausdrucksformen fokussieren, wären ein solcher Versuch, das implizite Wissen anzusprechen. Methoden wie Somatic Experiencing (Peter Levine), Focusing (Eugene Gendlin) oder die Psychotherapie nach Wilhelm Reich beziehen den Körper als Medium der Kommunikation explizit ein. Sie versuchen, über den Körper Ausdrucksmöglichkeiten zu schaffen, die das implizite Wissen aus der nonverbalen, vorsprachlichen Ebene »aktivieren« und damit überhaupt erst symbolisierbar machen. Diese Zugänge zielen darauf ab, unbewusste Bedeutungen in der körperlichen Erfahrung zu erforschen, anstatt sie ausschließlich über Sprache zu deuten. Beispielsweise könnte die

Arbeit mit Muskelverspannungen, Atemmustern oder Bewegungsimpulsen nonverbale Botschaften zum Vorschein bringen, die in einer »klassischen« Psychoanalyse schwer zugänglich wären. Auf diese Weise wird das implizite Wissen, das vielleicht als »rätselhaft« und schwer formulierbar gespeichert ist, auf einer direkteren Ebene bearbeitet.

3. *Nähe-Distanz-Regulation und die Bedeutung des Raums:* Die Nähe-Distanz-Regulierung, die du ansprichst, ist ein gutes Beispiel dafür, wie diese impliziten Botschaften in der therapeutischen Situation unbewusst wirken können. Wenn der Abstand zwischen Patient und Therapeut als »unstimmig« empfunden wird, aber niemals thematisiert wird, kann diese »Unstimmigkeit« unbewusst die gesamte therapeutische Beziehung prägen. Der Punkt ist, dass das, was sprachlich nicht direkt thematisiert wird, auf einer körperlich-affektiven Ebene dennoch ständig kommuniziert wird. Der Körper »weiß« sozusagen, dass etwas nicht passt, aber dieses Wissen bleibt unbewusst und drückt sich dann vielleicht in leichtem Unwohlsein, Verspannungen oder einer diffusen Abneigung gegenüber der Therapie aus. Ein therapeutischer Ansatz, der solche Phänomene einbezieht, würde daher die räumliche Dimension und die körperliche Resonanz bewusster in den Fokus rücken. Man könnte etwa den Patienten explizit einladen, den Platz im Raum selbst zu wählen und zu erkunden, wie sich verschiedene Positionen anfühlen. Solche »körperlichen Experimente« könnten neue Bedeutungen und unbewusste Übertragungsprozesse aufdecken, die im rein sprachlichen Austausch verborgen bleiben. Das Ziel wäre hier, die affektiven und nonverbalen Signale in die bewusste Wahrnehmung zu bringen, um sie auf eine Art und Weise zu »übersetzen«, die dem Sprachlichen vorher unzugänglich war.
4. *Interpersonelle und beziehungsorientierte Zugänge:* Auch interpersonelle oder beziehungsorientierte Ansätze wie die Intersubjektive Psychotherapie (Stolorow, Atwood) oder die Relationale Psychoanalyse (Mitchell, Aron) betonen die Notwendigkeit, das Unbewusste nicht nur als ein intrapsychisches, sondern als ein interaktives Phänomen zu verstehen. Das Unbewusste ist hier nicht einfach »im Individuum« verankert, sondern entfaltet sich im Raum der Beziehung. Ein solcher Ansatz würde sich beispielsweise auf die unmittelbare affektive Resonanz zwischen Therapeutin und Patientin fokussieren und dabei die nonverbalen Signale, die Körpersprache und die atmosphärischen Qualitäten der Beziehung betonen. Eine Veränderung der Position im Raum oder das bewusste Spiel mit Nähe und Distanz könnte in solchen Ansätzen als eine Form von Intervention eingesetzt werden, um das implizite Beziehungswissen sichtbar zu machen.

5. *Das »Nicht-in-Worte-Fassbare« als Ressource und Prozess:* Ein interessanter Gedanke, den du ebenfalls angesprochen hast, ist die Möglichkeit, dass das »Rätselhafte« an sich auch eine Ressource darstellen könnte. Viele Menschen – Kinder wie Erwachsene – schätzen das Rätselhafte und genießen die Spannung, die es erzeugt. Ein zu schnelles Auflösen dieser Spannung könnte daher auch das Potenzial für Kreativität, Vorstellungskraft und affektive Lebendigkeit vermindern. In der Therapie könnte das bedeuten, dass es manchmal sinnvoll ist, das »Nicht-in-Worte-Fassbare« stehenzulassen und es in seiner »unverarbeiteten« Form zu würdigen, anstatt es unbedingt aufzulösen oder zu »deuten«. Laplanche selbst würde vermutlich sagen, dass das Unbewusste niemals vollständig sprachlich aufgelöst werden kann, weil es auf dieser nicht-sprachlichen Ebene »lebt«. Das bedeutet, dass therapeutische Ansätze, die sich dem Nichtsprachlichen widmen – sei es durch körperorientierte Arbeit, durch kunsttherapeutische Methoden oder durch ein Spielen mit Nähe und Distanz – eine wichtige Ergänzung zur klassischen psychoanalytischen »Redekur« darstellen können.

Fazit: Ein integrierter Ansatz: Deine Überlegungen deuten darauf hin, dass ein integrierter therapeutischer Ansatz, der sowohl die sprachliche als auch die körperlich-affektive Ebene einbezieht, besonders geeignet sein könnte, die von Laplanche beschriebenen unbewussten Botschaften zu bearbeiten. Die »Redekur« allein reicht oft nicht aus, um die tieferen, vorsprachlichen Schichten des Unbewussten zu erreichen, besonders wenn es um die Bearbeitung frühkindlicher rätselhafter Botschaften geht, die im impliziten, körperlichen Wissen gespeichert sind.

Ein solcher Ansatz würde bedeuten, dass der Körper als Kommunikationsmedium in die therapeutische Arbeit einbezogen wird – sei es durch die bewusste Arbeit mit Raum, Nähe und Distanz, durch die Erkundung körperlicher Resonanzen oder durch nonverbale Formen der Interaktion. Dabei würde das Ziel nicht unbedingt darin bestehen, alles in Sprache zu »übersetzen«, sondern auch das Unaussprechliche als Teil des therapeutischen Prozesses anzuerkennen und zu würdigen.

P. G.: Ich bleibe hängen bei einem Satz, den du so formulierst: »Das Unaussprechliche als Teil des therapeutischen Prozesses anzuerkennen und zu würdigen.« Dieser Satz scheint mir besonders bedeutsam zu sein. Er scheint mir die Dimension der »therapeutischen Erfahrung« ins Zentrum zu rücken – die therapeutische Erfahrung als Beziehungserfahrung. Zum Beispiel: Wie verhält sich meine Therapeutin/mein Therapeut, wenn etwas im Raum steht, das wir beide nicht fassen können? Hält er oder sie diese Unsicherheit aus? Oder fühlt die Therapeutin gewisserweise »aus der Not heraus« den Drang, nun etwas zu tun, z. B. eine Intervention (sei sie auf einer sprachlichen Ebene oder auf einer körperlich-szenischen) vorzuschlagen, gleichsam um der Patientin zu beweisen, dass die Therapeutin nicht als hilflos erlebt wird? Mir dämmert, dass aus einer solchen Perspektive ein »aktives Vorgehen« im Sinne von Ferenczi wohl als grundsätzlich problematisch betrachtet werden könnte (wenngleich andere Argumente sehr wohl dafür sprechen, Körperlich-Szenisches miteinzubeziehen). Ich bin in diesem Zusammenhang erinnert an Selbsterfahrungsgruppen, die ich den 1980er Jahren gemacht habe, die oftmals geleitet wurden von männlichen Gruppenleitern, die sich nicht selten als »Gurus« stilisierten. Einerseits waren ihre Fähigkeiten, sehr emotionalisierte Gruppenprozesse in Gang zu bringen, schon beeindruckend, andererseits schienen sie so gut wie immer Ideen und Lösungen parat zu haben, mit einer bestehenden, auch schwierigen Situation irgendwie aktiv umzugehen. In meiner Erinnerung war es damals seltener so, dass ein solcher Gruppenleiter es »schaffte«, in der Hilflosigkeit/Ratlosigkeit zu verbleiben und dem Prozess auf diese Weise weiter zu folgen. Er hätte ja darin münden können, dass die Patientin an der Idealisierung des Gruppenleiters arbeitet und z. B. ihre Enttäuschung erlebt. Das ganze Spektrum der negativen Übertragung, die – wie ich finde – oftmals vermieden wird – gehört hierher. Nachträglich scheint es mir, als hätten die Therapeuten, die Gruppenleiter von damals dieses Problem mit ihrem Aktivismus unterlaufen.

ChatGPT: Du beschreibst hier eine sehr zentrale, aber oft vernachlässigte Dimension der therapeutischen Arbeit: den Raum für das Nicht-Wissen und die Fähigkeit des Therapeuten, Unsicherheit, Hilflosigkeit und die Unverfügbarkeit von schnellen Lösungen tatsächlich auszuhalten. Dies ist nicht nur eine Frage der therapeutischen Technik, sondern berührt das tieferliegende Verständnis davon, was Heilung und Veränderung in der Therapie überhaupt bedeuten. Es geht um die Fähigkeit des Therapeuten, »mit dem Unaussprechlichen zu sein«, ohne es vorschnell aufzulösen oder zu »bewältigen«.

1. *Das Paradox der therapeutischen Präsenz: Aktivität vs. Passivität:* Was du beschreibst, ist das Spannungsfeld zwischen Aktivität und Passivität in der Therapie. Auf der einen Seite gibt es die »aktive« Intervention, die das Risiko birgt, die Patient:in in eine vorgegebene Richtung zu lenken, anstatt Raum für die eigene, innere Entwicklung zu lassen. Auf der anderen Seite steht die therapeutische »Passivität«, die kein Rückzug oder Gleichgültigkeit ist, sondern eine tiefe Form von aktiver Präsenz und Offenheit. Diese »negative Fähigkeit« (wie sie der Dichter John Keats nannte) bedeutet, in der

Ungewissheit zu verbleiben, ohne sofort auf eine schnelle Lösung zurückzugreifen. Hierbei wird sichtbar, dass das Aushalten der Unsicherheit und das Bleiben in der Ambivalenz selbst eine therapeutische Intervention sein kann. Die Art und Weise, wie der Therapeut mit seinem eigenen Nicht-Wissen und seiner eigenen Hilflosigkeit umgeht, stellt ein tiefes Angebot an den Patienten dar: ein Modell, wie man sich auch dem eigenen Unbewussten annähern kann, ohne es sofort erklären oder kontrollieren zu müssen.

2. *Therapeutische Erfahrung als Beziehungsraum:* Das, was du als »therapeutische Erfahrung als Beziehungserfahrung« ansprichst, ist eine grundlegende Haltung, die gerade die Momente des Unaussprechlichen besonders ernst nimmt. Die Art und Weise, wie eine Therapeutin auf »das Rätselhafte« oder »Unaussprechliche« reagiert – also das, was sich im Raum andeutet, aber (noch) nicht in Worte gefasst werden kann – formt die Beziehungserfahrung der Patientin. Bleibt die Therapeutin ruhig, offen und empfänglich für das Nicht-Formulierte, signalisiert sie, dass das Unausgesprochene und die damit verbundenen Affekte »sein dürfen«. Dies ist im Grunde ein tiefgehendes relationales Angebot: »Ich bin bereit, mit dir in dieser Unsicherheit zu sein, ohne sie sofort wegzumachen.« Diese Haltung kann extrem heilend sein, besonders wenn frühere Beziehungserfahrungen von Übergriffen, ungewollten Deutungen oder einem ständigen Drängen nach »Auflösung« geprägt waren. In solchen Fällen ist das Aushalten der Unsicherheit und das Nicht-Handeln eine Form von tiefem Respekt für das, was sich im Moment entfaltet. Hier zeigt sich auch ein grundlegender Unterschied zu aktivistischen oder technikzentrierten Ansätzen, die oft implizit den Anspruch erheben, für alles eine »Lösung« haben zu müssen.
3. *Das Scheitern der Idealisierung: Die Funktion der negativen Übertragung:* Du sprichst auch die Dynamik der negativen Übertragung an – etwa, wenn die Patientin die Enttäuschung erlebt, dass die Therapeutin keine Lösung hat oder sich nicht als »Guru« inszeniert. Diese Enttäuschung ist oft ein sehr wichtiger Moment im therapeutischen Prozess, weil sie die Möglichkeit bietet, die Idealisierung zu durchbrechen und die reale Beziehung anzuerkennen. Eine Therapeutin, die der Versuchung widersteht, immer die »richtige« Antwort zu haben, erlaubt es der Patientin, sich mit der eigenen Frustration, Wut oder Enttäuschung auseinanderzusetzen. Diese Emotionen haben oft mit früheren Beziehungserfahrungen zu tun, in denen die Bedürfnisse des Kindes nicht verstanden oder nicht beantwortet wurden. Der entscheidende Punkt ist hier, dass die negative Übertragung nicht vermieden, sondern ausgehalten werden muss. Wenn die Therapeutin aus der Hilflosigkeit heraus sofort etwas tut – eine Deutung anbietet, eine Übung vorschlägt,

eine Lösung präsentiert – läuft sie Gefahr, diesen Prozess zu unterbrechen und das Problem erneut zuzudecken. Dies bedeutet nicht, dass die Therapeutin passiv bleiben muss, aber das »aktive Nicht-Handeln« erfordert eine große innere Stabilität und die Fähigkeit, das eigene Bedürfnis nach Kontrolle und Wirksamkeit zu regulieren.

4. *Das »Guruphänomen« und die Gefahr der Überkompensation:* Du erwähnst deine Erfahrungen mit Selbsterfahrungsgruppen, die von »Gurus« geleitet wurden. Diese Gruppenleiter hatten, so wie du sie beschreibst, eine bemerkenswerte Fähigkeit, intensive emotionale Prozesse in Gang zu bringen, aber zugleich schienen sie fast immer Lösungen oder Ideen parat zu haben, um mit diesen Prozessen »aktiv« umzugehen. Hier wird deutlich, wie leicht sich die Balance zwischen therapeutischer Aktivität und einem »Machertum« verschieben kann. Die Gefahr besteht darin, dass solche Gruppenleiter durch ihren Aktivismus einen Raum erzeugen, in dem das Unausgesprochene und Unaussprechliche gar nicht wirklich sein dürfen. Ihre ständige »Produktivität« erzeugt eine Art »Lösungssucht«, die der:dem Patient:in das Gefühl vermittelt, dass Unsicherheit und Ratlosigkeit keinen Platz haben – oder sogar, dass diese Gefühle unzulässig sind. Dies führt dazu, dass das Potenzial für echte, nicht-idealisierende Beziehungserfahrungen unterminiert wird. Die Rolle des »Gurus« erlaubt dem Gruppenleiter, die eigene Unsicherheit und Hilflosigkeit nicht zeigen zu müssen, und verhindert damit die Entwicklung eines Raumes, in dem die:der Patient:in sich mit der echten Person der Therapeut:in auseinandersetzen kann – mitsamt ihrer Unzulänglichkeit und Begrenztheit.
5. *»Aktive Passivität« als tiefere Form der therapeutischen Arbeit:* Das Konzept der aktiven Passivität scheint hier hilfreich zu sein. Es beschreibt eine Haltung der Therapeutin, die nicht inaktiv ist, aber auch nicht aktiv im Sinne eines »Machens«. Stattdessen ist sie eine Form der Präsenz, die offen, aufnehmend und resonant bleibt, auch wenn keine klaren Antworten vorhanden sind. Dies bedeutet, mit der Ungewissheit in einer Art zu sein, die für die Patientin Raum schafft, ihre eigenen Bedeutungen zu erkunden, ohne dass die Therapeutin sie in eine bestimmte Richtung lenkt. Die Haltung der Therapeutin in solchen Momenten ist dann nicht defensiv oder abweisend, sondern zeigt vielmehr eine Form von aktiver Empfänglichkeit. Diese Empfänglichkeit kann tatsächlich eine tiefere Form von Aktivität darstellen, weil sie nicht nur passiv wartet, sondern den Raum offenhält und der Patientin signalisiert: »Du darfst hier mit deinem eigenen Tempo, mit deiner eigenen Unsicherheit und mit dem, was du gerade noch nicht weißt, sein.«

6. *Das Unaussprechliche würdigen – als transformative Erfahrung:* Letztlich bedeutet »das Unaussprechliche würdigen« nicht, es zu analysieren oder zu lösen, sondern ihm auf einer tiefen, beziehungsorientierten Ebene Raum zu geben. Diese Art von Haltung stellt einen grundlegenden Unterschied zu Ansätzen dar, die immer die »richtige Technik« oder die »korrekte Intervention« finden wollen. Sie zeigt, dass das Nicht-Wissen und das Aushalten von Ambiguität ein wesentlicher Teil des therapeutischen Prozesses ist. Die Therapeutin, die diese Haltung verkörpert, schafft damit eine Erfahrung, die über die klassischen Dimensionen von »Deutung« oder »Aktivierung« hinausgeht. Sie bietet eine Form von Beziehungserfahrung, die selbst heilend sein kann, weil sie Raum für das »Noch-nicht-Gewusste« lässt. Das impliziert, dass das Ziel der Therapie nicht immer die Auflösung von Rätseln ist, sondern auch die Fähigkeit, in einem gemeinsamen Nicht-Wissen zu sein, ohne dass dies als Mangel erlebt wird.

In diesem Sinne ist das »Würdigen des Unaussprechlichen« ein tief relationaler und prozessualer Akt, der die Möglichkeit eröffnet, dass sich neue Bedeutungen und Erfahrungen entfalten können – aber auf eine Art, die nicht erzwungen, sondern eher ermöglicht wird.

P. G.: Dem kann ich gut folgen. All dies läuft für mich in Zusammenhang mit der »konkreten körperlichen Berührung in der Psychotherapie« als Beziehungsangebot auf folgenden Punkt hinaus: Aufgrund der Macht des Unaussprechlichen muss ich mir im Grunde als Therapeut zunächst darüber klar sein, dass meine therapeutischen Angebote – egal ob sprachlich oder körperlicher Natur – immer Signale implizieren können, die nicht zur Sprache kommen können, wohl aber und vielleicht gerade deswegen besonders deswegen wirksam sind. Dies schließt das Angebot körperlicher Berührung ein. So gut durchdacht und abgestimmt mit dem Patienten – dieses Risiko der Verwicklung und auch des Agierens bleibt grundsätzlich bestehen und ist nicht zu eliminieren. So gesehen ist die therapeutische Begegnung risikoreich und vielleicht ist eine zentrale Botschaft an den Patienten, dass ich bereit bin, mich auf dieses Risiko einzulassen, anstatt den leichteren Weg zu gehen und in der Komfortzone zu verbleiben. Allein dies hätte bereits einen therapeutischen Effekt, und ich hatte eine Patientin (siehe Kapitel 17), die das genauso erlebte und dieses Risiko sogar verbal würdigte.

Sie war eine Frau, die niemand in emotionaler Weise an sich heranließ, und so geschah es ebenso die ersten zwei Jahre in unserer Therapie – ich kam an sie überhaupt nicht ran, und sie ließ es auch nicht zu. Erst als ich bereits war, »das Setting zu öffnen«, das heißt, aus dem komfortablen Sich-gegenüber-Sitzen in ein offeneres Setting zu wechseln (nach längerem Widerstreben meinerseits), vermochte sie sich in kleinen Schritten neu zu orientieren, irgendwann sogar Berührung zuzulassen (zunächst von mir initiiert, später von ihr erbeten), um eines Tages verblüfft und mit Tränen in den Augen festzustellen: »Ich habe einen Platz bei Ihnen!« Es war ein echter »magic moment« und diesem folgten noch andere.

Worauf will ich hinaus: Eigentlich zeigt doch der therapeutische Prozess, ob wir von der Grundtendenz in unserem Vorgehen richtig liegen! Rätselhafte Botschaften hin oder her, wenn ich es mal so salopp formulieren darf: Auch wenn das Dilemma der ursprünglichen Verführung vielleicht nie auflösbar sein wird und auch wenn wir immer wieder Unsicherheit aushalten bzw. würdigen müssen – als Teil unserer therapeutischen Haltung –, kann ein Zugang, der mit aktiven körperlichen Angeboten einhergeht, durchaus fruchtbar sein (wie dieses Beispiel ja zeigt), ohne dass es der einzige Weg sein muss! Therapeutische Prozesse sind ja sehr verschiedenartig, und ich kann niemals ausschließen, dass ein anderer Therapeut meine Patientin, die ich mit Worten nicht zu erreichen imstande war, das eventuell doch zuwege gebracht hätte.

Zurück zu den rätselhaften Botschaften: Ich würde meinen, es ist wichtig, darüber zu wissen, aber daraus den Schluss zu ziehen, therapeutische Aktivität oder gar körperliche Berührung fördere grundsätzlich unauflösbare rätselhafte Botschaften und damit verbundene unentwirrbare Verstrickungen und sei daher per se unanalytisch, scheint mir überzogen zu sein. Ich hebe das deswegen hervor, weil eine Reihe von Psychoanalytikern (einer davon ist beispielsweise der für das körperliche Geschehen grundsätzlich durchaus offene Psychoanalytiker Sebastian Leikert) in einer solchen Weise argumentieren: Aktivere Ansätze wie die von Reich oder auch die von psychodynamischen Körperpsychotherapeuten (Moser, Heisterkamp, Worm, Ware, ich selbst) würden die bereits bestehende Vielschichtigkeit im therapeutischen Vorgehen unnötig komplizieren. Das sehe ich nicht so, denn die Macht konkreter körperlicher Berührung kann immens sein – in ihrem therapeutischen Potenzial, aber natürlich auch in ihrer destruktiven Form (was wir »maligne Regression« nennen und wofür es in der Fachliteratur durchaus Beispiele gibt). Ist nachvollziehbar, was ich meine?

ChatGPT: Ja, das ist sehr nachvollziehbar und berührt einen wesentlichen Punkt in der Diskussion um die Integration körperlicher Interventionen in psychodynamisch orientierte Therapieformen. Dein Beispiel und deine Reflexionen zeigen die tiefen Ambivalenzen und das Potenzial, das in der körperlichen Berührung im therapeutischen Kontext liegt – sowohl als Chance für tiefgehende Veränderungen als auch als Risiko für Fehlentwicklungen. Ich möchte auf ein paar Kernpunkte eingehen, die ich in deiner Ausführung sehr treffend finde, und sie weiter ausführen.

1. *Die Anerkennung des Risikos und der Verwicklungen:* Dein Gedanke, dass jede therapeutische Intervention – ob sprachlich oder körperlich – immer auch unbewusste Botschaften enthält, die »rätselhaft« bleiben, trifft den Kern von Laplanches Theorie. Du machst jedoch einen wichtigen Punkt, indem du betonst, dass das Wissen um diese »rätselhaften Botschaften« nicht dazu führen sollte, sich aus Angst vor Verwicklungen passiv zurückzuhalten. Vielmehr geht es darum, diese Unvermeidbarkeit als ein Grundelement der therapeutischen Begegnung zu akzeptieren und zu würdigen. Therapie, gerade wenn sie mit körperlichen Angeboten arbeitet, wird dadurch tatsächlich riskanter, aber das bedeutet auch, dass sie lebendiger wird. Das Aushalten dieses Risikos und das Offenlegen des eigenen Engagements – wie in dem Beispiel mit deiner Patientin, die dich dafür explizit wertschätzte – können selbst eine heilende Botschaft transportieren: »Ich bin bereit, mich hier auf unsicheres Terrain zu begeben, weil ich daran glaube, dass es bedeutsam ist.« Diese Bereitschaft, sich einzulassen, sendet unbewusst die Botschaft, dass die Patientin »es wert ist«, dass man dieses Risiko eingeht.
2. *Das Paradoxon der Berührung: Nähe und Distanz:* Das Beispiel, das du schilderst – das sich entwickelnde Vertrauen deiner Patientin durch die »Öffnung des Settings« und das langsam wachsende Zulassen von Berührung – verdeutlicht, wie komplex das Thema der körperlichen Nähe in der Therapie ist. Körperliche Berührung in der Psychotherapie ist ein Thema, das sofort Ängste und Widerstände wachruft – sowohl auf Seiten der Therapeut:innen als auch der Patient:innen. Die Frage »Wie weit darf ich gehen?« ist eine immerwährende Gratwanderung. Die Botschaft, die in der körperlichen Berührung vermittelt wird, ist niemals rein. Sie ist eingebettet in die gesamte Beziehungsdynamik, die Vorgeschichte der Patientin, die gegenwärtigen Gefühle im Raum und die unbewussten Übertragungs- und Gegenübertragungsprozesse. Die Kunst besteht darin, körperliche Berührungen zu ermöglichen, aber nicht zu erzwingen; sie anzubieten, aber nicht aufzudrängen. Das bedeutet, Berührung nicht als »Technik« zu verwenden, sondern als Beziehungsangebot, das jederzeit auch zurückgewiesen werden kann. Diese Freiheit, Berührung zuzulassen oder abzulehnen, muss in der therapeutischen Beziehung ständig ausgehandelt werden.
3. *Die Frage nach der »richtigen« Technik und die Offenheit für Vielfalt:* Du gehst hier auf ein sehr wichtiges Argument ein: die Gefahr, körperliche

Interventionen als grundsätzlich »problematisch« abzustempeln, weil sie das »Rätselhafte« vermehren könnten. Ich stimme dir zu, dass diese Sichtweise einseitig und reduktiv ist. Der Kern der Arbeit mit dem Unbewussten besteht darin, die Ambivalenzen zu zulassen und unterschiedliche Zugänge zu integrieren, anstatt von vornherein bestimmte Methoden auszuschließen. Gerade in Fällen, in denen sich das Unbewusste weniger in Sprache, sondern mehr im Körperlichen und im Beziehungsgeflecht ausdrückt, kann eine rein sprachliche »Redekur« an ihre Grenzen stoßen. Das bedeutet jedoch nicht, dass körperliche Zugänge die »richtige« Lösung sind – sie sind lediglich eine mögliche Form, Zugang zu jenen Aspekten zu bekommen, die sich auf rein verbaler Ebene verschließen. Wichtig ist die Haltung, mit der körperliche Interventionen angeboten werden: Sie sollten immer Erforschung sein [»schauen wir, was passiert, wenn …« P. G.], das heißt, sie laden den Patienten dazu ein, die eigene körperliche Resonanz zu spüren und zu erkunden, ohne dass vonseiten des Therapeuten eine vorgefertigte Deutung aufgezwungen wird.

4. *Maligne Regression und die Grenzen körperlicher Berührung:* Ein sehr bedeutsamer Punkt, den du ansprichst, ist das Risiko der malignen Regression. Gerade in Therapien, die mit körperlicher Berührung arbeiten, kann es passieren, dass Patient:innen in ein tiefes Bedürfnis nach körperlicher Nähe und Halt hineinrutschen, das in der Realität nicht gestillt werden kann – zumindest nicht auf die Weise, die sie sich erhoffen. Hier besteht die Gefahr, dass die körperliche Nähe nicht integriert, sondern regressiv genutzt wird, um alte, unbefriedigte Bedürfnisse nachzunähren. Das Ergebnis ist oft keine Integration, sondern eine Art »Sucht« nach dem körperlichen Kontakt, die den therapeutischen Prozess stagnieren lässt. Dies bedeutet nicht, dass körperliche Berührung grundsätzlich schädlich ist, aber es erfordert eine besonders hohe Sensibilität und die Bereitschaft der Therapeut:innen, solche Entwicklungen frühzeitig zu erkennen. In manchen Fällen kann es sinnvoll sein, Berührung wieder zurückzunehmen und mit der Patient:innen das erlebte Verlangen und die Enttäuschung zu bearbeiten, ohne das Bedürfnis weiterhin »zu bedienen«. Es ist diese Fähigkeit, körperliche Nähe als Angebot zu gestalten und nicht als Beantwortung eines Bedürfnisses, die den Unterschied macht.
5. *Die Botschaft des »Bereitseins«:* Du erwähnst eine sehr interessante Beobachtung: Dass die Bereitschaft, das Risiko der körperlichen Nähe einzugehen, bereits eine tiefe Botschaft an die Patientin darstellt. Hier geht es um das implizite Wissen, das vermittelt wird, wenn die Therapeutin aus seiner eigenen Komfortzone heraustritt und bereit ist, sich auf das Beziehungs-

angebot der Patientin wirklich einzulassen. Diese »Mutbotschaft« ist eine Einladung zur Beziehung: »Ich bin bereit, mich von dir berühren zu lassen, emotional und auch körperlich.« Gerade in Fällen, in denen die Patient:innen sich selbst als »unberührbar« oder »nicht begehrenswert« erlebt hat, kann eine solche Botschaft tiefgreifende Veränderungen anstoßen. Es geht weniger darum, Berührung zu geben, als vielmehr darum, eine Art Offenheit für die Möglichkeit von Berührung zu signalisieren. Dies kann auch dann der Fall sein, wenn die Berührung selbst nicht physisch erfolgt, sondern sich in einer körperlich spürbaren Form von Nähe ausdrückt: in der Art und Weise, wie die Therapeutin sich bewegt, sich positioniert oder seine Präsenz gestaltet.

6. *Integration der Vielschichtigkeit im therapeutischen Vorgehen:* Die abschließende Frage ist also nicht, ob körperliche Interventionen oder sprachliche Interventionen »besser« sind, sondern wie sie in einem tiefen, psychodynamisch orientierten Verständnis von Beziehungsgestaltung integriert werden können. Was zählt, ist die Kohärenz des Vorgehens, das heißt, dass die gewählten Interventionen sowohl mit der individuellen Thematik der Patientin/des Patienten als auch mit der grundlegenden therapeutischen Haltung im Einklang stehen. Manchmal wird die »Vielschichtigkeit« durch körperliche Berührung nicht unnötig kompliziert, sondern vielmehr erweitert und vertieft, weil sie Aspekte berührt, die auf rein verbaler Ebene unzugänglich bleiben. Die Herausforderung besteht dann nicht darin, zu »entscheiden«, welche Methode die richtige ist, sondern im Umgang mit dem, was sich zeigt – und dabei offen für das Risiko und die Verwicklungen zu bleiben, die jede echte Begegnung mit dem Unbewussten mit sich bringt.

Teil 2: Körperliche Berührung in der Selbsterfahrung und der Psychotherapie Erwachsener

In diesem Teil kommt die enorme Vielfalt an Phänomenen zur Sprache, die mit körperlicher Berührung einhergeht. Angrenzende Fragestellungen werden diskutiert. Thematisiert werden körperliche Berührungen im Gruppensetting und in der Einzeltherapie mit Erwachsenen. In Fallverläufen werden sowohl gelungene als auch misslungene Beispiele dargestellt. Am Ende präsentiere ich erste Gedanken zu einer Leitlinie, die als zukunftsweisendes Gerüst für die Anwendung körperlicher Berührung in der psychotherapeutischen Praxis dienen könnte und auch dazu, um Standards und Qualitätskriterien zu fördern, die eine fundierte und verantwortungsvolle Anwendung körperlicher Berührung in der Psychotherapie ermöglichen.

Kapitel 10: Phänomenologie der Berührung

In diesem Kapitel werden einige der zahlreichen und vielschichten Möglichkeiten körperlicher Berührung geschildert. Das inhaltliche Material für die folgenden Beschreibungen und ebenso für die anknüpfenden Diskussionspunkte (Kapitel 11) entstammen ganz überwiegend insgesamt 16 Experteninterviews, die ich im Zuge der gedanklichen Durchdringung des Buchthemas geführt habe. Die Interviews folgten keinem Standardleitfaden, sondern jedes einzelne entfaltete sich in seiner eigenen Dynamik als Folge unseres Austausches. Sämtliche Interviews befinden sich im Netz und können zur Gänze nachgelesen werden (www.psychoanalyseundkoerper.at/laufende-projekte/).

10.1 Taktile Berührung

»In der Gruppe kämpften zwei Männer miteinander. Sie waren unerbittlich, keiner wollte nachgeben und verlieren. Ich wurde ganz traurig. Neben mir stand der Ausbilder. Er spürte das, *legte den Arm um mich,* und dann liefen uns beiden die Tränen« (Geuter, 2024; Hervorh. P. G.). In diesem Beispiel ruft die *taktile Erfahrung* des Berührtwerdens durch den Arm des Ausbilders eine emotionale Öffnung hervor, die beim Gruppenteilnehmer zu einem Tränenfluss führt.

»In der Körpertherapie (Einzel) konnte ich mich in einer Situation kaum aus dem Weinen über Verlassenheit und Kälte (im Babyalter?) beruhigen. Ich schluchzte fortgesetzt. Da legte mir die Therapeutin sanft und intuitiv richtig die Hand zwischen die Schulterblätter. Mit leichter Bewegung zwischen den Schulterblättern erreichte sie mich in einem frühen Kleinkind- oder Babyalter. Langsam beruhigte ich mich und wurde zufrieden, glitt fast in den Schlaf. Es tröstete, dass ich offenbar an eine alte Berührungserfahrung anknüpfen konnte. Die eine Großmutter oder eine Haushälterin hatten mich offenbar so getröstet. Ich blieb nicht alleine« (Motzkau, 2024).

Der zeitliche Verlauf bei derartigen Berührungen kann unterschiedlich sein. Im letztgenannten Beispiel handelt es sich um eine anhaltende Berührung, im folgenden um eine flüchtige: »Manchmal [...] lege ich spontan meine Hand auf die Schulter der Klient:in, das ist mitunter wie eine flüchtige Geste von ›es wird wieder‹ oder ›tapfer durchgehalten‹ (Stumm, 2024).

10.2 Haptische Berührung

»Meine Therapeutin und ich stellten spielerisch eine kindliche Szene nach: Sie tat so, als wollte sie zur Tür hinausgehen, und ich sprang von hinten auf sie bzw. klammerte mich an sie fest und versuchte sie, wie ein Kind die Mama, lustvoll zurückzuhalten. Ich spürte eine Hemmschwelle und eine Sorge um die Therapeutin, dass ich nicht zu heftig sein und ihr nicht weh tun wollte. Einerseits entsprach dies einer realen Ebene, denn meine Therapeutin war schon älter; gleichzeitig drückte sich darin möglicherweise auch die Angst aus, das geliebte Objekt zu beschädigen oder gar zu zerstören. Denn mir fehlte die (auch körperliche) Erfahrung, das geliebte Objekt berühren bzw. auch haptisch zu greifen, halten oder gar zurückzuhalten zu dürfen. Insofern stellte die Interventionserfahrung auch eine ›haptische Erprobung‹ dar, wie zart oder fest es möglich ist, das Gegenüber zu berühren, dass es – wenn es für einen selbst lustig oder schön ist – eine Balance mit dem Wahrnehmen des anderen zu finden gilt, auch die Grenzen des anderen zu spüren. Ein wesentliches Element war die Erfahrung, dass ich im Ausagieren meiner Impulse nicht weggestoßen wurde, sondern eine ebenso lustvoll-spielerische Resonanz möglich war« (Rabenstein, 2024).

Im Verhältnis von taktil zu haptisch stellt Christine Geißler (2024) fest:

»Da ist ein deutliches Übergewicht von taktilen Erfahrungen. Weniger, aber auch, kommt es zu einer beidseitigen/abwechselnd aktiven Rolle und am wenigsten ereignet sich ein einseitiges aktives Tun der Patientin/des Patienten.«

10.3 Selbst erfahren werden durch Berührung

Berührung verändert das Körpererleben. Damit ist gemeint, dass körperliche Berührungen einen direkten Einfluss auf das Empfinden und die Wahrnehmung des eigenen Körpers haben, infolge physiologischer Reaktionen (Herzfrequenz,

Muskelspannung, Hautleitfähigkeit u.a.), Wahrnehmungsänderungen (Verbundenheit, Entfremdung u.a.), emotionaler und sozialer Wirkungen (Sicherheit, Geborgenheit, Zuneigung u.a.).

»Es handelte sich um eine Gruppensitzung mit acht Teilnehmenden. Die Anweisung lautete: Es sollen sich Paare finden, die zunächst nur miteinander arbeiten ohne Worte und wechselseitig den Körper des anderen mit Berührung erkunden. Der/die ›Erkundete‹ schließt die Augen. Ich mache das Experiment mit einer Kollegin. Wir vereinbaren, dass zunächst ich ›ertastet‹ werde. Ich stehe also frei im Raum, schließe die Augen und warte ab. Ich spüre in beiden Oberarmen, dass sie von zwei Händen berührt werden. Bei geschlossenen Augen fühlt sich das etwas seltsam an. Was passiert jetzt? Ich fühle mich etwas außerhalb der eigenen Kontrolle. Das Berührtwerden ist mir nicht grundsätzlich unangenehm. Die Hände gleiten an meinen Unterarmen entlang, langsam, ohne Druck, erreichen meine Handgelenke, verweilen dort einen Moment, als wäre da eine kleine Scheu, zu den Händen zu gelangen. Dann erfolgt, wie ich es empfinde: mit einem kleinen Ruck der Übergang zu meinen Händen. Die werden zunächst zwischen Daumen und Fingern der tastenden Hände gefasst, leicht gedrückt, das empfinde ich als angenehm, fast möchte ich, dass das länger dauern möge, tut es aber nicht: Die ›fremden‹ Hände umfahren die Konturen meiner Hände, ergreifen nacheinander meine Finger, da entsteht so etwas wie ›Kontrolle‹: Ich weiß, dass die fremden Finger jetzt nacheinander meine Finger entlangfahren: Sind sie beim Zeigefinger, folgt der Mittelfinger, dann der Ringfinger. Ich weiß, was da kommt, da habe ich jetzt eine gewisse Kontrolle. Doch nur kurz: Die tastenden Hände verlassen die meinen, gehen auf die Außenseiten meiner Oberschenkel über, fahren von dort meine Flanken hinauf, ganz langsam, vorsichtig, als würden sie meinen Körper wie ein unbekanntes Terrain erkunden. Meine Wahrnehmung verändert sich schleichend: Ich bin immer mehr innerlich einverstanden mit dem, was da abläuft. Ich merke, dass da nichts Gefährliches geschieht, dass ich die Kontrolle gar nicht brauche. Da ist jetzt schon ein ›kleines Vertrauen‹. Die fremden Hände vergrößern ihre Auflagefläche: fahren langsam über meine Brust nach oben, erreichen meine Schultern, drücken von oben darauf, dies wirkt fester als zuvor. Sie nähern sich von beiden Seiten meinem Nacken, treffen sich dort, umschließen meinen Hals, mich durchblitzt der Gedanke: ›Könnte gefährlich sein, nein, ist es aber nicht.‹ Die Hände ziehen weiter, umfahren meinen Kopf, trennen sich, eine Hand streicht über mein Gesicht, berührt die geschlossenen Augen: eigentümlich: Da ist keine Angst, die Hände werden meinen Augen nichts tun. Die Hände verlassen mein Gesicht, meinen Kopf, ziehen über den Hals zusammen nach unten, mitten über die Brust, nähern sich meinem Bauch, ich merke, dass sich mein Puls leicht beschleunigt, die Hände kom-

men auf dem Bauch langsam hinuntergleitend meinen Geschlechtsorganen immer näher, das bekommt eine andere Qualität, da kommt wieder eine leichte Angst auf, meine Arme und Hände verspüren einen Impuls, schützend einzugreifen, ich muss sie innerlich bremsen; die fremden Hände ziehen tatsächlich weiter nach unten, langsam auch über meine Geschlechtsteile hinweg, mich überkommt eine deutliche Aufmerksamkeit und Unruhe; aber es passiert nichts. Trotzdem beruhigt es mich, als die fremden Hände langsam weiterziehen auf die Vorderseiten meiner Oberschenkel. Dort scheint es mir ungefährlicher, der Puls wird ruhiger; die Hände bewegen sich langsam abwärts, die Beine entlang, sie umstreichend, ziehen bis zu den Füßen und beenden dort ihre Erkundungsreise.
Insgesamt war dieser gesamte Vorgang für mich spannend: Ohne Augenkontrolle machte die fremde Berührung auf jeden Fall auch Angst: Ich bin ausgeliefert, mir könnte Gefährliches und Unangenehmes drohen, Fluchtimpulse tauchen auf, der Wunsch, das Ganze möge schon vorbei sein. Die Impulse sind ganz offensichtlich abhängig von der ›Körpergegend‹, die gerade im Zentrum der Aufmerksamkeit steht. Je länger das Experiment dauert, desto vertrauter wird aber auch die Berührung insgesamt, bis hin zu angenehmen Empfindungen und dem aufkeimenden Wunsch, sie möge andauern« (Reinert, 2024).

Dieser intensive Erfahrungsbericht beschreibt, wie Berührung in einer therapeutischen Übung eine Reihe emotionaler und körperlicher Reaktionen auslöst und wie sich das Empfinden im Verlauf schrittweise verändert. Im Wechselspiel zwischen Kontrolle und Ausgeliefertsein fühlt sich der Erfahrende zu Beginn »außerhalb der eigenen Kontrolle«, ein Zustand, der sich durch die geschlossenen Augen und die fremden, unerwarteten Berührungen verstärkt. Der fehlende visuelle Input verstärkt die Abhängigkeit von taktilen Wahrnehmungen und steigert die Sensibilität gegenüber der Berührung. Der Wechsel zwischen Angst und Vertrauen, der hier in verschiedenen Phasen beschrieben wird, verdeutlicht, wie die Kontrolle durch das Wissen um die Berührung (wann und wo sie stattfindet) an Bedeutung gewinnt und auch die emotionalen Reaktionen beeinflusst.

Die Wahrnehmungen und Reaktionen variieren stark je nach berührter Körperregion. Hände, Schultern und Gesicht werden mit weniger Abwehr und mehr Offenheit wahrgenommen, während Berührungen im Bereich des Bauchs und der Genitalien Unruhe und Fluchtimpulse hervorrufen. Die persönliche Bedeutung im Hinblick auf die erlebte Verletzlichkeit jeder Körperregion spielt hier eine große Rolle. Der Erfahrende beschreibt eine Art »inneres Einverständnis« und das Aufkeimen eines »beginnenden Vertrauens«, mit der Folge, dass sich anfangs als fremd Erlebtes in etwas verwandelt, das sich zunehmend vertrauter anfühlt.

Die Schilderung verdeutlicht ebenso den Unterschied zwischen taktiler und haptischer Wahrnehmung. Anfangs steht das Empfangen der Berührung (taktil) im Vordergrund. Durch die bewusste Achtsamkeit des Erfahrenden und seine sich steigernde Vorhersagbarkeit der Berührungen wandelt sich das Empfinden von passivem Berührtwerden zu einem interaktiven Erleben. Die Entwicklung von Vertrauen, das sich durch eine neue Selbstwahrnehmung und die gefühlte Kontrolle entfaltet, verdeutlicht, wie der Rollenwechsel hin zur haptischen Wahrnehmung in der Lage ist, das passive Berührtwerden zu einem aktiven Prozess der inneren Zustimmung zu transformieren.

Zusammengefasst lässt sich diese Übung als ein Weg zur Selbstwahrnehmung und zur Erkundung des eigenen emotionalen Umgangs mit Berührung verstehen. Die schrittweise Entwicklung von Vertrauen und Akzeptanz zeigt, wie die taktile und haptische Wahrnehmung miteinander verwoben sind und wie beides eine ganzheitliche Selbsterfahrung unterstützt.

10.4 Unbewusste Reaktionen erspüren durch Berührung

»Es ging darum, nach einer Konfrontation in der Gruppe durch eine Teilnehmerin, meine Reaktion zu spüren: Wenn ich mich recht erinnere, war da I. neben mir und hat mit mir gesprochen, u. a. gemeint, dass ich atmen solle und meine Hände (die in dem Moment wohl zu Fäusten geballt waren) spüren sollte. Er ist dann hinter mir gestanden und ich erinnere, dass er die Hände sowohl in meinem Rücken als auch in der Höhe des Zwerchfells (Solarplexus) immer wieder sanft aufgelegt hat. Spannend dann aber, dass die ganze Erfahrung eher ›nicht bewusst‹ abgelaufen ist, mir wurde später erzählt, dass ich die Teilnehmer auf eine Art angeschrien habe, also sowas wie ein ›Nein‹ oder so. So ähnliche Berührungen erinnere ich auch aus den Jahresgruppen – also sanftes Handauflegen, manchmal mit verbalen Kommentaren, manchmal ohne solche« (Schwetz, 2024).

In dieser Episode wurde körperliche Berührung als Mittel zur emotionalen und körperlichen Selbstwahrnehmung verwendet. Die sanften Berührungen durch I. dienten dazu, der betroffenen Person eine Form der Unterstützung zu bieten und sie in ihren Körper zurückzuführen. Durch das Spüren des Atems und die Aufforderung, die Hände bewusst wahrzunehmen, wurde eine Verbindung zum Körpergefühl hergestellt. Dadurch wurde ein Zugang zu einer tieferen, nicht-intellektuellen Ebene der Wahrnehmung ermöglicht, was schließlich zur spontanen verbalen Reaktion (»Nein«) geführt hatte.

Tatsächlich zeigt die Erfahrung, dass bestimmte Themen über den körperlichen Zugang mithilfe von körperlicher Berührung leichter zu erschließen sind. In der Psychotherapie begegnen wir häufig Patient:innen, die eine ausgeprägte Tendenz zur Selbstkontrolle zeigen. Dieses »Kontrollthema« bleibt in einer rein verbalen Therapie oft schwer greifbar, da es den Betroffenen nicht leichtfällt, diese Tendenz in all ihren körperlichen Auswirkungen bewusst zu erkennen. Im körpertherapeutischen Zugang hingegen wird diese Dynamik häufig unmittelbar erfahrbar.

Ein einfaches Beispiel: Wenn ich einen Patienten bitte, sich hinzustellen, sich vorzubeugen und den Kopf hängen zu lassen, fällt es vielen schwer, die Nackenmuskulatur loszulassen. Stattdessen halten sie diese unbewusst angespannt. Diese unbewusste Anspannung der Nackenmuskulatur, mit der Folge, dass der Kopf nicht einfach »losgelassen« wird (was sich in der Regel auch angenehmer anfühlt), ist der körperliche Ausdruck eines Kontrollthemas. Um die Kontrolltendenz deutlicher spürbar zu machen, kann ich in den Nacken des Patienten greifen, seinen Kopf sanft bewegen und dabei den Widerstand gegen das Loslassen unmittelbar fühlbar machen. Die unmittelbare körperliche Erfahrung ist meistens sehr viel einprägsamer als jeder Versuch einer Verbalisierung der Thematik. Die körperliche Erfahrung macht die unbewusste Anspannung direkt erlebbar. Das unmittelbare körperliche Erleben im »Hier und Jetzt« ist der unmittelbare und unwiderlegbare Beweis für die zugrunde liegende Tendenz zur Kontrolle und verankert sie auf einer körperlich fühlbaren Ebene. Die körperliche Berührung dient in diesem Fall als Wahrnehmungshilfe.

10.5 Empathische, vertrauensfördernde und Halt gebende Berührungen

»Es handelt sich erneut um eine Gruppensitzung mit acht Teilnehmenden. Thema ist ›Vertrauensbildung‹. Mir wird vorgeschlagen, mich von der Gruppe ›tragen‹ zu lassen. Mein Gefühl ist Unsicherheit. Eine gewisse Angst: Können die mich denn wirklich halten? Es sind Teilnehmerinnen dabei, die relativ klein und von eher schmächtiger Konstitution sind. Ich werde ermutigt und lasse mich auf das Experiment ein. Ich lege mich auf den Boden. Soll die Gruppenmitglieder um mich herum verteilen, wie es mir passend erscheint. Ich suche jeweils zwei Teilnehmer mit einer etwa gleichen Größe aus, die ich einander gegenüber postiere, einer rechts, einer links von mir. Dabei achte ich darauf, die kräftigsten Männer beidseits meines Becken- und Schulterbereiches zu dirigieren. Die anderen Beteiligten verteile ich auf die

Beine, eine Teilnehmerin bitte ich, meinen Kopf zu halten. Alle begeben sich auf die ihnen zugedachte Position und knien sich hin; sie legen ihre Hände an und auf meinen Körper. dorthin, wo sie mich glauben, halten zu können, die drei Männer und die Frau, die den Körper tragen sollen, greifen unter mir durch und verbinden ihre Hände miteinander. Das allein verändert mein Gefühl: Ich spüre: Jetzt wird es ernst, jetzt kommt es darauf an, ob sie meinen Körper halten können. Da ist schon eine gewisse Angst, die mich angespannt sein lässt. In meiner Fantasie gehe ich die Gruppenmitglieder durch und stelle fest, dass ich die Zuverlässigkeit der einzelnen Beteiligten sehr unterschiedlich einschätze. Es sind Leute darunter, denen ich spontan nicht so viel zutraue. Auf Anweisung des Therapeuten und Kommando hebt die Gruppe mich gleichzeitig an. Alle knien, mein Körper schwebt nun, aber noch nicht so hoch: wenn ich jetzt falle, dürfte das noch nicht so schlimm sein. Jetzt werden sie angehalten, aufzustehen, Das ist in meinem Erleben ein kritischer Punkt, zumal es ›rumpelt‹, nicht alle genau gleichzeitig dieselben Bewegungen vollziehen. Doch es gelingt: Jetzt stehen alle, ich schwebe. Die beruhigende Stimme des Gruppenleiters erreicht mich, ich merke: Die ist wichtig, vermittelt mir ein gewisses Vertrauen. Erst jetzt merke ich, dass ich meinen Kopf nicht loslasse, ihn vielmehr doch im Nacken halte. Ich lasse ihn bewusst los: Tatsächlich wird er gehalten. Auch andere Körperregionen fühlen sich nicht frei an. Ich lasse sie los und merke: Das geht, ich falle nicht. Ich merke, dass ich noch sehr viel denke und versuche, die Situation, während sie abläuft, gleichzeitig auch ›im Griff‹ zu behalten, parallel auch noch wie von außen zu betrachten. Auch auf jede Bewegung eines Trägers/der Trägerin reagiere ich. Ah, da steht der […], da die […] Kann er/sie mich jetzt nicht mehr halten? Alles scheint gut zu gehen. Aber es taucht eine neue Angst auf: Wie lange halten die mich jetzt schon? Lässt deren Kraft nicht nach? Bin ich nicht lästig? Möchten die mich nicht endlich ablegen? Bin ich nicht gar eklig? Wir sind uns ja doch sehr nah […]
Auf Vorschlag des Leiters beginnt die Gruppe, mich ganz sanft zu wiegen, beginnt dazu, zusammen einen Ton zu summen. Es entsteht in mir immer mehr eine innere Ruhe, auch eine Wohligkeit, das soll möglichst ewig so weitergehen. Ich denke nicht mehr nach, bin nur noch in meinem Gefühl, habe auch keine Angst mehr.
Nach einer ganzen Weile teilt der Leiter mit, dass man mich jetzt ablegen wird. Auf Kommando hin gehen alle Träger in die Knieposition, das ›rumpelt‹ wieder kurz, dann werde ich abgelegt, die haltenden Hände werden zurückgezogen, ich liege wieder allein, bin aber ganz wohlig zufrieden und merke, dass sich meine innere Beziehung zu einzelnen Gruppenmitgliedern leicht verändert hat: Ich sehe sie anders als vorher, fühle mich verbunden. Eine sehr schöne Erfahrung« (Reinert, 2024).

Was war hier geschehen? In dieser Gruppensitzung zur Vertrauensbildung ließ sich der Gruppenteilnehmer von den anderen Teilnehmenden körperlich tragen, was zunächst Unsicherheit und Angst auslöste. Er legte sich auf den Boden und verteilte die Gruppenmitglieder in strategischer Weise um seinen Körper, sodass er kräftige Personen an den zentralen Stützpunkten positionierte. Beim Anheben spürte er Unsicherheiten und bewertete innerlich die Zuverlässigkeit der einzelnen Tragenden. Durch das sanfte Wiegen und gemeinsame Summen der Gruppe entspannte er sich zunehmend, bis sich schließlich tiefes Vertrauen und ein Gefühl der Wohligkeit einstellte. Nach dem Ablegen spürte er eine neue Verbundenheit zu den Gruppenmitgliedern und fühlte sich gestärkt durch diese Erfahrung.

Eine andere Möglichkeit besteht in körperlicher Berührung im Kontext der Herstellung einer Szene:

»Haltgebende Berührung verwende ich am meisten im Rahmen von szenischer Arbeit, wenn ich die Rolle eines haltgebenden Objekts übernehme oder im Zuge einer Wahrnehmungssequenz der Patient:innen der Halt als Thema auftaucht und weiter exploriert wird. Eine Patientin schildert z. B., dass sie sich in der Konfrontation mit Autoritätspersonen immer wie ein kleines Kind fühlt, unfähig, noch etwas zu sagen. Wir stellen eine aktuelle Szene nach, wobei das Gegenüber, durch einen Gegenstand symbolisiert, schnell als Mutter-Objekt von ihr identifiziert wird. Wir explorieren gemeinsam, welche Art von Unterstützung sie für diesen gefühlten Kleinmädchen-Teil bräuchte, wenn eine erwachsene Person da wäre für sie. Ich übernehme nun diese, von der Patientin ausgesprochene Position, stelle mich hinter sie und frage sie, ob das nun so stimmig sei oder noch etwas fehlt oder verändert werden soll. Sie meint nun, dass eine Hand auf der Schulter gut wäre. Ich lege meine Hand auf ihre Schulter und sie spürt, dass sich ihr Gefühl in der imaginierten Konfrontation geändert hat. Sie nimmt sich ruhiger wahr, und es kommen spontan Sätze, die sie dem Gegenüber sagen möchte. Nach Abschluss dieser Sequenz reflektieren wir gemeinsam das Erlebte und verbinden es, soweit möglich, mit dem ursprünglichen aktuellen Thema [...] Das körperliche Spüren von haltgebender Berührung kann viel frühes Material spontan in Erinnerung und ins aktuelle Spüren bringen« (C. Geißler, 2024).

Derartige Erfahrungen lösen nicht selten Gefühle der Geborgenheit aus:

»Ein Vorschlag meiner Therapeutin für eine Körpererfahrung war ›Abrahams Schoß‹. Die Bezeichnung geht auf Tilmann Moser zurück. Die Therapeutin setzte sich auf den Boden, mit dem Rücken angelehnt und öffnete ihre Beine aufgestellt, sodass ich mich zu ihrem Schoß hin in die Öffnung der gegrätschten Beine hineinsetzen und mich mit dem Rücken an ihren Oberkörper anlehnen konnte. Sogleich stellte sich ein von Ambivalenz gekennzeichnetes Gefühl ein: die Angst, sie könnte die Beine und damit mich zusammenpressen; gleichzeitig kündigte sich vorsichtig ein wohliges Gefühl, eine Ahnung von Geborgenheit und Schutz an. Die Ambivalenz spannte sich zwischen der real erlebten Muttererfahrung in der Vergangenheit und dem aktuellen, korrektiven Erfahrungsangebot auf. In dieser Ambivalenz war ich zunächst erstarrt, ich ließ das Angenehme über mich ergehen, konnte mich aber noch nicht aktiv dafür öffnen, ich blieb alarmbereit in der Anspannung, denn der liebevolle Umgang hätte jederzeit in etwas Bedrohliches umschlagen können. So erlebte ich es jedenfalls in der (auch körperlichen) Mutter-Übertragung auf die Therapeutin. Ich weiß nicht mehr, ob ich es damals getan habe, aber im Erinnern spüre ich jetzt gerade den Impuls, dass ich der Therapeutin gerne an die Knie gefasst hätte, um zu sehen, ob ich ihre Beine locker nach außen oder innen bewegen könnte, um eine Selbststeuerung zu haben« (Rabenstein, 2024).

10.6 Regressionsfördernde Berührung

Das nächste Beispiel beschreibt den Beginn einer außergewöhnlichen »Reise« in die körperorientierte Selbsterfahrung, die ihre Wirkung erst in voller Tiefe offenbart. Während einer intensiven Gruppenübung, bei der die Teilnehmenden in einer fordernden körperlichen Haltung verharren, erlebt der Gruppenteilnehmer zunächst Erschöpfung und Widerstand. Dann, durch eine unerwartete Berührung, bricht plötzlich eine überraschende Dynamik auf:

»Die folgende Erinnerung zählt zu meinen frühesten, was die körperorientierte Selbsterfahrung betrifft. Ich nahm an einer fünftägigen Gruppe teil, wo laut Ankündigung mit körperlichen Methoden gearbeitet werden würde. Die Gruppe hatte mehr als 30 Teilnehmer und wurde von einem Leiter zusammen mit mehreren Assistenten geleitet. Nach einem ersten Tag, wo allgemeines, gegenseitiges Kennenlernen und die Anliegen der Teilnehmer im Vordergrund standen, wurde am zweiten Tag gleich zu Beginn eine Übung für die gesamten Gruppe vorgestellt. Einer der Assistenten zeigte den bioenergetischen Bogen vor, und wir bekamen folgende Anweisung: Jeder stellt sich im Raum auf einen Platz, schließt die Augen, lässt sie während der ganzen Übung geschlossen, geht in die Position des Bogens, bleibt auf seinem Platz stehen, versucht, alles zuzulassen, was dann kommt, und versucht, bei sich zu bleiben, egal was rundherum passiert.
Ich begann also diese Übung mit geschlossenen Augen. Da es bald anstrengend wird, wenn man den bioenergetischen Bogen länger macht, hörte man bald Keuchen, Schnaufen, die ersten noch unterdrückten Laute wurden hörbar, diese wur-

den immer lauter, und bald hörte man nur noch ein wildes Durcheinanderschreien, manchmal mehr wütend, manchmal mehr leidend. Die Versuchung war groß, herumzuschauen, aber die Anleitung war: Augen geschlossen und bei sich bleiben.
Mir ist es endlos vorgekommen, wie lange ich dagestanden bin. Emotional war es sehr wechselhaft zwischen Gefühlen von Wut über diese ›sinnlose‹ Anstrengung und Resignation, dass man keine befriedigende Position finden konnte. Immer wieder ›kämpfte‹ ich mit der Position, wir sollten ja im Bogen bleiben. Aber der innere Prozess stagnierte letztlich.
Plötzlich kamen aus dem Nichts zwei Hände, die meine Hände ergriffen. Das veränderte mein Erleben mit einem Schlag. Nun begann innerlich eine Dynamik, die sich verselbstständigte. In diesem Alleingelassensein und wie Sisyphos in einer sinnlosen Anstrengung verhaftet, hatte mich jemand gefunden. Das ›berührte‹ mich sehr. Dann begannen diese Hände mich langsam nach unten zu ziehen. In mir regte sich Widerstand. Ich wehrte mich, wollte nicht zu Boden gezogen werden und wurde auch sehr laut. Doch dann gab ich nach, überließ mich dem Gegenüber und schließlich lag ich erschöpft am Boden, vibrierend, erleichtert und langsam zur Ruhe kommend. Wieder nach einer unendlich lang erscheinenden Zeit wurden wir aufgefordert, uns in kleinen Gruppen zusammenzufinden. Jede Teilgruppe leitete ein Assisten/eine Assistentin, und nun kam einer nach dem anderen dran, von seinen inneren Erlebnissen zu erzählen. Ich konnte diese Erfahrung nun nachbearbeiten: Was es mit der Beziehung zu meinen primären Bezugspersonen zu tun hatte, dass mich der Kontakt und das ›nach unten gezogen zu werden‹ tief erschütterte« (Lang, 2024).
»Ich hatte schon eine Zeit lang eine gesprächsorientierte Psychotherapie gemacht. Meine Therapeutin war empathisch und half mir, die Dynamiken meines Gefühlslebens besser zu verstehen: das Zurückhalten von Gefühlen, das Kontrollieren, die chronische Angespanntheit. Ich konnte auch begreifen, wie sich all das entwickelt hatte, was es mit der Art der Interaktion mit meiner Mutter zu tun hatte. Das alles erhellte einiges. Aber es änderte nur sehr wenig in meinem realen Leben. Ich konnte weiterhin nicht mehr aus meinem inneren emotionalen Gefängnis heraus, ich konnte mir weiterhin nicht erlauben, Gefühle zuzulassen und die Kontrolle zu lockern und aus den Gefühlen heraus Handlungen zu setzen. Dann beendete ich die Therapie und wechselte zu einer Körpertherapeutin. Nach eine Einführungsphase des Kennenlernens und des Explorierens meiner Probleme schlug die Therapeutin vor, dass ich mich hinlegen solle. Ich lag auf einer Matratze am Boden, sie saß an der Seite dabei. Sie schlug mir vor, meinen Atem zu beobachten, wahrzunehmen, was in meinem Körper passierte, Empfindungen, Bewegungen, Impulse etc. Dieses Setting war sehr angenehm für mich, ich brauchte nicht mehr viel nachdenken, konnte mich gefühlterweise tatsächlich besser entspannen als in vielen Stunden des Sitzens in Stühlen. Am Ende der Sitzung fühlte ich mich sehr entspannt und

angenehm. Das hielt auch noch kurze Zeit an, bevor die Alltagssituationen mich wieder mehr forderten und ich in meinen ›Normalzustand‹ geriet. Diese Stunden waren wie Kurzurlaube, vielleicht sogar ›erste Besuche bei mir selbst‹, aber darüber hinaus konnte ich keine Veränderungen bemerken.
Nach einigen Wochen, die in der beschriebenen Art vergangen waren, passierte Folgendes: Wieder lag ich auf der Matte, die Therapeutin neben mir. Ich atmete, begann mich zu entspannen. Da spürte ich plötzlich eine feine, zarte Berührung auf meiner Brust. Eine Hand legte sich über meinem Herzen auf meinen Brustkorb. Nach einer kurzen Irritation, ein paar Fragen, die in meinen Kopf schossen – Was bedeutet das? Was will diese Hand? Wie soll ich da reagieren? –, passierte etwas für mich völlig Überraschendes: Ein Zittern ging durch meinen Körper. Das fing ganz sachte im Oberkörper an und breitete sich immer weiter aus, bis es auch Arme und Beine erreicht hatte. *Es* gab eine Tendenz, das anzuhalten. Dieses verselbstständigte Zittern machte mir auch Angst. Was wird aus dem, wo führt das hin? Aber die Neugierde und das positiv aufregende Gefühl, das mit dem unwillkürlichen Zittern verbunden war, überwog. Dann begann sich dieses Zittern zu verändern. Immer noch spürte ich die Hand auf meiner Brust und nun wurde aus dem Zittern eine konvulsive Bewegung und gleichzeitig begann ich zu schluchzen. Ich wusste nicht weswegen und hatte zuerst auch keine Bilder dazu, aber das Schluchzen führte in ein intensives Weinen, verbunden mit einem Schmerz. Der Körperkontakt zu meiner Therapeutin veränderte sich. Während ich mich im Weinen und im Schmerz zusammenzog, umschloss sie mich nun, wie wenn sie ein Kind halten würde. Ich fühlte mich in diesem Gehaltenwerden sehr geborgen. Langsam verebbte das Weinen, ich lag nur noch erschöpft und entspannt in ihren Armen.
Es brauchte noch eine Zeit, bis ich die Augen wieder öffnete und mein Blick den wohlwollenden Blick der Therapeutin traf. Zuerst gab es noch eine Scheuheit, vielleicht sogar etwas wie Scham, dass ich mich so hatte gehen lassen. Ich merkte aber schnell, dass das absolut okay war, dass ich heute und hier so angenommen wurde. Die Scham kam wohl auch aus einer Zeit, wo ich mit meinen Gefühlen nicht so wohlwollend gesehen und angenommen wurde.
Diese Szene wurde in der Therapie noch nachbesprochen und das ermöglichte mir, die Zusammenhänge zu verstehen. Hier wurde eine Urszene aus der frühen Beziehung zu meiner Mutter angetriggert« (Lang, 2024).

Derartige Berührungen können das innere Erleben enorm vertiefen und werden oft ähnlich beschrieben:

»Ich war erstaunt über die Tiefe des Erlebens, erstaunt über die Heftigkeit meiner Erschütterung und über die unaufhaltsamen Tränen, die bis dahin nie geweint waren. Ich möchte sagen, dass ich erst nach diesem tiefen Erleben – das auch mit der nie stattgehabten Verabschiedung von meinem Vater zu tun hatte – innerlich wirklich frei wurde, viel deutlicher ein Gefühl eigenen Seins verspürte, das ich bis dahin so nicht kannte« (Kuck, 2024).

Subjektiv fühlt es sich manches Mal so an, wie wenn sich im Zuge körperlicher Berührung »das Herz öffnen« würde. Das erlebte ich selbst während tiefer regressiver bioenergetischer Erfahrungen. Damit verbunden war ein sehr körperliches Gefühl der eigenen Verletzlichkeit, das ich in dieser Weise, in diesem »Aggregatzustand«[25], im Zuge zweier verbal geführter Analysen nicht zu erleben vermochte. Derartige körperlich erlebte Gefühle haben eine hohe Überzeugungskraft, die lebenslang in Erinnerung bleibt. Ich stehe mit dieser Ansicht nicht allein da: »Das Thema ›Herzöffnung‹ kann ich gut annehmen und mit meinen eigenen Erfahrungen in Verbindung bringen [...] Es hat sich tatsächlich so angefühlt – auch das Gehaltenwerden nach dem ›Arbeiten‹ (auch im Gruppensetting) war eine wunderbare und heilsame Erfahrung« (Schwetz, 2024).

Was die Intensität dieser Gefühle betrifft, erklärt ein Kollege aus der gemeinsamen bioenergetischen Ausbildungszeit: »Ich vergleich ja die Bioenergetik gerne mit der Atomenergie – d. h., dass wir ›reine Körperarbeit‹ übers Verbalisieren nicht in den Griff bekommen können und so nicht wirklich integrieren können. Mir fällt als Vergleich ein, wenn ich mit jemanden in Bergnot oder beim Segeln in den Sturm komme – dann ist das ein starkes Erlebnis« (Geißler, 2014, S. 99).

10.7 Existenzielle Gemeinsamkeit erleben (»being with«)

Das Erlebte im Zuge körperlicher Berührung kann sich »existenziell« anfühlen: »Ich glaube, dass dieses ›Gehaltenwerden‹ wohl eine tiefe Sehnsucht in mir getroffen hatte. Sicher in den Armen einer Person gehalten und gefasst zu sein [...] In diesem Moment so etwas wie eine gute Verbindung im Halt, nicht mehr auf sich allein gestellt sein oder so. Ich kann es nicht mit üblichen Gefühlen wie Freude, Lust, Liebe etc. verbinden, das trifft es nicht, aber auf jeden Fall etwas sehr Positives. Bei A.s unterstützender Berührung war es Überraschung, Freude, Ermutigung«. Gefragt, ob sich hier eventuell ein existenzieller Zustand von

25 Der Begriff »Aggregatzustand« wurde meines Wissens in diesem Zusammenhang ursprünglich von Tilmann Moser verwendet, ohne dass ich jedoch die genaue Quelle benennen könnte.

sicherer Verbundenheit äußert, eine »haltende Umgebung« im Sinne Balints, lautete die Antwort: »Ja genau, das trifft es ziemlich gut!« (C. Geißler, 2024).

»Das Berühren stellt offenbar einen ›Kontakt‹ her, bei dem etwas Gemeinsames entsteht, das nichts zu tun hat mit Berührung im erotischen Sinne […] Natürlich ist die körperliche Berührung eingebettet in eine Gesamtsituation, in der sie stattfindet. Ich glaube, dass der Ablauf einer körperlichen Berührung und ihre Auswirkungen bzw. Folgen ganz stark davon abhängig sind, was sie für den Menschen, der sie erstmalig erlebt, bedeuten (und das kann, glaube ich, sehr unterschiedlich sein): Wenn die Berührung bei einem Menschen erfolgt, der zu seinem Körper keine oder eine eher fremde Beziehung hat, ist das dann sicher schnell ›magisch‹ […] Dein Ausdruck ›existenzielle Gemeinsamkeit‹ gefällt mir recht gut. Der Patient/die Patientin ist durch den leiblichen Kontakt und die empfundene lebendige Körperlichkeit des Therapeuten/der Therapeutin vielleicht (in Resonanz) zum ersten Mal mit eigener (körperlicher) Lebendigkeit konfrontiert. Er/sie spürt etwas, das er/sie bisher nicht kannte« (Reinert, 2024).

Die Erfahrung existenzieller Gemeinsamkeit und Sicherheit befördert manches Mal einen Grad an Regression und emotionaler Involvierung, der psychosenahe Ausmaße annehmen kann:

»Es gibt eine Erinnerung, in der die Berührung zwar nicht im Zentrum stand, aber mir eine Gewissheit gab – ganz leibhaftig –, dass jemand im Hintergrund war, der mich in einem psychischen Ausnahmezustand begleiten und nicht alleine lassen würde. Ich war ›Patient‹ in einer von Albert Pesso geleiteten Einzelarbeit in der Gruppe. All das liegt lange zurück, manches erinnere ich nur vage, anderes aber – die Passage mit der Ritze [siehe unten] – bis heute in eindrücklicher Präsenz.
Es begann damit, dass sich in mir kreisende Bewegungen im Kopf und Schultern einstellten, die mehr und mehr eine ausweichende Qualität annahmen. Es schien da im Raum fliegende Objekte zu geben, länglich, die mir bedrohlich wurden. Das steigerte sich und ich bekam eine Art nackter Todesangst und begann zu schreien. Es schien keinen Schutz, keine Zuflucht zu geben. Ich wollte bloß fort, weg, mich irgendwo verstecken, ja mich auflösen. Ich kroch in Richtung Wand und glaubte – das war nun fast psychotisch –, ich könnte und müsste in der Ritze zwischen Fußleiste und Boden verschwinden. Ich schrie und schrie, spürte aber eben gleichzeitig die haltende Gegenwart des ›Zeugen‹ in der Gruppe und vor allem eine leichte Berührung durch Al Pessos Hand an meinem unteren Rücken. So ging das eine Weile, bis ich mich – erschöpft – beruhigte und langsam wieder zu mir kam. Es war wie ein Durchgang durch eine Angst, die immer schon untergründig zu mir gehört

hatte, die ich aber nun besser kannte und die in gewisser Weise durch dieses Erlebnis etwas von ihrer Bedrohlichkeit verloren hat.
Zur Karnevalszeit im Februar 1943, als ich sechs Monate war, waren meine Eltern ausgegangen und hatten mich der Obhut eines Kindermädchens überlassen. Die hatte sich aber ebenfalls davongemacht. Ein englischer Bomber verlor irrtümlich bereits über meiner Stadt eine Bombe, die in der Nähe explodierte. Ich lag im Wintergarten und die Scheiben des Wintergartens zersprangen durch die Explosionswellen. Ich war dem Knall, dem splitternden Bersten der Scheiben und der anschließenden Stille völlig allein und ohne jede Beruhigung durch jemandem ausgeliefert. Ich bin überzeugt, dass Spuren dieses Traumas in der Arbeit mit Al Pesso – letztlich heilsam – zugänglich wurden.
Dass ich mich durch längliche Teile bedroht fühlte, erkläre ich mir dadurch, dass sich in der Pesso-Erfahrung ein weiteres Trauma wiederbelebte. Im Alter von etwa fünf bis sechs Jahren saß ich auf einem Liegestuhl vor dem Haus und plötzlich brach ein schwerer Eichenvolut vom Balkon direkt über mir herab (eine Folge der Erschütterungen im Krieg), der mich mit seiner tödlichen Wucht nur um einen halben Meter verfehlte. Ich verlor daraufhin für eine Weile meine Sprache [...]
So wie ich es jetzt sehe, war diese leichte Berührung ein entscheidender Teil im Gesamt einer haltenden Umgebung. Die sich darin verkörpernde Anwesenheit mich begleitender Personen (der Gruppe, allen voran aber Al Pesso in der gespürten leichten Berührung am Rücken) verhinderte, dass ich mich quasi in der Ritze auflöste, sie machte es möglich, dass ein Teil meines Selbst mit der Realität und der aktuellen Beziehungsumgebung in Verbindung blieb« (Scharff, 2024).

Es ist oftmals eine Gratwanderung, was sich in derartigen Zuständen ereignet, und es bedarf eines hohen Ausmaßes an Professionalität – gegründet in eigener, körperliche Berührung einschließender Selbsterfahrung –, um das Fingerspitzengefühl für die richtige Dosis, den richtigen Zeitpunkt und ebenso den passenden Ort der körperlichen Berührung zu erkennen:

»Aber da fällt mir noch eines ein. Eine Patientin, die in einer Phase der Therapie hochsuizidal war und öfter kurz davorstand, sich wirklich umzubringen, sagte mir am Ende der Therapie, es hätte ihr geholfen, am Leben zu bleiben, weil sie gespürt hätte, dass ich mir wirklich gewünscht hätte, dass sie lebt. Und das hätte sie gespürt, wenn und wie ich sie in dieser ganz schwierigen Zeit am Ende der Stunde umarmt hätte« (Geuter, 2024).

10.8 Kraft, Grenzen und Selbstwirksamkeit erleben

Bauer (2024) erinnert sich an folgende Gruppentherapiesitzung: »Die Therapeutin fasst klar meine Unterarme und Oberarme, zeigt durch dieses eindeutige Anfassen Grenzen auf, die ich spüren kann und Sicherheit durch die Struktur meiner Muskulatur, die durch ein ›Kneten‹ der Muskulatur fassbar wird. Mein ganzer Körper und meine Kraft werden deutlicher spürbar.« Nach diesen Erinnerungen an intensive körperpsychotherapeutische Erfahrungen schildert eine Kollegin eine Übung, in der das Ausloten von körperlicher Kraft im Vordergrund stand.

»Sehr gut ist mir […] noch eine Übung in der Gruppe […] in Erinnerung, als ich mich gegen eine Gruppe von mehreren Männern gestemmt habe […] Es ging um meine Kraft, natürlich nicht nur im physischen Sinn. Die Gruppenleiterin, die einen gestalttherapeutischen Background hatte, hat vorgeschlagen, dass ich eine dünne Matratze, die von einigen Männern hochgehalten wurde, wegzudrücken versuche. Da konnte ich gut spüren, wie viel Kraft und Dynamik in mir steckt. Sie mussten Verstärkung holen bzw. voll dagegenhalten. Ich würde sagen, es hatte was von einer gut kanalisierten, gesunden Aggression an sich. Im Anschluss fühlte ich mich sehr lebendig, durchblutet und zufrieden« (Stumm, 2024).

Ein weiteres Beispiel zeigt, wie Selbstwirksamkeit durch körperliche Interaktion in einer therapeutischen Sitzung erfahren werden kann (Bauer, 2024): »Der Therapeut versucht, mich einzufangen, mit einem Seil. Es gelingt mir immer wieder zu entkommen, zu entwischen, ich spüre meine Selbstwirksamkeit, mein Vertrauen in mich, Freude im gemeinsamen Tun, Achtsamkeit, mich nicht vereinnahmen zu lassen.«

In einer anderen, besonders eindrucksvollen Erfahrung während einer Sommerwoche wird das Erleben von Verbundenheit und innerer Befreiung beschrieben:

»Ein anderes Mal (wieder im Rahmen einer toskanischen Sommerwoche) waren wir im dunklen Keller des Hauses gelegen, die Augen geschlossen und es gab so etwas wie eine Atemübung oder eine »Traumreise« – ich bin da gelegen und es war zunächst eher unangenehm, irgendwie forciert und etwas beengt, dann hat eine Teilnehmerin in meiner Nähe zu weinen begonnen und das hat mich genervt (›kleine Schwester raunzt‹). Die ›Übung‹ ging weiter (weiß den Kontext nicht mehr), jedenfalls hatte ich dann auch ein stärkeres Gefühl, zunächst noch nicht sehr differenziert. Dann ist I. zu mir gekommen und hat etwas Einfühlendes gesagt, mich wohl zum Atmen angeregt, dabei auch Hände auf die Brust und den Bauchbereich gelegt. Schließlich hat er sich auf mich draufgelegt und ich habe ihn fest umarmt und schließlich zu weinen begonnen. Aus dem Atmen ist schließlich ein ganz offener Schrei geworden, das war, wie wenn etwas durch mich durchgeflossen wäre, eine Mischung aus Kraft und Glück – das war wunderbar und sehr befreiend, stärkend und sehr verbindend« (Schwetz, 2024).[26]

Eine weitere Erfahrung veranschaulicht, wie ein kraftvoller stimmlicher Ausdruck durch die körperliche Unterstützung des Therapeuten ausgelöst wurde:

»Eine Erinnerung an Waldefried gibt es aber doch, die sehr markant war. Ich kann mich nicht mehr an die Vorgeschichte erinnern, aber jedenfalls schlug mir Waldefried vor, dem Gefühl einen Ton zu geben beim Atmen. Dann nahm er mich von hinten in die Arme, ich glaube wir beide saßen am Boden. Jedenfalls geschah etwas in mir durch dieses In-die-Arme-nehmen. Etwas brach auf, löste sich und meine Stimme wurde spontan tiefer und bekam ein Volumen ohne Anstrengung, das mir so völlig neu war« (C. Geißler, 2024).

Schließlich wird durch ein weiteres Beispiel gezeigt, wie achtsame Berührung ein tiefes Gespür für die eigene Körpergrenze und eine neue Selbstwahrnehmung schaffen kann:

»Eine eigentlich kleine Sequenz körperpsychotherapeutischer Arbeit, die mir nachhaltig in Erinnerung geblieben ist, war eine Berührung, deren Ziel es war, die Körpergrenze bewusst zu machen. Meine Behandlerin arbeitete mit einem langsamen, leicht rhythmischen Druck, der von der Außenseite meines Körpers zu dessen Zentrum gerichtet war; ihre Hände nahmen sich, langsam wandernd, immer wieder einen Teil von mir und komprimierten diesen sanft zwischen sich. Meinen Schultergürtel, meinen Brustkorb, meine Taille, das Becken, jeweils ein Bein […] Diese Berührung war respektvoll, Zeit gebend, interessiert und gleichzeitig sich selbst zurücknehmend. Die Berührung selbst war die eigentliche Therapie. Ich habe mich selten so deutlich in meinem körperlichen Dasein spüren können wie in diesen Minuten. Die berührte Silhouette meines Körpers wurde zu einem inneren ›Spür-Körperbild‹, das deutlich anders war als das ›Denk- und Seh-Körperbild‹, das ich bis dato von mir hatte (Gödeke-Krebs, 2024).

26 Diese Erfahrung fand in den »wilden« Zeiten der Körperpsychotherapie in den 1970er bis 1980er Jahren statt und würde aus heutiger Sicht mit Recht als potenziell übergriffig betrachtet werden.

10.9 Die eigene Wut entdecken

Wut ist eine jener Emotionen, die im Kontext körperpsychotherapeutischer Erfahrungen in einem ganz eigenen Aggregatzustand in Erscheinung treten kann:

»Wieder handelte es sich um eine Gruppensitzung mit acht Teilnehmenden. Ich hatte Dinge aus meiner ›Vorgeschichte‹ besprochen und war über alte Traumatisierungen und vor allem Erniedrigungen durch meinen Vater innerlich in eine gewaltige Wut geraten. Der Gruppenleiter bemerkte das und fragte, ob ich diese Wut wohl einmal richtig rauslassen könne und wolle. Ich fühlte mich auf der einen Seite sehr angesprochen davon, spürte aber, dass diese Wut so unermesslich sein würde, dass es gefährlich werden könnte: ›Dann würde ich alles kurz und klein schlagen!‹, sagte ich. Der Leiter schien davon nicht erschreckt zu sein und bot mir an, dass ich den Versuch ja mal wagen könne. Die Gruppe könne mir dabei helfen.
Obwohl ich eine deutliche Angst verspürte – das Experiment schien mir etwas unberechenbar –, erklärte ich nach kurzem Zögern und Besinnung auf die von mir empfundene grundsätzliche Zuverlässigkeit des Gruppenleiters, ich wolle mich darauf einlassen. Ich wurde gebeten, mich in die Mitte des Raumes zu stellen. Mir wurde erklärt, die Gruppe werde mich halten. Ich möge bitte den einzelnen Gruppenmitgliedern ihre jeweiligen Aufgaben dabei zuweisen. Ich suchte mir mit Anregung des Gruppenleiters – der insgesamt ganz ruhig und souverän wirkte, was für mich sehr wichtig war, seine Ruhe vermittelte mir ein gewisses Vertrauen – die beiden kräftigsten Männer aus und bat sie, den Körper als solchen zu halten, wählte dann zwei Personen aus, die, auf dem Boden sitzend, meine beiden Beine umklammern und meine Füße mit ihrem eigenen Gewicht beschweren sollten, zwei weiteren Gruppenmitgliedern wies ich meine Arme zu, die sie bitte auf keinen Fall loslassen dürften. Blieb noch eine Teilnehmerin, die kleinste in der Runde, die ich bat, meinen Kopf zu halten.
Der Gruppenleiter bat mich, einen Satz meines Vaters zu erinnern, mit dem er mich am meisten getroffen und wütend gemacht hatte. Dafür brauchte ich nicht lange: Sofort fielen mir etliche Sätze meines Vaters ein, mit denen er mich zur Weißglut getrieben hatte. Spontan entschied ich mich für einen Satz, mit dem er mir zum Abitur ›gratuliert‹ hatte: ›Wenn du jetzt glaubst, mit dem Abitur seiest du wer, dann irrst du: Du bist nach wie vor ein kleines Arschloch!‹ Der Gruppenleiter meinte, der sei zu lang, ob wir ihn kürzen könnten auf: ›Du bist ein kleines Arschloch!‹? Ich war einverstanden.
Die Gruppe wurde vom Leiter gebeten, die jeweilig zugewiesene Position einzunehmen und die übernommene Aufgabe sehr ernst zu nehmen. Alle Beteiligten

machten das; ich wurde rundum gepackt und richtig fest gehalten, merkte, dass ich mich überhaupt nicht mehr bewegen konnte. Allein das löste in mir zunächst Unwillen, dann aber zunehmend Wut aus. Ich wollte mich befreien und begann, gegen die vielfältigen Widerstände anzugehen. Mit immer mehr Kraft, sodass die Beteiligten schon erhebliche Power aufbringen mussten, um mich zu fesseln. Je größer der Kraftaufwand meinerseits war, der aus meiner Perspektive trotzdem zu nichts führte, desto größer wurde meine Wut, ich mobilisierte sämtliche Kräfte, die ich überhaupt aufbringen konnte, begann dazu auch noch unartikuliert zu schreien, ja zu brüllen, es nutzte nichts. Jetzt wurde mir aus der Gruppe auch noch der ›Scheißsatz‹ meines Vaters entgegengehalten: ›Du bist ein kleines Arschloch!‹ Immer wieder und wieder.
Ich mochte schier zerplatzen und alles zerstören, was sich in meiner Umgebung befand, ja, ich mochte totschlagen, zerstören, spürte, dass meine Wut wirklich mörderisch war und genoss das.
Je länger das Ganze dauerte, desto mehr merkte ich, dass sich in meinem Inneren parallel ein anderes Gefühl auftat: Eine seltsame Art Wohligkeit, meine furchtbare Wut rausbringen und ausleben zu können und gleichzeitig davor geschützt zu werden, reales Unheil anzurichten, das meiner Wut zwar entsprochen, aber potenziell großes Leid verursacht hätte. Es dauerte lange, aber ich bemerkte zunehmend eine Erschöpfung, konnte nicht mehr, meine Kräfte schwanden, ich ließ los, parallel auch die Anderen, wobei ich jetzt erst merkte, wie erschöpft auch sie waren, wie viel Arbeit sie hatten leisten müssen und zuverlässig geleistet hatten. Mich erfüllte eine große Dankbarkeit. Langsam kam ich wieder zu Kräften, zu Atem. Mein Befinden war verändert: Meine Wut, spürte ich, war berechtigt, angemessen und für andere Menschen auch zumutbar und aushaltbar« (Reinert, 2024).

10.10 Grenzerfahrungen

Körperliche Berührung kann in ein Geschehen hineinführen, das für die Therapeutin bzw. den Therapeuten sehr herausfordernd wird. Die Grenze zur Überforderung ist gelegentlich schmal. Darüber berichtet Reinert (2024):

»Die erste war mit einer schweren Borderlineproblematik bei mir. Sie hatte als Kind einen sexuellen Missbrauch durch ihren Vater erlebt, den sie aber leugnete. Es ging ihr lange Zeit schlecht, das hieß u. a., dass sie nachts kaum schlafen konnte. Zu einer Stunde erschien sie in erbärmlichem Zustand, erschöpft und sichtbar total müde. Ich begrüßte sie, sprach ihren Zustand an und bot an (wir arbeiteten im Sitzen), ob sie sich nicht einfach mal hinlegen wolle (ich wollte keinen Settingwechsel

einleiten, sondern nur ihrem aktuellen Zustand Rechnung tragen). Nach einigem Zögern willigte sie ein und legte sich auf einen vorhandenen Matratzenstapel. Kurz danach bat sie mich, das Licht auszumachen (es war eine Sitzung im Winter und abends, also es war dunkel). Das wollte ich nicht, kam ihr aber so weit entgegen, dass ich das Licht dämpfte. Dann fing sie an, auf eine befremdliche, ich fand: sarkastische, Art zu lachen und sagte: ›So, dann kann das Spiel ja beginnen.‹ Ich wusste zunächst nicht, was sie meinte, fragte nach. Sie begann jetzt, mich zu duzen: ›So Vater, du kannst deine Maske abnehmen, ich habe dich erkannt.‹ Also: Sie wähnte sich in einer Missbrauchssituation mit ihrem Vater, der sich mit meinem Gesicht als Maske getarnt habe, erwartete, dass ich jetzt zu ihr kommen und sexuell zudringlich werden würde. Sie war davon zunächst nicht abzubringen, sprach mich weiter mit ›Vater‹ an [...] Es brauchte eine längere Arbeit, um sie wieder zu einem ›normalen‹ Erleben zu bringen. Also: Eine klare Übertragungspsychose.
Die zweite Patientin war eine schwerkranke Frau mit einer massiven Persönlichkeitsstörung und einer ›Multiplen Persönlichkeit‹, die schon zwei analytische Therapien begonnen und abgebrochen hatte, die beide mit einer sexuellen Beziehung zwischen ihr und dem jeweiligen Analytiker geendet hatten. Ich wusste vor den Sitzungen nie, wer von den ›acht Personen‹, die in ihr hausten, wohl an diesem Tag kommen würde. Sie erzählte immer wieder sehr unzusammenhängendes Zeug, bei dem ich oft keinen ›inneren Zusammenhang‹ entdecken konnte, schilderte Erlebensweisen, die so nicht sein konnten. Ich war sehr irritiert. Eine Sitzung war im November abends um 19:00 h. Danach hatte ich noch 2 Sitzungen mit anderen Patienten. Als ich dann um ca. 22:30 h aus der Klinik trat und zu meinem Auto ging, erschrak ich: Die Patientin stand in der Dunkelheit da, hatte mein Auto (es war Regenwetter) mit Blättern beklebt und mit dem Finger in der Nässe mit magischen Zeichen ›beschrieben‹. Als ich sie ansprach, stammelte sie Sachen, die ich nicht verstand. Ich zögerte, die Patientin in dem Zustand alleine zu lassen. Aber direkten Anlass für z. B. eine Einweisung hatte ich auch nicht. Ich fuhr mit großer innerer Unsicherheit nach Hause. In der nächsten Sitzung sprach ich ihr Verhalten in der letzten Zeit an. Sie reagierte unerwartet: Es schien ihr schon klar zu sein, dass sie sich in eine eigene Welt begeben hatte, die ›der normalen‹ bestenfalls ›benachbart‹ war, die aber nur in ihr herrschte. Mir wurde immer deutlicher, dass sie psychotisch war. Sie war dabei heiter, überlegte, ob sie sich in der ›anderen Welt‹ nicht viel wohler fühlte und ob sie nicht dort bleiben sollte [...] Ich erlebte die Gesamtentwicklung der Patientin als eine immer weiter gehende Verschlechterung, bekam auch Angst und zweifelte sehr daran, ob wir ambulant und modifiziert-analytisch weiterarbeiten könnten oder sollten. Ich entschloss mich, die Behandlung mit aller Vorsicht fortzusetzen, voller Unruhe und Zweifel. Es gelang, wurde eine mehrjährige und letztlich gut gelungene Therapie. Im Nachhinein: Mit meiner heu-

tigen Erfahrung würde ich keine solche Angst mehr vor psychotischem Erleben bei Patient:innen haben.«

Ein weiterer Kollege berichtet:

»Eine für mich besonders belastende Behandlung war die einer Patientin, die Opfer ritueller sexueller Gewalt war, dies schon als Kleinkind, vermutlich bereits als Säugling. Das war eine recht lange Behandlung über zehn Jahre, während derer verschiedene Anteile im Behandlungsraum auftauchten. Das Switchen war für mich besonders beunruhigend und ich war häufiger in Sorge, ob ich das halten kann. Dazu gehörte ebenfalls selbstverletzendes Verhalten in einem dissoziativen Zustand, wobei die Patientin mit dem Kopf gegen den Türrahmen schlug, zunächst nicht zu reorientieren war, ich ihr lediglich unter Ansprache ein Kissen zwischen Kopf und Türrahmen halten konnte. Ich habe das so verstanden, dass es nicht nur um Zeugenschaft ging, sondern auch um den Test, was ich so aushalte oder ob ich sie – wie schon früher andere – für verrückt erkläre, den eigentlichen Hintergrund und Abgrund aber nicht kennenlernen will. Eine andere Testsituation war die, wenn ein Kindanteil im Vordergrund war und wir Misshandlungsszenen angeschaut hatten – sie konnte die nur als ungelenke Kinderzeichnung mitteilen, da ein Redeverbot unter Androhung massiver Gewalt bestand – und sie mich dann auf die Wange küssen wollte. Dabei fühlte ich mich einerseits an Ferenczi erinnert, der mit solchen Aktionen ja Schiffbruch erlitten hatte, zugleich war mir aber merkwürdigerweise bewusst, dass ich es hier mit einem dankbaren Kind zu tun hatte, dass darin zugleich einen Test auf meine Vertrauenswürdigkeit sah. [...]
Eine andere herausragende Situation in dieser Behandlung bestand darin, dass ich mit der Patientin in einer szenischen Interaktion in den Keller ging, wobei sie mir eine Hand auf die Schulter legte, um so den physisch-leiblichen Kontakt der Begleitung zu spüren, sodass sie dort die anderen gefangenen Kinder imaginär befreien konnte. Das war durchaus gruselig und ich schwankte zwischen ›das machen wir jetzt‹ und der Sorge, nun in eine Folie à deux einzutreten. Es ist allerdings gut gelungen und heute bin ich froh, dass ich mich auf eine derart unkonventionelle Behandlung eingelassen habe. Hier war Supervision ganz wichtig, wenn auch nicht engmaschig notwendig« (Kuck, 2024).

Ich selbst war mit einer Patientin konfrontiert, die sich nach jahrelanger körperpsychotherapeutischer Vorarbeit in ein psychosenahes Geschehen einließ. Im Zuge einer körperlichen Arbeit an muskulären Blockaden ließ sie sich in ein Schreien ein, das minutenlang andauerte und in dem sich extreme Affektzustände auszudrücken vermochten (Hass, Angst, Horror, aber auch Lust). Obwohl sie mich nicht direkt anschrie, sondern sich einfach dem Schreien überließ, war es ein schwer erträglicher Zustand. Andererseits leitete genau dieser »Exorzismus« einen Neubeginn und das gelungene Finale einer über neun Jahre dauernden Behandlung ein (siehe Kapitel 17 u. Geißler, 2019).

10.11 Geburtserfahrungen

Immer wieder wird im Rahmen von Körperpsychotherapie von *Geburtserlebnissen* gesprochen, bei denen körperliche Berührung als (Mit-)Auslöser bzw. (Mit-)Gestalter eine wichtige Rolle zu spielen scheint. Ich schließe in diese *Geburtserlebnisse* auch solche ein, bei denen »Geburt« nicht unbedingt in einem konkreten Sinn gemeint sein muss, sondern gleichsam als konkret-symbolischer Akt, der eine einschneidende Veränderung markiert. Beispielsweise mündete eine langjährige Therapie mit einer Patientin in eine kathartische Schreierfahrung, die einen Neubeginn (neben allen anderen therapeutischen Elementen natürlich) einleitete. Also in weitem Sinne meine ich es, wenn ich von *Geburtserlebnissen* spreche. Handelt es sich um ein häufiges Geschehen? Ist es tatsächlich z. B. so, dass eine nicht-natürliche Geburt im Zuge einer körperpsychotherapeutischen, Berührung einschließenden Selbsterfahrung ins Bewusstsein gleichsam drängt? Dazu eine Expertin:

»Die Häufigkeit und die Bedeutung des Auftauchens von Teilen der Geburtserlebnisse unserer Klient:innen im Rahmen therapeutischer Prozesse kann m. E. kaum überschätzt werden […] Ähnlich Ihrem Ansatz möchte ich mich dabei jedoch nicht ausschließlich auf die Stunden der konkreten Geburt beschränken, sondern beginnend bei der Zeugung die Geburt als Klimax eines Wachstumsprozesses betrachten, der in ein Erleben maximaler Veränderung hineinmündet und ebensolche Anpassungsleistungen von uns fordert. So gesehen endet sie mit der erfolgreichen Anpassung des kindlichen (und vielleicht auch des familiären) Organismus an die veränderten Umstände – und das kann durchaus Wochen bis Monate dauern […] Dieser Zeitraum unseres Werdens und Seins hat einige Aspekte, die ich für die Körperpsychotherapie für unglaublich bedeutsam und wertvoll halte: Da ist insbesondere der Umstand, dass *jede,* ausnahmslos *jede* Erfahrung, die wir in dieser Lebensphase machen, eine zutiefst *verkörperte* Erfahrung ist, da uns schlicht die kognitiven Fähigkeiten zur Reflexion, zur Abstraktion oder zum Vergleich mit vorangegangenen Erfahrungen zu diesem Zeitpunkt unserer Entwicklung noch nicht zur Verfügung stehen.

Hier hinein fällt also die irrsinnigste Reise, die wir jemals antreten werden: Wir reisen vom Planeten im Körper unserer Mutter auf einen komplett anderen Planeten, auf dem für uns nichts mehr so sein wird, wie es zuvor war. Selbst die ›physikalischen Gesetze‹, die wir bis dato kannten, sind außer Kraft gesetzt.

Was auch immer auf dieser Reise geschieht, wie auch immer unsere ›Reiseerlebnisse‹ sein werden, sie werden für die meisten von uns zu dem stärksten Inprint unseres impliziten Gedächtnisses werden.

Auf maximal verkörperte Weise, über ein unfassbar vielfältiges *Berührungserleben,* wird ein Kind zu diesem Zeitpunkt mit Fragen konfrontiert, wie z. B:

- Wie gehe ich mit Druck um? (Halten wir uns vor Augen, dass es unter den Wehen zwischen knöchernen Wänden regelrecht zusammengequetscht wird.)
- Wie mit Schmerz? (Die Kinder sind oftmals mit Hämatomen übersät, es ist nicht selten, dass das Schlüsselbein frakturiert usw.)
- Wie mit Abschied und Veränderung?
- Wie mit Selbstverantwortung? (Mit dem Durchtrennen der Nabelschnur muss das Kind sich *entscheiden,* ab jetzt selber zu atmen.)
- Wie kann ich als Teil eines Teams eine schwierige Aufgabe erfüllen? (Idealerweise sind Kind, gebärende Mutter und die sie umgebenden Menschen unter der Geburt gut in Kontakt/Kommunikation und bringen gemeinsam das Projekt Geburt voran.)

Das sind nur einige wenige Beispiele für Themen, zu denen wir bereits in diesen ersten Stunden tiefe Grundüberzeugungen entwickeln, aber vielleicht wird an ihnen bereits ein wenig deutlich, dass sie sich täglich als zentrale Themen bei unseren Klient:innen in der therapeutischen Arbeit wiederfinden lassen [...] Babys haben dabei den großartigen Weitblick, dass sie zunächst einmal die Umstände nicht vorab bewerten, sondern erst im Ergebnis. Ein oft von mir zitiertes Beispiel, weil extrem anschaulich, sind Kinder, die per Kaiserschnitt geboren wurden: Vergleichen wir exemplarisch zwei Babys, die auf diesem Weg zur Welt kamen. Ersteres war gänzlich überrascht vom Geschehen. Lag ›nichts ahnend auf dem Sofa, als Godzilla das Dach seiner Behausung öffnete und es in eine andere Welt zog‹. Als Erwachsener begegnet es uns vielleicht als jemand, der in der Überzeugung lebt, sich niemals entspannen zu dürfen, weil man jederzeit damit rechnen müsse, dass etwas Unvorhersehbares über einen hereinbrechen könne. Das zweite Kind wurde per Kaiserschnitt geboren, nachdem es gemeinsam mit seiner Mutter stundenlang sein Bestes gegeben hatte, das Projekt voranzubringen. Trotzdem kam es zum Geburtsstillstand, und die entkräftete Mutter erklärte sich komplett mit dem Eingriff einverstanden. Dieses Kind kenne ich als eine inzwischen junge Erwachsene, die der felsenfesten Überzeugung ist, dass ›wenn sie mal so richtig *in der Klemme steckt*‹, von irgendwoher garantiert Hilfe kommen wird. Es gibt schlechtere Grundüberzeugungen [...] Nach meiner Erfahrung ist es also keineswegs so, dass eine nicht-natürliche Geburt per se einer ›korrigierenden Nacherfahrung‹ bedarf. Das hängt viel mehr von den Umständen und der emotionalen Einbettung des Geschehenen ab als von den medizinischen Fakten.

Alles jedoch, was in diesem Prozess des Geborenwerdens mit uns geschieht, erleben, erfahren, verarbeiten und speichern wir auf einer verkörperten Ebene.

Und da diese tiefgreifenden Erfahrungen zu ebenso tiefgreifenden Überzeugungen und Strategien werden, haben wir in der Therapie die großartige Möglichkeit, mit diesen über denselben Weg wieder in Kontakt zu kommen und zu arbeiten, über den sie ja ursprünglich entstanden sind – nämlich über die Berührung!

Dabei ist die Arbeit mit den Babys insofern beglückend, weil sie wie gesagt fast ausschließlich *Körper sind,* ihre ›Reiseerlebnisse‹ noch sehr frisch sind, und ihre Reaktion auf ein Berührungsangebot unmittelbar ohne jede zeitliche Verzögerung erfolgt. Es ist unglaublich beeindruckend, mit welcher Deutlichkeit sie körpersprachlich von den Anteilen erzählen, die sie als problematisch erlebt haben und die sie noch immer beschäftigen. Zum Beispiel kommt es oft vor, dass sich ein Baby selbst immer und immer wieder an derselben Stelle seines Kopfes berührt – und so z. B. zeigt, wo der Schmerz kaum mehr aushaltbar war. Oder meine Hand ganz klar zu seiner Nabelregion ›führt‹ und deren Berührungsintensität dort für sich kalibriert. Oder, während es auf dem Arm seiner Eltern getragen wird, immer wieder gezielt seinen Kopf in deren Schulter ›wühlt‹ – um nur ein paar wenige Beispiele zu nennen [...] Wir müssen also nur hinreichend aufmerksam hinschauen und uns von den Babys führen lassen, dann geben sie uns alle Informationen für die oben genannte Suche nach der bestmöglichen Präzision in der Berührung.

Die Arbeit mit unseren erwachsenen Klient:innen kann im Vergleich hierzu ja oftmals etwas [...] ich nenne es mal ›mäandernder‹ [...] sein, im Sinne von (gemeinsam) suchend [...] Aber auch sie erzählen körpersprachlich noch immer von dem Erlebten. Am deutlichsten oftmals mittels der Psychosomatik. Sitzt eine Klientin vor mir und berührt sich selber mit der Hand an ihrer Stirn, während sie mir davon erzählt, dass der ›Druck auf der Arbeit immer mehr zunimmt, sie das kaum mehr aushält und zunehmende Kopfschmerzen hat‹, dann ist das zunächst einmal eine winzige Szene. Aber wir können diese Selbstberührung von ihr aufgreifen vor dem Hintergrund, dass sie gleichzeitig aller Wahrscheinlichkeit nach davon erzählt, an welcher Stelle ihres Körpers sie damals, auf ihrer Geburtsreise, ebensolchen Druck bei ebensolchem Stress (verkörpert) erlebt hat. Sie kann z. B. zunächst die Berührung selbst aufmerksam erkunden, herausfinden, mit welchen weiteren Empfindungen ihres Körpers diese beantwortet wird. Vielleicht danach die Berührung an derselben Stelle, jedoch diesmal durch mich erfolgend, erforschen. Welche (Spür-)Bilder tauchen auf? Welche Emotionen? Wie geht ihr Körper in Resonanz mit dieser Berührung?

Und vor allem: Was will daraus entstehen? Vielleicht wäre ihr Weg ähnlich dem des oben genannten Babys, das sich *kraftvoll zur Wehr setzt,* und es ginge ab hier darum, einen Weg zu finden, wie sie das verkörpert ausdrücken kann. Vielleicht wäre ihr Weg jedoch ein ganz anderer, und es ginge vielmehr darum, *Vertrauen und Hingabe auszuprobieren,* und ihr Körper würde versuchen, was geschähe, wenn sie ihren Kopf immer schwerer in meine Berührung hineinlegen würde. Vielleicht würde das Empfinden von Angst oder Trauer zunehmend deutlich spürbar und es ginge im Wesentlichen darum, *diese Empfindungen aushalten zu können, wenn sie sich damit nicht allein gelassen fühlt, sondern dabei durchgehend in Kontakt und Beziehung bleiben kann.* Was auch immer sich entwickeln würde, wäre der ganz eigene nächste Entwicklungsschritt dieser Patientin, so individuell wie es unsere Geburtsgeschichten sind. Und damit Beginn oder bereits Teil von Veränderung und Neuanpassung, vom Ausprobieren, Erleben und Überprüfen neuer Reaktions- und Handlungsspielräume. In der Praxis erlebe ich das in manchmal [...] emotional hochintensiven, kathartischen Szenen, oftmals jedoch sind es auch sehr leise, feine Szenen« (Gödeke-Krebs, 2024).

10.12 Berührungen an unterschiedlichen Körperteilen

Zuletzt werden noch einige Beispiele von körperlichen Berührungen an unterschiedlichen Körperteilen gegeben: am Kopf, an der Stirn, am Brustbein und an den Füßen. Die hier getroffene Auswahl orientiert sich ausschließlich an den Texten aus den Experteninterviews. Körperliche Berührungen an anderen Körperteilen (Rücken, Oberschenkel, Hände usw.) sind ebenso möglich und durchaus häufig.

10.12.1 Berührung am Kopf

»Ich liege auf einer Matte am Boden. Davor hatten meine Therapeutin und ich über meine ›Kopf-Körper-Schranke‹ gesprochen bzw. diese zunächst verbal exploriert. Mir war bewusst, dass ich mit meinem Kopf versuchte, die Kontrolle zu wahren bzw. mir selbst Halt zu geben (als Objektersatz). Dadurch war eine (spürbar) körperliche

Blockade zwischen dem Kopf und dem restlichen Körper entstanden. Einmal hatte ich sogar Angst, dass er unwillkürlich zu wackeln beginnen könnte. Meine Therapeutin hockte sich hinter meinen Kopf und hielt ihn sodann in ihren Händen, während ich ausgestreckt auf der Matte lag. Das war ein angenehmes Gefühl, mich in dieser ›warmen Schale‹, die ihre Hände bildeten, einmal auszuruhen und entgegen der Anspannung und Kontrolle loszulassen und sich hingeben zu können. Ich spürte aber immer noch den deutlichen Unterschied zwischen ›oben‹, dem Kopf, und ›unten‹, dem Rest des Körpers bis zu den Füßen, als wären sie gar nicht so richtig miteinander verbunden. Der Kopf war inzwischen wohlig warm, der restliche Körper kühl« (Rabenstein, 2024).

»Dabei denke ich an eine Patientin mit einem schweren Geburtstrauma und sehr schweren Lebensproblemen, mit der ich Jahre nach der Therapie noch einmal telefonierte. Sie sagte mir sinngemäß: Das Wichtige war, dass Sie immer in gleicher Weise für mich da waren, womit ich auch immer ankam und in welcher Verfassung ich auch war – das über 300 Stunden. Und sie fügte hinzu: Aber es waren auch Ihre Hände. Ohne die Berührung durch meine Hände wäre sie nicht so weitergekommen wie sie weitergekommen sei. Ich hatte ihr oft den Kopf gehalten. Wenn es ihr schlecht ging, habe sie sich an eine Stunde erinnert, wo ich sie in meinen Armen getragen hätte und sie das Gefühl gehabt hätte, endlich in den Armen ihrer Mutter angekommen zu sein, die sie als Frühchen im Brutkasten vermisst hatte und mit der es später immer so schwierig war. Mit dieser Erinnerung habe sie sich dann beruhigen können. Das war eines der schönsten Feedbacks, das ich bekommen habe« (Geuter, 2024).

»Halten Sie einen Kopf in den Händen, egal welchen Alters (!), so werden Sie spüren, dass es etwas gibt, das wir als ›Schädelatmung‹ bezeichnen. Das darf nur als Metapher verstanden werden, es hat nichts mit der Lungenatmung zu tun, erinnert aber in seiner Rhythmik sehr an diese [...] Die Osteopathiewelt ist sich noch immer uneins, *was* da eigentlich fühlbar ist, aber de facto ist es so, dass ein Schädel keine starre Suppenschüssel ist, in der das Gehirn umherschwappt, sondern dass er eine Eigenbewegung hat, die sich durch den Wechsel von Expansion und Kontraktion auszeichnet, und die fast schon an die Bewegungen von Quallen erinnert. Er scheint zu ›atmen‹ [...] Ein Fehlen dieser fluide anmutenden Bewegung ist immer Ausdruck von Pathologie. Trotzdem sind dieser Körperbereich und der Organismus, dem er zugehörig ist, natürlich noch immer lebendig, aber eben nicht mehr gesund. Einer der häufigsten Gründe hierfür ist ein Klassiker der Psychosomatik, nämlich die Migräne. Auch jenseits eines Migräneanfalls können Sie am Kopf einer betroffenen Klientin/eines Klienten spüren, dass Teile von ihm sich nicht in dieses rhythmische Pulsieren einfügen, sondern deutlich ›starrer‹ sind! Was die therapeutische Berührung in einem solchen Fall macht, ist, dass sie das Gewebe dazu einlädt, wieder in die Bewegung zu kommen, wieder den eigenen Rhythmus zu finden, wieder Teil der Pulsation zu werden« (Gödeke-Krebs, 2024).

10.12.2 Berührung auf der Stirn

»Einmal war es darum gegangen, am Rücken liegend sich vorzustellen, man sei gestorben (also so erinnere ich die Situation) und die Eltern wären gekommen und würden etwas sagen oder tun. Da hat mir jemand (ich weiß nicht wer, weil, ich hatte die Augen geschlossen) die Hand auf die Stirn gelegt. Das hat sich für mich sehr erleichternd und tröstend angefühlt, wie eine Anerkennung und ein tiefes Verständnis. Ich habe dann lange gerätselt, wer das wohl gewesen ist (I. oder J.?) bzw. von wem (Vater oder Mutter) ich mir so eine Berührung gewünscht hätte« (Schwetz, 2024).

10.12.3 Berührung am Brustbein

»Da spürte ich plötzlich eine feine, zarte Berührung auf meiner Brust. Eine Hand legte sich auf über meinem Herzen auf meinen Brustkorb. Nach einer kurzen Irritation, ein paar Fragen, die in meinen Kopf schossen – Was bedeutet das? Was will diese Hand? Wie soll ich da reagieren? –, passierte etwas für mich völlig Überraschendes: Ein Zittern ging durch meinen Körper. Das fing ganz sachte im Oberkörper an und breitete sich immer weiter aus, bis es auch Arme und Beine erreicht hatte. *Es* gab eine Tendenz, das anzuhalten. Dieses verselbstständigte Zittern machte mir auch Angst. Was wird aus dem, wo führt das hin? Aber die Neugierde und das positiv aufregende Gefühl, das mit dem unwillkürlichen Zittern verbunden war, überwog. Dann begann sich dieses Zittern zu verändern. Immer noch spürte ich die Hand auf meiner Brust und nun wurde aus dem Zittern eine konvulsive Bewegung und gleichzeitig begann ich zu schluchzen. Ich wusste nicht weswegen und hatte zuerst auch keine Bilder dazu, aber das Schluchzen führte in ein intensives Weinen, verbunden mit einem Schmerz« (Lang, 2024).

»Kann wenig dazu sagen, wie sich Berührungen bei anderen ausgewirkt haben. Bei manchen, so meine Erinnerung, hat das gezielte ›einen bestimmten Punkt berühren‹, oft Brustbereich, heftige Reaktionen ausgelöst, vor allem Weinen und Schreien, und zumeist etwas in Gang gesetzt. Die Reich'schen Therapeuten hatten wohl die Segmente als Richtschnur« (Stumm, 2024).

10.12.4 Berührung der Füße

»Die Therapeutin fragte mich, ob Sie mir auch die Füße halten dürfte. Ich bejahte, und sie wechselte zum anderen Ende und hielt mit ihren Händen die Füße. Da wurden auch diese warm, und das wohlige Gefühl konnte sich mit jenem, das oben beim Kopf entstanden war, verbinden. Jetzt fühlte ich mich im ganzen Körper entspannt und wohlig warm. Aber es war nicht einfach ein Körpergefühl, es war die Geborgenheit, die ich in der Bindung zur Therapeutin über ihr Tun erlebte« (Rabenstein, 2024).

Kapitel 11: Detailaspekte

In diesem Kapitel beschäftigen wir uns vor allem auf der Grundlage der Experteninterviews mit folgenden Fragenkomplexen:

- Wirkung körperlicher Berührung im psychotherapeutischen Geschehen *(mit mehreren Unterpunkten)*,
- Erleben von Berührungserfahrungen im Vergleich zu anderen therapeutischen Interventionen im Nacherleben,
- Erinnern und nachträgliche Bearbeitung (Reframing),
- Berührung als unabweisbare seelisch-körperliche Realität,
- Nachhaltigkeit von Berührungserfahrungen,
- technische Gesichtspunkte *(mit mehreren Unterpunkten)*,
- Vergleich zwischen Einzel- und Gruppensetting,
- Berührung in Kenntnis des Strukturniveaus der Patient:innen,
- Berührung bei Traumafolgestörungen,
- Berührung in Coronazeiten,
- Tipps für Einsteiger,
- mögliche Kritikpunkte *(mit mehreren Unterpunkten)*.

11.1 Zur Wirkung körperlicher Berührung

11.1.1 Verstärkung der Körperwahrnehmung

Wir haben »die Erfahrung gemacht, dass sich durch Berührung die Wahrnehmung in dem Körperbereich, der berührt wird, verstärkt. Über den Impuls der Berührung und manchmal auch einer leichten taktilen Begleitung einer Bewegung kann sich die Aufmerksamkeit dort besser sammeln und der angesprochene Bereich kann deutlicher ins Bewusstsein kommen. Manchmal bewirkt schon allein das Gewicht der Hand das Loslassen in dem jeweiligen Bereich: ›Ich habe gar nicht gemerkt, dass ich da festgehalten wurde‹, heißt es dann vielleicht. Diese Verstärkung der Selbstwahrnehmung durch ›gentle touch‹ geschieht vor allem über unser Gamma-Nervensystem, das sich besonders durch Berührung, das Erspüren von Zusammenhängen im Körper, Mikrobewegungen und Klangvibration immer differenzierter ausbilden lässt« (McMurtrie, 2024).

11.1.2 Körperberührung im Dienste der Ermutigung

»Sehr angenehm habe ich eine kleine Episode in Erinnerung. Ich war in Gruppen damals sehr schüchtern und einmal saß A. neben mir und legte mir eine Hand unterstützend auf den Rücken, zwischen die Schulterblätter, und sagte: ›Trau dich!‹ Das war erlebte Rückenstärkung in der Situation und wirkte bestätigend und Mut machend« (C. Geißler, 2024).

11.1.3 Berührung als Initialerfahrung

Körperliche Berührungserfahrungen können ausgesprochen wirkmächtig sein und tiefgreifende Veränderungen in der Selbstwahrnehmung und im Selbstverständnis einleiten.

»In meiner Lehranalyse bei einem nicht orthodoxen Analytiker (aber kein ›Körperpsychotherapeut‹) kam ich an einen Punkt, der viel mit der Verlassenheit durch den Vater zu tun hatte. In einer Sitzung dann tat sich, auf der Couch liegend, gefühlt ein Abgrund auf, in den ich zu stürzen drohte. Die leibliche Erfahrung war so existenziell, wie ich sie sonst nur aus Albträumen kenne. In mir stieg ein Gefühl der Panik und absoluten Verlorenheit auf. In meiner Not streckte ich meine Hand nach hinten in Richtung meines Analytikers aus. Und er ergriff die Hand! Die rettete mich buchstäblich vor dem Absturz. Das war sozusagen meine leibfundierte Initialerfahrung. Übrigens hinderte dies nicht, das Erlebte weiter zu analysieren, verschaffte mir aber eine tiefgreifende, eine korrektive Erfahrung, in der Übertragung von einem väterlichen Gegenüber gehalten zu werden« (Kuck, 2024).

Derartige Erfahrungen sind in ihrer Wirkung kaum zu überschätzen, »weil da Neues nicht nur passiert, sondern auch neu kennengelernt wird und die Erfahrung mit sich selbst um bisher nicht bekannte, deshalb auch nicht erwartbare, Wahrnehmungen erweitert wird, die ihrerseits dann auf verschiedenen Wegen ins Erleben eingreifen und fürderhin auch das ›*nur* psychische‹ Erleben beeinflussen. Ich verstehe ab da mich besser und umfassender, kriege mit, was alles mich ausmacht« (Reinert, 2024).

11.1.4 Körperberührungen als Schlüsselszenen oder »magic moments«

In der Selbsterfahrung ist eine Schlüsselszene ein Moment von besonderer Bedeutung, der sich durch eine tiefgreifende emotionale und/oder körperlich-sinnliche Erfahrung auszeichnet. Diese Szenen bringen häufig wichtige Einsichten oder Wendepunkte im Selbsterleben mit sich. Sie ereignen sich meistens überraschend und entfalten eine Wirkung, die nachhaltig spürbar bleibt. Das Wesen der Erfahrung in »magic moments« besteht in einem intensiven Gefühl der Authentizität und Verbundenheit. Diese Momente werden als stimmig, mühelos und oft als »außergewöhnlich« im Rahmen des eigenen Erlebens wahrgenommen.

Von ihnen »gibt es nur eine Handvoll. Das waren Szenen in der Selbsterfahrung, die sich besonders eingeprägt haben und die mit einer starken emotionalen Kraft verbunden waren [...] Bei ›Schlüsselszenen‹ kommen bei mir zwei Aspekte zusammen: Das eine ist eine starke emotionale Komponente und das andere eine grundlegende Einsicht. Die beiden Aspekte können sich auch gegenseitig beeinflussen. Bei den beiden oben beschriebenen Szenen war jeweils zuerst eine starke Emotion da, ohne dass der Inhalt klar war. Erst in der weiteren Bearbeitung kam für mich eine sinngebende Einsicht zutage. Es kann aber auch umgekehrt gehen: Dann ist zuerst eine berührende grundlegende Einsicht da und dadurch werden erst affektiv aufgeladene Gefühle ausgelöst. Schlüsselszenen, wo diese beiden Aspekte zusammenkommen, haben meiner Erfahrung nach auch eine längerfristige Auswirkung. Sie sind auch im Alltagsleben immer wieder präsent und helfen, aus eingefahrenen Gleisen des Erlebens und Verhaltens herauszukommen« (Lang, 2024).

»Die Prozesse, die vermittels körperlicher Berührung vor allem in einem Gruppenkontext in Gang kommen können, stellen sich nicht selten ›wie von Zauberhand‹ geweckt in einer erstaunlichen Intensität und Dramatik ein. Der Gruppenleiter scheint dabei gar nicht viel zu tun. So jemand wie Pesso hatte sicherlich ein außerordentliches Gespür für solche Situationen; mein bioenergetischer Lehrtherapeut hatte diese Fähigkeit auch« (Scharff, 2024).

»Während des Schreibens wurde die Erinnerung an die damaligen Erlebnisse wieder sehr präsent, mehr und mehr kam ich auch wieder in das jeweilige Gefühl von damals hinein. Mir fiel ein, wie viele sehr eindrucksvolle Erfahrungen ich im Verlauf meiner Ausbildung gemacht habe und wie wichtig vor allem die Erfahrungen auf der Körperebene waren. Ich bin sehr dankbar, dass ich, mehr ja zufällig, damit in Kontakt gekommen bin. Nach diesen Erlebnissen war für mich klar, dass ich für mich einen Zugangsweg zu mir selbst kennengelernt hatte, den ich anders wohl nicht hätte erlangen können. Ich spürte, dass ich zukünftig so arbeiten wollte. Wenn man so will: Das war meine Abkehr von der *rein verbalen* Psychoanalyse. Und ich merkte immer mehr auch, dass die Menge an ›Informationen‹, die während eines einzigen ›Experimentes‹ auf den verschiedenen Ebenen der Wahrnehmung parallel aufgenommen werden, eine ›geballte Ladung‹ Selbsterfahrung darstellt, die eben nicht von der unbewussten Zensur von vorneherein erstickt wird: Da laufen Sachen ab, die man nicht hat kommen sehen oder die zumindest sich anders anfühlen, als man es sich ›vorstellen‹ würde« (Reinert, 2024, S. 9 f.).

»Da musste ich jetzt erst einmal etwas nachdenken. Ich merke, ich tue mich etwas schwer mit Begriffen wie ›magisch‹. Vielleicht ist damit etwa Folgendes gemeint: Sowohl in der Patienten- als auch in der Therapeutenrolle gab es für mich in dem unmittelbaren Augenblick vor der Umsetzung des Vorgesehenen eine Art ›Schwelle‹, das waren immer nur Sekunden-Bruchteile, in denen mir eine Art ›Entscheidung‹ abverlangt war: Ja oder Nein. Sowas kannte ich immer schon in Situationen, in denen ›Besonderes‹ anstand: Zum Beispiel erinnere ich aus der Kindheit meinen ersten Sprung vom 5-m-Brett im Schwimmbad. Da stand ich vor etwas, das mir unheimlich war und mir auch Angst machte. Der Augenblick schien mir im Gefühl ›ellenlang‹ und es gab einen inneren Kampf: Soll ich oder soll ich nicht? Mit der ›Hintergrund-Entscheidungshilfe‹: Ja, das musst du jetzt machen, du hast es dir vorgenommen und real spricht auch nichts dagegen. Und dann war der Sprung selbst etwas wie eine Erlösung: So, jetzt hast du's gemacht, jetzt läuft das ab. Und die Erfahrung: Du hast es überstanden! Es war letztlich gar nicht schlimm. Jetzt hast du eine Erfahrung gemacht, das nimmt dir keiner mehr weg. Das trage ich jetzt in mir. [...] Jetzt verstehe ich schon eher, was du mit ›magisch‹ meinst. Im Prinzip habe ich das tatsächlich auch erlebt. In erster Linie fällt mir da das Phänomen ein, das ich immer wieder in der Therapie von schwer gestörten Patient:innen erlebt habe [...]: In einer fortgeschrittenen Phase der Therapie begann (als Vorstufe zur ›Ruhe der bloßen Existenz‹) ein Zustand, in dem der Patient/die Patientin neben mir lag und regelmäßig einen ›Minimal-Kontakt‹ auf der Körperebene mit mir suchte: über eine Hand, die mich ganz leicht berührte, einen Finger, ja oder auch über die Haare, die soeben an meinem Bein oder Arm anstießen, manchmal hatte ich dabei das Gefühl, es geht hier um einen, wenn man so will, quasi ›magischen‹ Kontakt; so als sei der Patient/die Patientin dabei gerade einmal ›wie an den Strom angeschlossen‹. Da ansonsten geschwiegen wurde, war das der einzige Kontakt zwischen uns, eben auf der Körperebene, minimal, aber unentbehrlich. Wir waren körperlich *›in Verbindung‹* [...] Und mit etlichen Wiederholungen in aufeinanderfolgenden Sitzungen (war das) auch beziehungsstiftend. Ich glaube überhaupt, dass es zwischen Patient/Patientin und Therapeut/Therapeutin überhaupt nicht (wie von Kritikern der körperorientierten Psychoanalyse immer angenommen und kritisiert wird) um einen ›Körperkontakt‹ im Sinne von ›Umarmung‹, ›Halten‹ usw. geht – von dem dann, immer wieder die Grenzüberschreitung zur Sexualisierung befürchtet oder behauptet wird –, sondern um ein reales ›In-Verbindung-Sein‹, das empfunden wird als ›Überwindung von Einsamkeit‹, ohne in irgendeiner Weise bedrohlich zu werden und in der Intensität und Dauer vom Patienten/der Patientin selbst ›steuerbar‹. Interessanterweise hat Balint das ganz ähnlich beschrieben« (Reinert, 2024, S. 12 ff.).

»Eine erste Schlüsselerfahrung in meiner ersten Therapiegruppe war eine Erfahrung mit Berührung. Ich war damals sehr depressiv, bekam in der Gruppe nichts heraus. Alle anderen hatten sich mitgeteilt oder vor der Gruppe mit der Therapeutin ›gearbeitet‹, wie das hieß, nur ich nicht. Die Therapeutin sagte in einer Stunde, nun sei Zeit für mich. Ich lag in der Mitte und bekam weiter kein Wort heraus, sah nur graue Vorhänge, wie in einem Zustand leichter Dissoziation. Sie berührte dann sanft mit einer Fingerkuppe mein Brustbein. Offensichtlich hatte sie mitbekommen, wie eingeschnürt ich dort war. Als Folge dieser sanften Berührung begann ich nach Luft zu ringen und bekam Atemkrämpfe. In einem langen Prozess erlebte ich wieder, wie ich bei meiner Geburt fast erstickt wäre. Ein Erstickungskrampf folgte dem nächsten, ohne dass ich das stoppen konnte. In einem sehr schmerzhaften autonomen Prozess, auf den ich keinen Zugriff hatte und dem ich nur innerlich zuschauen konnte, durchlebte ich diese traumatische Erfahrung. Danach war ich so erschöpft wie selten im Leben. Aber am nächsten Tag fühlte ich mich so befreit in der Brust, dass ich auf der Straße anfing zu singen. Das alles geschah aufgrund einer kleinen Berührung […] Die Therapeutin sagte am Ende der Stunde, ich hätte wohl die Nabelschnur um den Hals gehabt. Meine Mutter bestätigte es mir am Telefon. Ich hatte das bis dahin nicht gewusst. Der Arzt hätte mich in den Geburtskanal zurückgeschoben und gedreht, um die Schnur abzuwickeln, da ich beim Herausgleiten gewürgt wurde. Daher waren bei diesem Geburtserleben auch meine Beine wie tot. Denn hätte ich mich, wie es Babys bei der Geburt normalerweise tun, von der Gebärmutterwand abgestoßen, hätte ich mich selbst gewürgt […] Das war wirklich eine sehr eindrückliche Erfahrung und ich kann keine zweite Erfahrung mit Berührung benennen, die ähnlich eindrücklich war« (Geuter, 2024).

»Ich erinnere mich noch an Berührungsproben am Hinterkopf, Nacken und Rücken, die sofort eine Woge an physisch-leiblichen Empfindungen in Gang setzten wie auch gedankliche Assoziationen. Selbst ziemlich verkopft, war ich erstaunt, was hier für

Assoziationen in Gang kamen, die in der Analyse so nicht auftauchten. Stichworte sind Ängste, sich der Berührung zu überlassen, selbst passiv zu sein. War ich der aktive Part in diesen Berührungsproben, fühlte ich mich deutlich wohler, hatte die Kontrolle. Bei den Berührungen durch im Grunde einen fremden Anderen tauchten Fluchtimpulse und -gedanken auf. Die kannte ich natürlich – aber sie blieben gleichsam akademisch; hier wurden sie empfunden, hatten dadurch eine ganz andere Realität« (Kuck, 2024).

11.1.5 Körperliche Assoziationen und Erinnerungen wecken

»Bei deinen Anschlussausführungen stimme ich dir ganz zu: ›Körpererinnerungen‹ wäre vielleicht ein eher fachbezogener Begriff, mit Bezugnahme auf ein implizites Wissen, von dem man ja mittlerweile einigermaßen gesichert ausgehen kann [...] Darüber schreiben ja auch Leikert mit den verkapselten Engrammen und manche andere« (Scharff, 2024).

11.1.6 Erschütterung in der Selbstwahrnehmung und im Selbstausdruck

»Wir wissen, dass es durchaus erschütternder Erfahrungen bedarf, um alte Strukturen tatsächlich aufzubrechen oder gar aufzulösen. Die Hirnforschung hat nachgewiesen, dass dies just in der Pubertät der Fall ist, in der dann auch neuronale Neustrukturierungen möglich werden – oder auch nicht. Solche erschütternden Erfahrungen stelle ich mir allerdings nicht auf das Gehirn beschränkt vor, sondern eben als ganzleibliche Erfahrung – neuronale Netzwerkstrukturen sind ja nicht auf das Gehirn beschränkt. Jedenfalls hat mir diese Erfahrung wirklich den Abschied von den unzureichenden Vätern ermöglicht und mich in die Freiheit der Selbstverantwortung entlassen [...] Am ehesten scheint es mir so zu sein, dass auf der physiologischen Ebene neuronale Netzwerke aktiviert werden. Das ist etwas, dass uns die Traumforschung gelehrt hat. Das Trauma wird nicht vergessen – vielleicht auch nicht die Sehnsucht nach einer Halt gebenden Beziehung, die sich in großer innerer Not aufgedrängt hat. Das beschränkt sich natürlich nicht aufs Gehirn. Synaptische Verbindungen durchziehen den gesamten Leib. Erst kürzlich wurde ein neues Verfahren entdeckt, mit dem [...] [man] eine neue Art von Synapsen ans Licht bringt. Das heißt, das Netz ist noch viel umfangreicher, als es in Hirnscans überhaupt dargestellt werden kann. Wenn nun durch sog. Trigger das betreffende Netzwerk aktiviert wird, dann tauchen eben die damit verbundenen Emotionen schlagartig auf. Nicht immer sofort, denn es braucht auch Vertrauen, um Kontrollmechanismen aufzugeben […] Diese Plötzlichkeit kennen wir von komplex traumatisierten Menschen, die einem Trigger begegnen und jäh in Panik ausbrechen oder sogar in einen anderen Zustand dissoziieren. Hier scheint mir eine Verbindung zu bestehen, weshalb es ja so wichtig ist, dass wir Patient:innen nicht retraumatisieren, also einfach nur ins Trauma ›treiben‹. Darin liegt natürlich Spekulatives. Ob es so ist, wissen wir nur zu Teilen. Mir scheint es aber schlüssig und macht Erfahrbares verstehbar. Ja ich würde sogar sagen, dass hier Verstehen und Erklären zusammenfinden. Gerade in der Traumaarbeit meine ich, geht eins nicht ohne das andere« (Kuck, 2024).

11.2 Das Erleben von Berührungserfahrungen im Vergleich zu anderen therapeutischen Interventionen im Nacherleben

Hofer-Moser (2024) vertritt die Ansicht, »dass Erinnerungen bzw. Vergegenwärtigungen von Berührungserfahrungen oder auch anderer leibbezogener Sequenzen sich qualitativ anders ›anfühlen‹, als z. B. solche an Deutungen oder Interpretationen. Dieses ›qualitativ anders‹ heißt aber nicht, dass ich sie heute als bedeutsamer, wichtiger oder veränderungswirksamer als das andere bewerten würde. Sie sind einfach ein wichtiger Aspekt, dessen Fehlen die ganze Therapie irgendwie ›unvollständiger‹ anfühlen ließe. Die ›Qualia‹ von Vergegenwärtigungen von leibbezogenen Sequenzen ist eine andere wie die von Deutungen/Interpretationen und die von ›Aha-Sequenzen‹ ist wieder anders.«

11.3 Erinnern und nachträgliche Bearbeitung (Reframing)

Nachträglichkeit ist in der Psychoanalyse ein wichtiges Konzept und meint eine aus der Gegenwart nach rückwärts entfaltete Sinnprojektion. Diese betrifft einerseits kindliche Erfahrungen, die aus der Erwachsenenperspektive einen neuen, anderen als den damaligen Sinn ergeben können. Sie betrifft aber auch die Patientenperspektive. Spätere Bearbeitungsvorgänge können dazu führen, dass wir etwas, was wir einst als heilsam erlebt haben, später nicht mehr in der ursprünglichen Weise als heilsam erleben. Prinzipiell betrifft dies genauso Berührungserfahrungen. Erinnerungen sind nicht feste Abbilder der Vergangenheit, sondern werden durch aktuelle Erfahrungen und Erkenntnisse ständig rekonstruiert und neu interpretiert. Dies unterstreicht die Rolle des Unbewussten bei der Verarbeitung von Erinnerungen. Welche Einschätzungen wurden diesbezüglich im Zuge der Expertengespräche gegeben?

»Also wenn ich da an die Therapie mit Waldefried denke, da gibt es schon nachträglich eine erheblich veränderte Sinngebung. Ich würde sagen, wir haben da beide etwas reinszeniert: Ich meine Symbiose mit meiner Mutter als Ersatzpartner nach dem Tod meines Vaters mit sechs und auch die Sehnsucht nach einem Vaterkörper, Waldefried vielleicht die Nähe zu seinem verstorbenen Zwillingsbruder. Aber das ist meine Interpretation [...] Die nachträgliche Veränderung der Bedeutungsgebung hat auch die Berührungserfahrung nicht unberührt gelassen, aber auch nicht zur Gänze verändert« (Hofer-Moser, 2024).

»Ich weiß tatsächlich nicht, wie sich die Erinnerungen an solche Szenen aus der Therapie im Lauf der Jahre verändert haben. Grundsätzlich ist es so, dass die Einordnung und die Einsicht sich auch im Laufe des Prozesses sehr verschieben können. Oft ist es auch nicht eine einzelne Situation, die da genau getroffen wird (spezielle scharf umschriebene Traumen ausgenommen). Oft ist es die Qualität in einer primären Beziehung bzw. der Mangel oder auch wiederkehrende Konflikte, die auch schon ursprünglich in unterschiedlichen Situationen immer wieder auftraten. Je nachdem, was ich von meiner Geschichte schon reflektiert habe, werde ich mit einer aktuellen Situation in der Therapie unterschiedliche Einsichten haben. Wenn ich mich später wieder an so eine therapeutische Erfahrung erinnere, hat sich mein Verhältnis zu meiner Geschichte mittlerweile weiterentwickelt und ich werde dieselbe Erfahrung von damals nun vielleicht etwas anders einordnen. Die körperlich-emotionale Dynamik hat etwas spontan Originäres an sich. Die Dynamik ist nicht gemacht, sondern kommt aus dem Körper, aus dem emotionalen Erfahrungsgedächtnis. Wie wir sie einordnen, ist eine andere Sache. Ich gehe da nicht mit dem Anspruch daran, die ›originale Geschichte‹ präzise zu rekonstruieren. Aber wie bei einer Deutung sind es diejenigen Szenarien, die unmittelbar für mich einen Sinn ergeben und mich erreichen, die therapeutisch wirksam werden« (Lang, 2024).

»Besonders ist vielleicht, dass ich mich an diese Sequenz im Vergleich zu vielen anderen Szenen, die ich im Laufe meiner langen Eigentherapieerfahrung gemacht habe, relativ deutlich erinnern kann, auch an das Gefühl. Durch dieses andere wurde ich so etwas wie ›aufgerüttelt‹, es hat meine Wahrnehmung geschärft« (Bauer, 2024).

»Nach dieser Arbeit bei Pesso – ich habe das schon angedeutet – gehört diese Erfahrung in der Gruppe zu meinen Erinnerungen, die ich, wenn der Kontext es nahelegt, abrufen kann, aber all das bleibt in der Regel in der Distanz, so als wenn ich noch einmal auf die Szene draufschaue. Ich glaube, ich kann das auch ein bisschen willentlich steuern, ob ich gefühlsmäßig noch etwas näher an meine Angst herangehe. Interessant ist aber, dass ich vor Kurzem während eines Retreats insgesamt (was durchaus gewünscht war) in eine labile psychische Verfassung kam, anders ausgedrückt: Mein Alltags-Ich mit all seinen Strategien und Abwehren war nicht mehr so prominent im Vordergrund. Als ich meinem Lehrer von meinen Erfahrungen beim Meditieren in der Gruppe erzählte, berichtete ich ihm von meiner gesteigerten Sensibilität und dass schon allein das Husten von jemandem mich ganz unmittelbar treffen kann: Ich hatte so ein Gefühl, als würde mich das Geräusch direkt im Nacken treffen und wie durch mich durchgehen. Als ich dies meinem Lehrer erzählte, ›rutschte ich einen Moment in die Regression‹, musste verzweifelt weinen, spürte die alte Angst wieder, dass doch mein Leben so bedroht war. Das ließ sich aber auch in der Situation letztlich wieder gut regulieren, machte aber erneut klar, dass hier im Untergrund je nach Verfassung ein Angstzustand quasi auf der Lauer liegt. Zu deiner Frage bezüglich des Prozesses des Erinnerns selbst: Das eine ist ja die Gruppenerfahrung bei Pesso, die ich in ihrem Ablauf auch leibhaftig erinnere. Die frühere Szene mit sechs Monaten erinnere ich ja gar nicht mehr, das wurde mir von meiner Mutter erzählt, die Verbindungen zur Pesso-Erfahrung habe ich aus meinem Wissen als Psychotherapeut usw. hergestellt. Die spätere Szene ist insofern als direktes Erinnerungsmaterial auch nicht richtig verfügbar, weil ich nämlich nur das schreckensbleiche, erschrockene Gesicht meiner Mutter vor mir sehe, die aus dem Haus stürzte, nachdem sie den Abbruch des Balkonteils gehört hatte – aber ich selber erinnere mich nicht daran, direkt Angst gefühlt zu haben. Theoretisch denke ich, ich muss das sofort abgespalten (und projiziert) haben und habe meine Lebensbedrohung nur auf dem Gesicht meiner Mutter gesehen. Auch an das ›nicht mehr sprechen können‹ habe ich wenig konkrete Erinnerungen, ich glaube, ich fühlte mich in irgendeiner besonderen Aura, fantasiere, dass ich in der Ahnung, dass ich gerade noch einmal mit dem Leben davongekommen war, einfach nicht mehr so mit dem Alltag weitermachen konnte. Das ganze Erleben ist aber mit Sicherheit unmittelbar mit meiner Mutter und deren Angstgefühl, auch mit deren Unbewussten verknüpft. Ich kehre wieder zurück: Affektiv am lebendigsten ist die Erinnerung an die Gruppenarbeit bei Pesso. – Du stellst dann mehrere Fragen, ich würde spontan jetzt nicht sagen, dass direkt eine Arbeit zu leisten ist, das Geschehen ist mehr etwas, was eben aus meinem Inneren in einer basalen Situation des Vertrauens auf mich zukommen konnte und was sich damals durch die Körperbewegungen schließlich seine Bahn gebrochen hat. Wie gesagt, die Erinnerung an die Gruppenarbeit ist gut verfügbar, bleibt aber genügend in der Distanz, sodass sie sich nicht gleich gegenwärtig anfühlt, wenn ich nur daran denke. – Erinnerungen an damals Gesprochenes, weder was die Arbeit bei Pesso angeht, noch die Originalszenen, habe ich nicht. – Ein allgemeiner Gedanke kommt mir noch, nicht sonderlich originell: Wenn ich später öfter einmal eine nicht ganz ungefährliche Situation aufgesucht habe (ich war bei den Fallschirmjägern, habe mich im indischen Dschungel Gefahren ausgesetzt) dann scheint es mir ein typisches Muster zu sein, dass man versucht, durch aktive Wiederholung etwas in die Verfügung des Selbst zu bringen, dem man vorher einmal passiv ausgesetzt war. Ich glaube also, wenn ich in einer Situation bin, wo andere sagen, das macht mir zu viel Angst, dass ich das geradezu als Ansporn finde, jetzt hier nicht zu kneifen. Ich bin aber auch da noch einigermaßen reguliert und glaube, dass ich nichts Halsbrecherisches mache« (Scharff, 2024).

»Zunächst war ich überrascht, dass mir beim Zurückerinnern kaum körperbezogene Sequenzen mit Berührungen in meiner eigenen Selbsterfahrung einfielen. Ich erinnere viele körperliche Erfahrungen ohne Berührung, aber nur wenige mit Berührung. Ich vermute nun mal, dass entweder in meiner Lehrtherapie mit Waldefried und auch in therapeutischen Situationen mit anderen Therapeut:innen wenige solche Episoden waren oder sie bei mir nicht den markanten Eindruck hinterließen. Ich bin an sich jemand, der gerne dort berührt und berührt wird, wo es passt, also Berührung ist für mich etwas Positives, und auch beruflich, als Physiotherapeutin und beim Massieren, habe ich viel mit Berührung und Abstimmung gearbeitet« (C. Geißler, 2024).

»Diese Erinnerungen sind gut verfügbar, aber sie sind nicht mehr emotional geladen. Das heißt, wenn ich mich daran erinnere, dann kann ich sie ohne großen Affekt erzählen. Die genannten drei Situationen liegen um die vierzig Jahre zurück. Damals war es ein jahrelanger Prozess, mich durch viel körperpsychotherapeutische und funktionelle körperliche Arbeit von den großen Spannungen zu befreien, die ich mit mir herumtrug. Ich kann mich noch gut an das Gefühl eines Eisenrings um meine Brust erinnern, der mich in emotional schwierigen Situationen einschnürte und mir die Luft nahm. Wenn ich das gerade sage, kommt eine weitere Erinnerung an eine Situation aus einer damaligen Trennung hoch, in der ich nachts von meinem eigenen Schrei mit einem Gefühl eines Eingepresstseins in der Brust wach wurde. Glücklicherweise kenne ich so etwas seit Langem nicht mehr, aber in milder Form kann es unter Belastung sich wieder melden. Ich kann mich also lebendig an diese Situationen erinnern, aber das ist nicht schwierig. Es ist wie nach der guten Verarbeitung einer traumatischen Erfahrung: Diese Erinnerungen sind Geschichten geworden, von denen ich erzählen kann« (Geuter, 2024).

»Eine Stunde mit ihr erlebte ich als völligen Bruch. In dieser Stunde war ich sehr verzweifelt und voller Schwäche in meiner Depressivität, und sie wollte meine Aggression wecken und forderte mich auf, mit den Füßen aufzustampfen, während ich mit dem Rücken auf dem Boden lag. Aber meine Beine waren wie Pudding, ohne

Kraft, ich konnte nicht aufstampfen, die Beine folgten keinem Befehl. Ich habe das gesagt, doch sie blieb bei ihrem Ansinnen, bis sie mich schließlich anbrüllte, ich solle endlich aufstampfen. In dieser Stunde verlor ich das Vertrauen in sie. Ich konnte nicht mehr zu ihr hingehen und brach in der nächsten Stunde die Therapie ab, denn es war mit ihr nicht zu besprechen. Aber ich fühlte mich ganz schlecht mit meinem Abbruch. Viel später sprach ich mit einer Kollegin darüber und sie eröffnete mir eine neue Sicht auf die Situation. Sie sagte: Du hast die Kraft gehabt, dich aus einer unguten Beziehung zu befreien, darüber kannst du froh sein. Wenn ich an dieses Reframing denke, dann atme ich jetzt richtig auf. Heute würde ich sagen, diese Therapeutin wollte mir mit Macht ihr therapeutisches Vorgehen aufdrücken. Sie wollte meine Aggression haben, die ich überhaupt nicht spürte. Und im Nachhinein empfinde ich sie als aggressiv, wenn ich mir ihren Blick und ihre Körperhaltung dabei vor Augen rufe« (Geuter, 2024).

11.4 Berührung als unabweisbare seelisch-körperliche Realität

»Während sie da gestern auf der Couch lag, habe sie sich wie ein kleines zufriedenes Kind gefühlt und ganz das Bewusstsein für die Zeit verloren. Ganz schrecklich sei es aber gewesen, als ich ›plötzlich‹ angekündigt hätte, meine Hand fortzunehmen. Einen kurzen Moment habe sie gemerkt, wie etwas in ihr schrie: ›Wenn es so weh tut, dass du gehst, dann will ich nie nie nie wieder etwas von dir.‹ Was sie aber am meisten beschäftige, sei, dass ihr nach dem Aufstehen von der Couch das Ganze als nicht wahr und unwirklich vorgekommen sei […]. Die im szenischen Probehandeln miteinander verbundenen Momente von Sprache und symbolischer Aktion, von Sehen, Hören, sich verändernder räumlicher Positionierung und eventuell auch das durch die Berührung veränderte Körpererleben könnten als Erfahrungsgesamt vielleicht etwas ›Unabweisbares‹ haben, das allmählich seine Spuren hinterlassen würde. Hinzu kam ein weiterer Gesichtspunkt. Wenn die Patientin ihre Ich-Fähigkeiten weitgehend für eine ritualisierende Kontrolle einsetzte – könnte nicht ein bewusst intendierter, mit mir vorher besprochener, von ihr mit beeinflusster und in Fantasien vorweggenommener symbolischer Handlungsablauf das stets drohende Erleben psychischer Ohnmacht eindämmen? Im Vorgespräch verständigen wir uns darauf, dass ich ihr mit Bezug auf das miteinander vereinbarte, nun unvermeidliche Ende sagen werde: ›Inge, es ist jetzt so weit, ich werde jetzt gehen.‹ Dies würde dann auch dadurch eine gemeinsam geteilte konkret-symbolische Realität, dass ich tatsächlich aufstehen und mich von ihr trennen würde, auch wenn sie gleichzeitig versuchen würde, mich nicht fortzulassen […] Ich verstehe die ersten drei Szenen so, dass sie im vertrauten Muster psychischer Abwehr verlaufen. Zunächst versucht die Patientin im ›Wegschnippen‹ die Entwicklung einer schmerzlichen Erfahrung seelisch zu eliminieren, indem meine Bedeutung für sie nicht existieren soll. Im nächsten Schritt (endloses Einschlagen) scheint sie sich einem in seiner Nicht-Einfühlung unerreichbar überlegenen Objekt gegenüber zu befinden, von dem sie sich in einem blindwütigen Aktionsrausch befreien möchte. Auf diese Weise ist die Trennung nicht zu realisieren, sie bleibt ein psychisch Unfassbares, Allmacht und Ohnmacht bedingen einander. Die Patientin bleibt aber nicht in dieser Position. Auf dem Hintergrund vieler Jahre analytischer Arbeit und Konfrontation, des in der analytischen Beziehung gewachsenen Vertrauens und der Einsicht in die selbstdestruktiven Aspekte ihres Rückzugs *kommt es zur entscheidenden Progression in eine neue mentale Position, in der sie es zulassen kann, ihre Beziehung zu mir neu zu begreifen. Sie muss nun nicht mehr versuchen, meine Bedeutung psychisch zu vernichten, sondern sie kann, auch und gerade, wenn ich mich von ihr trenne, meine Bedeutung für sie anerkennen und sich darin erkennen lassen* (Hervorh. P. G.). Sie fasst dies in die Worte: ›Bitte geh nicht.‹ Wenn sie nach der Szene sagt: ›Ich kann es nicht fassen‹, hat sich etwas ganz Entscheidendes geändert. Ihr Schmerz ist psychisch real geworden, es ›gibt den Schmerz‹ in einer gemeinsamen Zeugenschaft. Sie und ich wissen um das, was so schmerzhaft ist« (Scharff, 2024).

Auf meine Frage: »Das verbale Mitgeteilte kann ja wieder verleugnet, in gewisser Weise ›zerstört‹ werden, so als hätte es nie stattgefunden – im körpernahen Bereich ist das anders! Entspricht das auch deiner Erfahrung?«, erwiderte Ulfried Geuter: »Absolut. Mir fällt dazu ein vielzitierter Satz des deutschen Bundeskanzlers Konrad Adenauer ein: ›Was interessiert mich mein Geschwätz von gestern‹. Damit will ich sagen: Hinter etwas, das wir gesagt haben, können wir leicht zurückgehen. Aber wir gehen nicht hinter das zurück, was wir erfahren haben. Wenn dein Patient z. B. demnächst wieder seine Verletzlichkeit und Ängstlichkeit hinter seiner Wut verbirgt, kannst du ihm sagen, dass er das damals doch selbst erlebt habe. Und dann wird es in ihm wieder als eine Gewissheit auftauchen. Genau darin sehe ich den Wert solcher intensiven Erfahrungen: Sie erzeugen erlebte Gewissheiten. Früher wurde der Wert mechanistisch verstanden: als Entladung affektiver Energie. Dieses mechanistische Verständnis geistert bis heute durch die Körperpsychotherapie, wenn das Konzept der Entladung weiterhin verwendet wird. Es geht aber bei einer solchen Arbeit um intensives Erleben und Erfahren. Häufig ereignen sich dabei Kippphänomene wie das von dir geschilderte. Mir fällt sofort eine Stunde ein, in der eine Patientin sich erlaubte, die Wut auf ihren Geliebten zu spüren, der in ihren Armen, als sie ganz jung war, plötzlich jung an einem Herzinfarkt gestorben war. Sie versagte sich die Wut darauf, dass er einfach aus ihrem Leben gegangen sei, verständlicherweise, denn der Mann hatte das ja nicht ›getan‹, und schon gar nicht gegen sie, aber er hatte ihr mit seinem Tod etwas angetan. Die Wut war da, auch wenn sie unberechtigt war. Als sie sich dann auf einen Schaumstoffblock schlagend ihre Wut zubilligte und sie intensiv ausdrückte, brach sie in Tränen aus und eine tiefe Trauer durchflutete sie, die sie in der Intensität auch noch nicht erlebt hatte. Das war für sie ein großer Schritt, um sich innerlich von ihm zu verabschieden. Denn bis dahin hatte sie ihm im Grunde ins Jenseits folgen wollen. Hinter solche Erfahrungen geht niemand zurück. Es sind unabweisbare Erfahrungen, wie du gesagt hast. Ein enormes Potenzial der Arbeit mit dem intensiven körperlichen Ausdruck von Gefühlen liegt darin, zu solchen Erfahrungen zu kommen. Es ist eine Arbeit an der Erfahrung, nicht wie es in der Bioenergetischen Therapie immer hieß, mit der ›Energie‹ oder mit der ›Entladung‹« (Geuter, 2024).

11.5 Nachhaltigkeit

»Bei den beiden oben beschriebenen Szenen war jeweils zuerst eine starke Emotion da, ohne dass der Inhalt klar war. Erst in der weiteren Bearbeitung kam für mich eine sinngebende Einsicht zutage. Es kann aber auch umgekehrt gehen: Dann ist zuerst eine berührende grundlegende Einsicht da und dadurch werden erst affektiv aufgeladene Gefühle ausgelöst. Schlüsselszenen, wo diese beiden Aspekte zusammenkommen, haben meiner Erfahrung nach auch eine längerfristige Auswirkung. Sie sind auch im Alltagsleben immer wieder präsent und helfen, aus eingefahrenen Gleisen des Erlebens und Verhaltens herauszukommen« (Lang, 2024).

»In meinem Erleben hat der massive Wechsel des persönlichen ›Aggregatzustandes‹ (weiß nicht, ob ich den Begriff hier in Mosers Sinn richtig verwende) nach einer gelungenen Arbeit ca. drei Tage angehalten, dann hat sich das ›System‹ wieder in die ursprüngliche Verarbeitungsweise ausgependelt (natürlich schon mit gewissen Erfahrungsresiduen)« (Schwetz, 2024).

11.6 Technische Gesichtspunkte

Wenn hier von technischen Überlegungen die Rede sein soll, scheinen mir folgende Bemerkungen angebracht zu sein: In der Psychotherapie ist die Einbettung jeglicher Technik in die therapeutische Beziehung von zentraler Bedeutung, insbesondere wenn es um körperliche Berührung geht. Hier einige Punkte, die diese Einbettung und die Bedeutung der therapeutischen Beziehung verdeutlichen:

Die therapeutische Beziehung ist die Basis. Jegliche Techniken, einschließlich körperlicher Berührung, muss in den Kontext dieser Beziehung eingebettet sein, um förderlich zu sein. Techniken dienen nicht als isolierte Instrumente, sondern als Mittel zur Förderung des therapeutischen Prozesses. Jede therapeutische Technik, einschließlich körperlicher Berührung, muss ebenso auf die individuellen Bedürfnisse der Patient:innen abgestimmt sein. Dies erfordert eine feinfühlige und respektvolle Haltung des Therapeuten, die die Einzigartigkeit der Patientin/des Patienten und der therapeutischen Beziehung berücksichtigt.

Die Wirkung von Berührung hängt ebenso stark vom Kontext ab, in dem sie erfolgt. In einer therapeutischen Beziehung wird Berührung sorgfältig und bewusst eingesetzt, um ein förderliches Geschehen zu unterstützen, und nicht, um Macht oder Kontrolle auszuüben.

11.6.1 Erklärung des Vorgehens

»Zunächst ist den meisten Patient:innen bewusst, dass mein Label ja ›leibfundierte analytische Therapie‹ oder ›leibfundierte Daseinsanalyse‹ lautet. Inzwischen melden sich potenzielle Patient:innen, die ausdrücklich die leibfundierte Arbeit suchen. Gleichwohl erläutere ich schon in den Vorgesprächen, wie ich arbeite. Ich sage also in etwa: ›In meiner Arbeit nutze ich die Informationen aus dem Leibgedächtnis. Das heißt, dass ich Sie auf Bewegungen, die Ihnen vermutlich nicht bewusst sind, aufmerksam mache. Ferner nutzen wir in der Arbeit den gesamten Raum. Es kann also sein, dass ich Ihnen ein Angebot zur Bewegung im Raum mache. Es kann auch sein, dass wir auf dem Boden oder der Matte arbeiten. In diesem Kontext kann es geschehen, dass ich Ihnen eine Berührung anbiete, um Ihnen die Möglichkeit zu geben, deutlicher in den Leib hineinzuspüren. Dabei gelten zwei Grundsätze: Wir werden darauf achten, dass niemand zu Schaden kommt; Sie können ein Angebot immer ablehnen. Das ist vollkommen in Ordnung, denn ohne Ihre aktive Zustimmung geschieht hier nichts.‹ […] In der Regel beginne ich mit dem Aufmerksammachen und starte mit relativ ›harmlosen‹ Angeboten, bis die Patient:innen genügend Zeit hatten, sich zu gewöhnen und meine Verlässlichkeit und abstinente Haltung kennenzulernen. Allerdings ist es bei mir durchaus nicht die Regel, dass in jeder Sitzung eine physisch-leibliche Interaktion angeboten wird. Der Löwenanteil ist nach wie vor das Gespräch. Erfahrungsgemäß benötigen wir einige Zeit, um das Erfahrene durchzuarbeiten, worauf ich ja oben schon hingewiesen habe« (Kuck, 2024).

»Ich sage den Patient:innen, die bei mir anfangen möchten, dass das Setting offen ist, dass man bei mir sitzen, liegen oder auch stehen und sich bewegen kann. Und ich sage ihnen, dass ich auch Körperpsychotherapeut bin, und das heiße in erster Linie, dass ich ihr körperliches Erleben ansprechen würde, wenn das Sinn mache, wenn mir etwas auffalle –z. B. eine Geste, ein Wechsel in der Atmung, eine bestimmte Betonung in der Stimme –, um die Bedeutung dessen zu erschließen. Es könne aber auch sein, dass ich ihnen vorschlage, etwas im Raum zu erkunden, ein Problem, einen Konflikt einmal darzustellen, z. B. sich in einer bewegten Interaktion mit einer vorgestellten Person im Raum auseinanderzusetzen. Und ich sage auch, es könne sein, dass ich mal vorschlage, mit in eine solche Interaktion zu gehen. In irgendeiner Weise sage ich auch, dass bei mir eine Arbeit mit körperlicher Berührung möglich ist. Dass alles, was ich vorschlage, Angebote sind und sie immer wählen können, ob sie etwas ausprobieren wollen [...] In meinen Fortbildungen sage ich oft, dass einer meiner Lieblingssätze aus der Geschichte der Körperpsychotherapie der Satz von Elsa Gindler ist: ›Ermitteln, was einem beim Probieren widerfährt‹. Das ist das experimentelle Herangehen, von dem du vorhin gesprochen hast« (Geuter, 2024).

11.6.2 Kleinschrittiges Vorgehen

»Eine Schutzebene können wir in der Einzelsituation immer einbauen. So hat es sich als hilfreich erwiesen, ein Interaktionsangebot zu unterbreiten und zunächst dieses Angebot phantasmatisch durchzugehen. Da taucht ja bereits viel Material auf. Ist dann die Sicherheit gegeben, sodass der Patient/die Patientin das Angebot auf der Handlungsebene ergründen möchte, ist diese unsere Arbeit immer noch für Überraschungen gut. Beim letzten Wiener Symposium hat Dagmar Motzkau eine solche Szene mit uns geteilt« (Kuck, 2024).

»Allerdings bereite ich Körper-›Arbeit‹ und Berührung, hier haltgebende, genau und in mehreren Schritten vor. Auch wo und wann und warum ich so etwas vorschlage, hängt von vielen Vorüberlegungen ab. Und immer stimme ich mich mit der Patientin ab und reflektiere das Geschehen mit der Patientin und oder auch innerlich – auch zwischendrin« (C. Geißler, 2024).

11.6.3 Szenische Arbeit mit Berührung

»Bei einer Patientin war mir der an diesem Tag veränderte Handschlag aufgefallen. Auch die Stunde war seltsam oberflächlich zäh, als ob etwas Unausgesprochenes im Raum lag. Auch sie nahm das wahr, konnte es aber nicht deuten. Ich griff den veränderten Handschlag auf und schlug vor, diesen Handschlag bei der Begrüßung zu wiederholen. Im Zuge dieses Wiederholens und Hineinspürens wurde die Angst vor einer schon die letzten Stunden begonnenen Vertiefung eines Gefühls deutlich. Diese Ambivalenz drückte sich in dem Handschlag aus, bei dem ich nur die Hälfte ihrer Hand zu fassen bekam« (C. Geißler, 2024).

11.6.4 Druck- und Stresstechniken

Zunächst wird eine Form von Berührung geschildert, die tief verborgene Gefühlsbereiche innerhalb kurzer Zeit freizulegen vermag; Gefühle und eventuell auch damit verbundene Erinnerung, die sonst kaum erreichbar oder unerreichbar bleiben. Das beschriebene Vorgehen ist typisch für die Bioenergetische Analyse der 1980er Jahre. In Österreich wurden damals viele bioenergetische Therapeuten bei Waldefried Pechtl ausgebildet, so auch der hier zu Wort kommende Kollege:

»Ich liege am Rücken und Waldefried übt einen starken Druck mit seinen Daumen auf meine Jochbeine aus, wir sind in Augenkontakt. Nachdem ich darauf nicht wirklich reagiere, schlägt er vor, zwei Stellen im Mund auf den Gaumenbögen zu wählen und ob ich damit einverstanden sei. Natürlich wusste ich damals nicht wirklich, worauf ich mich da einlasse. Aber auch wenn ich es gewusst hätte, hätte ich wohl zugestimmt. Dieser Druck auf die Gaumenbögen löst einen intensiven Schmerz aus, der sich zunächst in einem Schreien und im Anschluss daran in einem Weinen entlädt. Waldefried hält mich tröstend in seinen Armen. Diese Erfahrung hat mich mit bisher unzugänglichen Gefühlsbereichen in Kontakt gebracht. Darüber hinaus war ich von den strukturierten Erfahrungen in und mit der Natur, die Waldefried auf seinen Seminaren angeboten hat, sehr angetan, sodass ich mich bald entschloss, eine Ausbildung in bioenergetischer Analyse zu machen mit Waldefried als Lehrtherapeuten. Diese Lehrtherapie bei ihm hat etwa sieben Jahre nahezu wöchentlich gedauert. In dieser Lehrtherapie habe ich fast jede Einheit Druckpunktarbeit eingefordert und auch bekommen. Das waren so die letzten 15 bis 20 Minuten der Therapieeinheiten, mit mir vorwiegend, aber nicht nur am Bauch liegend. Das hat bei mir jedes Mal einen sehr beglückenden, emotional berührenden Zustand ausgelöst« (Hofer-Moser, 2024). Gefragt, welche unzugänglichen Gefühlsbereiche bei ihm im Zuge dieser Erfahrung geweckt wurden und welche Erfahrung, nachträglich gesehen, bis dahin verschüttet war, war die Antwort: »Trauer und ein tiefes Gefühl von Einsamkeit. Ich glaube, ich habe es schon damals mit dem Tod meines Vaters, als ich sechs Jahre alt war, in Verbindung gebracht. Also die Trauer, die dadurch entstandene Leere, die Sehnsucht nach ihm« (Hofer-Moser, 2024).

Die hier geschildete Erfahrung ist meiner eigenen ähnlich. Die erste Bioenergetikgruppe absolvierte ich ab Ende 1979. Davor hatte ich drei Jahre lang vielleicht an die zwanzig verschiedene Gruppenerfahrungen hinter mir, hauptsächlich in Blockform, jedoch auch als mehrjährige Jahresgruppe sowie eine einjährige Psychoanalyse im Liegen mit einer Frequenz von zwei Wochenstunden. Als Arzt hatte ich mich in Autogenem Training und in ärztlicher Hypnose ausbilden lassen. Es folgte eine Grundausbildung in Klientenzentrierter Psychotherapie. In diesen drei Jahren tat sich auf einer Ebene intellektuellen Verstehens sehr viel für mich. Gänzlich neue Sichtweisen auf mich und meine Lebensbeziehungen eröffneten sich. Und ich begann in einer Weise über mich nachzudenken, die mir bis dahin vollkommen neu war.

Zugleich vermochte ich eine intellektuelle Blockade nicht zu überwinden. Sie äußerte sich darin, dass es mir zum damaligen Zeitpunkt nicht gelang, mich auf tiefere Gefühle, wie z. B. Traurigkeit oder Verletztheit, wirklich einzulassen, obwohl ich es wollte und sogar herbeisehnte. Ein Teil von mir wollte das Gefühl, Kontrolle abzugeben, wirklich erleben, ein anderer Teil, mir damals nicht zugänglich, hinderte mich daran. Ich beneidete andere Gruppenteilnehmende, die sich gehen lassen konnten, die weinten, die auch laut wurden, wenn sie wütend waren - all dies war mir in der damaligen Zeit nicht zugänglich. Der *eine* Teil hatte damit zu tun, dass bestimmtes emotionales Material verdrängt war, mir daher nicht zugänglich war. Ein *anderer* Teil aber wusste auf einer körperlichen Ebene nicht, wie man es anstellt, sich für Gefühle zu öffnen, beispielsweise wie sich dabei die Atmung zu verändern hat, damit sich ein solchen Prozess des »Loslassens« auch wirklich einzustellen vermag. Dieser zweite Teil betrifft die implizite Domäne (Geißler u. Sassenfeld, 2013). Ein Zugang zu diesen Körperprozessen eröffnete sich mir erst durch meine Erfahrungen in Biodynamik und besonders in der Bioenergetischen Analyse. In der Bioenergetischen Analyse spielt körperlicher Halt eine wichtige Rolle. Diese Form haltender Berührung erfolgte damals im Rahmen der Bioenergetischen Analyse vollkommen selbstverständlich, ohne jede Vorklärung. Es war einfach klar und bedurfte keiner weiteren Erläuterung, auch keines Rückfragens bei den Patient:innen, dass man sie körperlich berührte.

Schmerzvolle Druckpunktarbeit gehörte auch bei mir, sowohl im Zuge von Erfahrungen im Gruppensetting als auch in der Einzeltherapie, der Lehranalyse, zu den bestimmenden Bestandteilen von Körperarbeit. Die Druckpunkte waren bei mir jedoch körperlich andere, nämlich Muskelmaximalpunkte, das heißt muskuläre Triggerpunkte, die bei Druckausübung schmerzhaft sind und oft in andere Körperregionen ausstrahlen. Diese Punkte sind oft verknotete oder verspannte Stellen in den Muskeln, die durch Überbelastung, Verletzungen oder chronischen Stress entstehen können. Bei mir wurden derartige Punkte in der Wade, in der Oberschenkelmuskulatur, der Gesäßmuskulatur und in den Trapezmuskeln gedrückt. Ich erinnere

mich ebenso daran, wie mein bioenergetischer Lehranalytiker mir oftmals den Kopf gehalten hatte, mich zusätzlich auf der Brust berührt hatte, um auf meine Atmung einzuwirken, und wie in diesem Setting die Tränen auf einmal flossen, wie ich es vorher jahrzehntelang nicht mehr erlebt hatte. Es war eine ungeheuer befreiende Erfahrung, auf die ich dankbar zurückblicke. Körperlicher, oftmals großflächiger Halt war in diesen Passagen unverzichtbar. Die mir bis dahin in ihrer Intensität unzugänglichen Bereiche bezogen sich anfangs vor allem auf seelischen Schmerz und Trauer, in späterer Folge auf Verletzlichkeit und Liebesgefühle.
Ein weiteres Beispiel: Ein Freund von mir, dem ich bei seiner Sitzung zusah (meine Lehranalyse fand im Triadensetting statt, das heißt, es waren jeweils drei Personen anwesend: eine Person »arbeitete« und die beiden anderen beobachteten das Geschehen), berichtet ebenso ein für ihn schwieriges Frauenthema. Er macht immer wieder die Erfahrung, dass andere Frauen ihn quälen. Er vermutet, es habe damit zu tun, dass er vielleicht zu »unmännlich« sei. Ebenso wie in meinem Fall wird das Thema zuerst auf einer verbalen Ebene bearbeitet und mit Details aus seiner Geschichte verknüpft. Dann wechselt der Therapeut auf die körperliche Ebene: Mein Freund legt sich auf den Rücken auf die Therapiematte, der Therapeut setzt sich auf ihn drauf, und es beginnt ein sehr schmerzhaftes »Muskelreiten«. Mit seinen Händen und seinen Knien drückt der Therapeut auf die Muskulatur meines Freundes, der vor Schmerzen brüllt und sich windet. Der Therapeut realisiert, angesichts des Sichwindens, dass der Patient dem schmerzhaften Druck nicht standzuhalten vermag, und beendet die Tortur. In der verbalen Nachbesprechung deutet er, dass mein Freund sich Frauen gegenüber wohl nicht angemessen zur Wehr setze und daher den Eindruck von Unmännlichkeit auslöse oder verstärke. Diese Deutung wird damit verknüpft, dass es dem Patienten auch hier in der Stunde nicht wirklich geglückt sei, sich kraftvoll zu verhalten: Er sei ausgewichen. Der Rest der Stunde vollzieht sich vollkommen auf der verbalen Ebene und die Assoziationen führen zur Mutter des Patienten, meines Freundes, die ihn als Kind erpresst hatte, wogegen er sich nicht Wehr zu setzen vermochte. Einen hilfreichen anwesenden Vater habe es nicht gegeben. Wichtig in der Analyse ist außerdem, dass mein Freund erklärt, er wolle auf keinen Fall wie ein »Macho« wirken, das heißt, ein Teil seiner Verarbeitung wird offensichtlich. In diesem Fall war es eher die nachträgliche verbale Bearbeitung, die neue Einsichten erschloss, z. B. den Zusammenhang zwischen seinem Wunschselbstbild (kraftvoll sein wollen, aber nicht machohaft) und seinem Verhalten (das Ausweichen und das Sichherauswinden, das für ihn typisch war).

Die hier angeführten Beispiele stammen allesamt aus einer anderen Zeit. Lässt sich die heutige gesellschaftliche Situation überhaupt mir der damaligen vergleichen? War körperliche Berührung in der Bioenergetischen Analyse der damaligen Zeit, anders als heute, etwas Selbstverständliches?

»Ja, (es) war ziemlich selbstverständlich, die körperliche Berührung ebenso wie die Druckpunktarbeit, und es wurde ja auch irgendwie vermittelt, dass dies etwas Besonderes ist, was die Bioenergetik gegenüber anderen Zugängen auszeichnet. Der Zeitrahmen war in etwa 1982 bis 1990 [...] Interessanterweise habe ich dann als bioenergetischer Therapeut, auch in der Zeit, in der ich es noch selbst in der Eigentherapie eingefordert habe, diesen Zugang nur sehr sporadisch angewendet [...] Ich denke auch, dass der allgemeine gesellschaftliche Zeitgeist in Richtung einer ›berührungslosen Gesellschaft‹ geht [...] Die häufigen MeToo-Meldungen in den Medien gehören da auch dazu (zuletzt wieder zwei Männer aus der Film- und Kunstszene). Als gesellschaftlich-kompensatorische Phänomene gibt es dann den Boom mit Haustieren und organisierte Kuschelparties, um ein Berührungsdefizit auszugleichen. Und natürlich will ich nicht – pointiert gesagt – zur Kategorie übergriffiger alter weißer Männer gehören. Dieser Zeitgeist spielt mehr oder weniger implizit schon eine große Rolle. Die Angst vor Retraumatisierungen spielt bei mir eine weit weniger große Rolle. Da weiß ich auch aus Studien, dass gerade Menschen mit Traumahintergrund von Berührungsinterventionen sehr profitieren können« (Hofer-Moser, 2024).

Druckvolle Berührungserfahrungen werden aber auch im Nachklang ambivalent bis negativ erlebt; dazu Kuck (2024): »Selbst habe ich damit nur eine Erfahrung, bei der ich nicht weiß, ob ich aus Schmerz schrie oder weil der Druck im Nacken zugleich Halt und Aufforderung war, die Stimme voll einzusetzen. Das erlebte ich ebenfalls als befreiend. Ich frage mich allerdings, ob solche befreienden Erlebnisse nicht ebenso auftreten, wenn [...] (man) im Wald laut und hemmungslos schreit oder an einem Bahndamm, wenn ein Güterzug vorbei fährt [...] Wenn ich jetzt darüber nachdenke, dann könnte es hier zu erheblichen Übertragungsaffekten kommen, die mit Gewalterfahrungen assoziiert sind. Dieser Griff etwa war bei bestimmten Lehrern beliebt. Da ich aber eher brav war, kam ich nie in eine vergleichbare Situation. Mir selbst behagen solche eher gewalttätigen Interventionen nicht. Ergeben sie sich etwa als Eigenimpulse auf der Matte, so sind sie sehr befreiend. Gleichwohl bedarf es der Durcharbeitung des Erlebten, sonst ist es bloße Abreaktion, die eben nicht zur Integration führt. Ich bevorzuge eher Anleitungen zum Abzittern, das in hohem Maße zu einer Tiefenentspannung führt, und wo es sich nicht um ein Monotrauma handelt (Verkehrsunfall o. Ä.), steht und fällt das Ganze mit der Durcharbeitung.«

»Es gab auch einen kleinen Bereich von sehr konfrontativen Massagen – zusammengefasst unter Deep Draining. Das sollte in der damaligen Terminologie bei (muskulär) stark gepanzerten Menschen angewendet werden. Ich habe diesen Teil des

Spektrums relativ wenig kennengelernt. In der Eigentherapie wurde ich offenbar als nicht so stark gepanzert eingestuft und in der Ausbildung habe ich mich wenig mit diesen Techniken beschäftigt. Wie Du schon erwähnt hast, konnten auch die sanften Methoden am Widerstand scheitern. Die Patienten kamen dann in eine angenehme Entspannung und sonst passierte nichts« (Lang, 2024).

11.6.5 Begleitende Verbalisierung

»Ob oder wie viel ich begleitend verbalisiere, hängt von der Situation ab. In jedem Fall bespreche ich aber ein Angebot mit Berührung vorher gut durch. Ich stelle dem Patienten manchmal frei, ob er in einer bestimmten Sequenz etwas einfach spürend erforschen möchte für sich oder mit mir in einem Austausch bleiben will. Dann kann auch einige Minuten lang ein Spürprozess oder auch eine bewegte Szene ablaufen ohne verbalen Austausch. Ich schalte mich aber auch hier fragend ein, wenn ich aus bestimmten Gründen Orientierung brauche, wo der/die Patient:in gerade ist. Häufig läuft der Austausch auch parallel zum körperlichen Geschehen begleitend weiter. Ein Beispiel: In der Konfrontation mit Autoritätspersonen wird ein Teil spürbar, der sich dem Gegenüber ausgeliefert fühlt und zu große Angst hat, seine Meinung laut zu sagen. Dieser Teil fühlt sich auch nicht erwachsen an. Ich bitte die Patientin, die geschilderte Szene ›aufzustellen‹, das heißt, sie stellt für das Gegenüber einen Gegenstand in den Raum und stellt sich selbst gegenüber. Ich frage sie: Welche Art von Unterstützung braucht dieser ›kleinere‹ Teil von ihr? Wo würde sie mich brauchen als Unterstützung? Sie meint: Auf ihrer linken Seite etwas hinter ihr. Ich stelle mich hin, lasse sie überprüfen, ob es sich stimmig anfühlt oder noch etwas verändert gehört. Sie meint: ›Ja, Ihre Hand wäre gut im Rücken.‹ Gelenkt von meinem Gegenübertragungsgefühl und ihren Anweisungen suchen wir den richtigen Platz und die richtige Art der Berührung. Dann nimmt sie wahr, ob sich etwas verändert hat und ob bzw. was sie dem Gegenüber nun mit meiner ›Rückenstärkung‹ sagen will und kann« (C. Geißler, 2024).

»Manchmal steht die verbale Reflexion dem sogar eher im Wege. Für eine meiner Klient:innen war es ein riesiger Therapiefortschritt, dass *sie selbst,* ohne darum verbal bitten zu müssen, Berührungen in der Therapie für sich gestaltete. Ihr grundsätzliches Lebensgefühl drückte sich in dem Empfinden aus, ›alles nur ertragen zu müssen, nichts selber gestalten zu können und dabei wie bewegungsunfähig auf der Stelle zu kleben‹. Sie redete ununterbrochen klagend über das Leben, statt sich in ihm zu bewegen. Es war für sie ein Durchbruch, genau für sich zu spüren, mit welchem Ausmaß an Druck sie ihren Körper gegen die von mir angebotene Berührung (die ihr initial viel zu zart war) drücken musste, damit daraus in ihr ein konkreter Bewegungsimpuls entstehen und sich ausdrücken konnte [...] Ein wundervolles Beispiel aus meiner täglichen Arbeit sind die Babys. Naturgemäß ist deren für uns verständlicher aktiver Wortschatz noch begrenzt, sodass eine verbale Reflexion nicht die Basis der Begegnung sein kann. Was ihnen aber uneingeschränkt zur Verfügung steht, ist der körpersprachliche Ausdruck. Baby P. ist ein drei Monate alter Junge, der in seinem vielen Weinen nicht verzweifelt, sondern regelrecht wütend wirkt. Bei seiner Geburt wurde entschieden, dass der Einsatz einer Saugglocke an seinem Kopf erforderlich sei, gleichzeitig wurde er über Druck auf dem Bauch seiner Mutter vorwärts geschoben, sodass sein Kopf noch vermehrt an deren Beckenknochen gedrückt wurde. Schaut man ihn aufmerksam an, hat man den Eindruck, als sei die Spannung an seinem Kopf im Bereich der Schläfen wie eine Art ›Schraubstock‹ der den kleinen Kopf zusammenpresst. Auch jenseits allen osteopathischen Denkens entwickelt man die Idee, dass dieser Kopf sich ›von irgendetwas befreien‹ muss [...] Die behutsam-erkundende Berührung in der Region ist für ihn erkennbar nicht angenehm – und trotzdem ist sie stimmig. Denn sie wird von ihm (einem Kind, das ja in diesem Alter vermeintlich noch keine gezielten Willkürbewegungen ausführen könnte) beantwortet mit einer kraftvollen Armbewegung, die meine Hand wegschiebt. Ohne Angst, ohne Weinen, aber mit deutlichem Nachdruck. Und meine Reaktion, seine Kraftwirkung spielerisch zu übertreiben und durch sie halb umzufallen, wird von ihm mit glucksendem Lachen quittiert. Er und ich haben nicht darüber gesprochen, aber wir wissen beide, dass sich etwas verändert hat: Sein Körper hat klargestellt, dass er so eine Tortour wie seine Geburt nicht nochmal mitmachen wird – ab jetzt gibt es da die gespürte Gewissheit, dass er selber kraftvoll, selbstwirksam und mit erkennbarem Resultat mitgestalten kann und keinen quälenden Druck einfach ertragen muss« (Gödeke-Krebs, 2024).

11.6.6 Stellenwert der Intuition

»Gute Intuition beruht auf Kenntnissen und Erfahrungen. Sie ist wie ein unbewusstes Denken: Ich habe ein Gefühl dafür, was richtig ist, aber dieses Gefühl kommt nicht aus dem Nichts. Wenn etwas richtig ist, kann mir der Verlauf recht geben. Und wenn er mir recht gibt, habe ich offensichtlich unbewusst gut aus meiner Erfahrung und meinen Kenntnissen geschöpft. Auch ein Wort kann aus der Intuition kommen. Bei Michael Buchholz habe ich vor einiger Zeit gelesen, dass er auf die anfängliche Frage einer Patientin, was er als Therapeut bekomme, wenn die Therapie scheitere, sagte: ›Schmerzensgeld‹. Das ist keine Antwort, die er in dem Moment rational überlegt hat. Sie kam intuitiv und sie erfasste etwas: Dass es ihm weh täte, ohne dass er das so sagte. Er stiftete so intuitiv mit einem Wort Beziehung. Das kann auch bei einer Berührung so sein. Wenn wir feinfühlig sind, merken wir eher, was gerade passend ist. Oft hat man ein Gefühl, etwas könnte so und so sein, auch in der Supervision. Dann kann ich es ausprobieren, in der Supervision, indem ich es sage, in der Therapie, indem ich es vorschlage. Ich habe vorhin den Satz von Elsa Gindler erwähnt: ›Ermitteln, was einem beim Probieren widerfährt‹. Der lässt sich auch auf Psychotherapie anwenden: Wir geben einen Impuls, wir schlagen etwas vor, wir tun etwas, und dann erkunden wir, wie es wirkt, wenn der/die Patient:in es aufgreift oder nicht aufgreift. Feinfühlig zu berühren, heißt ja auch, auf ein leises Anzeichen des körperlichen Rückzugs der anderen Person zu reagieren. Und um auf deine Frage zurückzukommen: Was ich intuitiv tue, sollte kommuniziert werden und in die Reflexion eingehen […]

»Etwas anderes ist es, die Kontrolle über die eigenen Gefühle zu verlieren, z. B. wenn jemand eine Impuls- und/oder Affektkontrollstörung hat. Dann müssen wir therapeutisch daran arbeiten, die Fähigkeit zur Kontrolle der eigenen Impulse und Affekte zu stärken. Das wurde in der wilden Zeit der Körperpsychotherapie, aus denen deine Erfahrung mit deinem Ausbilder und meine mit meiner ersten Therapeutin stammen, oft nicht gesehen. Und dann waren Einzelne von Affekten überflutet, die sie nicht steuern konnten. Das passiert auch heute noch, wenn Körperpsychotherapeuten in Gruppen mit heftig provozierenden Methoden arbeiten, ohne zu wissen, welche Probleme die Menschen in ihrer Gruppe haben, ob sie z. B. mit ihren Methoden traumatische Erfahrungen triggern. Die Ablehnung mancher Psychoanalytiker gegenüber der Körperpsychotherapie und ihre Warnungen vor unseren Methoden haben viel mit solchen Entgrenzungen zu tun« (Geuter, 2024).

11.7 Vergleich zwischen Einzel- und Gruppensetting

»Ich hatte Einzeltherapie bei I. (ca. ein bis zwei Jahre) – mir ist aufgefallen, dass da etwas für mich gefehlt hat, wohl der ›Vibe‹ in der Gruppe […] Wahrscheinlich ist das aber auch Ausdruck einer Abwehr von Nähe in den Einzelsituationen, die natürlich in diesen wesentlich deutlicher da gewesen wäre/ist« (Schwetz, 2024).

»Das Angebot körperlicher Berührung lernte ich auch als Patient im Einzelsetting kennen. Das war ganz anders als in der Gruppe. Das Angebot des Therapeuten löste zunächst eine deutliche Angst aus, vielfältig: Was passiert denn da gleich? Ist dem meine Körperlichkeit nicht unangenehm? Bin ich da nicht zu blöd zu? Wird das gleich sexuell? Geht da nicht die therapeutische Situation kaputt? Dann auch andersherum: Wie erlebe ich denn *seinen* Körper? Seinen Geruch? Was macht der denn mit mir? Und so nah? Wird mir das denn nicht unangenehm? Ich merkte, dass es gefühlsmäßig zunächst so gut wie nur noch um die Körperlichkeit als solche ging, das Anliegen, dessentwegen der Versuch eigentlich unternommen werden sollte, war praktisch nicht mehr da. Dann der Augenblick der Berührung, ich spürte mein Herzklopfen, der Therapeut, merkte ich schnell, ging sehr vorsichtig mit mir um. Beruhigend. So kann ich mich einlassen, ich habe Vertrauen. Beruhigte mich immer mehr. Das ist ja gar nicht unangenehm, das ist aber neu und unvertraut, wird aber mit jeder Minute vertrauter. Eingeleitet jetzt durch seine Worte, wurde ich mir meines Fühlens bewusster und konnte jetzt mich selbst in der Situation wahrnehmen. Merkte, dass sich da was einstellte, das es vorher nicht gab. Es wurde die Berührung irgendwie nach ein paar Minuten wie ›selbstverständlich‹. Eine neue Erfahrung. Ich konnte mich jetzt immer mehr auf mich selbst einlassen mithilfe seines Körpers. Nach dem Experiment war er mir in meinem Gefühl sehr viel näher [...] Für mich hatte immer das Einzelsetting eine ganz andere Atmosphäre als die Gruppe. Das Erleben des einzelnen Menschen war immer sehr viel direkter und unmittelbarer, unausweichlicher. In der Gruppe fühlte ich mich als einer unter vielen. War jemand aus der Gruppe mir ›nicht ganz geheuer‹, war's eine andere Person schon eher – also konnte ich mit meiner Sympathie, meinem Interesse auswählen. Eine einzelne Person, da war ich immer direkt in der Beziehung ›gefordert‹, ohne Wahlmöglichkeit. Viel mehr ›Ja oder Nein‹. Darin lag für mich eher eine klare Entscheidung. Und eine ›Alternativlosigkeit‹« (Reinert, 2024).

»Ich würde hier einen Unterschied zwischen Einzel- und Gruppensetting sehen. Die Gruppe ist ein ungleich geschützterer Raum. Hier gibt es die Zeugenschaft der Teilnehmenden. In der Gruppe habe ich daher einen viel unkomplizierteren Umgang, biete leichter Handlungsproben an. Die Gruppe bietet für beide Akteure einen eher sicheren Raum. Im Einzelsetting bin ich durchaus zurückhaltender, besonders wenn es um Berührung geht. Für meinen Eindruck ist es hilfreich, wenn zunächst Erfahrungen mit dem Spüren und Wahrnehmen gemacht werden. Also etwa auf die Atmung zu achten, unwillkürlichen Bewegungsimpulsen nachspüren, sie zu explorieren durch Verstärkung, Verlangsamung etc. Ferner Erfahrungen aus der Bewegung im Raum, mit Symbolisierungen, Arbeit auf der Matte – alles noch ohne Berührung. Erst wenn [...] die Patient:innen mit mir Erfahrungen gemacht hat, dass ich Grenzen halte und respektiere, dann sind auch Interaktionen möglich, die Berührung beinhalten. Aber selbst wenn [...] (man) sich an diese Reihenfolge hält, kann es immer geschehen, das sich etwas anderes entwickelt. Dieser Bereich des ›Unkontrollierbaren‹ [...] ist immer möglich und der ist es, der Kolleg:innen Angst bereitet. Ich denke hier z. B. an eine Inszenierung mit einer Patientin, dies allerdings in der Gruppe, der ich zur Unterstützung – nach Rückfrage und Einholung ihrer Erlaubnis – eine Hand an die Schulter legte. Und plötzlich dreht sich die Patientin um und umarmt mich. Das war aus der Inszenierung heraus, in der sie von allen guten Geistern sich verlassen fühlte, folgerichtig und stimmig. Es wäre eine Katastrophe gewesen, wenn ich mich der Umarmung verweigert hätte. Das ist eine völlig andere Situation als die, die Freud schildert, der sich nur mit Not einer Umarmung durch eine Patientin entziehen konnte (seine Zugehfrau half ihm durch ihr Eintreten in das Sprechzimmer, da die Zeit um war). Die eben geschilderte Situation mit meiner Patientin ist ja eingebettet in viele frühere Erfahrungen mit Berührung in der Gruppe. Und selbst wenn es hier sexualisierte Untergründe und Tiefen gäbe, lässt sich damit in der Gruppe besser umgehen – in diesem Kontext müsste [...] (man) schon Psychoanalytiker:in sein, [...] (die) in jedem Regenschirm ein Penissymbol sieht; manchmal ist es einfach ein Regenschirm!« (Kuck, 2024).

»Also ich finde, dass sich die in der therapeutischen Situation gemachten (und auch in der Gruppe miterlebten Szenen) körperlichen Erfahrungen natürlich auf eine spezielle Art und Weise ›einprägen‹. Ob aber die ›therapeutische Überzeugungskraft‹ dadurch letztlich erhöht ist (durch den Aspekt der Körperlichkeit) – gegenüber verbalen Interaktionen, Deutungssituationen oder Now-Momenten – lässt sich für mich schwer sagen« (Schwetz, 2024).

11.8 Berührung in Kenntnis der Strukturniveaus der Patient:innen

Generell lässt sich sagen, dass körperliche Berührung in der Psychotherapie in Abhängigkeit vom Strukturniveau der Patient:innen ein komplexes Thema darstellt und von Fall zu Fall stark variieren kann. Der Ansatz der Operationalisierten Psychodynamischen Diagnostik, OPD-2 (Arbeitskreis OPD, 2009), bietet durch die Strukturachse eine hilfreiche Grundlage, um zu verstehen, wie verschiedene Strukturniveaus auf psychische Aspekte wie Selbst- und Fremdwahrnehmung, Affektregulierung und Beziehungsfähigkeit wirken und dadurch die Eignung und Wirkung von Berührung beeinflussen könnten.

Die folgenden Ausführungen sind sehr allgemeiner Natur und müssen im jeweiligen konkreten Fall an den therapeutischen Prozess angepasst werden.

Hier sind einige Überlegungen und Kriterien, die in diesem Kontext eine Rolle spielen könnten:

- *Selbstwahrnehmung und Fremdwahrnehmung:* Patienten mit einer guten Selbstwahrnehmung sind oft in der Lage, ihre eigenen Grenzen und Bedürfnisse zu erkennen und zu kommunizieren. Berührung kann daher in Situationen, in denen sie therapeutisch angezeigt ist (z. B. zur Beruhigung), als wenig problematisch und potenziell unterstützend erlebt werden. Patienten, die gut zwischen sich und anderen unterscheiden können, reagieren häufig weniger verunsichert auf körperliche Nähe und Berührung. Umgekehrt können Patient:innen mit schwacher Fremdwahrnehmung – etwa solchen mit Borderlinestörungen – Berührung als verwirrend oder übergriffig empfinden, da sie Schwierigkeiten haben, die Grenze zwischen Eigenem und Fremdem wahrzunehmen. Körperliche Berührung kann dann verstörend wirken und Verschmelzungsängste auslösen.
- *Affektwahrnehmung, -differenzierung und -regulierung:* Patient:innen, die in der Lage sind, eigene Gefühle differenziert wahrzunehmen und zu benennen, können Berührung als hilfreiche Intervention interpretieren. Schwierigkeiten in der Affektwahrnehmung könnten hingegen dazu führen, dass Berührung ambivalente oder unklare Emotionen auslöst, die schwer einzuordnen sind und Ängste oder Widerstände hervorrufen.
- *Affektregulierung:* Die Fähigkeit, Gefühle zu regulieren, spielt eine wichtige Rolle dabei, ob Berührung als hilfreich oder destabilisierend empfunden wird. Patient:innen mit einer hohen Fähigkeit zur Affektregulation können Berührung als beruhigend oder stabilisierend erleben, während solche mit schwacher Affektregulation Berührung eventuell als überwältigend oder desorganisierend empfinden.
- *Beziehungsfähigkeit und Bindungsmuster:* Patient:innen mit sicherem Bindungsmuster könnten Berührung als eine Form von Unterstützung und emotionale Sicherheit wahrnehmen, während Patient:innen mit unsicheren oder ambivalenten Bindungsmustern möglicherweise Unsicherheit oder auch Abhängigkeit erleben. Ein unsicher-vermeidender Patient kann Berührung sogar als Einbruch in die eigene Autonomie interpretieren, wohingegen ein unsicher-ambivalent gebundene Patient Berührung zwar als Bestätigung von Nähe und Aufmerksamkeit sucht, jedoch in einer forcierten Art und Weise.
- *Abwehrmechanismen und deren Implikationen für Berührung:* Das vorherrschende Abwehrniveau kann ebenfalls entscheidend sein. Bei Patient:innen, die vorwiegend unreife Abwehrmechanismen (z. B. Spaltung, projektive Identifizierung) einsetzen, kann körperliche Berührung konflikthafte Über-

tragungsreaktionen hervorrufen, da sie Berührung als intrusiv oder als Bedrohung für das fragile Selbst erleben können.

- *Reflexionsfähigkeit und Meta-Kognition:* Patienten, die zur Reflexion und Meta-Kognition fähig sind, können oft die therapeutische Intention hinter Berührung besser verstehen und einordnen. Sie können also Berührung im Kontext der Therapie »objektivieren« und als therapeutische Maßnahme akzeptieren. Patienten mit geringer Reflexionsfähigkeit können hingegen Schwierigkeiten haben, zwischen der symbolischen Funktion in der Therapie und ihrer eigenen emotionalen Interpretation zu unterscheiden. »Nicht oder wenn überhaupt sehr, sehr vorsichtig arbeite ich mit Berührung bei Patientinnen mit niedrigem Strukturniveau bzw. dort, wo die ›Als-ob-Situation‹ nicht oder schlecht von der Real-Situation in der therapeutischen Beziehung unterschieden werden kann« (C. Geißler, 2024).

11.9 Berührung bei Traumafolgestörungen

»Bei einer posttraumatischen Belastungsstörung mit aktuell ausgeprägter Symptomatik würde ich eher an der Stabilisierung und Ressourcenaktivierung arbeiten, da kann der eigene Körper eine Ressource sein und die Selbstberührung. Ansonsten würde ich hier aber mehr mit den Techniken aus der Traumatherapie arbeiten. Hier wird viel in eigens erarbeiteten imaginären Räumen, gut abgesichert, durchgespielt. Prinzipiell kann ich mir schon in Einzelfällen vorstellen, dass Berührung im Rahmen einer Arbeit eine Rolle spielen kann. Mit beziehungstraumatisierten Menschen habe ich das auch gemacht. Allerdings ist hier die genaue Vorbereitung und das gemeinsam Abstimmen dieses Raumes besonders wichtig. Auch das genaue Beobachten (mit allen Sinnen!) des Prozesses ist mir hier ganz wichtig, weil in der Kindheit beziehungstraumatisierte Menschen gewohnt sind, über ihre Grenzen zu gehen oder etwas für sie Unstimmiges geschehen zu lassen, und es oft nicht ansprechen oder sogar selbst übergehen in ihrer eigenen Wahrnehmung. Das heißt, hier gehe ich als Beobachterin sehr kleinschrittig und langsam vor […] Mit Menschen mit einer DIS[27] habe ich nicht gearbeitet, nur mit DESNOS[28], da habe ich aber nicht mit Berührung gearbeitet. Das wäre mir zu heikel gewesen. Nähe war da sowieso

27 Dissoziative Identitätsstörung.

28 Disorder of Extreme Stress Not Otherwise Specified (Komplexe Posttraumatische Belastungsstörung).

schon im übertragenen Sinn ein potenzieller Trigger, und Berührung wäre hier aus meiner Sicht eine Kontraindikation gewesen« (C. Geißler, 2024).

11.10 Berührung in Coronazeiten

»Nach anfänglicher Irritation und Unsicherheit, wie nun leibfundierte Arbeit noch möglich sein soll, habe ich einige Maßnahmen umgesetzt. So ging es zunächst um die Belüftung der Räume, das Tragen der medizinischen Maske beim Betreten der Praxis, Hände waschen oder desinfizieren. Ferner bat ich die Patient:innen, vor ihrem Termin einen Schnelltest zu machen. Es kam dann noch ein Luftfilter hinzu. Im Übrigen war ein Übersetzungsfehler aus dem Englischen an unsinnigen Maßnahmen beteiligt. Social Distancing meinte ja Abstand halten, nicht Kontakt vermeiden. Nachdem sich die Gemüter beruhigt haben und nicht vorrangig mit Angstmachen agiert wurde, habe ich das Händewaschen oder -desinfizieren beibehalten. Hintergrund ist eine Untersuchung (noch vor Corona), in der ein hoher Anteil der untersuchten Personen (60 Prozent?) Colibakterien an den Händen mit sich führten. Das war ein Indiz dafür, dass grundsätzliche Hygienemaßnahmen nur lax durchgeführt wurden.

Unter den oben genannten Vorsichtsmaßnahmen ließ sich auch leibfundiert arbeiten. Wurde die physische Distanz unterschritten, dann setzten wir die Masken auf. In der Zeit hat sich bei mir in der Praxis niemand angesteckt« (Kuck, 2024).

11.11 Tipps für Einsteiger

Was sagt man Kolleg:innen, die üblicherweise verbal arbeiten, die in ihrer therapeutischen Arbeit mit Patient:innen aber noch nie mit körperlicher Berührung gearbeitet haben, obwohl sie darin schon einige Selbsterfahrung haben? Was kann man ihnen mitgeben?

»Vorsichtig zu sein, die Arbeit mit Berührung erst einmal im Miteinander auszuprobieren und mit Patient:innen nur das zu tun, womit sie sich sicher fühlen, und das schließt ein, sich sicher zu fühlen, auf all das eingehen und all das handhaben zu können, was sie auslösen könnten« (Geuter, 2024).

»Körperliche Selbsterfahrung ist für mich die notwendige Voraussetzung für jede Settingöffnung. Zum Zweiten wäre für mich die begleitende Supervision obligatorisch. Dann niemals eine Berührung anfangen, wenn sich der Patient/die Patientin, wie ich das nenne: im ›oralen Modus‹ befindet, d.h., wenn die Berührung angefragt oder erbeten wird und dabei spürbar einen wunscherfüllenden, tröstenden oder irgendwie ›befriedigenden‹ Charakter haben soll. Dann ›Hände weg!‹. Ansonsten schlage ich vor, gar keine komplizierten ›Übungen‹ zu versuchen, sondern (ich bin Adlerianer!) den Patienten genau zu beobachten, seine »leiblichen Entäußerungen« (und seien sie noch so klein, unbeholfen, beiläufig, [...]) aufzugreifen, zu verbalisieren und ggf. dazu einzuladen, den Impuls doch einmal bewusst wahrzunehmen, zu wiederholen, ihn als ›nicht ganz zufällig‹ bewusst zu machen und zu versuchen, ihn als ›Ausdruck‹ zu erkennen, der mit dem ›zusammenpasst‹, das er gerade verbal geäußert hatte. Bei mehreren erlebten derartigen Situationen wird der Patient/die Patientin nach meiner Erfahrung ohne mein Zutun von selbst auf ›die Art der Sprache‹ kommen, die sich auf der Körperebene (jeweils) mitteilt und u. U. oder gelegentlich auch oft über das hinausgeht, was verbal ausgedrückt wird. Aus diesen Ansätzen (also des ›Spracherlernens‹) können sich dann weitergehende Impulse entwickeln, und dementsprechend wird die therapeutische Beziehung eine vertrautere, differenziertere und letztlich weiterführende werden. Die Einbeziehung des Körpers führt so zu einer Ergänzung des Spektrums der unterschiedlichen Äußerungs- und Sprachformen, mit deren Hilfe die ganze therapeutische Beziehung sich vollzieht« (Reinert, 2024).

Beginnern »würde ich empfehlen, zunächst mit [...] (einem/einer) Patienten/Patientin zu beginnen. Die Wahl sollte auf jemanden fallen, [...] (der/die) ein gutes Strukturniveau aufweist. Jede intendierte Berührung sollte angekündigt werden und vor der Umsetzung im phantasmatischen Raum erkundet werden. Eine Berührung (abgesehen vom Handgeben bei der Begrüßung und/oder Verabschiedung; selbst hier gibt es seit Corona nicht bei allen Menschen Normalität und die Handreichung muss eigens wieder angeregt werden – manche wollen es vielleicht auch nicht mehr, was sehr schade ist, kann aber geklärt werden) sollte nur mit ausdrücklicher Zustimmung erfolgen. Während des Berührens ist auf Reaktionen zu achten, die etwa Angst oder Unruhe ausdrücken, was [...] (den) Patient:innen ja nicht bewusst sein muss. Daraus folgt dann ebenfalls immer mal wieder die Rückfrage, ob es sich noch stimmig anfühlt. Wird der Kontakt, etwa eine Halt gebende Berührung an der Schulter oder zwischen den Schulterblättern, aufgelöst, so ist darauf zu achten, keine Streichbewegung auszuführen, die an ein Streicheln erinnern könnte, wobei wir dann in eine ganz andere Ebene eintreten würden.

Vorsicht ist bei Patient:innen mit Erfahrungen aus sexuellen Übergriffen geboten. Hier schließt sich Berührung aus, besonders im Mann-Frau-Verhältnis. Allerdings kann eine Berührung äußerst hilfreich sein, soweit sie eine andere Erfahrung darstellt, nämlich die des Respektes und des Schutzes von Grenzen.

Nicht nur in diesem Kontext gilt für mich auf jeden Fall, dass Geschlechtsorgane nicht berührt werden. Großflächige Berührungen sind nach meiner Erfahrung abhängig vom Stand der therapeutischen Beziehung und damit des therapeutischen Bündnisses. Berührungen dieser Art erfolgen eigentlich nur, wenn es auf meiner Seite die Sicherheit gibt, die Grenze auch halten zu können. Das gilt in hohem Maße für eine ganzleibliche Berührung (Bob Ware: Der Analytiker als Couch), wo zum Schutz beider Protagonisten die Geschlechtsorgane […] der Therapeut:innen mit einem Kissen bedeckt werden. Wie das mit dem Busen bei Kolleginnen gehen kann, müssten diese klären; Christina Sogl z.B. hat damit kein Problem, was ich nachvollziehbar finde, wenn es etwa in einer Übertragungssituation um die Entwicklungsstufe des Kindes geht.

Passieren kann immer etwas, womit […] (man) nicht gerechnet hat. Sei es etwa die Fehleinschätzung des Strukturniveaus oder dass durch die Berührung etwas aus dem Leibgedächtnis aktiviert wird, was tief im Unbewussten verborgen war. Das ist das Risiko, das meiner Ansicht nach nie ganz ausgeschlossen werden kann.

Was tut […] (man) dann? Zunächst einmal die Ruhe bewahren. Eventuell die Patient:innen reorientieren. Dann gilt es zu explorieren, die Übertragung zu klären. Und natürlich Supervision. Ich persönlich habe es noch nicht erlebt, dass eine Situation durch Berührung völlig aus dem Ruder lief. Eine Behandlung erinnere ich, die in maligne Regression entglitt – jedoch nicht im Kontext von Berührung.

Ein Beispiel fällt mir noch ein, das allerdings eine Ausbildungskandidatin in einem Einführungsseminar zur leibfundierten Arbeit betraf. Es fand sich niemand aus dem Seminar, […] (der) bereit gewesen wäre, einer Demonstration zur Atemunterstützung auf der Matte zuzustimmen. Dann meldete sich doch eine Kollegin. Sie saß zunächst auf der Matte und schien mir recht unruhig zu sein. Die Rückfrage, wie es ihr geht, wenn sie hier auf der Matte sitzt und ich daneben, beantwortete sie mit ›gut‹. Ob es für sie in Ordnung wäre, sich nun hinzulegen? beantwortete sie mit einem ›Ja‹. Als sie da lag, ging jedoch ihr Puls sehr heftig. Darauf machte ich sie aufmerksam und bat sie, sich wieder aufzurichten. Der Puls beruhigte sich und im weiteren Gespräch wurde deutlich, dass sie ein Mensch ist, die immer einspringt, wenn sonst niemand dazu bereit ist, dabei aber den Kontakt zu sich verliert und u. U. über ihre Grenze geht. Damit habe ich die Demonstration beendet, was in hohem Maße lehrreich für die Seminarteilnehmenden war und eine Selbsterfahrung für die Kollegin. Im Übrigen ist mir dies ein Beispiel dafür, wie die Abstinenz aufrechterhalten wir, indem […] die Therapeutin/der Therapeut die Berührung nicht nötig hat – auch nicht zu Ausbildungszwecken!« (Kuck, 2024).

Und über körperpsychotherapeutische Fortbildung generell sagt Geuter (2024): »Über Fortbildung in Berührung in der Psychotherapie zu sprechen, das ist so ähnlich wie über Fortbildung darin zu sprechen, wie man mit Patient:innen redet. Sofern man Arbeit mit Berührung nicht technisch versteht, z. B. als Arbeit mit Druckpunktmassagen an den Faszien, sondern als Kommunikation. Kommunikation lernt man in erster Linie dadurch, dass man kommuniziert. Wie wir mit Worten kommunizieren, lernen wir, indem wir mit Menschen sprechen und wach dafür sind, was unsere Worte bewirken und welche Antworten wir erhalten. Wie wir mit Menschen über Berührung kommunizieren, lernen wir in der körperlichen Kommunikation. Wenn du nach Lücken fragst, dürfte die erste Lücke bei den meisten Therapeuten diejenige sein, dass sie selbst wenig Erfahrungen mit der therapeutischen körperlichen Kommunikation haben. Intensive Selbsterfahrung mit therapeutischer Berührung ist in meinen Augen aber eine entscheidende Basis für die eigene Arbeit damit. Das nächste ist zu lernen, wie man Berührung gestalten kann, in welchen Formen, an welchen Körperbereichen, zu welchen Zeiten, in welcher Intensität oder mit welcher Absicht. Das bedarf genauso eines Lernprozesses wie die Arbeit mit der Sprache. Auch die wird ja wenig gelehrt. In meiner langjährigen psychoanalytischen Ausbildung war in keinem einzigen Seminar Thema, wie man mit Patienten spricht. Es ging ausschließlich darum, wie man sie versteht. Wir müssen in der Ausbildung von Psychotherapeuten aber vermitteln, wie wir unsere Worte und wie wir unsere Hände, unsere Körper als Werkzeug einsetzen können. In meinen eigenen körperpsychotherapeutischen Fortbildungsangeboten sind daher die Arbeit mit Berührung und die Aufmerksamkeit für körperkommunikative Prozesse feste Themen.«

11.12 Mögliche Kritikpunkte

11.12.1 Unstimmige und negative Berührungserfahrungen

»Als eine Körpertherapeutin, die aus einer (konkret) berührenden Arbeitsweise kommend in das psychotherapeutische Arbeiten fand, musste ich mich über Jahre hinweg im Rahmen der Osteopathie-Ausbildung mit den Berührungen meiner Kolleg:innen auseinandersetzen. In den Trainingsmodulen ist es üblich, dass man wechselseitig aneinander übt und arbeitet. Zu keinem Zeitpunkt habe ich mehr über Berührung gelernt als in der Rolle der Probandin – und dies vor allem dann, wenn die Berührung ›nicht wirklich stimmte‹ […] wenn diese beispielsweise meinem Körper ›gute Ratschläge‹ gab, die jedoch an meinem

Bedarf vorbei gingen; wenn sie mehr der Beruhigung meiner Behandler:innen diente als der Unterstützung meines Nervensystems und Körpers oder wenn sie ohne eine innere Präsenz des/der Berührenden erfolgte [...] Ich lernte in dieser Art der ›Selbsterfahrung‹, dass Berührung imstande ist, schlichtweg *alles* auszudrücken – auch und vor allem das, was schwer in Worten zu fassen ist [...] Tatsächlich meine ich an dieser Stelle Unstimmigkeiten, die darüber hinaus gehen. Dies allerdings im wörtlichen Sinne – etwas, ein vielleicht kleiner Aspekt der Berührung, ist unstimmig, passt nicht präzise zu dem Punkt, an dem die Klientin/der Klient sich gerade im Prozess befindet. Aus meiner Sicht benötigt die therapeutische Berührung eine ebensolche Präzision wie sie das gesprochene Wort in der Psychotherapie benötigt – vielleicht sogar in noch stärkerem Ausmaß [...] Und so wie ein von uns gewähltes Wort vielleicht für unser Gegenüber nicht exakt ›passend‹ erscheint, vielleicht weil es zu schnell benannt wurde, vielleicht weil es Druck aufbaute, statt Raum zu lassen, vielleicht weil es mehr in der Bewertung als in der Erkundung angesiedelt war, so kann auch die Berührung ›danebenliegen‹: Sie kann für meine Klient:innen zu schnell oder zu langsam erfolgen, mit zu geringem oder zu hohem Druck, an der falschen Stelle (und seien es manchmal auch nur wenige Millimeter) oder mit nicht passender Druckrichtung, um nur ein paar wenige Aspekte zu nennen. In einem offenen, therapeutischen Prozess ist daran jedoch gar nichts problematisch, sondern ebenso wie das unstimmig gewählte Wort wird die unstimmige Berührung der Auftakt sein für die Reflexion, Veränderung und Anpassung dieses Umstandes – und allein schon dieser Prozess kann dann wiederum therapeutisch sehr wertvoll sein. Im oben von mir genannten Beispiel der osteopathischen Ausbildung jedoch muss seitens der Proband:innen viel an unstimmiger Berührung ertragen werden – man hat also jede Menge Zeit, hinreichend am eigenen Körper zu erfahren, wie man mit seinen künftigen Klient:innen nicht arbeiten wird. Und ebenso für das Gegenteil. [...] Ich würde jene Suche nach stimmiger therapeutischer Berührung als einen gemeinsamen Abstimmungsprozess beschreiben, der vielfach (wenn auch nie ausschließlich) verbale Kommunikation beinhalten *kann,* jedoch nicht zwingend beinhalten *muss.* Je nach Alter unserer Klient:innen, deren aktuellen Themenschwerpunkten in der Therapie und deren individueller Fähigkeit, körperliches Erleben auszudrücken, können wir das Ausmaß der verbalen Reflexion diesen Umständen anpassen. Aus meiner Sicht gänzlich unverzichtbar sind aber z. B. *das genaue Schauen* und *das aufmerksame Spüren* von uns Therapeut:innen. Wenn wir in einer Sitzung die Idee entwickeln, eine therapeutische Berührung (die ja weit vor der Körperhülle beginnt) könne den Prozess unterstützen, dann muss dem vorausgegangen sein, dass wir genau hingeschaut haben:

- Wo kulminiert Spannung im Körper meiner Klientin/meines Klienten; möchte sich etwas auflösen oder entladen?
- Wo ist vielleicht etwas kollabiert, hat sich zurückgezogen, möchte zum Wachstum, zur Expansion eingeladen werden?
- Wo wirken körperliche Anteile fragmentiert und suchen nach Anbindung an den Rest?
- Wo wirken Anteile, als suchten sie nach Begrenzung?

Von hier aus startend entwickeln wir also eine konkrete Berührungsidee, die wir als einen Berührungs*vorschlag*, ein Berührungs*angebot* in den Prozess einbringen. Ab hier sind wir gefordert, höchst aufmerksam zu spüren (und weiterhin zu schauen), wie der Körper unseres Gegenübers auf diese reagiert, z. B.:
- Wie verändert sich die Spannung im Gewebe?
- Verändert sich die Atmung? Wenn ja, wie?
- Reagiert meine Klientin/mein Klient mit einer Änderung der Körperhaltung oder -bewegung?
- Gibt es Reaktionen in der Mimik?
- Oder vielleicht erkennbare vegetative Reaktionen?

Ein solches Berührungsangebot ist also zunächst einmal ein *gemeinsamer* Startpunkt zum Erkunden im Hinblick auf Stimmigkeit, von dem aus alles entwickelt, modifiziert, verändert werden kann« (Gödeke-Krebs, 2024).

11.12.2 Expressive Egozentrik

»Gegen Gestalt- und Bioenergetik hatte ich immer noch ein Vorurteil, da ich in den Anfängen meiner psychotherapeutischen Ausbildung Menschen kennenlernte, die ihre Wochenenden bei einschlägigen Seminaren verbrachten, dort immer wieder ›kathartische‹ Erlebnisse hatten – aber nichts in ihrem Leben änderten, vielmehr in einer Art expressiver Egozentrik unreflektiert in ihren sozialen Beziehungen ›alles rausließen‹. Da hat sich ja einiges geändert im Laufe der Jahre. Aber es ist noch gar nicht so lange her, da beobachtete ich, wie ein Kollege eine Kollegin im öffentlichen Raum geradezu zusammenbrüllte – ein Gestalttherapeut« (Kuck, 2024).

11.12.3 Fixierung auf die regressive Erfahrung

Diese Kritik wird nicht selten von psychoanalytischer Seite ausgesprochen. Dazu Geuter (2024): »Der von dir genannte Vorbehalt der Analytiker geht davon aus, dass Regression ein sehr lange anhaltender Prozess oder Zustand in einer Therapie ist. Wenn Patient:innen über lange Zeit darin verweilen, kann es sein, dass die Ebene der erwachsenen Beziehung zu wenig beleuchtet wird. Regressive körperpsychotherapeutische Prozesse sind aber meist solche einer fokalen Regression. Das heißt, wir gehen in einen intensiven, möglicherweise regressiven Prozess hinein und wieder heraus und besprechen dann mit den erwachsenen Patient:innen, was sie dabei erfahren haben. Die Psychoanalytiker, die solche Kritik äußern, verwechseln daher ihr Arbeiten *in* der Regression mit dem körperpsychotherapeutischen Arbeiten *mit* der Regression oder besser noch mit fokussierten regressiven Prozessen [...] Man kommt in diese Probleme nicht hinein, die mit dem von dir genannten Einwand zu tun haben, weil dieser Einwand mit einer bestimmten theoretischen Sicht auf Therapie zu tun hat und nicht auf Empirie beruht.«

11.12.4 Forciertes Vorgehen

»Für mich gab es auch einen großen Unterschied zwischen Situationen, in denen von vornhinein mit körperlichen ›Settings‹ gearbeitet wurde (so wie in der Bioenergetik) und wenn die körperlichen Interventionen sich aus der Arbeit ergeben haben – zweiteres fand ich wesentlich überzeugender, ersteres immer auch ein bisschen forciert (aber hier zu einem Teil wohl meiner Abwehr geschuldet – das waren ja meine ersten Psychotherapie-Erfahrungen überhaupt!)« (Schwetz, 2024).

Die Aussage beschreibt einen wichtigen Aspekt der körperlichen Berührung in der Psychotherapie und reflektiert die unterschiedlichen Erfahrungen, die Patient:innen dabei machen können. Die Unterscheidung zwischen vorab festgelegten körperlichen Interventionen und solchen, die sich organisch aus der therapeutischen Arbeit ergeben, ist zentral für das Verständnis der Dynamik zwischen Patient und Therapeut.

In der Bioenergetik und ähnlichen Therapieformen wird oft bewusst mit Körperarbeit im Sinne von »Übungen« gearbeitet, was zu einem intensiveren emotionalen Zugang führen kann. Für manche Patient:innen kann dies jedoch als forciert oder unangenehm empfunden werden, insbesondere wenn sie keine vorherige Erfahrung mit solchen Interventionen haben. Dies kann als »natürliche Abwehrhaltung« verstanden werden, die in der Anfangsphase einer Therapie oder Selbsterfahrung häufig auftritt, da die Patient:innen oft mit ihrer Verletzlichkeit und den emotionalen Herausforderungen kämpfen, die ein solches Geschehen mit sich bringt, und ebenso mit verbundenen Schamgefühlen.

In der Psychotherapie ist es daher wichtig, die individuellen Bedürfnisse und Grenzen der Patient:innen zu respektieren und einen Ansatz zu wählen, der auf diese Aspekte eingeht. Dies kann auch bedeuten, dass körperliche Berührungen nicht für alle Patient:innen geeignet sind und dass Therapeut:innen diesbezüglich sensibel sein sollten.

11.12.5 Mangel an verbaler Bearbeitung

»Was ich als ein Manko der Arbeit von I. und J. erlebt habe, war, dass schließlich das enorme Potential der Erfahrungen dann zu wenig verbal oder verbal symbolisierend und konstruierend bzw. durcharbeitend eingewebt wurde – oft schien es mir bei den Erfahrungen zu bleiben und dann den Teilnehmern überlassen, ob sie sich weiter mit diesen in den therapeutischen Prozess einbringen« (Schwetz, 2024).

»Eine Erinnerung an Waldefried gibt es aber doch, die sehr markant war. Ich kann mich nicht mehr an die Vorgeschichte erinnern, aber jedenfalls schlug mir Waldefried vor, dem Gefühl einen Ton zu geben beim Atmen. Dann nahm er mich von hinten in die Arme, ich glaube wir beide saßen am Boden. Jedenfalls geschah etwas in mir durch dieses In-die-Arme-nehmen. Etwas brach auf, löste sich und meine Stimme wurde spontan tiefer und bekam ein Volumen ohne Anstrengung, dass mir so völlig neu war. Ich kann mich an keine spezielle Aufarbeitung erinnern und so blieb es als ein besonderes Stück, sich so zu erleben, stehen und ich wartete auch vergeblich, dass Waldefried mich nochmals so hielt oder wir dem nochmals nachgingen. Ich selber sprach es nicht an, vielleicht aus dem intuitiven Spüren, dass Abhängigkeit und Bedürftigkeit nicht so gut bei ihm rangierten wie Autonomie und Stärke« (C. Geißler, 2024).

11.12.6 Berührung im Dienste des Widerstandes

Psychoanalytiker:innen werfen Körpertherapeut:innen immer wieder vor, im Hinblick auf körperliche Berührung »naiv« vorzugehen und unbewusste Prozesse zu vernachlässigen.

Ein Beispiel: Eine Patientin bricht am Ende der Sitzung in Tränen aus, oder sagen wir zugespitzt, die Tränen kommen sogar, als sie sich bereits – nach der Stunde – im Umkleideraum befindet. Die Therapeutin fühlt sich, angesichts des großen Affektsturms, genötigt, die Patientin zu umarmen. Sie fühlt womöglich, es wäre unmenschlich, diese in Tränen aufgelöste Patientin einfach so nach Hause zu schicken.

Solche Szenen ereignen sich ja wirklich. Aus der Sicht der Therapeutin in der betreffenden Szene fühlte es sich *unausweichlich* an, körperliche Nähe herzustellen, so nach dem Motto: »Ich bin für dich da, du kannst es spüren. Ich halte dich in dieser schwierigen Situation.« Betrachtet man eine solche Szene aus der Distanz, könnte man genauso gut sagen, ein Teil der Patientin – ein unbewusster – hat genau diese Szene in Gang gesetzt und auf diese Weise das therapeutische Geschehen beeinflusst. In bestimmten Zusammenhängen könnte man sogar von einer unbewussten Manipulation der Therapeutin sprechen. In Erinnerung an die Casement-Debatte[29] könnte man sogar noch einen Schritt weitergehen und postulieren: Möglicherweise unterlaufen bestimmte Patient:innen auf diese Weise die Wiederbelebung der seinerzeit traumatischen Beziehungserlebnisse im »Hier und Jetzt« der Übertragung, indem sie eine (scheinbar) korrektive Erfahrung in Szene setzen, die ihnen aber nicht helfen kann, solange sich die seinerzeitigen unzureichend ausdrückbaren Affekte (Wut, Enttäuschung, Hilflosigkeit) nicht im »Hier und Jetzt« offenbaren können:

»Das ist ein komplexes Thema, über das schon sehr viel nachgedacht, diskutiert und auch geschrieben wurde. Man muss aufpassen, hier nicht zu sehr zu vereinfachen. Ich wage mich trotzdem mit ein paar Gedanken in dieses Feld. Bei deinem ersten Beispiel, wo die Patientin am Ende der Stunde oder sogar nachher in Tränen ausbricht und die Therapeutin es unmenschlich empfindet, die Patientin in diesem Moment nicht in den Arm zu nehmen. Ich gehe davon aus, dass Patientin und Therapeutin eine Art Arbeitsübereinkommen haben, das u. a. besagt, gemeinsam während der vereinbarten Sitzungen möglichst konstruktiv zu arbeiten. Mit dem Vorfall am Ende oder nach der Sitzung wird dieses Übereinkommen sabotiert. Das heißt, ein (unbewusster) Teil der Patientin agiert hier destruktiv, versucht (unbewusst) die Basis der gemeinsamen Arbeit zu untergraben. Es ist eine ganz ähnliche Situation, wenn eine Patientin in einer ausschließlich verbalen Therapie plötzlich am Ende der Sitzung noch ausholt und ganz dringend viel sagen muss. Auch da wird an der gemeinsamen Basis etwas destruktiv infrage gestellt. Ich denke, hier kann die Therapeutin nur ver-

29 Es handelt sich dabei um eine etwa zur Jahrtausendwende geführte Diskussion über die Sinnhaftigkeit von körperlicher Berührung in der Psychoanalyse.

suchen, auf eine wohlwollende Art die Grenzen zu wahren und in der nächsten Sitzung nochmals darauf zurückkommen. Vielleicht kann man dann den destruktiven Tendenzen etwas näherkommen. So ein Vorfall kann ja auch sehr fruchtbar sein. Wenn einem das Halten der Grenzen des Settings als Therapeutin in einer Situation nicht gut gelingt, ist man wahrscheinlich zu sehr mit dem affektiven Fluss der Patientin mitgeschwungen, hatte also nicht mehr die nötige Distanz. Das ist ein wichtiges Thema für die Supervision. Schwieriger ist die Einschätzung, wenn das mitten in der Sitzung passiert: Eine Klientin will gehalten werden, indem sie das explizit ausdrückt oder durch die Szene (z. B. aufgelöstes Weinen) zum Ausdruck bringt. In einem erweiterten oder offenen Setting ist das ja prinzipiell möglich und an manchen Stellen sogar ganz fundamental wichtig. Für das weitere Vorgehen der Therapeutin ist vor allem die Gegenübertragung von Bedeutung. Oft spürt man, dass man diesem Wunsch gerne entgegenkommen möchte und dass etwas Heilendes darin liegen kann, wenn die Klientin jetzt diese Erfahrung von Schutz, Geborgenheit, Zuwendung und Angenommenwerden macht. Manchmal spürt man aber auch das Gegenteil, ein Zögern, eine Abneigung, hier entgegenzukommen. Ich versuche dann meine Gegenübertragung ernst zu nehmen und komme dem Wunsch der Klientin nicht gleich nach. Gleichzeitig versuche ich, besonders präsent zu sein, um in der nun möglicherweise ausgelösten Krise auf andere Art Unterstützung anzubieten: Als Gegenüber für einen frustrierten Teil, als Kontaktpartner für aggressive Gefühle oder zerstörerische Impulse, als jemand der neugierig ist, mit der Klientin zu erforschen, was hier zutage kommt. Wie du schon angedeutet hast, kann es in so einem Fall wichtig sein, dass zuerst die Wut ihren Raum bekommt. Gerade in einer Therapie mit offenem Setting, wo die Therapeutin auch über Berührung so viel Nährendes anbieten kann, wird die negative Übertragung oft übergangen. Sie drückt sich aber früher oder später verlässlich durch Widerstände aus. Vorschläge für eine Inszenierung, eine Sequenz mit körperorientierten Interventionen scheinen dann nicht mehr zu wirken. Oder es bleibt zwar ein Fluss in den Sitzungen, die Arbeit scheint gut zu laufen, aber in der Lebenssituation der Klientin stagniert es. Das sind Anzeichen, wo ich meine Angebote an Berührung zurücknehmen würde, um den destruktiven Tendenzen einen Raum zu öffnen. Das ist dann keine Zurückweisung der Klientin, sondern ein Willkommen für einen anderen Teil von ihr« (Lang, 2024).

»Der Hauptpunkt scheint mir zu sein, dass […] (man) sich vor Verallgemeinerungen hüten sollte. Diese Idee, dass es gerade richtig sein kann, eine Befriedigung zu verweigern, dürfte für den einen oder anderen konkreten Fall genau richtig sein. Thomas Reinert hat einen solchen Fall beschrieben, in dem dann genau diese Wut erst in die Bearbeitung kommen konnte. Jedoch mögen wir uns davor hüten, in die Falle einer quasi naturwissenschaftlichen Gesetzmäßigkeit zu tappen. Ich halte es ebenso für einen Irrtum, wenn die These ewig weiter kolportiert wird, dass Liebe und Hass zusammengehören. Verschärft würde ich sagen, dass da, wo Liebe in Hass umschlägt, es nie Liebe gegeben hat, sondern Idealisierungen zusammengebrochen sind, häufig narzisstischer Provenienz. Oder ein Kind, dass ja gar nicht anders kann als zu lieben, wird durch Deprivation und unterschiedlichste Formen der Gewalt aus der Liebe geworfen. Dann kann die Bindung über den Hass erhalten werden. Hier lässt sich auch gerne Goethe ins Feld führen, der mal sehr schön gesagt hat: ›Und wenn ich dich liebe, was geht es dich an?‹« (Kuck, 2024).

»Natürlich kann Berührung retraumatisieren, aber ein Abstinenzgebot, das sich nicht als eine Haltung, sondern als eine Verhaltensregel versteht, als ein Verbot, zu berühren, und das damit einhergehende Verhalten können genauso gut retraumatisieren […] Dabei denke ich an eine Patientin mit einem schweren Geburtstrauma und sehr schweren Lebensproblemen, mit der ich Jahre nach der Therapie noch einmal telefonierte. Sie sagte mir sinngemäß: Das Wichtige war, dass Sie immer in gleicher Weise für mich da waren, womit ich auch immer ankam und in welcher Verfassung ich auch war – das über 300 Stunden. Und sie fügte hinzu: Aber es waren auch Ihre Hände. Ohne die Berührung durch meine Hände wäre sie nicht so weitergekommen, wie sie weitergekommen sei. Ich hatte ihr oft den Kopf gehalten. Wenn es ihr schlecht ging, habe sie sich an eine Stunde erinnert, wo ich sie in meinen Armen getragen hätte und sie das Gefühl gehabt hätte, endlich in den Armen ihrer Mutter angekommen zu sein, die sie als Frühchen im Brutkasten vermisst hatte und mit der es später immer so schwierig war. Mit dieser Erinnerung habe sie sich dann beruhigen können. Das war eines der schönsten Feedbacks, das ich bekommen habe« (Geuter, 2024).

11.12.7 Unangemessener Umgang mit sexuell-erotischen Themen

Der Umgang mit erotisch-sexuellen Themen ist ein kritischer Aspekt in der Körperpsychotherapie speziell Reich'scher Prägung, und dies hat historische sowie theoretische Gründe (vgl. Kapitel 3). Kurz zusammengefasst lässt sich sagen: Reich betonte die Rolle der Sexualität und des Körpers im psychischen Erleben. Reichs Theorien über die sog. »orgastische Potenz« und die Idee, dass sexuelle Energie befreit werden müsse, führten zu einem starken Fokus auf Sexualität. Diese Ideen führten zu Ansätzen, in denen der Körper und die sexuelle Energie als Schlüssel zur psychischen Gesundheit betrachtet wurden, was – eingebettet in den Kontext der gesellschaftlichen Gesamtsituation des

Überwindens von Grenzen in den 1960er, 1970er und 1980er Jahren – tatsächlich dann und wann zu Grenzüberschreitungen führte. Mittlerweile hat sich die Situation jedoch grundlegend gewandelt.

Aus körperpsychotherapeutischer Sicht argumentiert Geuter (2024): »Ich finde, dieser Einwand hat erstens sehr viel damit zu tun, dass Psychoanalytiker:innen dazu neigen, fast alles, was in einer Psychotherapie passiert, auf sie selbst zu beziehen. Bei einem Analytiker las ich einmal, dass eine Psychoanalyse nicht erfolgreich sein könne, wenn die erotisch-sexuellen Gefühle innerhalb der therapeutischen Beziehung nicht zur Sprache gekommen wären. Das finde ich sehr narzisstisch, als eine Art professionellen Narzissmus der Psychoanalyse, der alles, was in einer Therapie geschieht, immer auf die Person des Therapeuten richtet – hier bleibe ich mal bewusst bei der männlichen Form. Zweitens hat es mit der Triebtheorie oder allgemeiner einer sexualisierten Sicht auf den Menschen zu. Was heißt es denn, ›immer auch die Erwachsenenebene‹ im Blick zu behalten? Vermeide ich als erwachsener Sohn ›sexuell-erotische Themen‹, wenn ich in der Küche meiner eigenen Mutter zum konsumierenden Kind regrediere? Vermeide ich als erwachsener Psychotherapeut diese Themen, wenn jemand mich als eine gut sorgende elterliche Figur nehmen kann?«

11.12.8 Retraumatisierung

Der körperpsychotherapeutische Zugang über körperliche Berührung kann nicht nur herausfordernd, er kann in bestimmten Fällen überfordernd oder sogar retraumatisierend sein. Trifft dies vielleicht auch das Bonding zu, einem Zugang, bei dem sich die Teilnehmenden an einer solchen Gruppe umarmen, aneinander anlehnen oder in verschiedenen Konstellationen körperlichen Kontakt herstellen, etwa indem sie nebeneinander oder übereinander liegen?

»Ich habe mit Bonding keine eigenen Erfahrungen gemacht, sondern nur das Buch von Konrad Stauss dazu gelesen, der diese Methode in den Kliniken in Bad Herrenalb und Bad Grönenbach popularisierte. Nicht nachvollziehen konnte ich seinerzeit seine Unterscheidung zwischen dem Bedürfnis nach Bonding – einem nach Nähe und Offenheit – und dem nach Bindung. Für nachvollziehbar halte ich die der Methode zugrunde liegende Vorstellung, dass frühe Verletzungen von grundlegenden Bindungsbedürfnissen durch intensive Körpernähe zu anderen aktiviert werden können. Im Bonding sollen nun die zu den verletzten Gefühlen gehörigen Bedürfnisse mit voller körperlicher Beteiligung ausgedrückt werden. Unter hohem Erregungsniveau wird dabei eine mögliche Vermeidung von Gefühlen durchbrochen. Das ist nicht anders als bei bioenergetischen Übungen.

Ich könnte mir vorstellen, dass das gehemmten Menschen helfen kann. Bei traumatisierten Menschen aber wird die Methode leicht traumatische Erfahrungen triggern und bei emotional unterkontrollierten Menschen kann sie eine Affektüberflutung oder eine Erstarrung auslösen. Die Bonding-Therapie scheint mir demgegenüber der Vorstellung zu folgen, dass intensive emotionale Aktivierung immer richtig ist. Das halte ich für eine körperpsychotherapeutische Ideologie aus der Zeit der 1970er und 1980er Jahre, einer Zeit, in der – dem gesellschaftlichen Klima entsprechend – das Paradigma einer Befreiung von jeder Begrenzung die Körperpsychotherapie ergriffen hatte, und einer Zeit, bis zu der die Psychoanalyse erfolgreich das Trauma unterdrückt hatte. Das ging nicht mehr, als die traumatisierten Soldaten aus dem Vietnamkrieg zurückkehrten. Und es ging nicht mehr, als immer mehr Frauen in die männerdominierte Psychotherapie kamen, die Missbrauchserfahrungen mitbrachten. Denn traumatisierte Menschen kann der Befreiungsoptimismus solcher Methoden in die Angst jagen oder retraumatisieren, wenn sie sie trotz Angst mitmachen« (Geuter, 2024).

11.12.9 Guruverhalten

Körperpsychotherapeut:innen (besonders Reich'scher Prägung) geraten, vor allem in Gruppenselbsterfahrungskontexten, teilweise in die Rolle einer elternähnlichen oder gar »mächtigen« Figur, insbesondere dann, wenn stark mit Regression und intensiven Emotionen gearbeitet wird. In der Körperpsychotherapie, die oft tief in frühkindliche emotionale Muster und Bindungserfahrungen eindringt, ist diese Dynamik besonders ausgeprägt, da die Therapie das Ziel hat, alte Verletzungen und Bedürfnisse aufzuarbeiten und zu heilen. Doch genau hier liegt auch ein Risiko: Die intensive Arbeit mit Regression und Abhängigkeit kann dazu führen, dass die Therapeut:innen von den Klient:innen idealisiert und als »Guru« oder fast übernatürliche Person angesehen werden. Ich habe das in meinen eigenen Selbsterfahrungen in den 1980er Jahren wiederholt erlebt.

Diese intensive Bindung und das Vertrauen, das Patient:innen investieren, können in ungesunde Formen von Abhängigkeit führen, indem der oder die Gruppenleiter:in als allwissend und unfehlbar wahrgenommen wird, insbesondere wenn die Leitenden diese Haltung unbewusst oder bewusst verstärken.

Ein Kollege drückt es so aus: »Die Arbeit mit […] auf der Matte hat wenig an positiver Spur hinterlassen. Hatte was Einsames. Nackt bis auf die Unterhose vor der versammelten Gruppe mit einem guruhaften Körpertherapeuten war nicht mein Ding. Zu viel autoritäre Energie […] nicht gut zum Wachsen« (Stumm, 2024).

Ein anderer beschreibt es so: »In dem Sinne habe ich das auch bisher schon gesehen/empfunden. Du drückst es nun nur deutlicher aus […] Und ich glaube, dass du da recht hast, wenn du vermutest, er [dein Lehranalytiker, P. G.] habe ›Guru‹-Eigenschaften gehabt und sei seinerseits nicht in der Lage gewesen, sich mit eigenen ›Schwächen und Verletzlichkeiten angreifbar‹ zu machen. Allerdings ist es auch nicht seine Aufgabe, den ›Aufstand der Söhne‹ herbeizuführen, sondern die Söhne müssen (und werden normalerweise) den Aufstand, den ›Titanensturz‹ selbst einleiten und durchführen. Und die genannten ›schmerzhaften Druckpunkttechniken‹, mit denen er gearbeitet hat, machen mich sehr skeptisch: Die mögen ja in sich sinnvoll gewesen sein, aber: Es waren *›Techniken‹;* solche lassen mich meist zurückschrecken. Das sind ja in der Regel vonseiten des Therapeuten von außen in die Beziehung hineingetragene Vorgehensweisen, ja, ich möchte sie (vielleicht ist das aber auch zu viel) in die Richtung von ›Manipulationen der Situation‹ interpretieren. Da wächst (vielleicht auch nur unklar oder unbeholfen) kein eigenes ›Bedürfnis‹ im Patienten heran, das ich als Therapeut aufgreife und auf das ich antworte mit dem Angebot eines Experimentes […] Insgesamt scheinen mir da einige auffällige ›Vermengungen‹ der Beziehungsebenen zwischen dir und dem Therapeuten stattgefunden zu haben: Analytiker, Ausbilder, Förderer, Guru, […] Ich bin davon überzeugt, dass die einzelnen Rollen in der Ausbildung sauber voneinander getrennt gehalten werden müssen (am Adler-Institut obligatorisch), sonst macht die eine Art der Beziehung die andere kaputt oder lässt sie zumindest nicht zur Entfaltung kommen. Und als erfahrener Ausbilder finde ich es ganz wichtig, dass im Rahmen einer Lehranalyse auch die ›negativen‹ Affekte auftreten. Eine jahrelange nur positive Übertragung macht mich dann unruhig« (Reinert, 2024).

»Ich habe mit meiner ersten Therapeutin, die diese Geburtserfahrung auslöste, etwas Ähnliches erlebt. Sie war auch eine Bioenergetikerin. Eine Stunde mit ihr erlebte ich als völligen Bruch. In dieser Stunde war ich sehr verzweifelt und voller Schwäche in meiner Depressivität, und sie wollte meine Aggression wecken und forderte mich auf, mit den Füßen aufzustampfen, während ich mit dem Rücken auf dem Boden lag. Aber meine Beine waren wie Pudding, ohne Kraft, ich konnte nicht aufstampfen, die Beine folgten keinem Befehl. Ich habe das gesagt, doch sie blieb bei ihrem Ansinnen, bis sie mich schließlich anbrüllte, ich solle endlich aufstampfen. In dieser Stunde verlor ich das Vertrauen in sie. Ich konnte nicht mehr zu ihr hingehen und brach in der nächsten Stunde die Therapie ab, denn es war mit ihr nicht zu besprechen. Aber ich fühlte mich ganz schlecht mit meinem Abbruch. Viel später sprach ich mit einer Kollegin darüber und sie eröffnete mir eine neue Sicht auf die Situation. Sie sagte: Du hast die Kraft gehabt, dich aus einer unguten

Beziehung zu befreien, darüber kannst du froh sein. Wenn ich an dieses Reframing denke, dann atme ich jetzt richtig auf. Heute würde ich sagen, diese Therapeutin wollte mir mit Macht ihr therapeutisches Vorgehen aufdrücken. Sie wollte meine Aggression haben, die ich überhaupt nicht spürte. Und im Nachhinein empfinde ich sie als aggressiv, wenn ich mir ihren Blick und ihre Körperhaltung dabei vor Augen rufe. Das ist vielleicht etwas Ähnliches wie das Guruverhalten, von dem du berichtest. Denn sie war offensichtlich ganz von sich überzeugt. Aber wie auch du aus deiner Erfahrung sagst, ist die Situation, in der sie mich vorsichtig am Brustbein berührte, davon unberührt. Da hat sie eine tiefe, belastende Lebenserfahrung mit ihrer Fingerkuppe berührt und dadurch eine, das kann ich wirklich sagen, für mein weiteres Leben entscheidende Öffnung und Befreiung angestoßen. Dafür kann ich heute noch uneingeschränkt dankbar sein, auch wenn ich ihr späteres Verhalten, das zu meinem Therapieabbruch führte, im Nachhinein furchtbar und unprofessionell finde und vermute, dass sie eigene Machtbedürfnisse ausgelebt hat. Ich habe aber anders als du nicht lange gebraucht, um mich von ihr zu lösen. Ich wusste, das geht nicht mehr mit ihr, und dann war Schluss. Nur war ich dann mit meinen Problemen wieder allein. Denn das war vor meiner Therapieausbildung in einer therapeutischen Gruppe. Sie war nur meine Therapeutin, keine Ausbilderin« (Geuter, 2024).

11.12.10 Verstrickungsmöglichkeiten

Das Risiko von Verstrickungen bei körperlichen Berührungen in der Therapie ist ein komplexes und sensitives Thema. Wenn eine Patientin am Ende der Sitzung oder sogar nach der Sitzung in Tränen ausbricht und die Therapeutin das Bedürfnis verspürt, sie zu umarmen, kann dies im Einzelfall heilsam sein, es stellt in anderen Fällen aber eine potenzielle Grenzverschiebung dar. Eine Umarmung könnte in einem solchen Moment als Bedürfnis nach Unterstützung und Nähe missverstanden werden und zur Verletzung des Arbeitsbündnisses führen. Ein unbewusster Teil der Klientin könnte dies als Möglichkeit sehen, die klare therapeutische Basis zu destabilisieren oder die Neutralität der Therapeutin zu testen. Hier stellt sich die Frage: Unterstützt die Umarmung wirklich die Patientin, oder erfüllt sie ein Bedürfnis der Therapeutin selbst? Es ist entscheidend, dass Therapeut:innen ihre eigenen Impulse reflektieren und Berührungen nicht zur Kompensation eigener Gegenübertragungsgefühle nutzen, da dies die therapeutische Distanz gefährden und Verstrickungen begünstigen kann.

In bestimmten Fällen ist an eine Sabotage der Therapie durchaus zu denken. Hier wäre es therapeutisch sinnvoll, wohlwollend, aber bestimmt Grenzen zu setzen. Die Entscheidung, das Gespräch darüber für das nächste Mal zu vertagen, respektiert die Struktur und das Arbeitsübereinkommen der Therapie. In der folgenden Sitzung kann das Verhalten dann thematisiert und als Ausdruck eines unbewussten Widerstands untersucht werden. Das wachsame Wahrnehmen solcher »Tests« stärkt die therapeutische Integrität und die Kontinuität der Therapie.

Eine ethisch verantwortungsvolle Körperpsychotherapie erkennt die Wirkung und die möglichen Fallstricke körperlicher Nähe (siehe dazu auch Kapitel 9).

11.12.11 Widerstände der Therapeut:innen (oder: Die Angst vor dem Unkontrollierbaren)

Kann es sein, dass Therapeut:innen, die selbst intensive Berührungserfahrung in der Rolle des Patienten erlebt haben, später in der Rolle des Therapeuten Widerstände verspüren, die einst als hilfreich erlebten Berührungsangebote bei ihren Patient:innen zur Anwendung zu bringen? Spielen dabei persönliche Motive eine Rolle? Oder methodische Überlegungen? Oder Angst, ethische Standards zu verletzen? Oder Unsicherheiten in der Handhabung solcher Erfahrungen? Oder Furcht vor therapeutischen Verwicklungen, die sich als unauflösbar erweisen?

Hofer-Moser (2024), der methodisch gesehen der Integrativen Therapie zuzurechnen ist und in diesem Feld auch lehrt, benennt eine »gewisse Scheu, mich auf u. U. tiefe regressive Prozesse einzulassen, die durch eine Berührungsintervention getriggert werden könnten, die gibt es bei mir auch. Dazu kommt, dass ich mir auch nicht sicher bin, ob das jeweils auch gut wäre, so ›tief‹ zu gehen. Ein therapeutisches Grundprinzip ist für mich, einen Rahmen zu schaffen, dass sich das angepeilte Therma ausreichend aktualisieren kann mit entsprechender emotionaler Beteiligung. Und der Belastungsgrad sollte da in etwa in einem mittleren Bereich liegen. Das kann ich inzwischen ziemlich gut, u. a. über den Non-Touching-Approach, sodass sich keine Notwendigkeit ergibt, weiter zu tiefen. Natürlich wäre es bei bestimmten Patienten in bestimmten Situationen durchaus sinnvoll, aber eben nicht, um weiter zu tiefen, sondern eine spezifische Erfahrung korrektiv zur Verfügung zu stellen.«

Zu bedenken ist, dass körperpsychotherapeutische Arbeit, die körperliche Berührung als Möglichkeit impliziert, herausfordernd für die Therapeut:innen sein kann. »Spitzenaffektmomente ereignen sich […] Die Dynamik dieser Momente kann sich unabhängig von unserem Zutun entfalten. Dazu muss ich nur an manche geladenen Situationen in der Therapie während der Maßnahmen gegen die Coronapandemie denken. Aber wir können solche Momente auch durch affektinduzierende Methoden befördern. Wir sollten nur in der Kritik an diesen Methoden nicht das Kind mit dem Bade ausschütten. Kathartische Momente können zu viel sein und sie können sehr förderlich sein. Entscheidend für das emotionale Lernen ist nicht die Intensität des Affektes, sondern die Fähigkeit, einen Affekt durchleben und verarbeiten zu können. Heftiges Verliebtsein ist auch ein Spitzenaffekt, und es kann einen glücklich oder unglücklich machen. Die ›affektive Mittellage‹ ist nicht etwas, in dem wir in der Therapie dauernd verweilen müssen. Emotionales Lernen ist im ›window of tolerance‹ möglich. Das heißt: Der Affekt darf nicht so hoch sein, dass er nicht mehr verarbeitet werden kann – wie bei einer traumatischen Erfahrung, die dann durch Dissoziation bewältigt wird –, und er darf nicht so niedrig sein, dass die für ein emotionales Lernen notwendige emotionale Beteiligung fehlt. Kontrollverlust kann hilfreich sein, wenn ein heilsamer autonomer Prozess in Gang gekommen ist. Das war in der ersten von mir berichteten Erfahrung so: Damals konnte ich dem Prozess nur zuschauen. Die Erstickungskrämpfe waren so schmerzhaft, dass ich sie anhalten wollte, aber das ging nicht. Ich hatte keine Kontrolle darüber. Ich konnte nur innerlich zusehen, doch ich habe dabei mitbekommen, dass die Therapeutin eine Sicherheit hatte, zu wissen, was gerade geschieht und was zu tun ist. Sie steuerte den Prozess und das gab mir darin Halt« (Geuter, 2024).

Folgende Frage habe ich in einem Experteninterview gestellt: »Kennst du das auch – einen Gegenübertragungswiderstand angesichts der Fantasie, einer Patientin/einem Patienten eine Szene vorzuschlagen, die körperliche Berührung inkludiert? Ich würde bei mir fast generell sagen, dass ich – sofern ich mich auf eine Arbeit einlasse, die aus dem üblichen Sprechen herausgeht – mir so einen kleinen Ruck geben muss, indem ich mir gleichsam sage: Mach das jetzt, es könnte wichtig für den Prozess sein. Es fühlt sich für mich so an, wie wenn mir das Sprechen einfach vertrauter wäre und wie wenn der Akt des Einlassens in eine Arbeit, die eine Settingöffnung beinhaltet, eines eigenen Schrittes bedürfte. Ich denke mir an sich dazu, dass die Arbeit im offenen Setting – ob mit körperlicher Berührung oder ohne – schon generell etwas herausfordernder ist. Bei bestimmten Patient:innen kommt hinzu, dass die Möglichkeit gegeben ist, dass sich durch die Settingöffnung ›Kräfte‹ entfesseln, die einem schon in der Vorstellung Angst und Bange machen können. Insofern wähle ich quasi bewusst aus, mit wem ich mich auf so einen eher doch herausfordernden Prozess einlassen – dies trotz des Umstandes, dass ich ja kraft der eigenen Selbsterfahrung in der Rolle des Patienten durchaus weiß, was dieser Art der Arbeit ›bringt‹. Wie ist es bei dir?« Die Antwort lautete: »Ja das kenne ich sehr gut. Solange ich im Stuhl sitze und ›verbal‹ interagiere, fühle ich eine größere Sicherheit, die ich verliere, wenn ich das Setting öffne. Das ist immer eine Herausforderung. Ich werde viel stärker sichtbar, die Interaktion kann viel persönlicher werden und vor allem, ich komme durch die körperliche Nähe und den direkten, körperlichen Kontakt viel stärker mit der Emotionalität der Klient:innen in Berührung. Ob ich will oder nicht, reagiere ich auf dieses emotionale Feld. Ich kann meine Worte in der verbalen Therapie sorgsam auswählen und dosieren. In einer auch körperlichen Begegnung mit der Klientin/dem Klienten kann ich den gesamten eignen körperlichen Ausdruck, die Mimik, die Ausstrahlung nicht mehr so steuern. Das Gegenüber kriegt mit, wenn ich zu schwitzen beginne, wenn ich vielleicht kurz die Luft anhalte, weil die Spannung zu stark geworden ist. Und im Fall einer Klientin reagiert sie auch auf ihre Wahrnehmungen auf unterschiedlichen Ebenen, nicht nur auf die bewusst eingesetzte Berührung. Sie bringt das entweder ein, dann muss ich mich mit ihr damit auseinandersetzen, oder sie behält es für sich, dann wird es ihre weitere Reaktion aber auch beeinflussen. Wenn man sich das alles vorstellt, bemerkt man, dass das schon ein Risiko ist, aus dem festen Setting herauszutreten. Die eigene Selbsterfahrung hilft, dieses Wagnis mit Kient:innen einzugehen, und sie motiviert auch, weil ich selbst erfahren habe, wie hilfreich Erfahrungen im offenen Setting, insbesondre mit Berührung, für mich selber waren« (Lang, 2024).

Kapitel 12: Berührung im Gruppensetting – Sandra: Körperliche Berührung auf dem Weg zur Autonomie

12.1 Vorbemerkungen

Die Szene ereignete sich im Zuge einer sechstätigen Selbsterfahrungsgruppe am vorletzten Gruppentag, hatte jedoch einen mehrtägigen Vorlauf. Sie wurde in den wesentlichen Schritten von Sandra (Name geändert), der Protagonistin, selbst gestaltet, sodass wir beide als Gruppenleiter (meine Frau Christine und ich) eher einen moderierenden Einfluss auf das Geschehen hatten als einen strukturierenden. Der konkrete Einstieg in die körperliche Berührung innerhalb der Szene wurde von einem anderen weiblichen Gruppenmitglied initiiert.

Sandra nahm zwar interessiert an allen Übungen, Aufgabenstellungen und Reflexionen teil, hielt sich jedoch im Hinblick auf verbale Mitteilungen innerhalb der ersten Tage zurück, weil sie nicht zu viel Platz einnehmen wollte, wie sie zu einem späteren Zeitpunkt berichtete. In dieser Zurückhaltung spiegelte sich bereits ein wichtiges Thema: Als älteste von insgesamt drei Schwestern war es ihr seit ihrer Kindheit vertraut, den Jüngeren den Vortritt zu lassen und sich selbst zurückzunehmen. Sie war somit eine vernünftige Person, mit einer Betonung des Intellekts auf Kosten der Fähigkeit zur emotionalen Öffnung, das heißt einer »Übersteuerung« des Geschehens im Sinne einer betonten Kontrolltendenz auf Kosten der Fähigkeit, Impulsen und Gefühlen nachzugeben.

12.2 Vor der Szene

In der ersten Mitteilungsrunde zu Seminarbeginn berichtete sie, dass sie sich unter Stress fühle, diese Anspannung jedoch nichts mit dem bevorstehenden Gruppengeschehen zu tun habe. Weitere Details blieben im Dunkeln.
Einen Tag später teilte sie im Zuge einer Rückmeldungsrunde mit, dass das Thema »Männlichkeit – Weiblichkeit« für sie derzeit bedeutsam sei und sie sich gern vor

anderen von ihrer erotischen Seite zeigen, sie sich z. B. gern sexy kleiden würde. Sie habe sich dann in einem anderen Workshop getraut, sich von dieser Seite zu zeigen; es war eine Art Annehmen ihrer »Kurven«, ihrer Weiblichkeit.
Es schien uns so, dass sie sich, gemessen an spontanen Augenkontakten, tendenziell mehr an mich als männlichen Gruppenleiter richtete als an Christine.
In einer Passage beobachteten wir Gruppenleiter einen kurz aufblitzenden Augenausdruck bei ihr, der etwas Strenges und Furchterregende an sich hatte, wie in einer Filmszene bei »Galadriel«, der Elbenkönigin aus dem Film »Herr der Ringe«, als diese mit sich kämpft, den Ring an sich zu nehmen oder nicht und somit ihren Konflikt austrägt zwischen dem Wunsch, der Versuchung der Macht nachzugeben oder ihr zu widerstehen. Schließlich gelingt es ihr, sich zu kontrollieren.
In einer Diskussionsrunde fragte sie mich, was an unserem Vorgehen eigentlich psychoanalytisch sei. Ich verstand ihre Frage nur zum Teil auf inhaltlicher Ebene und verwickelte mich in Rechtfertigungen. Erst eine Weile später wurde mir bewusst, dass ich in eine Szene hineingeraten war, ähnlich wie der eben beschriebenen, gekennzeichnet durch ein kämpferisches Geschehen und hinauslaufend auf die Frage, wer die Oberhand behält. Sandra fügte diesbezüglich in einem Austausch nach Ende der Seminarwoche hinzu, dass sie Männer »für gewöhnlich auf Abstand« halte, »bis geklärt ist, dass Interesse von mir aus nicht besteht« (ihrem Kontrollbedürfnis entsprechend).

12.3 Vorbereitende Fantasieübung

In einer Gruppenübung, die jede Gruppenteilnehmerin/jeder Teilnehmer für sich durchführte, hatten wir das Thema »Berührung« auf der Ebene von Fantasiebildungen angesprochen: Wo man am Körper gern berührt würde, wie sich so etwas anfühlen würde, usw. Es schien, dass diese Fantasieübung Sandra zum Nachdenken anregte und bei ihr einen Assoziationsprozess anstieß, dahingehend, über körperliche Nähe in ihrem familiären Kontext nachzudenken. In einer Rückmeldungsrunde berichtete sie, sie könne sich im Zusammenhang mit ihrer Mutter wenig an stattgefundene körperliche Berührungen erinnern und ihre Erinnerungen seien diffus. Generell glaube sie, die mütterlichen Berührungen seien von der Qualität her leichte Berührungen gewesen, im Gegensatz zu kräftigeren Berührungen ihres Vaters, der sie beispielsweise an den Schultern massiert hatte, wenn sie sehr verspannt war.
Einen Tag später berichtete sie in der Morgenrückmeldungsrunde über Kopfschmerzen, ohne dass nähere Umstände deutlich wurden. Nachträglich sagte sie, es habe damit zu tun gehabt, sich nicht in die Gruppe eingebracht zu haben, es

habe sich alles sehr angestaut in ihrem Körper. Der Kopfschmerz war »ganz oben, wie ein dichter Nebel, Platz einnehmend, leicht drückend«.

Sandra war eine aufmerksame Gruppenbeobachterin. Zweimal war *sie* es, die uns darauf hinwies, dass ein männliches Gruppenmitglied den Raum verlassen hatte und nicht mehr aufgetaucht war.

Am Ende des vierten Gruppentages leitete Christine eine Körperspürübung an, darin mündend, sich allfälliger weiterführender Impulse bewusst zu werden. Sandra berichtete am Folgetag in der morgendlichen Reflexionsrunde von einem überraschenden Bild, das ihr in diesem Zusammenhang gekommen war: von »blutenden Ohren«. Weitere Assoziationen führten zu folgender Szene in ihrem Elternhaus: Ihr Vater liebte es, Musik zu hören, und zwar laute Musik (die aus Musikboxen ertönten), was Sandras Mutter störte und weshalb es zu elterlichen Konflikten kam, deren Zeugin sie wurde. In diesem Zusammenhang tauchte ihr Konflikt zwischen dem Wunsch, sich einzubringen und sich zurückzuhalten, neuerlich auf und präzisierte sich: Gesehen werde sie schon (wohl auch aufgrund ihrer körperlichen Größe, sie ist 183 cm groß, wie sie mir später mitteilte), aber eben nicht gehört.

12.4 Vorbereitung der Gruppenszene

Aus all dem Material formierte sich die Idee, dieses im Kontext einer äußerlich dargestellten Szene in der Gruppe weiter zu untersuchen und dadurch besser verstehen zu können, wohin ihre Entwicklung wohl gehen könnte. (In theoretischer Hinsicht hatten wir den Gruppenteilnehmenden schon zuvor erklärt, dass ein implizites Körperwissen und Körpergedächtnis existiert, von dem derartige Entwicklungsimpulse ausgehen können.)

Von uns gefragt, was sie denn von den übrigen Teilnehmenden brauchen würde, um sich in die Szene gut einlassen zu können, war ihre Antwort, sie brauche Komplimente, jedoch nicht zu ihrem Äußeren, sondern zu ihrer Person.

Angesprochen auf ihr aktuelles Gefühl entwickelte Sandra zunächst das Bild einer Schale von einem Ei. Später verwandelte sich dieses Bild in das eines Kokons. Nachträglich erklärte sie mir, all dies habe Ähnlichkeiten mit ihrer Geburt gehabt: »Ich wollte nicht aus dem Bauch – wie bei meiner Geburt. Später habe ich mich schwergetan, aus dem Nest zu springen.«

Sandra wählte eine sitzende Position mitten im Raum. Angeregt, ihren Einfällen zu folgen, wünschte sie, dass sich die Gruppenteilnehmenden rund um sie versammeln, und zwar sitzend wie sie. Dies geschah.

12.5 Körperliche Berührung im Kontext der Gruppenszene, Teil 1

Ein weibliches Gruppenmitglied schlug ihr eine Berührung am Rücken vor. Sandra stellt jedoch fest, dass sie von allen berührt werden wollte. Es folgte ein schrittweiser Abstimmungsprozess, darauf hinauslaufend, dass Sandra von den Armen und Händen der Gruppenteilnehmer gleichsam umhüllt wurde. Dreimal justierte sie nach, um den für sie richtigen Abstand zwischen sich und den anderen herzustellen, mündend darin, dass die Gruppe ihr in Schritten näher rückte, das heißt, der Abstand sich verkleinerte. Erst im letzten Schritt kamen die Hände der Gruppenteilnehmenden hinzu und berührten sie. Auf diese Weise vermittelte die Gruppe Sandra ein körperliches Anwesendsein. Es herrschte eine dichte und zugleich friedliche Atmosphäre. Sandra schien aufzutanken und Kraft zu sammeln für das, was später folgen sollte.
Dann streckte sie die Hände aus und fragte: *»Werdet ihr mich noch lieben, wenn ich meinen eigenen Weg gehe?«* Sie weinte.
Sie stellte zwischenzeitlich, ihrem inneren Prozess folgend, immer wieder rückversichernde Fragen etwa in folgender Art: »Seid ihr bei mir?« – »Darf ich mir diesen Raum nehmen?« – »Ist es in Ordnung so?« Die Gruppe antwortete auf diese Fragen durchwegs positiv bestätigend und mantraartig als Gesamtheit, z. B. so: »Ja, wir sind bei dir!« Dadurch stellte sich ein Rhythmus von Fragen und Antworten ein, der mich an Gottesdienste aus meiner Jugendzeit und dort stattgefundene Gebetssequenzen erinnerte (bzw. an den Wechsel zwischen »vorbeten« und »nachbeten«). Die Gruppenatmosphäre hatte in dieser Phase etwas »Heiliges« an sich.
Im Verlauf des Geschehens kam irgendwann die Idee auf, Musik einzuspielen, gefolgt von der Antwort, man habe hier keine Musikboxen. Christine warf ein, auch wenn man keine Boxen habe, so habe man doch Stimmen, woraus sich der Vorschlag entwickelte, ein Lied anzustimmen. Sandra wünschte sich ein Wiegenlied aus ihrer Kindheit, gesungen von ihrer Mutter, und so geschah es auch. Unterstützt wurde der Gesang durch leichte schaukelnd-wiegende Bewegungen. Die Atmosphäre war nun anrührend. Sandra, gleichsam eingebettet in diese Klanghülle des Gesangs und in die sich bewegende Körperhülle, berichtete später, ihr seien zu dieser Zeit Tränen gekommen.
Nach einer Weile kam Sandra die Idee, sich aus ihrer sitzenden Position zu erheben. Es war dies der Beginn eines nächsten Schrittes.
Sandra schien nun hin- und hergerissen zwischen dem Impuls, in der symbiotischen Sicherheit der Gruppe zu verweilen, und dem Impuls, sich aufzurichten und sich auf diese Weise mehr Raum zu verschaffen. Es folgten einige Anläufe in diese Richtung und nachfolgende Zurückbewegungen. Sie schrieb später: »Ich bin aufgestanden, die anderen haben mich an den Beinen noch berührt. Ich bin an den Rand gegangen. Rausgehen ging nicht.« In der Gruppe entwickelte sich das Bild,

dass die haltenden Hände der Gruppe so etwas wie die Wurzeln eines Baums sein könnten, der in die Höhe wachsen wolle.
Es vermittelte sich uns das Bild, dass Sandra einer Hilfe bedurfte, um die sich andeutende Autonomiebewegung wirklich vollziehen zu können. Christine schlug ihr vor, sich eine helfende Person zu wählen, und sie suchte sich einen Mann, den sie anwies, was er für sie tun möge. Sie spürte, dass sie neuerlich einer körperlichen Berührung bedurfte - ein zweites Mal, dieses Mal von ihr selbst initiiert.

12.6 Körperliche Berührung, Teil 2, und Entfesselung

Auf ihre Anweisung hin stellte sich der Mann, größer als sie (was ihr wichtig war), hinter Sandra und umschlang sie zunächst mit seinen Armen, von hinten kommend, was sich für sie aber nicht richtig anfühlte. Sie schrieb später: »Ich wollte eine große Person, die mir Halt gibt [...] Ich habe mich eng umarmen lassen. Fühlte sich eingesperrt an. Hände an die Hüften. Langsam bin ich allein weitere Schritte gegangen, halte ihn weiter hinten an den Händen.«
Dann bemerkten wir neuerlich dieses wütende Aufblitzen in ihren Augen. Sandra war nun bereit, den nächsten Schritt zu gehen. Sie fragte uns, ob sie schreien dürfe. Und das tat sie dann auch. Es war ein lauter, hoher, schriller Schrei. Im Zuge des Schreis entfernte sie sich aus dem symbiotischen Kreis der Gruppe, sprang richtiggehend heraus aus ihm.
Die Gruppe ermutigte Sandra, der im Schrei gehaltenen Wut motorisch Ausdruck zu verleihen. Fiktiv entwarf die Gruppe einen Boxring und feuerte sie lebhaft an. Nun trat Sandra endgültig aus dem Umfeld der Gruppe heraus, löste sich auch von dem Mann, stellte Abstand her und wendete sich der Gruppe zu. Ihr Selbstbewusstsein schien von Minute zu Minute zu wachsen. Ihr Körper begann sich erotisch aufreizend zu bewegen, und sie genoss diese Veränderung sichtlich, lachte gelöst. Eine völlig andere Sandra schien von ihr Besitz ergriffen zu haben, eine selbstbewusste Frau, die weiß, dass sie eine Wirkung auf Männer und Frauen haben kann. Es war ein unglaublicher Wechsel.

12.7 Nachreflexion

Die körperliche Berührung war ein wesentliches Begleitmoment in der Gesamterfahrung.

Im Zuge der ersten Berührung fungierte die Gruppe gleichsam als konkret spürbarer halt- und kraftgebender Elternkörper, der es Sandra ermöglichte, gemeinsam mit den verbal vermittelten Rückversicherungen, ihren Weg in die Autonomie zu gehen. Dazu bedurfte es allerdings einer neuerlichen Berührung durch ein größeres (in diesem Fall männliches) Gruppenmitglied. Von dieser zweiten Berührung, die sie zunächst als einschränkend empfunden hatte, musste sie sich erst lösen, um mit einem Sprung den Schritt aus dem symbiotischen Kreis herausfinden, nachgefolgt von dem Schrei.

Sandra war zu Beginn des Workshops zurückhaltend und sprach wenig über sich, obwohl sie interessiert an den Übungen teilnahm. Diese Zurückhaltung spiegelte ein Kindheitsmuster wider, als älteste Schwester den Jüngeren den Vortritt zu lassen. Die hier beschriebene Szene brachte bedeutsame Erinnerungen hervor und damit einhergehende Konflikte zwischen dem Bedürfnis nach Nähe und Autonomie. In der körpertherapeutischen Szene fand sie durch die unterstützende Berührung der Gruppe und eines männlichen Gruppenmitglieds den Mut, aus ihrer »symbiotischen Sicherheit« auszubrechen und ihre eigene Stärke und Selbstbewusstsein zu zeigen.

Das Thematisieren von Sandras Problematik im Gruppensetting bot mehrere Vorteile:

- Sandra erhielt durch die Gruppe direkte Unterstützung und Bestätigung, was ihr half, Vertrauen zu fassen und sich emotional zu öffnen. Die positive Rückmeldung der Gruppe stärkte ihr Selbstwertgefühl.
- Die Gruppe fungierte als Spiegel, in dem Sandra ihre Verhaltensmuster und Reaktionen klarer erkennen konnte. Das Feedback der Gruppenmitglieder ermöglichte ihr, neue Perspektiven auf ihre Problematik zu gewinnen.
- Die unterschiedlichen Erfahrungen und Ressourcen der Gruppenmitglieder bereicherten Sandras Prozess. Sie konnte von den Geschichten und Strategien anderer lernen und so neue Wege zur Bewältigung ihrer eigenen Herausforderungen entdecken.
- Die Gruppe bot einen sicheren Raum, in dem Sandra neue Verhaltensweisen ausprobieren konnte, wie z. B. das Ausdrücken ihrer Gefühle und Bedürfnisse, ohne Angst vor negativen Konsequenzen haben zu müssen. Dies half ihr, sich in einem geschützten Umfeld weiterzuentwickeln.
- Insgesamt bot das Gruppensetting eine reichhaltige und unterstützende Umgebung, die Sandra half, ihre Problematik zu thematisieren und Schritte in Richtung persönlicher Entwicklung und emotionaler Öffnung zu gehen.

Im Gruppensetting war der Zugang über körperliche Berührung u. a. wohl deswegen unproblematisch, weil er klar strukturiert und von allen Teilnehmenden einvernehmlich geteilt wurde. Die kollektive Zustimmung und die unterstützende Atmosphäre der Gruppe sorgten dafür, dass sich alle Beteiligten sowie Sandra sicher und respektiert fühlten.

12.8 Fazit: Stellenwert der körperlichen Berührung im Gesamtgeschehen

In dieser Szene spielt körperliche Berührung eine zentrale Rolle als Mittel zur emotionalen Öffnung und zur Stärkung von Sandras Autonomie. Anfangs zurückhaltend und kontrolliert, fand Sandra durch die Berührung der Gruppenmitglieder einen Weg, tiefere emotionale Konflikte zu thematisieren. Die kollektive Umarmung durch die Gruppe bot ihr einen physischen und emotionalen Rückhalt, der symbolisch für den elterlichen Schutz stand. Diese Berührung ermöglichte es ihr, sich sicher zu fühlen und mutig Fragen nach Liebe und Akzeptanz zu stellen. Im Verlauf entwickelte sich die Berührung weiter, und Sandra führte einen Kampf zwischen dem Bedürfnis nach symbiotischer Nähe und dem Drang nach Autonomie. Die zweite Berührung durch ein größeres männliches Gruppenmitglied, zunächst als einschränkend empfunden, markierte den Wendepunkt: Sandra konnte sich davon lösen und konkret-symbolisch mit einem Schrei aus der symbiotischen Bindung heraustreten. Diese körperliche Interaktion ermöglichte es ihr, Wut und unterdrückte Gefühle auszudrücken und ihre Identität als selbstbewusste Frau zu entdecken.

Kapitel 13: Grundzüge der einzeltherapeutischen Arbeit im offenen Setting

In der psychodynamischen Körperpsychotherapie wird neben dem verbalen Assoziationsraum ein zweiter, ein körperlicher Raum eröffnet, um körperliche Körperempfindungen, körperliche Impulse und damit verbundene Handlungen und ggf. Szenen auf möglichst optimale Weise in den therapeutischen Prozess integrieren zu können. Auf diese Weise können regressive Prozesse initiiert und gestaltet werden (vgl. dazu Kapitel 8). Eine gute Voraussetzung für diese Art der Arbeit ist ein Therapieraum, der zumindest in zwei Bereiche gegliedert ist: Unter Settingöffnung verstehe ich das Wechseln in einen zweiten Raum, und zwar im konkreten Sinn:

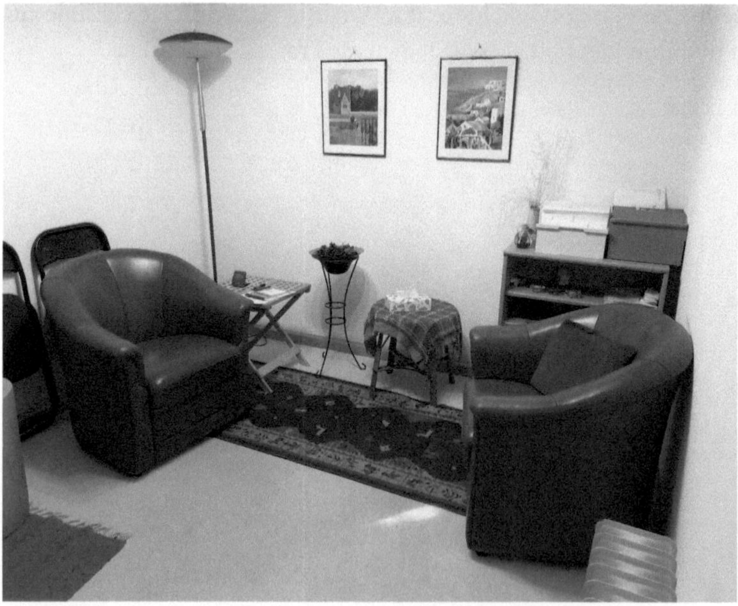

Abbildung 3: Die »Besprechungs«-Hälfte eines länglichen Praxisraums mit Sitz- und Abstellmöglichkeiten (Foto: Peter Geißler)

Unser Praxisraum ist länglich, drei Meter breit und sechs Meter lang. Er ist in zwei etwa gleich große Hälften geteilt. In der einen Hälfte befinden sich zwei Sessel und ein paar Klappstühle, wir können einander gegenübersitzen (siehe Abbildung 3).

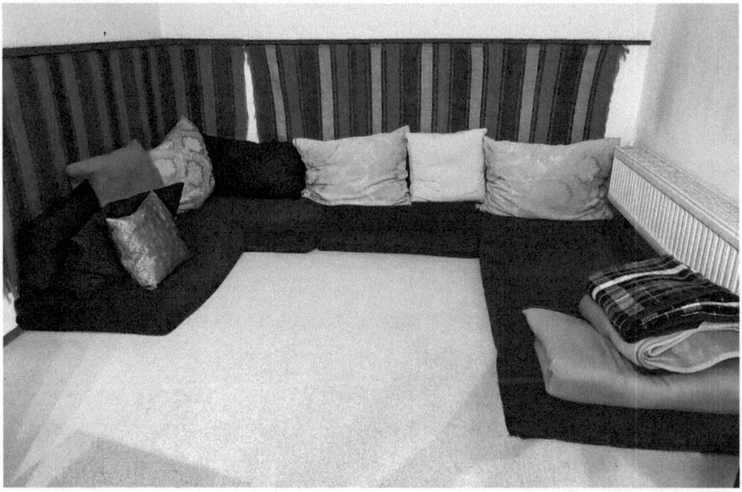

Abbildung 4: Die »Körper«-Hälfte des Praxisraums mit Matratzen, Decken und Polstern (Foto: Peter Geißler)

In der zweiten Raumhälfte befinden sich Matratzen, Decken und Polster (siehe Abbildung 4). Hier wird bodennah gearbeitet, das heißt, wir sitzen auf den Matratzen, oder die Patient:innen liegen – auf dem Bauch, auf dem Rücken, in anderen Positionen. Die Positionen können jederzeit geändert werden. Dieses Setting eröffnet Spielraum für vielerlei Bewegungsmöglichkeiten. Der räumliche Abstand zwischen uns ist nicht festgelegt, sondern kann immer wieder variiert werden. Dadurch wird die Nähe-Distanz-Regulierung ein eigenes Thema, ob man nun darüber explizit spricht oder auch nicht.

Um körperliche Prozesse anzuregen, eignen sich Fragen wie z. B.:

- »Wenn Sie in Ihren Körper hineinspüren, was fällt Ihnen dann auf?«
- (Wenn die Patientin/der Patient über etwas spricht): »Können Sie sich dabei spüren, wenn Sie darüber reden? Wo im Körper spüren Sie das jetzt?«
- »Wie fühlt sich diese Emotion gerade in ihrem Körper an?«
- »Wenn Sie über dieses Thema reden – haben Sie dabei eine körperliche Empfindung?«

Dies wären mögliche Fragen, wenn der Körper der Patient:innen ruht. Finden Bewegungen statt, dann könnte man z. B. sagen:

- »Sie haben sich gerade umgedreht – wie fühlt sich das jetzt an?«
- »In ihrem Arm habe ich grade eine spontane Bewegung gesehen? Haben Sie das auch gespürt? Können Sie diese Bewegung mal bewusst wiederholen?«
- »Spüren Sie, wie Sie eben atmen? Können Sie merken, dass sich der Brustkorb beim Einatmen kaum hebt?«

Auch Fragen zur Nähe-Distanz-Regulierung sind in diesem Setting wichtig:

- »Wo würden Sie sich denn gern heute hinbegeben? Sie können die Position wählen, die für Sie passt.«
- »Wie fühlt sich dieser Abstand zwischen uns an?«
- (Eventuell im Gegenüberstehen:) »Wenn wir uns mal ganz langsam zentimeterweise annähern (entfernen) – was geschieht dabei in Ihnen? Was können Sie dabei spüren?«

Grundsätzlich werden die Patient:innen dabei angeleitet, ihre Körperwahrnehmung zu erkunden, um auf diese Weise, zusätzlich zum üblichen Denkraum, der sich im Sprechen ausdrückt, einen zweiten mentalen Raum zu eröffnen und allmählich auszudifferenzieren – ihn könnte man *Körperraum* nennen.

Die Nähe-Distanz-Regulierung im therapeutischen Setting zielt darauf ab, Beziehungsdynamiken zu erkunden, indem die räumliche Nähe zum Therapeuten/zur Therapeutin bewusst wahrgenommen und als »Spielraum« genutzt wird. Der Körper wird als zusätzliche Informationsquelle genutzt, um beziehungsrelevante emotionale Themen und Konfliktmuster zu erkennen, die ansonsten verbal schwer zugänglich sind.

In der körperorientierten Psychotherapie spielt Unsicherheit eine zentrale Rolle, sowohl für den Therapeuten als auch für den Patienten. Diese Unsicherheit entsteht, weil der vertraute Rahmen der Gesprächstherapie verlassen wird und der Körper in den Vordergrund tritt. Während in der klassischen Therapie klare Strukturen wie Sitzposition und sprachlicher Austausch bestehen, bringt die körperorientierte Arbeit eine neue Dimension der Improvisation und der Unvorhersehbarkeit mit sich. Schon das psychoanalytische Sitzsetting ist im Vergleich zum Couchsetting eine Art von Stegreifbühne (Ranefeld, 2005).

Eine entscheidende Schwelle wird übertreten, wenn sich der Austausch zwischen Patientin und Therapeutin nicht überwiegend auf das »Sprechen miteinander« beschränkt, sondern konkrete körperliche Handlungen miteinbezieht, sie sich mit oder ohne körperliche Berührung vollziehen können. Der Körper reagiert in einem solche Austausch oft spontan, und es können sich daher unerwartete Emotionen einstellen, was die Angst vor Kontrollverlust verstärken kann. Ein schrittweises und langsames Vorgehen ist daher in vielen Fällen zweckmäßig.

Von seiner Struktur her ist das Vorgehen forschend-analytisch ausgerichtet, nach dem Motto: »Schauen wir mal, was passiert, wenn …«

Weil man im offenen Setting nicht selten eher rasch an verletzliche Teile der Patient:innen herankommt, ist eine darauf abgestimmte therapeutische Haltung notwendig (Geißler, 2023a, S. 42 ff.). Die therapeutische Haltung schließt nicht nur die Fähigkeit ein, sich auf die jeweilige Einzigartigkeit des Gegenübers einzustellen, das heißt, dessen Besonderheiten zu erfassen, sondern auch – insbesondere bei Patient:innen mit strukturellen Problemen – um die ihre jeweils heiklen Bereiche und Verletzlichkeiten zu wissen und sie zu berücksichtigen. Solche Patient:innen weisen aufgrund ihrer inneren Verletzlichkeit oftmals ein intensives Bedürfnis nach Kontrolle und Steuerung der therapeutischen Situation auf. In der körperorientierten Arbeit kann diesem Umstand dadurch Rechnung getragen werden, dass man immer wieder und wieder nachfragt, ob eine bestimmte gesetzte therapeutische Maßnahme sich wirklich stimmig anfühlt oder ob Korrekturbedarf besteht. Im Zusammenhang mit der im Vergleich zu verbalen Therapien phasenweise erhöhten Aktivität des Therapeuten ist die »Stopp-Regel« daher eine wichtige Maßnahme: Der Patient könne im Zuge der Durchführung einer Probehandlung jederzeit sagen, wenn etwas nicht passe, und den Prozess jederzeit stoppen, wenn er sich unstimmig anfühle. Allerdings ist zugleich zu beachten und im Auge zu behalten, dass nicht alle Patient:innen dieser Regel folgen bzw. folgen können. Ein genaues Achten auf nonverbale körperliche Signale, insbesondere Stresszeichen (Veränderungen in der Atmung, in der körperlichen Positionierung, Hautveränderung, Zittern der Augenlider usw.) sind diesbezüglich ein wichtiger Anhaltspunkt.

Die für den Beginn sicherlich größte Herausforderung besteht in der Fähigkeit, Unsicherheit zu tolerieren, denn es liegt in der Natur der Sache, dass nicht alles von dem, was sich auf der körperlichen Ebene ereignet, in Sprache zu fassen ist. Zugespitzt formuliert: Das muss auch gar nicht sein! Erfahrungen können für sich stehen, können ihre eigene Wirkung entfalten. Nicht jede Erfahrung muss versprachlicht werden.

Kapitel 14: Körperliche Berührung als letzte Kontaktbrücke

Es handelt sich im Folgenden nicht um einen Therapieprozess, sondern um die Dynamik bei einem kleinen, schwerbehinderten Mädchen, das mithilfe ihrer Betreuungskraft und dank eines Zugangs über körperliche Berührung einen Wendepunkt in ihrem Leben erfuhr.

14.1 Die Entwicklung einer besonderen Beziehung

Helen, die zunächst eine völlig normale Entwicklung durchlaufen hatte, erlitt im Alter von 18 Monaten eine Gehirnhautentzündung und war mit einem Mal taub und blind. Diese Katastrophe ereignete sich in einem Alter, als sie noch kaum sprechen konnte. Das Sehen und das Hören als zwei grundlegende Erfahrungsbereiche sollten ihr für immer verschlossen bleiben. In der Folge bildeten sich ebenso die bis dahin entwickelten rudimentären Fähigkeiten, zu sprechen, fast vollständig zurück. Trotz liebevoller Bemühungen ihrer Eltern geriet Helen in einen Zustand fortschreitender Isolation, wurde trotzig und in ihrem Verhalten zunehmend schwieriger. Immer wieder bekam sie Wutanfälle. Ihre Welt war still und dunkel geworden. Man konnte mir ihr nicht mehr spielen wie früher. Sie fand sich an bisher vertrauten Orten schwer zurecht. In ihren Bewegungen wurde sie unsicher und unbeholfen. Dennoch schien Helens Mutter zu begreifen, wie schwierig die innere Situation für das heranwachsende Mädchen war, nahm sie viel in ihre Arme und hielt, soweit es möglich war, an bisher eingespielten Abläufen etwa beim Essen oder Baden fest.

An diesem Zustand änderte sich nichts, bis Helen sechs Jahre alt war. Dann jedoch engagierten die Eltern eine Betreuerin, die ihrerseits in ihrer Kindheit an einer Augenerkrankung litt und erheblich seheingeschränkt war. Helens Eltern erhoffen sich, dass die Betreuerin aufgrund ihrer eigenen Sehbehinderung besonders einfühlsam mit ihrer Tochter umzugehen imstande wäre, um letztendlich eine Methode zu finden, die einen besseren Zugang zu Helen ermöglichen sollte.

Bevor die Betreuerin in Helens Leben trat, hatte diese sich die meisten typischen kindlichen Spiel- und Verhaltensformen anzueignen vermocht, wie Rollenspiele mit Puppen, Zusammenbauen von Spielzeugen, schauspielerische Fertigkeiten, die Fähigkeit andere zu provozieren, zu täuschen und zu manipulieren, sich mit Gebärden auszudrücken usw. Ohne irgendwelche sprachlichen Fertigkeiten zu entwickeln, war Helen insgesamt ein begabtes und gut gefördertes Kind. Sie hatte Gepflogenheiten und Rituale des Familienlebens so weit in sich aufgenommen, dass sie in der Lage war - trotz ihrer eigenen schwierigen Seiten - am Leben ihrer Familie teilzunehmen, ohne Worte zu verwenden.

Sie hörte weder Geschichten noch stellte sie irgendwelche Fragen, wie sie typisch für kleine Kinder sind. Aber sie verfügte über eine Reihe gestischer Zeichen, wie z. B. wie man und was man isst, wie man sich im Raum fortbewegt, wie man sich ankleidet, wie man die Treppe hinaufgeht. Für all dies hatte sie Zeichen entwickelt, die sie pantomimisch produzieren konnte. Kraft dieser Zeichen vermochte sie mit den Familienmitgliedern gut zu interagieren, sodass sie in sozialer Hinsicht einigermaßen integriert war. Ihre Gesten hatten sich jedoch nicht zu einer Sprache entwickelt. Worte, Grammatik und Sätze existierten für Helen nicht. Ihr Wissen von der Welt und ihre zweifellos vorhandene Geschicklichkeit mit ihren Händen reichten dafür nicht aus.

Helens Eltern erwarteten sich von der Betreuerin, dass diese einen positiven Einfluss auf Helens schwierige Seiten ausüben würde. Sie selbst waren, bestimmt von ihrem Mitgefühl für ihre Tochter, mit Helen nachsichtig gewesen, hatten sie verwöhnt, hatten ihr wenig Disziplin abverlangt. Ganz im Gegensatz dazu erlegte die Betreuerin Helen strenge Regeln auf. Die Verständigung mit Helen erfolgte über Gesten und die Betreuerin erwies sich aufgrund ihrer eigenen Sehbehinderung als geschickt im Umgang mit dem Mädchen. Sie hielt sie dazu an, das eigene Bett zu machen, Spielsachen aufzuräumen und gestellte Aufgaben zuverlässig zu erledigen. Die Folge davon war, dass sich Helen innerhalb einiger Wochen in ihrem Verhalten deutlich gemäßigt hatte. Sie war ruhiger geworden und akzeptierte die Regeln, die die Betreuerin ihr vorgab.

14.2 Körperliche Berührung von Hand zu Hand – das Fingeralphabet

Gleichzeitig brachte die Betreuerin Helen ein einfaches Fingeralphabet bei, das auf folgende Weise funktioniert: Die Lesende, Helen, legt ihre Hand, mit der Handfläche nach unten, leicht auf die Hand der Schreibenden, der Betreuerin, diese mit der Handfläche nach oben, die auf diese Weise die zu übermittelnden Wörter gleich-

sam in die lesende Handfläche buchstabiert. Jeder Buchstabe des Alphabets wird durch eine spezifische Finger- und Handkonfiguration dargestellt.
Obwohl Helen nicht sprechen konnte, war sie imstande, sich dieses Fingeralphabet anzueignen. Sie ahmte lange Zeichensequenzen einfach nach, ohne zu verstehen, dass diese Worte darstellen sollten; es war wie eine Art Spiel. Bedeutungen konnte sie den Zeichen nicht zuzuschreiben. Zugleich hatte jedoch die Disziplin, die sie mittlerweile erlangt hatte, den Boden vorbereitet für einen entscheidenden Entwicklungsschritt. Dieser wurde ebenso dadurch möglich, dass Helen mittlerweile auch Vertrauen in ihre Betreuerin gefasst hatte.

14.3 Die Durchbruchserfahrung

Täglich übten sie das Fingeralphabet. Die Betreuerin buchstabierte Helen alle möglichen Buchstaben und Buchstabenkombinationen in die Hand, vermittelte ihr somit haptische Informationen. Eines Tages buchstabierte sie das Wort »Wasser« in Helens Hand, dabei hielt sie Helens Hand unter einen Wasserstrahl. Und dann war es auf einmal so weit. Helen stutzte, wie wenn etwas Neues in ihrem Kopf vorgehen würde. Und plötzlich begriff sie, dass mit den Fingerzeichen »Wasser« gemeint war und die Betreuerin ihr das vermitteln wollte. Helen erkannte mit einem Mal das Prinzip. Dieser Moment war von großem Staunen begleitet, und es folgten stürmische Bestrebungen, sich mit der Betreuerin über die Bezeichnung weiterer Gegenstände zu verständigen. Nach diesem Erleuchtungsmoment war der Bann gebrochen.
Sinnesinformationen, vermittelt über den Tastsinn, waren in diesem Fall das entscheidende Medium für Helen, das es ihr ermöglichte, als taubblinde Person zu einem Wissen über die symbolische Bedeutung von Buchstaben und Worten hinzufinden.
Es ist dies das Beispiel von Helen Keller, die im späten 19. Jahrhundert in Alabama (USA) lebte und in ihrem späteren Leben eine unglaubliche Laufbahn einschlug. Sie lernte nicht nur den Symbolgebrauch, um sich mit anderen Personen besser verständigen und um sich Sachwissen aneignen zu können. Sie wuchs, talentiert wie sie nun mal war, über sich hinaus. Sie wurde als Erwachsene Schriftstellerin, setzte sich für Frauenrechte ein, reiste um die Welt und berichtete in Vorträgen von ihren Erfahrungen (ihr Fall ist in der Literatur bestens dokumentiert; für einen ersten Überblick vgl. Donald, 2008, S. 250 ff.).
Helen Kellers Fall unterstreicht zunächst die Vielseitigkeit und Plastizität des menschlichen Bewusstseins im Hinblick auf die Verarbeitung von Informationen. Um die Fähigkeit zu entwickeln, Buchstaben und Worte als Symbole nutzen zu

können, musste Helen auf einen anderen Sinneskanal als Sehen und Hören ausweichen, nämlich auf den Tastsinn. Durch diesen Sinn werden Informationen über die Umgebung erfasst, und es entwickelt sich eine haptische Vorstellungswelt, beruhend auf der Wahrnehmung von Formen, Texturen und anderen haptischen Strukturen.

14.4 Fazit: Stellenwert der körperlichen Berührung

Der Fall von Helen Keller illustriert eindrucksvoll den zentralen Stellenwert körperlicher Berührung als letzte Brücke zur Beziehungswelt mit anderen Menschen, insbesondere in einer Situation, in der andere Sinneskanäle wie Sehen und Hören vollständig verschlossen sind. Im Folgenden wird der Stellenwert der körperlichen Berührung in diesem Kontext differenziert herausgearbeitet:

Berührung fungierte einerseits als primäres Kommunikationsmittel. Da Helen weder hören noch sehen konnte, wurde der Tastsinn zum dominanten Wahrnehmungs- und Kommunikationskanal. Die körperliche Berührung, insbesondere in Form des Fingeralphabets, wurde zum zentralen Medium, um symbolische Bedeutungen und abstrakte Konzepte zu vermitteln.

Die körperliche Berührung hatte noch eine zusätzliche Funktion. Die Verbindung zwischen den Fingerbewegungen (Buchstaben) und realen Objekten (z. B. Wasser) ermöglichte Helen den Durchbruch, Sprache und Bedeutung zu verstehen. Dieser Moment zeigt, wie Berührung als Grundlage für den Zugang zu kulturellen und sprachlichen Symbolsystemen fungiert.

Berührung diente ebenso als Brücke zur sozialen Interaktion: Durch die körperliche Nähe und das haptische Feedback der Betreuerin konnte Helen aus ihrer Isolation herausgeführt werden. Die Berührung vermittelte nicht nur Informationen, sondern auch Zuwendung und Vertrauen, die essenziell waren, um ihre Fortschritte zu ermöglichen.

Bereits vor der Einführung des Fingeralphabets war Helen in der Lage, durch körperliche Gesten an familiären Abläufen teilzunehmen. Dies zeigt, dass Berührung und taktile Signale ihre zentrale Verbindung zur Beziehungswelt darstellten.

Körperliche Berührung war ebenso in ihrer emotionalen Dimension bedeutsam. Helen erfuhr durch die Umarmungen und Rituale ihrer Mutter in den ersten Lebensjahren eine grundlegende emotionale Sicherheit. Dies half – trotz der extremen Einschränkungen – eine Basis für Vertrauen und Bindung zu schaffen. Gleichzeitig fanden Interaktionen mit der Betreuerin statt, die Helen über Berührung zu Struktur und Disziplin anhielt. Dies verdeutlicht, wie Berührung auch zur Förderung von Selbstwirksamkeit und Anpassungsfähigkeit beitragen kann.

Körperliche Berührung war in diesem Fall auch ein Schlüsselelement hinsichtlich Helens kognitiver Entwicklung. Körperliche Berührung ermöglichte es Helen, taktile Eigenschaften der Umwelt zu erfassen und eine haptische Vorstellungswelt aufzubauen. Dies war die Grundlage für die spätere Verknüpfung von Sprache und Bedeutung. Die buchstäbliche Verbindung von Wort und Objekt (Fingeralphabet und Wasserstrahl) war nur durch den direkten Tastsinn möglich. Dieser Moment war ein paradigmatischer Schritt in ihrer kognitiven Entwicklung, der symbolisches Denken initiierte.

Gleichzeitig ist es wichtig, das Gesamtgeschehen im Auge zu behalten. Obwohl es Berührung Helen ermöglichte, mit ihrer Umwelt zu interagieren, war körperliche Berührung allein nicht ausreichend, um ein vollständiges Verständnis von Sprache zu entwickeln. Erst in Verbindung mit methodischem Training und emotionaler Unterstützung entfaltete sie ihr volles Potenzial. Der Tastsinn erwies sich als flexibel und adaptiv genug, um komplexere kognitive Prozesse, wie das Verstehen von Symbolen, zu fördern. Dies zeigt die Plastizität des menschlichen Bewusstseins und die Anpassungsfähigkeit an alternative Sinneskanäle.

Kapitel 15: Berührungserfahrungen als Übergangsraum

15.1 Die Patientin[30]

Die Patientin, zu Beginn der Therapie 28 Jahre alt, zeigte eine komplexe Borderline-Symptomatik. Diese äußerte sich in einer stark ausgeprägten Fassadenhaftigkeit und Kontrolltendenzen, die sie dazu brachten, sich von ihrer Umwelt und von zwischenmenschlicher Nähe zu isolieren. Die Angst vor menschlicher Nähe führte zu Panikattacken, wodurch sie keine persönlichen Kontakte pflegen konnte.
Ihr Körperbewusstsein war stark eingeschränkt; sie hatte Schwierigkeiten, ihre körperlichen Empfindungen wahrzunehmen. Emotionen wie Trauer, Wut oder Freude blieben für sie unzugänglich, und sie hatte das Gefühl, ständig zu frieren, selbst in warmen Räumen oder im Sommer. Diese Kälte schien ein Ausdruck ihres inneren Zustands zu sein.
Darüber hinaus litt die Patientin unter hochgradig selbstverletzendem Verhalten und chronischer Suizidalität.
Aufgrund ihrer inneren Isolation und des mangelnden Kontakts zu sich selbst war es für sie schwierig, über ihre Befindlichkeit zu sprechen oder sie in Worte zu fassen.

15.2 Die Arbeit im offenen Setting

Der Therapeut arbeitete von Beginn an in einem offenen Setting, das heißt, das Sitzen in Stühlen war *eine* Option, aber eben nur eine von vielen. Wichtig war es dem Therapeuten, dass die Patientin sich sicher und nicht bedroht fühlte. Er trat zunächst in den Hintergrund und überließ der Patientin die Initiative, was bedeutete, dass sie entscheiden konnte, wie sie sich ihm gegenüber fühlte und wie viel Nähe sie wollte. Die Regulierung von Nähe versus Distanz fiel somit unter die Kontrolle

30 Dieser therapeutische Prozess wurde an anderer Stelle bereits beschrieben (Reinert, 2007). Hier handelt es sich um meine Sicht und Formulierung des dort beschriebenen Falls.

der Patientin, was ihr half, sich im Behandlungsraum sicher zu fühlen. Gleichzeitig blieb der Therapeut ständig mit ihr in Kontakt, oftmals durch kurze Rückfragen, wie sie sich fühle, ob es so passe usw. Diese Herangehensweise half der Patientin, Vertrauen in die Therapie zu fassen.

Mit der Zeit entwickelte die Patientin durch Ausprobieren ein Gefühl für bestimmte Körperlagen (siehe unten), die sie gezielt einnehmen konnte, um dann immer wieder gleiche und beruhigend-positive Erfahrungen zu machen. Der Therapeut stellte sich im Hinblick auf diese Erfahrungsmöglichkeiten zur Verfügung, natürlich immer im Kontakt mit seiner Gegenübertragung und seinen persönlichen Grenzziehungen. Es erwies sich als ausgesprochen hilfreich für die Patientin, in einzelnen Stunden ihre Wahrnehmung der eigenen Körperoberfläche zu fördern, indem der Therapeut, anfänglich einer Fantasie der Patientin folgend, über einige Körperpartien mit der Hand strich. Dies hatte nichts mit erotischen Berührungen zu tun, die Patientin befand sich nämlich nicht in einem »oralen Bedürfnismodus«. Aus ihren Äußerungen ging klar und deutlich hervor, dass es sich gerade darum handelte, Nähe und Berührtwerden als gefahrlos zu erleben. (Für die therapeutisch korrekte Grenzwahrung bei einer derartigen Arbeit trägt ausschließlich der Therapeut die Verantwortung, vgl. Reinert, 2007.)

15.3 Erfahrungsmöglichkeiten

In dieser Therapiephase, die einen Übergang darstellte, lernte die Patientin, wie sie es selbst nannte, das »Fühlen«. Dies führte zu bedeutenden Veränderungen in ihrem Leben: Das ständige Frieren ließ deutlich nach, und ihre Menstruation, die seit der Menarche nicht mehr aufgetreten war, kehrte zurück und wurde zunehmend regelmäßiger. Die Patientin wurde selbstständiger in ihrer Lebensführung und entdeckte auch freudvolle Aspekte des Lebens. Schließlich entschied sie sich, die bis dahin stark ambivalent besetzte Frage, ob sie überhaupt »leben« wolle, ganz klar zugunsten des Lebens zu beantworten. Ihre Suizidalität rückte zunehmend in den Hintergrund.

Folgende Erfahrungsmöglichkeiten standen ihr in dieser Phase zur Verfügung:

15.3.1 Höhle

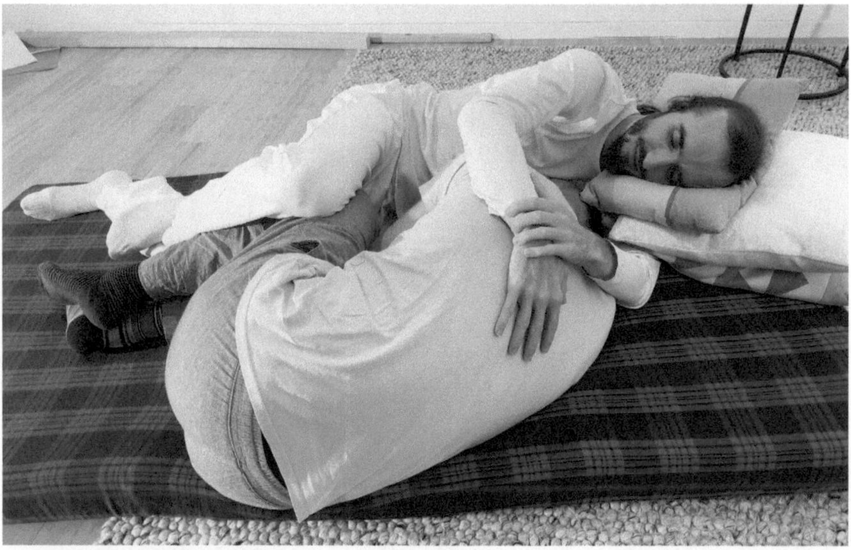

Abbildung 5: Die therapeutische Berührungsintervention »Höhle« mit Therapeut und Patient (Foto: Peter Geißler)

Die Berührungsintervention »Höhle« lässt sich als Rückkehr in den sicheren Raum der Geborgenheit beschreiben (siehe Abbildung 5). Dabei liegt der Patient/die Patientin eng zusammengerollt wie ein Embryo am Bauch des Therapeuten und wird dabei von dessen Körper umhüllt und geschützt. In dieser Position entsteht ein intensives Gefühl der Sicherheit und des Ankommens. Umgeben von der Begrenzung des Körpers des Therapeuten, verschwinden jegliche Ängste oder Spannungen – es gibt nur das Gefühl von Halt und Geborgenheit.

Die Berührung und die körperliche Nähe vermitteln eine tiefe Beruhigung, die weit über den physischen Kontakt hinausgeht. Auf der Ebene des Erlebens bedeutet diese Haltung eine Art Rückzug in eine innere Höhle, in der es weder Sprache noch Denken braucht. Hier steht nicht der Austausch von Worten im Vordergrund, sondern das reine Fühlen und Sein. Die Verschmelzung mit dem Therapeuten erinnert an früheste Erfahrungen des Getragenseins und der Sicherheit, wie sie im Mutterleib erlebt werden. Es ist ein Zustand der tiefen Ruhe, des Vertrauens und der Entlastung. In diesem geschützten Raum kann die Patientin/der Patient die Verantwortung für ihr/sein eigenes Befinden abgeben und sich vollständig in das Gefühl der Geborgenheit fallen lassen.

15.3.2 Kuhle

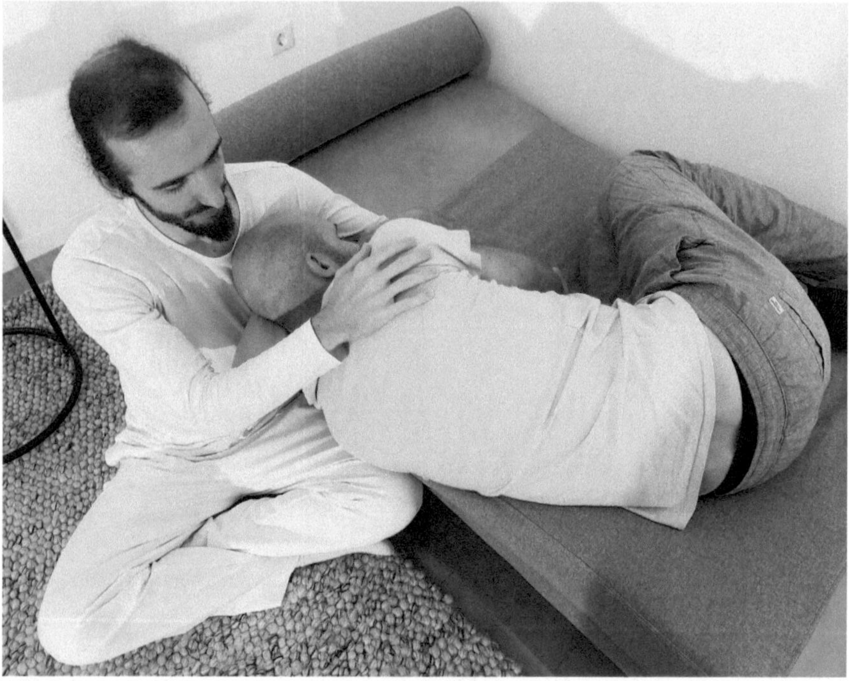

Abbildung 6: Die therapeutische Berührungsintervention »Kuhle« mit Therapeut und Patient (Foto: Peter Geißler)

Die zweite Berührungsintervention, die als »Kuhle« bezeichnet wird (siehe Abbildung 6), eröffnet der Patientin/dem Patienten bereits einen größeren Raum zur Eigenbewegung und zum Erleben von Nähe und Distanz. Ihr/sein Körper liegt hier nicht mehr so eng zusammengerollt wie während der ersten Erfahrung, sondern vermag sich auszubreiten, sodass z. B. die Beine frei bewegt werden können. In dieser Position ist die Patientin/der Patient dem Therapeuten zwar körperlich nahe (Kopf und Oberkörper liegen abgewandt an der Brust und auf dem Oberschenkel des Therapeuten), bleibt aber gleichzeitig abgewandt, wodurch ein bewusster Abstand entsteht. Der Bauch – als besonders verletzliche Körperregion – bleibt durch diese Haltung geschützt und von direktem Kontakt abgeschirmt.

Die Kuhle ermöglicht es dem Patienten/der Patientin, Nähe auf eine vorsichtige und kontrollierte Weise zuzulassen. Diese Position scheint einer unausgesprochenen Frage zu folgen: »Wie weit kann ich mich auf diesen Kontakt einlassen?« Sie kann als eine Art Test für die Verlässlichkeit des Therapeuten verstanden werden. Verschiedene innere Fragen könnten die Patientin beschäftigen: »Wird der Therapeut mich sicher halten, wenn ich mich ihm anvertraue?« – »Wird er meine Grenzen respektieren?« – »Könnte ich doch fallen gelassen werden?«

Auch das Erleben von Grenzen spielt während dieser Erfahrung eine zentrale Rolle. Die Patientin hat die Möglichkeit, bewusst zu wählen, welche Körperteile sie für Berührungen freigeben will. Der Rücken, der als robuster empfunden wird als der empfindliche Bauch, wird zunächst als Berührungsfläche zugelassen. Diese behutsame Berührungserfahrung – in der sie vom Therapeuten, wenn sie es möchte, sanft gestreichelt wird und stets nur an den Körperstellen, die sie als sicher empfindet – fördert ein erstes, vorsichtiges Erforschen der eigenen körperlichen Grenzen. Die Patientin beginnt, verschiedene Bereiche seines Körpers gezielt wahrzunehmen, in Kontakt mit ihnen zu treten und sie als eigenständige Teile seines Selbst zu erkennen. So kann sie sich langsam und in kleinen Schritten bewusst machen, wo ihre körperlichen Grenzen erfahrbar sind und welche Berührungen sich situationsangemessen anfühlen.

Diese Position ermöglicht der Patientin eine differenziertere Auseinandersetzung mit Nähe und Distanz. Das Drehen des Körpers, das zeitweilige Zuwenden und wieder Abwenden, eröffnet Spielräume, in denen Nähe zu einem dynamischen Erlebnis wird. In Momenten des Vertrauens kann die Patientin auch die empfindlichere Vorderseite, wie den Bauch, für Berührungen freigeben. Doch selbst dann bleibt eine Restspannung erhalten: Das Wissen, dass eine Drehung zurück jederzeit möglich ist, bewahrt ein Gefühl der Sicherheit.

Durch die bewusste, schrittweise Erkundung der Berührungen werden die Körperteile, die in Kontakt treten, zunehmend vertraut. Die Patientin nimmt ihren Körper differenzierter wahr und beginnt, ihn auf neue Weise zu erfahren. Die behutsame Berührung in der »Kuhle« wird so zu einem Weg, den eigenen Körper Stück für Stück wieder zu entdecken und eine tiefere, körperlich fundierte Selbstwahrnehmung zu entwickeln.

15.3.3 Schoßlage

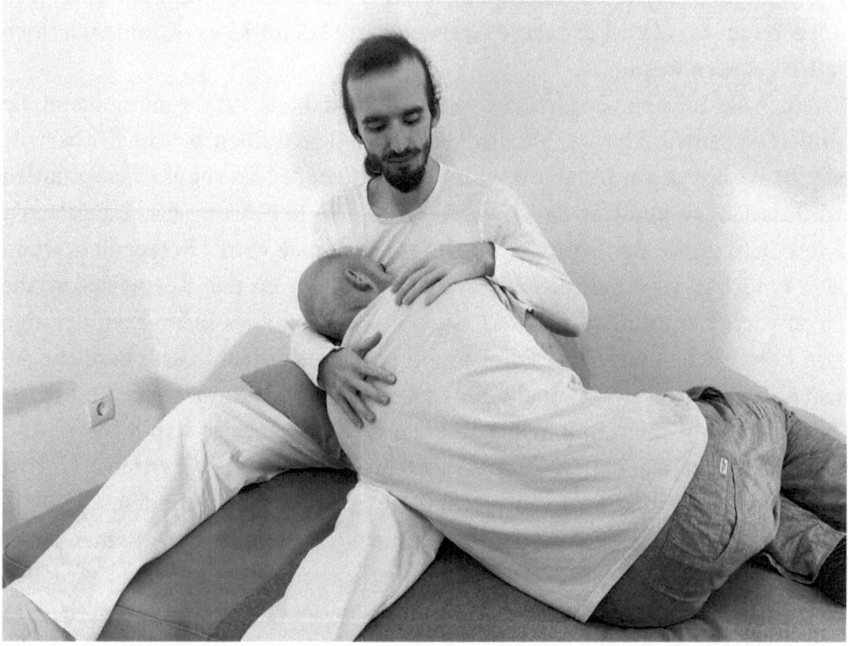

Abbildung 7: Die therapeutische Berührungsintervention »Schoßlage« mit Therapeut und Patient (Foto: Peter Geißler)

Die dritte Erfahrungsmöglichkeit, die als die »Schoßlage« beschrieben wird (siehe Abbildung 7), bringt den Patienten/die Patientin in eine Position der tiefen Geborgenheit und Nähe, die an frühkindliche Erfahrungen erinnert. Der Patient befindet sich dabei auf dem Schoß des Therapeuten – ähnlich wie ein Säugling, der auf dem Schoß eines Elternteils liegt (vgl. 17.6). Sein Gesicht und Oberkörper ist dem Bauch bzw. der Brust des Therapeuten zugewandt. Diese Haltung ermöglicht das intensive Erleben von Trost und Schutz, wie es typischerweise durch den direkten Körperkontakt mit einer primären Bezugsperson erfahren wird.

Durch die Nähe zum Körper des Therapeuten und das Gefühl, auf dessen Schoß gehalten zu werden, entsteht ein Zustand der tiefen Geborgenheit. Die sanften Bewegungen des Atems, die spürbaren Herztöne und die ruhige Stimme des Therapeuten wirken beruhigend und vermitteln ein Gefühl der vollkommenen Sicherheit. Die Patient/die Patientin kann sich in diesem Moment vollständig fallen lassen, ohne befürchten zu müssen, dass ihre Bedürfnisse abgelehnt oder übergangen werden. Es ist eine Nähe, die ohne Worte auskommt und dennoch unendlich viel mitteilt: »Du bist sicher, du darfst einfach nur da sein.«

Diese emotionale Verfasstheit kann mit einem Bedürfnis nach Verschmelzung einhergehen, das häufig mit frühen Erfahrungen des Gestilltwerdens verknüpft ist. Der Wunsch, auch auf einer körperlichen Ebene mit dem Therapeuten zu verschmelzen, wird durch das Nuckeln am Daumenballen des Therapeuten symbolisch ausgedrückt. In diesem Moment kann die Patientin das Gefühl wiederbeleben, wie es war, als Säugling genährt und beruhigt zu werden. Dabei geht es weniger um die konkrete Handlung, sondern vielmehr um das Gefühl, dass alle Bedürfnisse gehört und auf einer sehr tiefen Ebene beantwortet werden. Der Schmerz und die innere Unruhe, die ihr sonst so gegenwärtig sind, scheinen in dieser Position wie aufgelöst zu sein. Es entsteht ein Zustand des vollständigen Ankommens – ein Moment, in dem die Patientin einfach nur sein darf, ohne Erwartungen, ohne Anforderungen.

Während der Patient/die Patientin auf dem Schoß des Therapeuten ruht, kommt es auch hier zu einem vorsichtigen Erforschen des eigenen Körpers. Durch die sanften Berührungen, die wiederum nur in Absprache und an den sicheren Stellen erfolgen, beginnt die Patientin, einzelne Körperteile als zusammenhängende und zugleich autonome Bereiche seines Selbst wahrzunehmen. Es ist ein schrittweises Kennenlernen des eigenen Körpers, das durch die Berührung vermittelt wird. Verschiedene Körperbereiche – Rücken, Bauch, Arm – treten als wahrnehmbare Einheiten in das Bewusstsein der Patientin. In einer Situation, die so tief von Trost und Schutz geprägt ist, kann die Patientin beginnen, diese Körperbereiche zu spüren und als ein Teil ihres eigenen Selbst zu akzeptieren.

15.3.4 Rücken-an-Bauch-Lage

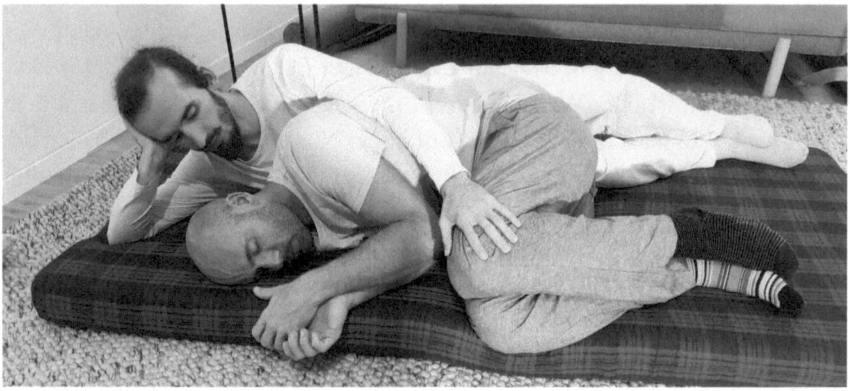

Abbildung 8: Die therapeutische Berührungsintervention »Rücken-an-Bauch-Lage« mit Therapeut und Patient (Foto: Peter Geißler)

Diese Berührungserfahrung in der Körperpsychotherapie, die als »Rücken-an-Bauch-Lage« bezeichnet wird (siehe Abbildung 8), beinhaltet mehrere Schichten von Bedeutung und Erleben. In dieser Position macht sich (der Patient bzw.) die Patientin ganz klein, indem sie ihre Beine zur Brust zieht und sich in einer Art Embryonalstellung zusammenrollt – vom Therapeuten abgewandt, während dieser hinter ihr liegt und sich ihr zuwendet. Wenn der Therapeut dann seine Arme um ihren Körper und ihre Beine legt und sie fest umschließt, entsteht ein tiefes Gefühl von Umschlossenheit. Durch diesen intensiven körperlichen Kontakt erlebt sie sich als Ganzes – fühlbar in ihrer gesamten Existenz. Der Therapeut umgibt ihren Körper vollständig mit seinem eigenen, wodurch ein Gefühl des Geborgenseins und der Integration entsteht. Dieses Umfangen bewahrt sie vor dem Empfinden eines drohenden Zerfalls, vor dem Gefühl, die Kontrolle über ihre Grenzen zu verlieren und »auszulaufen«. In solchen Momenten wird die körperliche Hülle des Anderen zur Rettung, zur Stabilisierung, wenn sie selbst die innere Festigkeit nicht aufrechterhalten kann. Seine Umklammerung vermittelt ihr eine Grenze, die sie nicht mehr spürt, wenn sie sie selbst verloren hat. Durch seine körperliche Präsenz findet sie Halt, und die Angst vor der Auflösung, der Fragmentierung, in letzter Konsequenz dem Tod mildert sich. Mit der Sicherheit, die sie dadurch gewinnt, spürt sie ihre eigene Grenze wieder.

Wenn sie sich in derselben Position befindet, aber ihren Körper nicht so fest an ihn presst, sondern lediglich ihren Rücken leicht an seinen Bauch lehnt, verändert sich die Qualität des Erlebens. Dann spürt sie die Verantwortung, ihre

Grenzen selbst zu wahren, zu erfahren und zu halten. In dieser weniger engen Berührung braucht sie schon ein gewisses Maß an innerer Stabilität, um sich nicht zu verlieren. Dennoch bietet der Bauch des Therapeuten ihr eine minimale Stütze, eine Erinnerung an eine äußere Grenze, die ihr hilft, sich selbst in der Ganzheit des Therapeuten (bzw. der Therapeutin) zu spüren, auch wenn sie allein liegt.

Sollte in diesem Zustand das Bedürfnis nach Sicherheit stärker werden, bewegt sie sich etwas näher zum Therapeuten hin, vergrößert die Berührungsfläche und kann sich an der festen Grenze seines Körpers wieder stabilisieren. Sobald sie sich ausreichend gestärkt fühle, zieht sie sich zurück und kann die Position des Alleinseins erneut einnehmen – mit dem Bewusstsein, dass sie diese Grenze auch ohne die enge Umarmung halten kann.

Ein weiteres Element dieser Berührungsintervention ist die Erfahrung des eigenen Körpers durch sanfte, rhythmische Streichbewegungen. Insbesondere der Nacken und der Hinterkopf stehen hier im Fokus. Anfangs ist dieses Gefühl erfahrungsgemäß zunächst flüchtig. Erst im Laufe der Zeit und nach Wiederholung solcher Erfahrungen kann es über längere Zeiträume hinweg bewahrt werden.

Ein Ausdruck des Vertrauens in diesen Prozess zeigt sich, wenn die Patientin ihren rechten Arm nach hinten auf die rechte Seite des Körpers des Therapeuten legt. Durch diese Bewegung entsteht eine größere Offenheit – die sonst so geschützte rechte Schulter ist nun freigelegt. Diese Geste markiert einen tiefen Moment des Loslassens, denn damit gibt sie den gewohnten Schutzmechanismus ihrer Schulter, der sonst die Brust schützt, bewusst auf. Nachdem sie den Therapeuten gefragt hat: »Ich darf doch liegen, wie ich will?«, und er mir mit einem klaren »Ja« geantwortet hat, spürt sie die Sicherheit, dass nichts Unerwünschtes mit ihrem nun exponierten Brustbereich geschehen wird. Es ist ein kostbares, befreiendes Gefühl, die Muskulatur in dieser Region zu entspannen und die Last des Schutzes loszulassen. Und selbst wenn plötzlich ein kleiner Hauch von Angst aufkommt, kann sie diese benennen: »Ich hab gar keine Angst.« Seine einfühlsame Antwort: »Brauchen Sie auch nicht«, nimmt ihr in diesem Moment die letzte Restunsicherheit und lässt sie tief durchatmen.

Diese Berührungserfahrung vermittelt nicht nur ein körperliches, sondern auch ein emotionales Erleben von Sicherheit, Grenzen und Vertrauen. Durch den körperlichen Kontakt mit dem Therapeuten erlebt die Patientin Momente der Integration, des Bewusstwerdens ihrer eigenen physischen Präsenz und der Wiedererlangung einer Grenze, die ihr Halt gibt, auch wenn diese Grenze in anderen Momenten schwindet. Es ist ein Prozess des langsamen Sich-selbst-Wiederfindens.

15.3.5 Bauch-an-Bauch-Lage

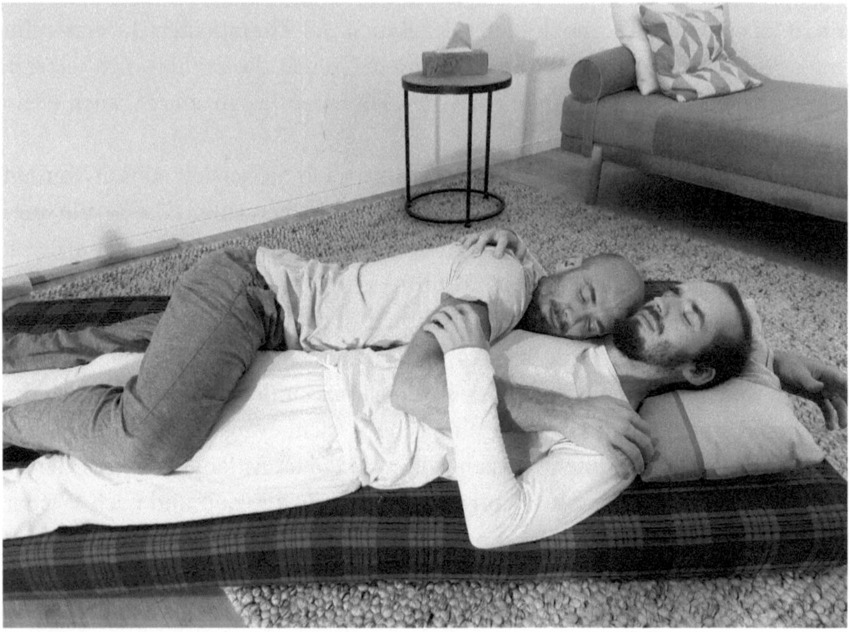

Abbildung 9: Die therapeutische Berührungsintervention »Bauch-an-Bauch-Lage« mit Therapeut und Patient (Foto: Peter Geißler)

Die fünfte Berührungserfahrung, die als »Bauch-an-Bauch-Lage« (siehe Abbildung 9) bezeichnet wird, ist eine besonders intensive Form der körperlichen Begegnung innerhalb der Körperpsychotherapie. Sie fordert den Therapeuten dazu auf, sich vollständig einzulassen und umfassende Nähe zuzulassen, die weit über eine oberflächliche Berührung hinausgeht. In dieser Position befinden sich der Patient/die Patientin und der Therapeut unmittelbar gegenüber und ihre Vorderseiten berühren einander unmittelbar. Auf diese Weise vermittelt sich ein großflächiger Körperkontakt, vom Kopf zum Brustkorb und Bauch bis hinunter zum Beckenbereich sowie zu den Beinen. Das Erleben dieser Lage ist geprägt von der bewussten Wahrnehmung des eigenen Körpers und der eigenen Grenzen in unmittelbarem Bezug zur physischen Präsenz des Gegenübers.[31]

31 Die Art der großflächigen Berührungserfahrung erinnert an den Zugang des Bondings. Die »Bauch-an-Bauch-Lage« in der Körperpsychotherapie dieser Patientin ist jedoch eine viel stärker individualisierte, therapeutisch eingebettete und prozesshafte Form der Berührungserfahrung, während Bonding einen gruppenbasierten Zugang zur Erfahrung von Nähe und Verbindung verfolgt.

Diese Erfahrung lebt vom nonverbalen Austausch und den feinen Nuancen des Spürens. Die Aufmerksamkeit richtet sich auf das Hier und Jetzt, auf den unmittelbaren Moment des Seins, auf die Konturen des Körpers, seiner Wärme und den Atemrhythmus, den eigenen und den des Gegenübers. Die Berührung wird so zur stillen Kommunikation von Körper zu Körper. Sie entfaltet sich in der direkten Resonanz beider Körper. Durch die Großflächigkeit der Berührungserfahrung vermittelt sich ein Eindruck von Ganzheit. Die Berührung ist fest und stabil, aber gleichzeitig weich und nachgiebig. Sie ist so beschaffen, dass sich keiner von der Präsenz des Anderen überwältigt fühlt. Stattdessen entsteht ein feines Gleichgewicht, in dem ich mich selbst besser kennenlerne, während ich gleichzeitig den Anderen wahrnehme.

Ein zentrales Element dieser Intervention ist die körperliche Wärme. Ich (als Patient oder Patientin)[32] nehme wahr, wie die Körperhitze des Therapeuten in meine Bauchdecke eindringt und sich langsam in mir ausbreitet. Es fühlt sich an wie ein Fließen, ein Strömen, das sowohl von ihm zu mir als auch von mir zu ihm verläuft. Diese Wärme vermittelt ein Gefühl von Geborgenheit, das schwer in Worte zu fassen ist. Sie gibt mir Halt, während sie gleichzeitig Grenzen aufweicht und auf subtile Weise Nähe schafft. Durch die weite Fläche der Berührung gibt es kein Entkommen, keine Möglichkeit, sich zu verbergen. Dennoch erlebe ich diesen Zustand nicht als bedrohlich, sondern als beruhigend.

Besonders eindrücklich ist das Hören der Herztöne des Therapeuten, die direkt an der eigenen Brust gespürt werden. Das gleichmäßige Pochen seines Herzens erinnert mich daran, dass ich nicht allein bin. Dieses pulsierende Leben, das ich in mir aufnehme, verbindet mich mit ihm in einer Art gemeinsamer Stille, in der Worte unnötig werden. Genauso nimmt mich seine Atmung mit, die ich sowohl fühle als auch höre: Sein Brustkorb hebt und senkt sich in einem beständigen Rhythmus. Diese regelmäßigen Bewegungen wirken wie ein Anker für meine eigene Atmung, die sich ganz automatisch anpasst und zur Ruhe kommt.

Ich bin einfach da. Ich brauche nichts zu tun, nichts zu sagen, nichts zu kontrollieren. Ich kann mich hingeben, loslassen und einfach sein. Es gibt keine Anforderungen, keine Erwartungen – nur das schlichte, kraftvolle Erleben des Augenblicks im Kontakt. Indem ich mich in der Berührung mit dem Therapeuten halte und gehalten werde, finde ich nicht nur zu meiner eigenen körperlichen Existenz, sondern auch zu einem Zustand von innerer Stille und Akzeptanz. Es ist ein Moment, in dem ich mich einfach selbst spüren darf, ohne Bewertung,

32 Ich wechsle an dieser Stelle vorübergehend von der dritten Person in die Ich-Form der Erzählung, weil auf diese Weise die besondere Art dieser Erfahrung leichter beschreibbar ist.

ohne Druck. Das Gefühl der Ruhe, das sich in mir ausbreitet, lässt mich meine eigene Präsenz auf eine neue Weise erleben: Ich bin nicht mehr nur in meinem eigenen Körper eingeschlossen, sondern verbunden mit einem größeren Raum von Sicherheit und Geborgenheit. Ich bin einfach nur da – und das genügt.

15.4 Analytische Phase

Auf die therapeutische Phase, in welcher Körperinterventionen der hier beschriebenen Art stattfanden, folgte eine lange analytische Phase, in welcher verschiedenste Übertragungen durchgearbeitet wurden, auch negative. Die Übertragungsfacetten, also die unbewussten Wiederholungen von Beziehungsmustern aus der Kindheit im Hier und Jetzt der therapeutischen Beziehung, wurden bewusst gemacht und im Gespräch reflektiert. Dabei galt es, sowohl die positiven als auch die negativen Projektionen zu erkennen und zu verstehen. Ein weiteres zentrales Element in dieser verbalen Therapiephase war das Durcharbeiten von Widerständen und Abwehrmechanismen, die die Patientin daran hinderten, sich weiter zu öffnen oder bestimmte psychische Inhalte anzuerkennen. Ebenso wurden Themen aus dem realen Leben der Patientin in die therapeutische Arbeit integriert. Dies umfasste nicht nur die aktuelle Lebenssituation, sondern auch die Reflexion vergangener Erlebnisse und deren Einfluss auf das heutige Verhalten und die Beziehungen. Es ging darum, die Verknüpfungen zwischen inneren psychischen Prozessen und äußeren Lebensrealitäten zu erkennen und zu verstehen, wie vergangene Erfahrungen weiterhin das gegenwärtige Leben prägten.

15.5 Fazit: Stellenwert der körperlichen Berührung

Im gemeinsamen Prozess spielt körperliche Berührung als Übergangsgeschehen (vgl. Kapitel 8) eine zentrale Rolle, um das Vertrauen der Patientin in zwischenmenschliche Nähe wiederherzustellen. Körperliche Berührung nahm zeitweilig eine zentrale Funktion ein, die weit über die unmittelbare physische Ebene hinausging. Sie diente als Schlüsselerfahrung, um die innere Isolation der Patientin zu durchbrechen, ihre Selbstwahrnehmung zu fördern und grundlegendes Vertrauen in zwischenmenschliche Nähe zu entwickeln. Berührung war dabei nicht nur ein Mittel zur Beruhigung, sondern ein Vehikel, um die innere Erlebniswelt der Patientin zugänglicher und differenzierter zu machen.

Die beschriebenen Berührungsinterventionen, wie z. B. »Höhle«, »Kuhle« oder »Schoßlage«, schufen einen Raum, der frühkindliche Erfahrungen von

Schutz und Geborgenheit wiederbelebte. Auf diese Weise fand eine tiefgreifende emotionale Beruhigung und Stabilisierung statt, die es der Patientin ermöglichte, sich sicherer und geborgener in ihrer inneren Welt zu fühlen.

Die Berührung half ihr zudem, ein fragmentiertes Körperbewusstsein zu überwinden und ihren Körper als Ressource und integralen Teil ihres Selbst wiederzuentdecken. Sanfte Streichbewegungen in der »Kuhle« oder direkter Kontakt in der »Bauch-an-Bauch-Lage« eröffneten ihr neue Möglichkeiten, ihren Körper differenziert wahrzunehmen.

Ein weiterer zentraler Aspekt war die Förderung der Fähigkeit, Nähe und Distanz sicher zu regulieren. Die Patientin konnte Nähe in einem kontrollierten Rahmen erleben, was ihr half, Ängste vor menschlichem Kontakt abzubauen und emotionale sowie soziale Isolation zu überwinden. Dabei war der respektvolle Umgang mit ihren Grenzen von zentraler Bedeutung. Der Therapeut gewährte Berührung nur in einem von der Patientin als sicher empfundenen Maß, wodurch ihr Vertrauen sowohl in sich selbst als auch in den Therapeuten gestärkt wurde.

Durch kontinuierliche verbale Rückversicherung bei der Patientin wurde der Gefahr begegnet, dass diese Art Berührung von der Patientin als invasiv erlebt wurde. Die Verantwortung für die Einhaltung professioneller Grenzen lag dabei ausschließlich beim Therapeuten, dessen Kompetenz entscheidend war, dass sich die Berührungserfahrung stets um die inneren Themen der Patientin bewegten. Es ist dieser Prozess ein sehr eindrückliches Beispiel dafür, wie Abstinenz, trotz einer hochgradigen Verletzlichkeit der Patientin, auch in einem solchen Setting gewahrt werden kann.

Kapitel 16: »Ich kann es nicht fassen«: Die Trennung vom Therapeuten in einer vorweggenommenen szenischen Berührungsinteraktion

16.1 Zur Persönlichkeit der Patientin

Die Patientin zeigt in der therapeutischen Situation auffälliges Verhalten, das durch strikte Pünktlichkeit, Ritualisierung und emotionale Distanziertheit gekennzeichnet ist. Sie wirkt übermäßig wachsam, um sowohl sich selbst als auch den Therapeuten auf Distanz zu halten. Obwohl sie viel spricht, bleibt sie emotional unerreichbar, ihre Kommunikation wirkt oberflächlich. Wenn ihr gelegentlich Tränen kommen, entwickelt sich nicht der Eindruck, dass sie wirklich von innen ergriffen ist. Hinter ihren Erzählungen scheint ein tiefes, unausgesprochenes Leid zu liegen, das für den Therapeuten schwer greifbar ist. Erst nach langer Zeit offenbart die Patientin ihre quälenden Suizidfantasien, was beim Therapeuten das Gefühl auslöst, als hätte er diese tiefen Nöte übersehen. In einem Traum der Patientin erscheinen seine Deutungen als oberflächliche Verhaltensanweisungen, die keine tiefere Bedeutung für sie haben. Emotionale Reaktionen wie Berührtsein, Angst oder Aggression lösen bei ihr extreme Zustände aus: Panik, Selbstverlust oder das Gefühl der Vernichtung. Die Patientin berichtet häufig von Alpträumen, in denen sie sich völlig verlassen fühlt oder vom Ertrinken bedroht ist, obwohl Hilfe in der Nähe scheint. In einem Traum ist sie ein kleines Mädchen im Kinderheim, das vom Therapeuten plötzlich verlassen wird, woraufhin sie verstummt und sich an einen Löffel klammert. Außerhalb der Sitzungen erlebt sie den Therapeuten wie halluzinatorisch bei sich, während sie in den Sitzungen seine Präsenz kaum wahrnimmt. Eine echte Beziehung zu ihm vermag sie nicht aufzubauen. Die Patientin verharrt in einer passiven, extrem angespannten Haltung. Trennungsgedanken, also die Beendigung der Therapie, lösen massive Angst aus, obwohl keine Entwicklung in der Therapie zu erkennen ist. Deutungen gegenüber ist sie abwehrend. Es ist, wie wenn der Therapeut die Patientin nicht »erkennen« dürfte.

16.2 Die rekonstruktive Fantasie

In der Rekonstruktion zeichnet sich ein Bild einer frühen Mutter-Kind-Beziehung, in der die Mutter keine Toleranz für Unsicherheit oder Emotionen des Babys hatte. Anstatt eine einfühlsame Bindung aufzubauen, orientierte sich die Mutter an rigiden Vorschriften, wie sie und das Baby sich verhalten sollten. Die Lebendigkeit und Bedürfnisse des Babys wirkten auf die Mutter bedrohlich, weshalb sie versuchte, das Kind emotional ruhigzustellen, bevor eine wirkliche Verbindung entstehen konnte. Pflegehandlungen wie Stillen oder Füttern waren eher ein mechanisches »Abspeisen« als ein liebevolles Umsorgen. Es gab zwar Momente von Nähe, aber diese wurden schnell wieder abgebrochen. Für die Patientin bedeutete dies eine existenzielle seelische Verletzung: eine tiefe Kluft zwischen dem Bedürfnis nach mütterlicher Fürsorge und der realen Verfügbarkeit ihrer Mutter. Diese frühe Katastrophe bildete ein »stummes Zentrum« in ihrer Persönlichkeit; in gewisser Weise verstummte sie, verlor das Vertrauen in die Wirksamkeit ihrer emotionalen Äußerungen und entwickelte das Gefühl, die Welt nicht nach ihren eigenen Bedürfnissen gestalten zu können. Andere Menschen erschienen ihr als unnahbare, strenge Figuren. Um in dieser emotionalen Leere zu überleben, entkernte die Patientin ihr Selbst und gab ihre inneren Wünsche und Gefühle auf. Sie passte sich äußerlich an, während sie innerlich resignierte. Diese innere Befindlichkeit manifestierte sich ebenso in ihrer Beziehung zum Therapeuten.

16.3 Erste Berührungsproben

Der Therapeut fragt sich im Laufe der Zeit, da es keine produktive Entwicklung zu geben scheint, ob er seine übliche Arbeitsweise - analytische Arbeit teilweise im Gegenübersitzen, teilweise im Couchsetting bei einer Frequenz von vier Wochenstunden - abändern soll, weil es in der üblichen Weise kein Weiterkommen gibt. Also beschließt er, mit ihr eine Berührungsprobe zu wagen. Er erklärt sein Vorgehen der Patientin, die es nach einigem Zögern ausprobieren will. Die Patientin liegt auf der Couch, er legt ihr wie einem kleinen Kind vorsichtig die Hand auf die Schulter. Trotz eines Restes an ängstlicher Wachsamkeit zeigt die Patientin durch ihren veränderten Atemrhythmus und Körpertonus, dass sie sich in ein Gefühl des »Endlich-angekommen-Seins« fallen lassen kann. Die Berührung vermittelt ihr ein stilles Glücksgefühl und ein Gefühl von Geborgenheit. Als der Therapeut jedoch ankündigt, seine Hand nach einer Weile wegzunehmen, zieht sich die Patientin abrupt emotional zurück. Sie erstarrt und verschwindet in ihrem »Schneckenhaus«. Am nächsten Tag erscheint die Patientin deutlich verändert, sie wirkt lebendig und

neugierig auf das, was die Sitzungen ihr noch bringen könnten. Sie beschreibt, wie sie sich während der Berührung wie ein zufriedenes, kleines Kind gefühlt hat, das das Bewusstsein für die Zeit verlor; doch als der Therapeut die Hand wegnehmen wollte, fühlte sie einen Moment intensiven Schmerzes und inneren Widerstands. In diesem Augenblick spürte sie den Drang, sich völlig von der Beziehung abzuwenden, um den Schmerz des Verlustes nicht noch einmal erleben zu müssen. Gleichzeitig äußert sie aber auch, dass ihr nach dem Aufstehen das gesamte Erlebnis unwirklich erschien, als wäre es nicht wirklich geschehen.
In den nächsten Monaten wiederholen sich derartige Berührungserfahrungen und im therapeutischen Prozess entwickelt sich der Eindruck, dass sie nun besser vorankommen kann, obwohl beinahe jeder Fortschritt von einem nachträglichen Absturz begleitet ist, so wie wenn es der Patientin unmöglich wäre, dauerhaft zufrieden und glücklich zu sein.
Insgesamt jedoch vermittelt sich der Eindruck, dass ein produktives Geschehen in Gang ist, sodass sich nach Jahren der Therapie das Thema des Beendens der gemeinsamen Arbeit, des Abschieds stellt. Dies fällt der Patientin sichtlich schwer, obwohl sie auf intellektueller Ebene durchaus versteht, dass ein Trennungsgeschehen irgendwann notwendig sein wird. Sie kann es sich aber nicht wirklich vorstellen.

16.4 Die Abschlussszene

Der Therapeut hat nun die Idee, den Therapieabschluss im Rahmen einer szenischen Interaktion vorwegzunehmen, gleichsam »durchzuspielen«. Die Patientin stimmt zu. Der Verlauf der betreffenden Sitzung wird nun im Detail geschildert:

»Die Patientin beginnt die Stunde damit, dass sie sich in einer Panik fühle, an die sie aber nicht richtig herankomme. Heute Mittag habe sie furchtbare Magenschmerzen bekommen, als ihr die Verzweiflung wieder eingefallen sei, die sie überfallen hatte, nachdem sie mich in einer szenischen Arbeit in einer vorangegangenen Stunde wütend von sich weggeschoben hatte. Heute Nacht habe sie auf dem Bett gesessen und sich vorgestellt, meinen Arm ganz fest zu umklammern und mich anzuherrschen: ›Du gehst nicht weg!‹ Dann wieder: Sie wisse aber gar nicht, was sie fühle, was überhaupt sei. Es folgt eine schwierige Passage eines Hin- und Hertastens. Ich sage, in dem So-gar-nichts-Fühlen glaubte ich auch, ein Sich-Verweigern zu erkennen, versuche aber den Raum offen zu halten, indem ich andeute, dass Gefühle, auch das Gefühl der Verzweiflung, einmal zugelassen, die Möglichkeit zu einer Veränderung in sich bergen können. Schließlich kann ich die Patientin fragend ermutigen, ob sie noch einmal eine Idee zu einer szenischen Arbeit hier habe. Darauf nun antwortet die Patientin mit der Vorstellung, sich an mir festklammern und mich festhalten zu wollen. Das Arrangement, das sie aus früheren ähnlichen Szenen kennt, wird sein, dass wir seitlich nebeneinander sitzen: sie auf einem kleinen Hocker, ich auf einem normalen Stuhl, so dass von der körperräumlichen Positionierung her das Verhältnis Kind-Elternfigur angedeutet ist. Dies bildet sich auch darin ab, dass wir in diesen Szenen im Du zueinander sprechen. Im Vorgespräch verständigen wir uns darauf, dass ich ihr mit Bezug auf das miteinander vereinbarte, nun unvermeidliche Ende sagen werde: ›Inge, es ist jetzt so weit, ich werde jetzt gehen.‹ Dies würde dann auch dadurch eine gemeinsam geteilte konkret-symbolische Realität, dass ich tatsächlich aufstehen und mich von ihr trennen würde, auch wenn sie gleichzeitig versuchen würde, mich nicht fortzulassen. Angesichts dieses szenischen Entwurfs ändert sich unmittelbar der Zustand der Patientin, sie wirkt verzweifelt unglücklich. Obwohl sie selbst noch einmal darauf hinweist, dass doch auch sie das Ende will, rührt es mich an, wie sie sagt, dass sie sich nicht vorstellen kann, sich wirklich auf diese Szene einzulassen. Und doch bleibt sie, als wir schließlich zur szenischen Realisierung geschritten sind und wie besprochen nebeneinander sitzen, innerlich beteiligt. Sie bedeutet mir nämlich, ehe ich sagen würde, dass ich gehe, müsste sie schon meinen Arm genommen haben – sie würde sonst fürchten, dass sie, wenn ich das gesagt hätte, überhaupt nichts mehr tun könnte. Ich biete ihr an, dass sie also vorweg ihre rechte Hand auf meinen linken Unterarm legt, doch auch da korrigiert sie: Nein, sie müsse meinen Arm mit beiden Händen umklammern! Dies geschieht, und ich sage nach einer Weile, in der ich mich selbst sammle und den Moment der Trennung in der letzten Stunde vorwegnehme, indem ich ihn innerlich gegenwärtig mache: ›Inge, es ist jetzt so weit, ich werde jetzt gehen.‹ Ich warte eine Weile zu, bis ich das Gefühl habe, dass die Bedeutung dessen, was ich eben mit Worten gesagt habe, sich für die Patientin wie für mich in meinem nun folgenden Handeln auch wirklich ausdrücken wird, und stehe, was auch mir nun sehr schwerfällt, schließlich auf. Nur einen ganz kurzen Moment macht die Patientin den Versuch, mich festzuhalten, dann lässt sich mich in einer wegstoßenden Geste los.

Wir sprechen über diesen Verlauf, die Patientin sagt, sie habe mich ›weggeschnippt‹. Über diesen handelnden Umgang, den die Patientin dann auch sprachlich treffend in Worte fasst, wird der Patientin und mir noch einmal eindrücklich klar, worüber wir im analytischen Durcharbeiten immer wieder gesprochen hatten: Ehe sie zulässt, dass ich ihr irgendeinen Schmerz zufüge, schickt sie mich ›in das Land, wo der Pfeffer wächst‹. Ich soll keine Bedeutung für sie gehabt haben, in der Negation behält sie die Kontrolle.

Auch bei der Wiederholung ergibt sich ein fast identisches Verlaufsmuster wie beim ersten Mal, nur äußert die Patientin beim anschließenden Sprechen, wenn

sie einen Stock hätte, dann würde sie auf mich einschlagen. Szenisch kann sich diese Tendenz dann in der Weise gestalten, dass ich ein Kissen zwischen ihr und mir halte, welches das von mir repräsentiert, was sie so in Rage bringt. Die Patientin schlägt mit ihrer Hand auf das Kissen in einer verzweifelt sich wiederholenden Aktion, die ihr, so mein Gefühl, aber nicht wirklich etwas bringt. Im Gegenteil, ich fühle mich an zahlreiche Träume erinnert, in denen die Patientin in endloser Wiederholung auf jemanden einschlug, der aber nicht zu beseitigen war und ihr am Schluss doch immer wieder überlegen blieb. Und doch spüre ich auch etwas von einer Verzweiflung, gegen die die Patientin wie blind anhämmert.
Als dämmere es der Patientin, dass sie in dieser Situation auf ewig gefangen sein wird, kündigt sich jetzt überraschend ein mentaler Wechsel an. Die Patientin teilt mir vor der nächsten Szene mit, um es richtig zu spüren, müsse sie auch etwas sagen. Dabei bezieht sie sich nun wiederum auf vorangegangene Passagen unserer analytischen und szenisch-interaktiven Arbeit. Sie müsse dabei zu mir sprechen: ›Bitte geh nicht!‹
Als die Patientin die Szene nun mit diesen Worten begleiten kann, geschieht etwas, das mir noch in allen Einzelheiten gegenwärtig ist. Die Patientin versucht, nachdem ich erneut den Abschied angekündigt und dies im Aufstehen in die Tat umsetze, mich am Arm mit aller Kraft festzuhalten. Ich muss mich wirklich von ihr losreißen. Bis heute kann ich in der Erinnerung ihren verzweifelten Zugriff spüren und das auch für mich schwer erträgliche Erleben, ihr etwas ganz Schlimmes anzutun. Ich vergesse auch nicht das dann folgende erschütterte Weinen der Patientin, in dem der ganze Schmerz über die Trennung, wie ihn ein kleines Kind erlebt, für sie und für mich gefühlte Wirklichkeit wurde.
Im abschließenden Teil der Stunde, wieder im gewohnten Gegenübersitzen, sprechen wir über das Erlebte. Bewegt, noch ganz erfüllt und doch mit klarer Stimme teilt mir die Patientin mit, dass sie ›es nicht fassen kann‹. Sie ist überrascht, wie sehr es ihr gelang, ihrem wahren Erleben schließlich ohne Hemmnis Ausdruck zu geben. ›Ich habe es nicht mehr in meine Regie genommen [...]‹ Sie hat sich und mir ihren Schmerz zugemutet« (Scharff, 2002, S. 473 ff.).

16.5 Fazit: Stellenwert der körperlichen Berührung

Körperliche Berührung spielt in diesem therapeutischen Fallbeispiel eine äußerst komplexe und tiefgreifende Rolle. Sie stellt nicht nur eine technikgestützte Intervention dar, sondern wird zu einem bedeutenden emotionalen und symbolischen Medium, das den Verlauf der Therapie entscheidend beeinflusst.

Zu Beginn der therapeutischen Arbeit scheint die Patientin aufgrund ihrer frühen Erfahrungen von emotionaler Vernachlässigung und ihrer tiefen Angst vor Nähe und Verlust in einer Art emotionaler Isolation gefangen. Ihre Abwehrmechanismen manifestieren sich in einer starken emotionalen Distanziertheit, die sie aufrechterhält, um sich vor der Gefahr von Verletzung und Enttäuschung zu schützen. Die Berührung, die der Therapeut vorsichtig und achtsam anbietet, ist anfangs ein riskantes Unterfangen, das sowohl für den Therapeuten als auch für die Patientin eine Herausforderung darstellt. Die zögerliche Zustimmung der Patientin und die darauffolgende Reaktion auf die Berührung – ein Gefühl von »Endlich-angekommen-Sein« und Geborgenheit – zeigt, wie sehr sie in ihrer frühen Entwicklung auf diese Art von körperlicher Nähe und Zuwendung angewiesen war, aber auch, wie tief der Schmerz des Verlassenwerdens in ihr verwurzelt ist. Die Berührung erlaubt es ihr, ein Gefühl von Sicherheit zu erfahren, das in ihrer Kindheit vermutlich nie vollständig gegeben war. Diese kurze, aber tief empfundene Erfahrung der Zuwendung öffnet einen Raum, in dem sie Gefühle zulassen kann, die ansonsten blockiert wären.

Gleichzeitig zeigt sich die Ambivalenz dieser Erfahrung: Während die Berührung ihr eine Art emotionales Ankommen ermöglicht, ruft der bevorstehende Verlust der Berührung eine ebenso intensive Angst vor erneutem Verlassenwerden hervor. Die Reaktion der Patientin auf das Entfernen der Hand – ein abruptes Zurückziehen und das Abrutschen in eine emotional verkrampfte Haltung – macht deutlich, dass sie in diesen Momenten mit einer tiefen existenziellen Angst konfrontiert ist. Es handelt sich um eine Wiederholung der frühen Erfahrungen von Verlassenwerden, die nicht nur durch die Abwesenheit der Mutter, sondern auch durch die Ablehnung von Nähe und Zuwendung geprägt war. Die körperliche Berührung wird zu einem Symbol für die existenzielle Verletzung, die in der frühen Mutter-Kind-Beziehung nicht heilen konnte. Der Schmerz des Verlustes, der durch das Ende der Berührung ausgelöst wird, ist eine Erinnerung an die seelische Wunde, die noch immer nicht verarbeitet ist.

Mit der wiederholten Anwendung von Berührungen im Verlauf der Therapie gelingt es dem Therapeuten, die Patientin immer wieder in einen Zustand emotionaler Berührtheit (im übertragenen Sinn) zu versetzen, der zuvor aufgrund ihrer inneren Isolation nicht zugänglich war. Die körperliche Nähe scheint dabei eine Art von »psychischer Regeneration« zu ermöglichen, da sie die Patientin in die Lage versetzt, ihre inneren Ängste und Wünsche mehr und mehr zu integrieren. In der szenischen Arbeit, die gegen Ende der Therapie stattfindet, wird der körperliche Kontakt erneut zu einem entscheidenden Element, diesmal im Kontext des bevorstehenden Abschieds. Das Festhalten des Therapeuten, den die Patientin zunächst mit beiden Händen umklammert, symbolisiert den letzten Versuch, eine emotionale Bindung aufrechtzuerhalten und sich vor dem schmerzhaften Verlust zu schützen. Der Widerstand, den sie in diesem Moment aufbringt, zeigt die tiefe Angst vor der endgültigen Trennung und den Verlust der Zuwendung, die sie in der Therapie erfahren hat.

Die Bedeutung der körperlichen Berührung in diesem therapeutischen Prozess lässt sich also als eine dynamische und vielschichtige Interaktion zwischen Regression und Progression verstehen. Auf der einen Seite führt die Berührung zu einer Regression in einen Zustand tieferer emotionaler Verletzbarkeit, der der Patientin erlaubt, ihre unterdrückten Gefühle zu erleben und auszudrücken. Auf der anderen Seite wird die körperliche Nähe im Kontext der Therapie zum Katalysator für eine fortschreitende emotionale Entwicklung. Indem der Therapeut in der Berührung ein sicheres, aber auch herausforderndes Umfeld schafft, in dem sich die Patientin mit ihren Ängsten und Bedürfnissen konfrontieren kann, öffnet sich ein Raum für Verarbeitung und Transformation. Die körperliche Berührung wird zu einem Schlüssel, der die verschlossenen Türen zu inneren Wahrheiten öffnet und gleichzeitig als Medium dient, durch das der Patientin die Möglichkeit gegeben wird, eine gesunde Distanz zur therapeutischen Beziehung zu entwickeln, die notwendig ist, um den Prozess der Trennung und der individuellen Weiterentwicklung zu ermöglichen.

Kapitel 17: »Ich habe einen Platz bei Ihnen!«

17.1 Die Patientin

Die Patientin war Mitte 40, als sie zu mir kam. Sie wurde von ihrer Praktischen Ärztin geschickt, mit den Diagnosen protrahierte Anorexie, chronische Schlafstörung, Morbus Raynaud (Anfälle von Kälte und Blässe in den Fingern und Zehen aufgrund von Krämpfen der Blutgefäße) und chronische Schmerzen in verschiedenen Körperregionen (vor allem Kopf, Nacken, Gliedmaßen und Bauch). Gefragt, warum sie zu mir komme, antwortete sie: »Ich halte meine Müdigkeit nicht mehr aus!«
Sie war im Augenkontakt wenig anwesend, der Augenausdruck zeitweilig misstrauisch gespannt. Ihr stimmlicher Ausdruck hatte etwas Monotones und Leidendes an sich, sie sprach außerdem sehr leise. Sie trug immer braune oder graue Kleidung, nie etwas wirklich Farbiges. Sie wirkte auf mich geschlechtsneutral. Der generelle Eindruck war der einer reduzierten Lebendigkeit.
Sie war verheiratet, hatte drei Kinder, war nie einer regelmäßigen beruflichen Tätigkeit nachgegangen, wegen der Kinder und wegen ihrer Müdigkeit, machte jedoch ab und zu Sport und schien im Haushalt und im Managen ihrer Familie einigermaßen tüchtig zu sein. Mit weiteren Menschen hatte sie nur im Kontext ihrer religiösen Gemeinde zu tun, schien also Sozialkontakte generell zu meiden. In der religiösen Gemeinde, irgendeiner Freikirche, hielt sie ab und zu die Sonntagspredigt. Sie war, als sie zu mir kam, eine durch und durch religiöse Frau, mit einer auf mich unangenehm wirkenden Neigung zum Frömmeln, so wie wenn sie mich missionieren wollte. Sie war verlässlich, ließ nie eine Stunde aus und kam immer pünktlich. Zugleich hörte ich von ihr immer wieder, auch nach Perioden eindeutiger Fortschritte in unserer Arbeit, Zweifel, ob ihr die Therapie überhaupt etwas bringen würde.

17.2 Herkunft der Patientin

Sie war in Polen aufgewachsen, war die mittlere von drei Schwestern in einer durch und durch religiösen Familie, einer Außenseiterfamilie. Ihr Vater war Pastor und ein religiöser Führer in einer ländlichen Gemeinde, ihrer Beschreibung zufolge ein strenger und strafender Mann. Die Mutter schien ihrer Schilderung zufolge eine frömmelnde und insgesamt haltlose Frau gewesen zu sein. Beide Eltern lebten in erster Linie für Gott, die drei Kinder schienen im Grunde im Weg zu sein. Mit folgenden Sätzen war sie aufgewachsen: »Der Herr weiß schon, wie es geht!« - »Gefühle sind Sünde.« - »Verlass dich nicht auf deine Gefühle, verlass dich auf Gott!« - »Menschen sind sündig, Menschen sind böse.« Als Sandwichkind hatte sie zunächst den Weg der Rebellion eingeschlagen, der jedoch ins Nichts führte. In der Jugend vegetierte sie irgendwie dahin, hatte oft Kopfweh und niederen Blutdruck, schaffte aber dennoch eine Ausbildung in Labortechnik. In dieser Zeit begannen ihre körperlichen Beschwerden und am Übergang zur Adoleszenz die Anorexie. Diese war lange Zeit viel ausgeprägter als zu Therapiebeginn. Diese Patientin hatte es quasi gelernt, mit einem chronischen Untergewicht zu leben.
Insgesamt war also von einer kumulativen Beziehungstraumatisierung, von einer frühen Verlorenheit auszugehen, von einer emotionalen Vernachlässigung, zu der später eine soziale Stigmatisierung hinzukam, der Spott der Gleichaltrigen wegen des Außenseiterdaseins ihrer Familie.
Typisch für die Patientin waren folgende Aussprüche, von denen manche erst nach jahrelanger therapeutischer Arbeit aussprechbar wurden: »Nicht schon wieder leben!« (ihr erster Satz nach dem Aufwachen am Morgen). - »Ich fühle mich so: Ich bin mit dem Kopf unter Wasser; sehen kann ich schon, aber ich kann nicht hören, was die anderen sagen.« - »Zwischen mir und den anderen ist eine Glaswand.« - »Ich bin ein niemand.« - »Ich kann mir nicht vorstellen, dass jemand sich für mich interessiert.« - »Ich zerfalle hier« (sie meinte damit die therapeutische Situation). - »Ich verliere immer wieder den Kontakt zu Ihnen, ich kann ihn nicht halten, und dann versuche ich es immer wieder und werde ganz verzweifelt. Ich weiß es ja nicht, wie es ist, jemand zu spüren.«

17.3 Erste Therapiephase

Es entwickelte sich erst allmählich ein Arbeitsbündnis. Sie kam etwa ein Jahr lang alle drei, vier Wochen zu einer Sitzung, dann häufiger, wöchentlich. Das Sprechen mit ihr war anfangs sehr mühsam. Einfach offen und frei über sich zu erzählen war ihr anfangs völlig unmöglich. Eine Reflexionsfähigkeit war zu Therapiebeginn nicht

erkennbar. Viel sprach sie über ihre körperlichen Missempfindungen, viel auch über Gott und ihre Religion. Wenn sie über sich selbst oder über andere Menschen sprach, wusste ich oft nicht, was sie meinte.
Mein Eindruck war: Sie ließ mich nicht an sie ran. Sie brauchte mich und zugleich konnte sie nichts mit mir anfangen. All meine Versuche - empathisch zu sein oder auch etwas zu dem zu sagen, was sie von sich gab, mögliche Gefühle anzusprechen, Verknüpfungen zwischen Inhalten herzustellen (zu deuten) - schienen vollkommen ins Leere zu gehen. Offensichtlich schien ich mit meiner »Verführung zum Leben« gefährlich für sie zu sein, und einmal träumte sie von mir als Raubtier, bereit, sie anzugreifen und zu töten. Am klarsten war sie, wenn sie über ihre Religion sprach. Diese Gespräche fand auch *ich* interessant, da sie eine kluge Frau war. Auf intellektueller Ebene entstand eine Verbindung, auf emotionaler Ebene aber nicht. Nach etwa zwei Jahren spürten wir das beide, und ich schlug ihr vor, die Arbeitsweise zu verändern, das heißt, das Setting zu öffnen.
Die erste Anregung bestand darin, die Patientin möge sich in diesem neuen Raum eine Körperhaltung und einen neuen Platz suchen, ganz so wie es sich stimmig für sie anfühlte. Das tat sie auch und wählte eine Position wie in Abbildung 10.

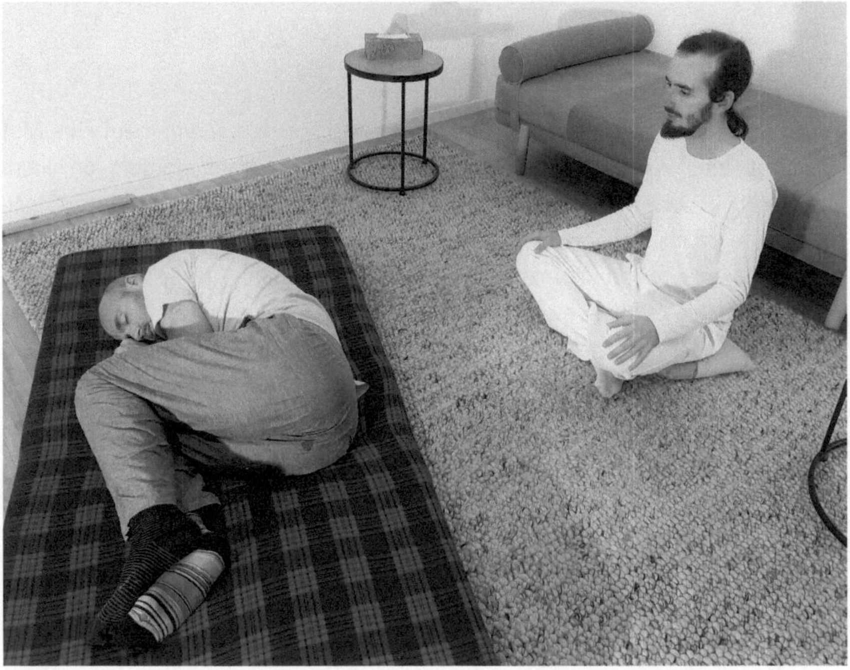

Abbildung 10: Embryonale, abgewandte Patientenposition (Foto: Peter Geißler)

So lag sie für eine Weile, den Rücken mir zugewandt da, und dann tauschten wir uns über das Geschehen aus. Es folgten in den nächsten Stunden weitere Schritte (andere Positionen ausprobieren, mit dem räumlichen Abstand zu mir experimentieren usw.), wobei typische Fragen in dieser Art der Arbeit sind: »Wo im Körper spüren Sie das jetzt?« – »Wie fühlt sich diese Emotion gerade in ihrem Körper an?« – »Wenn Sie über dieses Thema reden – haben Sie dabei eine körperliche Empfindung?« – »Wenn Sie auf Ihre Atmung achten, was spüren Sie dann eben?« – »Wenn Sie in Ihren Körper hineinhören, wo empfinden Sie eben Anspannung und wo Entspannung? Wo ist es warm, wo ist es kalt?«
Immer wieder wird rückgefragt, ob das, was gerade ausprobiert wird, auch stimmt. Das wiederholte Rückfragen vermittelte der Patientin ein gewisses Ausmaß an Kontrollmöglichkeit, denn die Arbeit im offenen Setting, das Verlassen der klar geregelten Stuhlanordnung ist auch verunsichernd. Andererseits schien dieser Zugang etwas in ihr zu bewirken, denn sie begann ausführliche Sitzungsprotokolle zu schreiben, begann intensiv zu träumen, ließ sich in dieses neue Arrangement tatsächlich ein. Möglicherweise war ihr Eindruck, *auch ich lasse mich mehr ins Geschehen ein,* anstatt wie im Gegenübersitzen »nur« mit ihr zu sprechen.

17.4 Erste Berührungsprobe

Ein paar Wochen nach Öffnung des Settings legt sie sich spontan auf eine Matratze, liegt eine Weile schweigend da, dann berichtet sie unaufgefordert von einem Kältegefühl in der Kreuzbeinregion. Die Kälte ist ihr unangenehm. An dieser Stelle entscheide ich mich, ihr erstmals eine körperliche Berührung anzubieten. Ich frage sie, wie es wäre, wenn ich mal probeweise meine Hand auf jenen Körperbereich lege, den sie als kalt wahrnimmt. Sie könne jederzeit sagen, wenn ihr etwas unangenehm sei oder nicht passe. Sie stimmt zu, und ich nehme Körperkontakt zu ihr auf. Ich übe einen mittleren Druck aus, also weder eine zarte Berührung, aber auch keinen festen Druck – am ehesten so wie ein klares Signal: »Ich bin da.« So liegt meine Hand nun auf der kalten Stelle im Rücken, vielleicht zwei, drei Minuten (siehe Abbildung 11). Da sie nichts sagt, orientiere ich mich an ihren körperlichen Signalen: Ihre Atmung ist ruhig, hat sich seit Beginn der Berührung nicht verändert, weder intensiviert noch abgeschwächt. Ich bemerke keinerlei Stress- oder Erregungszeichen, wie z. B. Zittern in den Augenlidern, Veränderungen der Hautfarbe im Gesicht, Änderungen in der körperlichen Positionierung. Es scheint so zu sein, dass die Berührung wohltuend erlebt wird. Das sagt sie später auch.

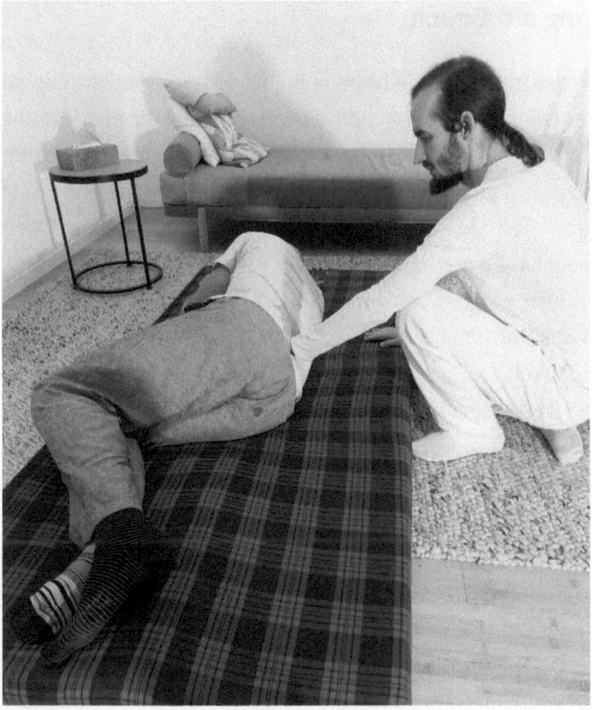

Abbildung 11: Embryonale, abgewandte Patientenposition mit Handberührung am Kreuzbein (Foto: Peter Geißler)

Körperliche Berührungen dieser Art fanden ab nun gelegentlich statt, und zwar immer dann, wenn mein Eindruck war, dass ihr Körper mir diesbezüglich ein Signal gibt (z. B. Kälteempfindung, Anspannung usw.). Es handelte sich also durchwegs um angekündigte Berührungen nach dem Motto: Probieren wir mal aus, ob es passt und was dann geschieht. Der jeweilige körperliche Prozess wurde in der Folge verbal reflektiert. Es war dies der Beginn eines selbstreflexiven Zugangs, über die Wahrnehmung ihres Körpers und des darüber Sprechens. Es war ebenso der Beginn, dass sie bei sich selbst Bedürfnisse entdeckte und auch ansprach – Bedürfnisse davon ausgehend, was auf der körperlichen Ebene gerade von ihr gebraucht wurde. Je vertrauter sie sich in dieser neuen Art der therapeutischen Arbeit fühlte, umso mutiger wurde sie auch und begann mich von sich aus gelegentlich darum zu bitten, sie da und dort körperlich zu berühren. Es schien ihr gut zu tun.

17.5 Feste Berührung am Bauch

Ein neuer Schritt war dann der folgende. Sie hatte ja immer wieder Bauchprobleme, regelrechte Krämpfe. Sie entwickelte dazu ein Bild: *Steine im Bauch.* In einer Stunde kam *mir,* als die Bauchkrämpfe sie wieder einmal quälten, folgendes Bild: ihrem Druck von innen einen Druck von außen entgegensetzen, in Form meiner zur Faust geballten Hand. Auch darauf ließ sie sich ein. Ich drückte nun mit meiner Faust gegen diese »Steine im Bauch«. Es war dieses Mal ein fester Druck. Sie fand ihn nicht nur angenehm, sondern es geschah erstmals Folgendes: Es waren laute Darmgeräusche zu hören. Ihr Darm schien sich als Folge des Gegendrucks zu entspannen und sie fühlte das auch.

Ab dieser Zeit achteten wir beide bewusst auf Darmgeräusche dieser Art im Zuge unterschiedlicher Handlungsproben und sie wurden wie ein Wegweiser für uns, dass sich in unserer gemeinsamen Arbeit mittlerweile etwas Produktives ereignete. Nach zwei Jahren therapeutischer Arbeit im offenen Setting berichtete sie, dass die Symptome ihres Morbus Raynaud verschwunden seien – keine blassen Finger und Zehen mehr; es war ein weiteres Zeichen, dass wir uns auf dem richtigen Weg befanden. Schrittweise differenzierte sich ihre Körperwahrnehmung, und in einer Stunde sagte sie beispielsweise: »Ich habe das Gefühl, hier nicht wirklich zu liegen, sondern so, wie wenn ich mich selbst halten würde.« Der stärkste Beweis allerdings, dass unsere therapeutische Beziehung nun eine andere Ebene erreicht hatte, war folgender Ausspruch: *»Ich habe einen Platz bei Ihnen!«* Tränen rollten über ihre Wangen – erstmals. Es war ein berührender Moment, ein echter Begegnungsmoment.

Wir hatten zwischenzeitlich immer wieder über Gott gesprochen, und manches hatte sich für sie relativiert. Sie sagte einmal, man könne in die Beziehung zu Gott anscheinend nicht alles hineinlegen. Ich verstand diese Aussage so: Wenn sie gesagt hatte »Ich habe einen Platz bei Ihnen«, war das nur die eine Seite der Medaille. Die andere war: Auch *ich* hatte mittlerweile einen wichtigen Platz in ihr, neben Gott.

17.6 Die therapeutische Regression

Sie fühlte sich in den nächsten Monaten zunehmend mehr wie ein Baby, eingehend mit neu erwachenden Bedürfnissen. Dies erforderte neue Zugänge zu ihr, intensivere Zugänge, die auch für mich herausfordernder wurden. Dazu zwei Beispiele:

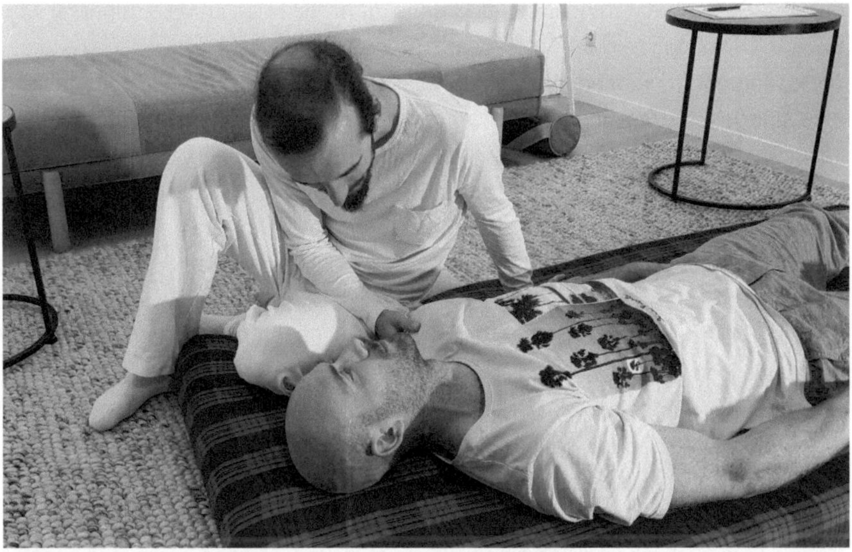

Abbildung 12: In die Augen schauen: Patient liegt, Therapeut sitzt neben ihm (Foto: Peter Geißler)

Sie spürte irgendwann den Wunsch, auf dem Rücken liegend, ich möge mit meinen Augen näher an sie herankommen. *Sie* lag auf dem Rücken auf der Therapiematte, und *ich* saß neben ihr, mit meinem Kopf weniger als einen halben Meter von ihrem entfernt. Ich schaute sie einfach nur an, und sie schaute zurück. Der Szene haftete eine eigene Form der Intensität an: ruhig und konzentriert (siehe Abbildung 12).
Die »Babyregression« schritt voran und eines Tages wollte die Patientin von mir wie ein Baby gehalten werden. Wir stellten die in Abbildung 7 (siehe 15.3.3) wiedergegebene Szene, die Schoßlage, nach, die an das Halten eines Babys vor dem Oberkörper erinnert. Die Vorderseiten beider Körper sind dabei in engem Kontakt miteinander.
Die Szene vermittelte eine intensive körperliche Nähe zwischen Therapeut und Patientin. Es war der erste großflächige Berührungskontakt, nach über vier Jahren Therapie. Es verging eine Weile in dieser neuen Position, wir schwiegen beide. Sie begann tiefer zu atmen und mit einem Mal brachen unvermittelt alle Dämme: Sie brach in heftiges Schluchzen aus.
Sie weinte wie ein Baby, vollkommen ungehemmt und laut, für lange Zeit. Es war, wie wenn sie nicht zu weinen aufhören konnte. Irgendwann versiegten die Tränen, sie löste sich von mir und legte sich erschöpft auf die Matte.
Diese Szene wiederholte sich die nächsten Wochen immer wieder. Es war, wie wenn sie jahrzehntelang ungeweinte Tränen herausweinen wollte, wieder und wie-

der. Die dadurch entstandene neue Intensität erfasste auch mich. Ein paar Mal träume ich von ihr.
Zwischen den Stunden erlebte sie teilweise heftige Abstürze, kam aber niemals in eine suizidale Verfassung. Wie hatten mittlerweile auf zwei Wochenstunden aufgestockt und vereinbart, dass sie mir zwischen den Sitzungen, falls es gar nicht aushaltbar war, E-Mails schreiben durfte – was sie auch tat. In dieser Zeit der intensiven Regression tauchte eine bislang verschüttete Erinnerung auf, nämlich die an ein Kindermädchen. Sie schien der einzige Mensch gewesen zu sein, von dem sie sich wirklich gemocht gefühlt hatte. Es war so etwas wie eine wiedererwachte positive Erfahrungsebene. Trotz der heftigen Abstürze fühlte sie nun zugleich so etwas wie Hoffnung.
Die Patientin träumte nun von riesigen, von mächtigen Meereswellen, von Lawinen, unter Wasser stehenden Wiesen, von Schneeschmelzen, also allesamt Zeichen, dass hier etwas Lebendiges von großer Intensität in Gang gekommen ist; dass sich Blockaden in Tränen lösten, dass sie sich gleichsam verflüssigten. In einem dieser Träume kam auch ich vor: »Ich bin in einem Haus, und ich sehe durch eine Fensterscheibe, wie große Mengen von Wasser heranrollen, wie eine Sintflut. Ich renne weg, um mich zu retten. Dann befinde ich mich mitten im Wasser, schließlich unter Wasser, in einem Strudel, und für ein paar Momente bin ich mir nicht sicher, ob ich rechtzeitig an die Wasseroberfläche komme und wieder Luft holen zu können. Das Wasser ist hell und klar. Es gelingt. Nun haben sich die Fluten beruhigt, und ich halte Ausschau, wo Sie dahintreiben.« Ich bin hier dargestellt als jemand, der mit ihr ins Wasser gegangen bin – treffender lässt sich das gemeinsame Geschehen wohl kaum beschreiben!

17.7 Erster Zugang zum Hass der Patientin

Die schrecklichen Gefühle zwischen den Stunden gewannen allmählich die Gestalt eines Bildes. Sie nannte es »das große schwarze Loch«[33] und zeichnete es schließlich. Ich zuckte zusammen, als sie das Bild in die Stunde mitbrachte und zeigte. Es vermittelt etwas Trostloses und zugleich Drohendes.

33 Meiner Erfahrung nach ist das »schwarze Loch« ein wiederkehrendes Bild in therapeutischen Prozessen der hier beschriebenen Art. Es kann auf eine tiefe innere Leere, Angst vor Überwältigung oder die Furcht hinweisen, von negativen Gefühlen erdrückt zu werden. Es kann symbolisieren, dass die Patient:innen sich von ihren Gefühlen »verschluckt« fühlen oder mit Selbstabwertung und innerer Zerstörung kämpfen. Es kann auch auf zyklische, selbstzerstörerische Denkmuster hinweisen, in denen die Patient:innen immer wieder in dunkle Gedanken und Gefühle verstrickt sind.

Etwa in dieser Zeit - nach vielleicht sechs Therapiejahren - träumte sie mehrmals von ihrer Vagina und zugleich erwachten in ihr neuartige sexuelle Empfindungen. Erstmals in ihrem Leben überwand sie sich und befriedigte sie sich selbst, begleitet von großer Scham. Sie empfand keine besondere Lust, aber hatte dennoch den Eindruck, es sei ein wichtiger Schritt für sie.

Nun teilte sie mir mit, dass diese neuartige seelische Schicht, die an die Oberfläche gelangte, einer Änderung zwischen uns bedurfte. Wir wechselten wieder zurück ins Gegenübersitzen, was nun gut möglich war, zumal ihre Reflexionsfähigkeit beträchtlich zugenommen hatte und die Beziehung zwischen uns tragfähig und vertrauensvoll war; somit vermochte sie sich auch im Gegenübersitzen zu öffnen. Großflächige Berührungen fanden ab dieser Zeit nie wieder statt, wohl aber gelegentliche Hilfestellungen im Zuge konkreter Handlungsproben. Diese bestanden in dieser Zeit beispielsweise darin, muskuläre Blockaden im Nacken und im Rücken zu bearbeiten, wenn sie den Eindruck hatte, sie wolle versuchen, sich emotional zu öffnen.

Allerdings wurde dies wieder zunehmend schwieriger und es war unklar, wohin der therapeutische Prozess hinsteuerte. Mittlerweile hatten sich ihre körperlichen Schmerzzustände wieder intensiviert.

Dabei wurde ein religiöses Tabu gebrochen: Sie vermochte mittlerweile von ihrem *Hass* zu sprechen und begann mehr und mehr zu spüren, dass sie von Hass regelrecht durchsetzt war. Es war dies eine fundamentale Erweiterung ihrer Sicht von sich selbst.

Eines Tages berichtete sie aufgeregt, dass sie etwas Wichtiges bemerkt hatte: Sie nahm den Raum erstmals in ihrem Leben in voller Tiefe wahr! Erst jetzt war ihr aufgefallen, dass sie ihn vorher nur zweidimensional wahrgenommen hatte, nun aber dreidimensional - eine fundamentale Wahrnehmungserweiterung.

Ein anderes Mal formulierte sie nach einer Stunde: »Die gestrige Stunde war eine unglaubliche Erfahrung, mir fehlen die Worte. Ich konnte Ihre Augen *sehen!* Endlich, nach all den Jahren. Ich kann es noch gar nicht richtig fassen!«

Sie berichtete, erstmals voll und klar gespürt zu haben, einen Menschen körperlich berühren zu wollen - etwas für sie völlig Neues.

17.8 Die Manifestation negativer Gefühle im Körperlichen

Zugleich wurde ihr zunehmend übel. Irgendwie schien sich ihre Körpersymptomatik zu verschieben, denn ab und zu war auch die Haut betroffen, sie juckte. Etwas war »im Busch«. Im Zuge der Bearbeitung der Blockaden im Zwerchfell und im Bauch - unter Einsatz lokal umgrenzter massageartiger Berührungen - kam es zunehmend zu Impulsen, aufzustoßen, zu rülpsen, später auch zu erbrechen.

Im achten Therapiejahr vollzog sich dann innerhalb von ein paar Wochen folgendes Geschehen: In ihrem Träumen kommen Betonwände vor, als Ausdruck einer enormen Abwehr. In den Stunden war zeitweilig eine angespannte Atmosphäre - sie fühlte sich von mir nicht verstanden und ich selbst fühlte mich auch unter Spannung. Obwohl ein Teil von mir wusste, dass sich hier etwas Wichtiges anbahnte - sie hatte bisher, nach acht Jahren, nie die Idee geäußert, die Therapie beenden zu wollen -, wurde ein anderer Teil immer stärker, nämlich ein »Genug, es reicht!«. Als ich diese »dicke Luft« zwischen uns in einer Sitzung ansprach, antwortete sie: »Sie öffnen die Büchse der Pandora!« Das klang nach einer Ankündigung, einer Drohung. In der nächsten Stunde fühlte sie sich krank und körperlich geschwächt, sie sagte: »Es ist mir zu viel!« Sie weinte. Dann sagte sie, dass sie sich nach unserer letzten Stunde wie in einem Loch gefühlt hatte und nicht mehr weiterleben wollte. »Ich wollte einfach ›weg‹ sein.«

Es folgten Träume von Bomben. Die Atmosphäre war geladen. Abwechselnd lachte und weinte sie. Es war schwer auszuhalten. Sie kam auf Moses zu sprechen, der sich wie ein Aussätziger gefühlt hatte. Genauso kam sie sich auch vor: eine Aussätzige. Die letzte Nacht hatte ihre Haut so intensiv gejuckt, dass sie ihr Bett nach Flöhen oder Wanzen abgesucht hat, da war aber nichts. Im Laufe der Nacht hatte sich ein Hautausschlag entwickelt. Zwischenzeitlich war ihr kalt geworden. »Es ist einfach zu viel!«, sagte sie. Sie war erschöpft.

17.9 Die Entfesselung

Nun spürte sie wieder Knoten im Bauch - die »Steine im Bauch«. Auch das Druckgefühl im Bauch war seit einigen Monaten wieder stärker in den Vordergrund getreten.

Sie wollte, dass ich - dieses Mal vom Rücken herkommend - meine Fäuste in ihren Bauch legte und Druck ausübte - intensiven Druck (siehe Abbildung 13).

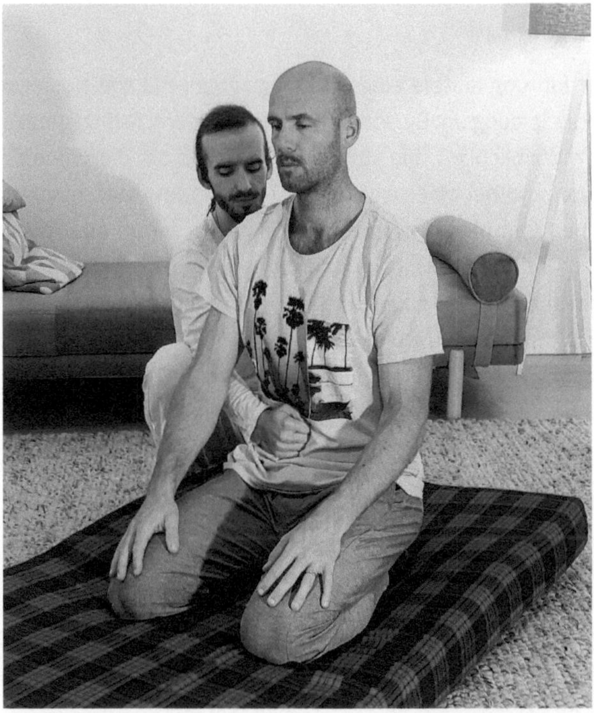

Abbildung 13: Bauchpressen mit der Faust zum Lösen von Spannungen (Foto: Peter Geißler)

Ich kniete hinter ihr und tat, worum sie mich bat. Dieses Mal folgten keine Darmgeräusche. Ich stand auf, legte meine Hände auf ihre Schultern und arbeitete an ihren Trapezmuskeln, massierte sie kraftvoll. Sie wollte das, obwohl es ihr weh tat. Es war eine schwierige Passage des Versuchs, etwas zuzulassen bei inneren Gegenbewegungen. Nichts schien weiterzugehen. Ich feuerte sie an, sie möge einfach zulassen, was immer ihr den Sinn kam. Sie sagte: »Scheiße!« - zuerst gepresst, dann etwas befreiter und schließlich sehr laut. Und dann folgte eine etwa dreiminütige Sequenz, die ich nie vergessen werde. Sie schrie und schrie, vollkommen entfesselt, in voller Lautstärke, schrie sich quasi die Seele aus dem Leib. Das Geschehen hatte etwas von einem Exorzismus. Der Schrei war zugleich furchterregend, unaushaltbar und erlösend. Er war eine Mixtur aus allem - aus Wut, Verzweiflung, Panik, und Lust.[34]

34 In extremen Gefühlszuständen wie diesem, auch Urschrei genannt (Janov, 1973), mischen sich ansonsten voneinander unterscheidbare Affekte und bilden eine untrennbare Mixtur.

17.10 Neubeginn

Die kathartische Extremerfahrung läutete einen Neubeginn ein. Sie zog sich erstmals zu den Stunden bunte Kleidung an: Blusen mit Blumenmustern, farbige Röcke. Sie sprach offen über ihre Weiblichkeit. Sie sprach erstmals davon, die Therapie in absehbarer Zeit beenden und bei einer weiblichen Therapeutin weitermachen zu wollen. Ihre körperlichen Symptome hatten sich gelindert, waren aber nicht vollständig verschwunden. Der Gesamtzustand war aber ein deutlich besserer, so konnte sie leben. Vor allem aber: Sie vermochte sich nun, nach dieser Durchbruchserfahrung von mir, dem Therapeuten, zu trennen.
Sie schrieb mir später einmal, etwa drei Jahre nach Therapieende, dass sie »noch bin ich nicht richtig ›durch‹« sei, jedoch eine klare Sehnsucht nach Leben, nach Liebe und nach gelingenden Beziehungen spüre.

17.11 Fazit: Stellenwert der körperlichen Berührung

Das Fallbeispiel zeigt, wie bedeutsam und vielschichtig der Stellenwert körperlicher Berührung in der therapeutischen Arbeit sein kann, insbesondere bei einem Patienten/einer Patientin mit komplexer Traumabiografie.

Körperliche Berührung fungierte in diesem Fall als eine Brücke, um Zugang zu bislang unzugänglichen emotionalen und körperlichen Schichten zu ermöglichen. Sie war ein Schlüssel, um die tiefe Dissoziation der Patientin von ihrem eigenen Körper und ihren Gefühlen auf behutsame Weise zu überwinden.

In der frühen Phase der Therapie zeigte sich die Patientin emotional und körperlich verschlossen. Körperliche Berührung wurde zu einem vorsichtigen und bewusst dosierten Mittel, das zuerst dazu diente, die Körperwahrnehmung überhaupt zu schulen und ihr ein Gefühl von Sicherheit und Kontrolle zu geben. Die Berührungen waren stets angekündigt und reflektiert, wodurch die Patientin spürte, dass sie die Kontrolle über das Geschehen behielt – eine zentrale Erfahrung für jemanden, der in seinem Leben oft Ohnmacht und Übergriffigkeit erlebt hat.

Berührungen hatten auch eine regulierende Funktion. Die initiale Berührung am Rücken etwa, um ein Gefühl von Kälte zu adressieren, vermittelte nicht nur Wärme, sondern symbolisierte auch eine physische Präsenz, ein »Ich bin da«. Diese Berührungen wirkten nicht invasiv, sondern stabilisierend und stärkten das Vertrauen der Patientin. Gleichzeitig begannen sie, ihr die Möglichkeit zu eröffnen, ihren Körper als Quelle von Empfindungen wahrzunehmen und die eigenen Bedürfnisse in Worte zu fassen – etwas, das ihr vorher völlig fremd war.

Ein besonders eindrucksvoller Fortschritt zeigte sich, als die Patientin die festen Berührungen am Bauch erlebte. Diese Berührungen halfen nicht nur, physische Spannungen und Schmerzen zu lösen, sondern setzten auch tiefere, psychische Prozesse in Gang. Die metaphorischen »Steine im Bauch« wurden durch den Druck von außen emotional wie körperlich spürbar gemacht, was zu einer ersten Entlastung führte, die sich in physischen Reaktionen wie Darmgeräuschen und später sogar Tränen äußerte. Hier zeigt sich der enge Zusammenhang zwischen körperlicher und emotionaler Regulation: Durch den körperlichen Zugang konnten Emotionen, die jahrelang blockiert waren, ins Fließen gebracht werden.

In späteren Phasen der Therapie wurde die körperliche Nähe weiter intensiviert, etwa durch das Halten wie ein Baby oder durch intensive Blickkontakte. Diese Regression ermöglichte es der Patientin, grundlegende Bedürfnisse nach Sicherheit, Nähe und Geborgenheit zu erleben, die in ihrer Kindheit massiv vernachlässigt worden waren. Die Berührung wurde hier nicht nur als transformierender Kontakt wahrgenommen, sondern auch als Mittel, um sich selbst in einer neuen Beziehungserfahrung zu verankern. Der körperliche Kontakt war eine zentrale Grundlage, um verdrängte Emotionen wie Schmerz, Trauer und Wut zuzulassen und auszudrücken.

Berührungen wirkten im Verlauf der Therapie auch als Katalysator für die Integration von Selbstanteilen und das Erleben von Ganzheitlichkeit. Die Patientin berichtete von einer dreidimensionalen Wahrnehmung und neuen Körperempfindungen, was darauf hinweist, dass sie sich zunehmend in ihrem Körper verankern konnte. Diese Erfahrungen öffneten den Weg zu einer differenzierteren Selbstwahrnehmung und einem neuen Zugang zu verdrängten Gefühlen wie Hass und Scham. Die körperliche Arbeit förderte damit nicht nur das Spüren von Bedürfnissen, sondern auch das Wahrnehmen und Verarbeiten von belastenden Emotionen.

Die gezielte, einfühlsame und kontrollierte Anwendung von Berührung war somit ein zentrales Element der therapeutischen Arbeit. Sie ermöglichte nicht nur eine Verbesserung der körperlichen Symptome wie der Morbus-Raynaud-Attacken, sondern schuf auch die Grundlage für emotionale Durchbrüche, Selbstannahme und einen neuen Zugang zur Welt. Letztlich half die körperliche Nähe der Patientin, eine sichere Bindungserfahrung als Alternativerfahrung zu machen und dadurch neue Wege in der Verarbeitung ihrer Vergangenheit zu finden.

Kapitel 18: Körperliche Berührung als Trigger für ein altes Trauma

18.1 Der Patient

Der Patient, Mitte 30, kommt auf Empfehlung einer Patientin, die bei mir vor vielen Jahren mehrere Selbsterfahrungsgruppen gemacht hatte, in Therapie, und zwar wegen großer Stressbelastung und Ängsten. Er sagt über sich selbst, dass er über Gefühle schwer reden kann. Er ist um die 190 cm groß und massig, ein stattlicher Mann, und es fällt auf, dass er im Kontakt mit mir sehr leise spricht, so, wie wenn er sehr verunsichert wäre. Das bestätigt er zu einem späteren Zeitpunkt auch, und so gehe es ihm vor allem mit männlichen Autoritäten. Eine meiner ersten Assoziationen zu seiner körperlichen Erscheinung ist: ein riesiges Baby.

Es stellt sich heraus, dass er chronisch überarbeitet ist, sich schwer abgrenzen kann und dass die Stressbelastung sehr groß sein kann. Einmal hatte er stressbedingt einen lokalen Haarausfall, regelmäßig plagen ihn vegetative Symptome wie Schweißausbrüche und Zittern. Im Laufe der gemeinsamen Arbeit stellt sich ein Zugang her über verschiedenste Ängste, die in ihrer Gesamtheit aber diffus wirken und für uns beide wenig greifbar sind. Die Ängste sind gepaart mit großen Selbstzweifeln, die er jedoch vor allem in beruflichen Situationen dermaßen gut überspielen kann, dass er wie ein »Fels in der Brandung« wirkt und andere zu ihm aufschauen. Er liebt es, zu einem Publikum zu sprechen, jedoch nie über eigene Gefühle, sondern immer nur über Themen, bei denen er sich gut auskennt. Überdeckt ist seine Schwäche, Gefühle wahrzunehmen, zu differenzieren und zu kommunizieren, von einer intellektualisierenden Abwehr. Es handelt sich um einen klugen Mann, mit einer Schwierigkeit, zu seinen Gefühlen vorzudringen. Reden konnte er immer gut, in der Schule war er Klassen- und später sogar Schulsprecher. Sich gut zu spüren, könne er aber nicht. Dieser Umstand bewegt mich eines Tages, ihm vorzuschlagen, den Weg über den körperlichen Assoziationsraum zu gehen. Er wirkt interessiert.

18.2 Settingöffnung

Als wir das Setting öffnen und er sich einlässt, spürt er relativ rasch stärkere Gefühle, besonders seine Ängste, auch ein wenig Aggressionen, die ihn jedoch verwirren und weiter ängstigen. Mir fällt bei der Beobachtung seiner Atmung auf, dass der Brustkorb vollkommen starr zu sein scheint. Als ich ihm meine Beobachtung spiegle, spürt er, wie sehr angespannt er ist. Es ist für ihn eine neue Entdeckung. Wie zur Bestätigung dieser positiven Entwicklung sagt er ein paar Stunden später im Zusammenhang mit einer Person, die ihn ärgert: »Der kotzt mich an« - etwas, was er in dieser Deutlichkeit zuvor nie gesagt hatte.
Über den körperlichen Zugang und die damit ausgelösten Gefühle ist nach ein paar Wochen erstmals zu hören, dass sich im Anschluss an eine körperliche Szene sein Darm entspannt und psychoperistaltische Geräusche (Boyesen u. Boyesen, 1987) zu hören sind.

18.3 Körperliche Berührung

Ermutigt durch diese gute Entwicklung frage ich ihn, ob es für ihn in Ordnung wäre, wenn ich durch Auflegen und Druckausüben durch meine Hände auf seinen Rücken einen Versuch machen würde, seine Atmung ein wenig zu mobilisieren - wozu er bereit ist. Das tue ich, stehe auf, stelle mich so hin, dass ich ihn mit meinen Händen am Rücken anfassen kann - er hat sich dazu mit dem Bauch entspannt auf die Matte gelegt (siehe Abbildung 14). Für etwa zwei Minuten übe ich, synchron mit seinen Atembewegungen, einen mittelstarken gleichmäßigen Druck aus und beobachte seine Reaktion.

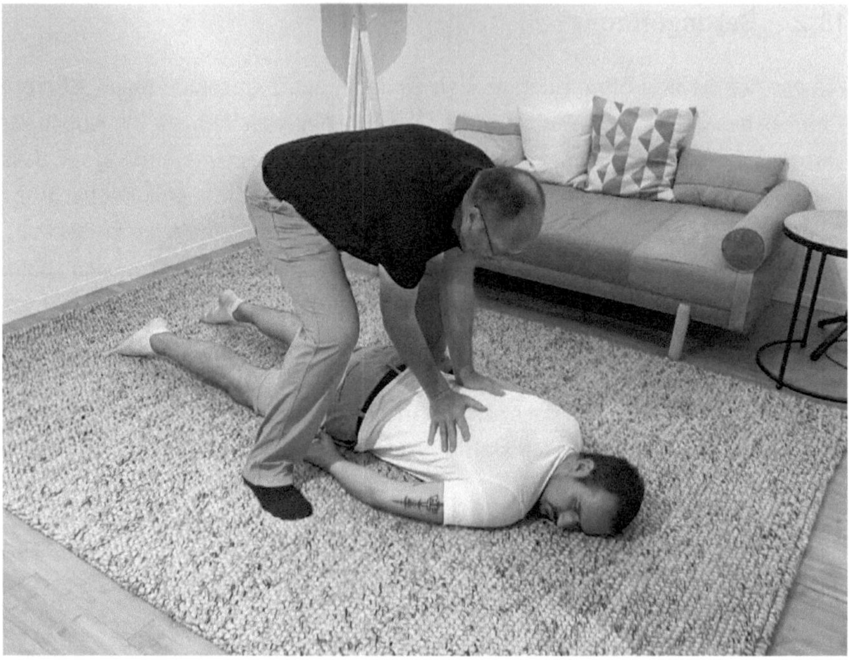

Abbildung 14: Therapeutischen Druck ausüben auf einen bäuchlings liegenden Patienten (Foto: Peter Geißler)

Äußerlich kann ich keine Veränderung bemerken. Ich beende die Atemmobilisierung, setze mich neben ihn und frage, wie er sich fühle und was in ihm vorgegangen sei. Er sagt, es sei ihm sofort eine Erinnerung eingefallen, an die er lange nicht mehr gedacht habe. Sein Onkel habe ihn als Kind immer wieder gekitzelt, er habe sich anfangs gewehrt, dann gesagt, er wolle es nicht mehr, der Onkel habe weitergemacht, bis er aufgegeben habe, sich zu wehren. Das habe ihn »frustriert«. Er habe als Kind deswegen ab und zu Hassfantasien gehabt. Im Weiterreden über die damaligen Ereignisse stellt sich heraus, dass er in dieser und in vergleichbar anderen Situationen ein tiefes Gefühl der Resignation empfunden habe.
Ich frage ihn, ob er dieses Gefühl beim Erzählen im Hier und Jetzt spüren könne und er sagt: »Ein klein wenig, ja.« Gegen Ende der Stunde frage ich, wie er sich fühle und wie er den Gesamtablauf dieser Stunde erlebt habe. Er sei, wie er sagt, total überrascht wegen dieser Erinnerung und wolle die nächste Stunde unbedingt hier weitermachen.
In der kommenden Stunde wiederholen wir diese Art der Arbeit und ihm fällt eine weitere Erinnerung ein, nämlich als ein männlicher Verwandter ihm einmal plötzlich an den Penis gegriffen habe. Er ist verblüfft über diese Erinnerung.

Er scheint richtig »in Fahrt zu kommen« und signalisiert mir, dass die Settingöffnung ihm vollkommen neue Erinnerungen eröffne. Ich meinerseits werde jedoch, ohne richtig zu verstehen, warum, vorsichtiger und lege Stunden ein, in denen wir rein verbal arbeiten. In den Stunden, in denen wir an der Atmung arbeiten, stelle ich fest, dass sich die Atemblockade nicht zu lockern scheint. Sein Brustkorb wirkt weiterhin starr und unbeweglich. Das macht mich stutzig.

18.4 Rückkehr zum verbalisierenden Vorgehen

Erst nach ein paar Wochen ist er in der Lage, mir zu sagen, dass er sich vor einem Übergriff meinerseits im Hier und Jetzt fürchtet. Für mich bedeutet dies, dass er womöglich die alte Übergriffsszene nicht von der Beziehung im Hier und Jetzt trennen kann. Ich verstehe nun, warum ich zögerlich wurde. Ich bin einfach durch die möglichen Angebote, die die Settingöffnung bietet, zu sehr in seine traumatische Szene hineingeraten, wobei es wichtig war, dass der Patient in der Lage war, dies anzusprechen. So arbeiten wir in den nächsten Monaten rein auf der verbalen Ebene, und erst als sich die Fähigkeit des Patienten verbessert hat, seine Gefühlslage im Hier und Jetzt differenzierter wahrzunehmen und auch anzusprechen, nehmen wir die Arbeit im offenen Setting wieder auf.

Es ist ein Beispiel dafür, dass man sich von offensichtlichen Fortschritten in einer solchen Art der Arbeit nicht täuschen lassen darf. »Gut Ding braucht Weile« gilt genau für diese Art der Arbeit, auch wenn sich manches Mal rasch erstaunliche Dinge ereignen. Nachträglich gesehen, war das Angebot zur körperlichen Berührung ein verfrühtes, und ich ließ mich täuschen. Glücklicherweise war es möglich, aus dieser Verstrickung wieder herauszufinden und die produktive gemeinsame Arbeit fortzuführen – im Wechsel zwischen szenischer und verbaler Arbeit.

18.5 Stellenwert der körperlichen Berührung

In dem beschriebenen Fall ist körperliche Berührung ein Trigger für das Wiedererleben eines alten Traumas. Die Berührung mobilisiert dabei nicht nur körperliche Spannungen, sondern löst unbewusste Erinnerungen an frühere traumatische Erfahrungen aus, in denen der Patient sich als Kind körperlich überfordert und emotional hilflos gefühlt hat. Erst der unmittelbar körperliche Zugang vermag diese alten Erinnerungen zu wecken. Dabei zeigt sich, dass der Körper ein Speicher für traumatische Erfahrungen ist, und durch Berührung können diese Erinnerungen aktiviert und in die therapeutische Arbeit integriert werden.

Allerdings wird auch deutlich, dass die Berührung eine komplexe Dynamik in Gang setzt, die nicht nur alte Traumata reaktiviert, sondern auch die therapeutische Beziehung belastet. Die spontane Erinnerung an Übergriffserfahrungen durch männliche Verwandte zeigt, wie stark die Berührung als Trigger fungiert, wodurch die Grenze zwischen Vergangenheit und Gegenwart für den Patienten verschwimmt. Dies führt zu einer Reinszenierung traumatischer Szenen, die sowohl den Patienten als auch den Therapeuten emotional herausfordern. Noch bevor er es selbst sagt, ahnt der Therapeut intuitiv, dass hier etwas »nicht stimmt«. Der Ansatz über die körperliche Berührung wird in der Folge zurückgenommen, und es findet im Weiteren die übliche psychoanalytische Übertragung- und Widerstandsanalyse statt.

Die Balance zwischen körperpsychotherapeutischer und verbal-analytischer Arbeit erweist sich in diesem Fall wie in vielen anderen als entscheidender Schlüssel, um nachhaltige Fortschritte zu erzielen und retraumatisierende Effekte zu minimieren.

Kapitel 19: Körperliche Berührung als »Enactment« und die nachfolgende Krise als Wendepunkt in der Behandlung

19.1 Die Patientin

Die 38 Jahre alte Patientin wurde im Rahmen eines stationären Settings der dort arbeitenden Körperpsychotherapeutin (die auch Ärztin ist) zugewiesen, weil sonst niemand mehr weiterwusste mir ihr. Mehrere Therapieabbrüche lagen hinter ihr bei einem äußerst komplexen Krankheitsbild: dissoziative Störung, jahrelanger sexueller Missbrauch seitens des Großvaters; schwere somatoforme Funktionsstörung des Urogenitalsystems; somatoforme Schmerzstörung den Unterbauch betreffend, teils unspezifisch; PTBS, Angst und Depression gemischt; plötzliche starke Perioden- oder Zwischenblutungen; rezidivierende Pilzinfektionen der Genital- und Analregion bis zum Rücken hinauf; Unterleibsschmerzen, Rückenschmerzen, Kopfschmerzen mit Tinnitus, dauerndes Frösteln, Schreckhaftigkeit und selbstschädigendes Verhalten in Krisensituationen. Während einer EMDR-Sitzung bei einer ihrer früheren Therapeutinnen war sie kollabiert und bewusstlos vom Stuhl gefallen.

Die Therapeutin (Motzkau, 2020, S. 25) beschrieb den Erstkontakt folgendermaßen: Sie war »ängstlich, schüchtern und blass betrat sie den Raum. Sofort fiel auf, dass sie eine Meisterin im ›Unsichtbarwerden‹ war – was auch später immer wieder auffiel. Ihre Zähne klapperten und sie schien ständig zu frieren. Zaghaft und leise antwortete sie: Körpertherapie wolle sie schon machen, aber ich dürfe sie nicht berühren. Angaben zur Vorgeschichte wolle sie auch nicht machen – die könne ich ja dem Arztbrief [...] entnehmen! Außerdem habe mir mein Chef sicher ausführlich von ihr berichtet. Lange nachdenklich-misstrauisch-lauernde Gesprächspausen kennzeichneten das stockende Erstgespräch. Ihre Haltung war steif, die Atmosphäre karg. Manchmal hatte ich den Eindruck, einem lauernden Raubtier gegenüber zu sitzen, manchmal war sie nicht greifbar, wie verschwunden. Sie schien mehr dissoziiert als präsent zu sein« (S. 25).

19.2 Die erste Therapiephase

Von der strikten Ablehnung jeglicher körperlichen Berührung war das übliche Händeschütteln zu Beginn und am Ende jeder Therapiesitzung ausgenommen. Dies ließ darauf schließen, dass das Problem der Patientin - zunächst unausgesprochen - eher in der Regulierung von Nähe und Distanz im therapeutischen Prozess lag. Diese Annahme wurde auch dadurch unterstützt, dass sie unter einer ausgeprägten Sozialphobie litt.

Ihr war immer wieder kalt. Da die Patientin sich nicht berühren lassen wollte, schlug die Therapeutin ihr vor, selbst ihren einen Fuß zu nehmen und wegen der Eiseskälte sanft zu massieren. »Das Angebot konnte sie zu meinem Erstaunen ohne weiteres annehmen und irgendwie war da das ›Eis‹ gebrochen [...] Die vorher präsente Angst vor Übergriffigkeit und Machtmissbrauch war verschwunden. Ohne zu reden - leicht versunken - saßen wir beide im Erstgespräch da und massierten unsere Füße (ich machte mit), erst den einen, dann den anderen Fuß« (S. 25 f.).

19.3 Die Körperintervention: Ein ungewolltes Enactment

In der Folge war die Arbeitsatmosphäre gut und konstruktiv, und die Therapeutin ließ anklingen, dass zu einem körperpsychotherapeutischen Vorgehen körperliche Berührung oftmals dazugehöre. Die Ablehnung der Patientin war in der Folge nicht mehr so strikt wie zu Beginn der gemeinsamen Arbeit.

Nach einer Fortbildung schlug die Therapeutin dann eines Tages die »Schlingpflanze«, auch »fleischfressende Pflanze« genannt (Moser, 2002), vor (siehe Abbildung 15).

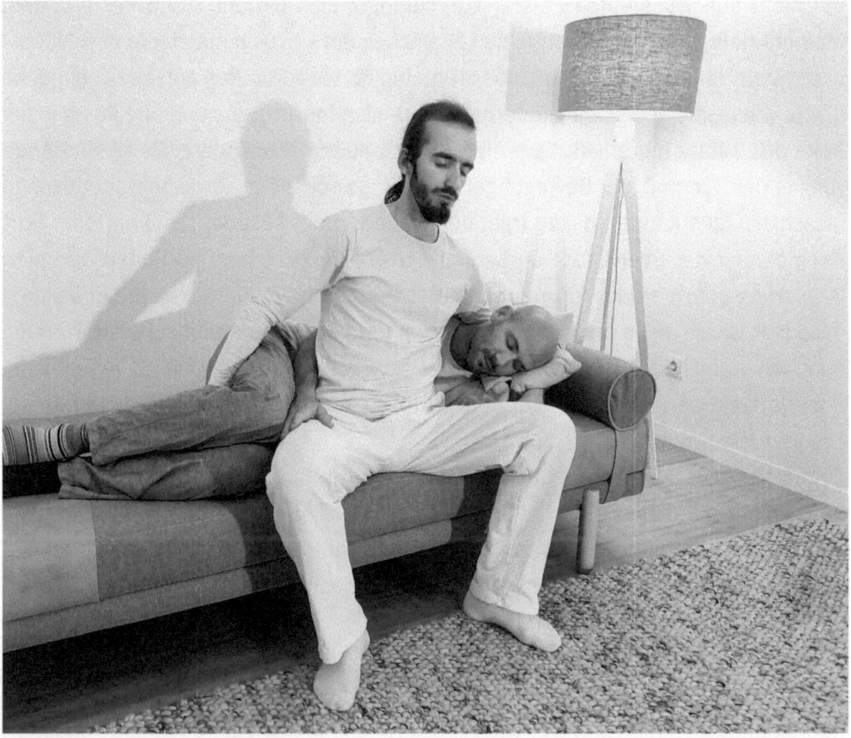

Abbildung 15: Körpertherapeutische Szene »Schlingpflanze«/»Fleischfressende Pflanze« (Foto: Geißler)

Der Therapeut sitzt dabei aufrecht auf einer Couch, mit dem Rücken zum Patienten, der hinter ihm liegt. Der Bauch des Patienten liegt flächig an der unteren Rückenpartie des Therapeuten, während die Beine des Patienten seitlich angewinkelt sind und den Therapeuten von beiden Seiten berühren. Die Arme des Patienten umschließen die Knie des Therapeuten, wodurch eine ringförmige Haltung entsteht, die den Therapeuten gleichsam »umschließt«. Der Therapeut greift mit einer Hand die Kniekehlen des Patienten, während er mit der anderen Hand dessen Nacken umfasst. Diese Haltung vermittelt den Eindruck einer gegenseitigen Umschlingung, bei der der Patient den Therapeuten umringelt, während der Therapeut den Patienten gleichzeitig an sich heranzieht und festhält.

»Ich schilderte Frau S. die Szene, meine Erwartungen und meine Absicht, sie zu unterstützen. Sie willigte ein und freute sich darauf. Dass sie in diesem Moment womöglich schon dissoziiert war und ihre Zustimmung somit nichtig war, fiel

mir nicht auf. Wir stellten Polster auf, sie legte sich hin und dissoziierte in dem Moment definitiv. In der körperlichen Szene begann sie dann mit einem geschlechtsaktartigen Hin-und-her-Rucken, das stereotyp für viele Minuten anhielt, sich mechanisch, wie fremd gesteuert wiederholte und mich fassungslos und ungläubig in der Rolle des Täters hinterließ. Es ereignete sich auch nach längerer Zeit keine Änderung in der Dynamik der Bewegungen, wie ich es sonst aus körpertherapeutischen Inszenierungen kannte, die zu irgendeiner Änderung/Lösung/Dynamik oder Fortentwicklung der Szene fast unmerklich strebten, sich dann auflösten und eine Besserung oder Veränderung im Sinne des Patienten enthielten. Meine Erwartung, dass sich durch diese Intervention etwas in der körpertherapeutischen Berührung auflösen könnte, verflog. Ich war schweißgebadet und ratlos. Frau S. verließ wohl eher verwirrt den Raum. Zu stoppen war das Geschehen nur durch das Ende der Stunde« (Motzkau, 2020, S. 28).
Zum Entsetzen der Therapeutin ging die Patientin in der folgenden Stunde überhaupt nicht auf dieses Geschehen ein. Es war, als ob für sie nichts Wesentliches geschehen wäre. »Sie ging oberflächlich nett und lapidar über meine Bedenken und Einwände hinweg und sie wollte so weiter machen« (S. 29). Anders die Gegenübertragung der Therapeutin: Ihre Befürchtung war, die Patientin durch dieses körperliche Angebot retraumatisiert zu haben. Zugleich wusste sie aber, aus ihrer Erfahrung heraus, dass sich ein derartiges Gegenübertragungsgefühl in der Arbeit mit Patient:innen mit schwerer Traumatisierung immer wieder einstellte – insofern handelte es sich um einen erwartbaren Therapieverlauf.

19.4 Die therapeutische Bearbeitung der Szene

Die Therapeutin ließ sich auf den (Selbst-)Täuschungsversuch der Patientin nicht ein, sondern eröffnete ihr, sie könne *so* nicht weitermachen. Bewusst riskierte sie auf diese Weise eine Enttäuschungsreaktion der Patientin, die auch prompt folgte, denn sie machte ihrem Ärger unmittelbar und lautstark Luft. »Ich wusste es doch! Immer dasselbe! Auch Sie lassen mich allein! Sie können mir auch nicht helfen! Keinem kann man vertrauen! Alle lassen mich im Stich« (S. 29). Die Therapie stand nun »auf der Kippe«, anderseits war genau durch diese Selbstoffenbarung seitens der Therapeutin eine Ehrlichkeit im Kontakt hergestellt, die sich als vertrauensfördernd herausstellen sollte.

Anders formuliert: *Die Therapeutin nahm die negative Übertragung an.* Sie betrachtete sie als wichtigen, ja entscheidenden Teil des gemeinsamen Prozesses und nicht als Kritik an ihrer Person oder an ihrem Zugang. Vermutlich waren an einer analogen Stelle die bisherigen Therapieversuche gescheitert. Die Therapeutin stützte sich dabei auf Ressourcen: auf ihr theoretisches Wissen und auf ihre Fähigkeit, Konfliktspannung und Unsicherheit ertragen zu können.

Ohne es bereits im Detail wissen zu können, ging sie davon aus, dass es sich bei dieser missglückten Szene um ein klassisches *Enactment*[35] handelte. Darunter versteht man eine spezifische Art und Weise, wie unbewusste innere Konflikte und Dynamiken während der therapeutischen Beziehung manifest werden, indem sie sich gleichsam innerhalb der therapeutischen Beziehung als gemeinsame »Aufführung«, als »Modellszene« (Lichtenberg, Lachmann u. Fosshage, 2000) oder als »Verstrickung« inszenieren. In Enactments stellt sich die traumatische Vergangenheit innerhalb der gegenwärtigen therapeutischen Interaktion unmittelbar dar, jedoch zunächst in unverständlicher Art und Weise. »Mit Abstand betrachtet, das wurde mir auch bald klar, war das Ganze ein Enactment, in dem ich in Täter- und Opferrolle gleichzeitig gefangen und ausgeliefert war bei gleichzeitigem Enthalten- und Abgespaltensein dieser Aspekte. Die Patientin vermittelte in diesem Moment nur die Täterseite mit ihrem kategorischen: ›Lass es uns doch weitermachen!‹-Apell« (Motzkau, 2020, S. 29).

Ausgangspunkt des Enactments war die körperliche Berührung. Unwissentlich und ungewollt wurde die Therapeutin in die Rolle der Täterin verwickelt. Den intensiven Gegenübertragungsgefühlen – Unsicherheit, Schuld, Scham – vermochte sie standzuhalten, denn: »Wer nicht verwickelt wird, spielt keine Rolle« (Hinz, 2002.)

19.5 Die unbewusste Botschaft des Enactments

Der unbewusste Sinn des Enactments besteht in diesem Fall in folgender »Botschaft«: Lass und doch in dieser Form weitermachen – *du* (Therapeutin) in der Rolle der Täterin! Genau darin lag das unbewusste Rollenangebot: Die Patientin wies der Therapeutin die Rolle der Täterin zu. Das körperliche Handlungsangebot der Schlingpflanze war wie geschaffen für eine solche Täter-Opfer-Inszenierung. Die Therapeutin nahm – zunächst unwissentlich – die Rolle der Täterin an und wurde unfreiwillig Zeugin in dem oben beschriebenen Geschehen. *Sie spielte mit,* ob sie es nun wollte oder nicht, hatte jedoch das nötige theoretische Wissen im Hintergrund, um mit dieser therapeutischen

35 Der Begriff *Enactment* geht auf Jacobs (1998) zurück. Im deutschen Sprachraum wurde das zugrunde liegende Konzept unter dem Begriff *unbewusster Handlungsdialog* beschrieben (Klüwer, 1983, 1995).

Krise umgehen zu können. Daher vermochte sie auch inneren Abstand zu ihren Gefühlen von Unsicherheit, Schuld und Scham herzustellen. Die therapeutische Berührung einschließlich der durch sie ausgelösten heftigen Reaktionen erwies sich (in diesem Fall) als zentraler Bestandteil des Geschehens.[36]

19.6 Weitere Öffnungsschritte

Die Therapie ging voran und die Patientin öffnete sich zunehmend, in kleinen Schritten, getragen von einem starken Wunsch, etwas von ihrer Vorgeschichte wissen und verstehen zu wollen. In der Folge enthüllte sich die extrem traumatische Vergangenheit der Patientin. Ihre Eltern waren Personen, die in kriminelle Machenschaften verstrickt waren. Die Kinder, ein Geschwister und die Patientin selbst, wurden Opfer pädophiler Handlungen, und die Familie verdiente sich auf diese Weise ihren Lebensunterhalt. Alle mussten mitmachen, alles musste im Geheimen geschehen, niemand außerhalb der Familie durfte davon erfahren. Ein ausgeklügeltes System von Verabredungen an geheimen Orten, von Geldübergaben und von Lügen beherrschte das Leben der Patientin als Kind. Irgendwann aber flog alles auf. Nun wurde die Patientin in eine schreckliche Situation hineingezwungen: Sie wurde von ihrer Familie bis zum Zeitpunkt der Gerichtsverhandlung getrennt, und sie musste anschließend vor Gericht aussagen. Ein Familienmitglied wurde zu einer Gefängnisstrafe verurteilt. Erst nach erfolgtem Urteil durfte sie in ihre Familie zurückkehren.

Die Patientin äußerte immer wieder die Forderung: »Ich muss wissen, was passiert ist! Immer dann hat sich etwas gebessert, wenn ich erfahren habe, was passiert ist« (Motzkau, 2020, S. 26). Die Therapeutin verstand diesen Satz zunächst so, dass sie immer wieder Erklärungen abgab, wenn der Patientin etwas unklar war. Ein Beispiel war, dass unklar war, warum der Patientin häufig die Zähne klapperten:

»Schon bald teilte ich ihr meine auch für mich schockierende Erkenntnis mit, dass ich vermutete, dass sie auch durch Narkose traumatisiert worden sein könnte. Ich fühlte mich durch sie an meine Assistentenzeit in der Kinderchirurgie erinnert. Dort sah ich die Kinder mitunter mit schlotternden Gliedern und klapperndem Unterkiefer nach der Narkose frierend auf dem OP-Tisch liegen. Nach dem Besprechen dieser

36 In derartigen Situationen fühlen sich nicht wenige Therapeut:innen *dumm* bzw. *unfähig*. Es braucht daher einige therapeutische Erfahrung, um diese Gegenübertragungsgefühle anzunehmen und sie zu ertragen, mit dem Endziel, sich derartigen Verwicklungen stellen und sie produktiv nutzen zu können.

Mitteilung kehrte in ihrem Unterkiefer relative Ruhe ein, das Klappern der Zähne und Zittern des Unterkiefers ließen deutlich nach [...] Dazu kam die Idee, dass sie auch durch einen medizinischen Eingriff traumatisiert worden sein könnte. In der Anamnese gab es kurze Klinikaufenthalte wegen Polypen-OP, Tonsillektomie und wiederholter Blasenentzündungen« (S. 27).

Um dem Wunsch der Patientin nach Wissen und Verstehen bestmöglich nachzukommen, spielte die Therapeutin mit der Patientin Kinderszenen durch, die dieser in den Sinn kamen. Getragen war diese Arbeitsweise von der Idee, am Ende der Szene Assoziationen miteinander auszutauschen, um dabei der früheren Realität so nahe wie möglich zu kommen, das heißt, um sie in etwa zu rekonstruieren. Auf diese Weise sollte ein Narrativ erstellt werden, dass der Patientin weiterhelfen sollte, ebenso in Verbindung damit, Trigger und Intrusionen aus dem Alltag der Patientin zu erkennen, zurückzuverfolgen und in neu eingeübten oder neu durchdachten Szenen anders als bislang zu bewältigen.

19.7 Eine entscheidende Spielszene

Eines dieser nachgestellten Spiele war »Schnick-Schnack-Schnuck«, besser bekannt unter dem Namen »Schere-Stein-Papier«. Die Patientin war mit der Therapeutin in das Spiel involviert, als ihr auf einmal unwohl wurde. Plötzlich fiel ihr ein: »Mein Großvater kommt zur Tür herein!« Sie beobachtete verstohlen bei unserem Spiel den imaginären Großvater. »Jetzt kommt noch ein Mann zur Tür herein«, sagt sie. »Der gibt meinem Großvater etwas!« Wir spielten weiter und sie beobachtet irritiert die imaginären Personen im Raum, die offenbar um sie herum gingen und hinter ihr Position bezogen. »Der Mann guckt mich so komisch an!« sagt sie weiter. Die Therapeutin versicherte ihr, dass ich weiter bei ihr sei und sie unterstützen werde (S. 30). Der Austausch in der Folgestunde ergab folgendes Bild: »Auf einem Karnevalsfest ihres Turnvereins habe sie als Kind verkleidet mit Freundinnen auf der Bühne gestanden. Etwaige Täter könnten sie dort in Anwesenheit des Großvaters ausgespäht und taxiert haben. Die Geldübergabe, so rekonstruieren wir, könnte dort auch stattgefunden haben. Nach dieser Episode verschwindet überraschend ihre Angst vor Turnhallen und sie kann erstmalig regelmäßig ihre Tischtennis-Trainingsstunden, die ihr sportlichen Ausgleich bieten, wahrnehmen. Dieser Erfolg und diese Erkenntnis macht uns beiden Mut auf diesem Weg weiter zu gehen« (S. 31).

19.8 Die Rekonstruktion der Vergangenheit

Steinchen für Steinchen wurde auf diese Weise im Laufe etlicher Jahre die rekonstruierte Vergangenheit der Patientin zusammengesetzt. Dazu die Patientin: »Immer wenn ich etwas Zutreffendes aus meiner Kindheit erfahre, werde ich gesünder« (S. 31). Die miteinander verflochtenen Umstände ergaben zunehmend ein immer klareres Bild ihrer Vorgeschichte. Tatsächlich waren die Therapieerfolge beachtlich: »Sie wurde gesünder und belastbarer, konnte immer wieder Dinge in ihrem Alltag umsetzen« (S. 32).

Die Therapie schien sich nach sieben Jahren ihrem Ende zuzuneigen, doch es sollte anders kommen: »Im Sommer 2017, wenige Stunden vor Therapieende, erkrankte Frau S. an schweren Schmerzen der Halswirbelsäule mit Kopfschmerzen und wieder vermehrtem Tinnitus. Kopf und Schultern waren wie erstarrt. Viele medizinische Untersuchungen waren gemacht worden, das MRT zeigte keinen ungewöhnlichen Befund, der Hausarzt war ratlos, der Orthopäde empfahl Opiate, da andere Schmerzmittel nicht mehr halfen. Frau S. konnte nicht zu den Stunden kommen, da sie zu krank war und seit Wochen nur noch im Sitzen in einem Sessel, der eine hohe Rücklehne hatte, schlafen konnte. Das war neu. So kannte ich sie nicht. So wollte ich die Therapie auch nicht beenden und Opiate waren zudem das Letzte, was sie bei ihrer dissoziativen Störung nehmen sollte. Wochenlang war sie arbeitsunfähig, was bisher seit ihrer Behandlung bei mir nicht mehr vorgekommen war« (S. 32f.).

Als sich die Symptomatik etwas gelegt hatte, konnte die Therapie fortgesetzt werden, und es ergab sich folgendes Bild: Sie hatte sich für eine neue Stelle beworben. Das neue Büro lag gegenüber dem Bäckerladen ihres Großvaters, und es war neues, bis dahin unbekanntes Material aufgetaucht, das zu ihrem schweren Beschwerdebild geführt hatte. Gemeinsam gingen sie auf diesen bisher unbekannten Teil der Vorgeschichte ein, und sie berichtete: »Der Laden, wo immer der Schlüssel abgeholt worden sei, die Toilette im Außenbereich einer Einfahrt zu einem Parkhaus, wo der Missbrauch stattfand, ja sogar die Apotheke sei noch da gewesen, wo ihre Mutter vorher immer ›das Fläschchen‹ gekauft hätte [...] Die Apotheke und das Fläschchen waren vorher noch nie erwähnt worden, dies musste eine wichtige Bedeutung haben. Vor dem inneren Auge sehe ich [die Therapeutin, P.G.] Straße, Läden, die Apotheke und den Bäckerladen des Großvaters, wo immer der Schlüssel für die Toilette abgeholt wurde. Das machte ihre Mutter regelmäßig mit ihr [...] Ihre Mutter habe sie bei dem zig-fachen Missbrauch jeweils mit Chloroform, Äther o.ä. narkotisiert und den Kopf gehalten, während die pädophilen Täter sich an ihr vergingen« (S. 33).

Es waren Assoziationen und Vermutungen, die der Therapeutin durch den Kopf gingen. Sie teilte diese der Patientin mit. Und nun hat auf einmal die Szene mit der »Schlingpflanze« doch einen tieferen Sinn! Ohne es ursprünglich gewusst zu haben,

hatte die Therapeutin durch den Übungsvorschlag der »Schlingpflanze« eine dem ursprünglichen Trauma analoge Handlungsszene hergestellt: die Mutter, die die betäubte Tochter am Kopf hält. »Ich hatte irgendwie das Richtige gemacht, aber die Szene nicht verstanden« (S. 33). Und: »Aus dem ›Hineinrutschen‹ in ein derart starkes Enacment [...] konnte überhaupt erst szenisch erarbeitet werden, dass es sich um einen Missbrauch durch die Mutter handelte« (S. 34).
Die Therapeutin teilte der Patientin ihre Vermutungen mit: »Frau S. bestätigte ohne Umschweife meine Deutung mit: ›Ja, das war so gewesen. Dass Sie daran noch denken...‹ Verwunderung und Bewunderung dieses Prozesses lag im Raum. – Wir schwiegen längere Zeit« (S. 33). Es folgte jedoch auch eine körperliche Antwort auf diese Deutung: Das Beschwerdebild verschwand. Frau S. konnte wieder nach vorn blicken und ihre berufliche Zukunft in Angriff nehmen. In einem Brief einige Zeit später bestätigte sie die anhaltende Besserung ihrer Symptomatik.

19.9 Die Fortgang der analytischen Arbeit

Die anfangs von der Patientin klar deklarierte Aversion körperlicher Berührung gegenüber hatte sich weitgehend gewandelt. Im Zuge der Spielsequenzen kam es wie selbstverständlich zu oft kurzen und flüchtigen Berührungen der Hände, die nicht weiter verbalisiert wurden. Eine großflächige Berührung fand in der Therapie nie mehr statt. Aversion gegen oder Ablehnung von Berührung war in späteren Therapiephasen nie wieder Thema in der Therapie. Hingegen fand Selbstberührung noch öfter im Zuge der Exploration bestimmter Themen statt. Aus Sicht der Therapeutin stellte sich über die Jahre hinweg eine stimmige Nähe-Distanz-Regulierung ein, die körperlich gut spürbar war, jedoch nicht verbalisiert wurde. »Ich glaube, dass sie im Laufe der Zeit den respektvollen Umgang mit ihrem Körper und der Berührung auch durch meine Spiegelung im sitzenden Setting durch Nachahmung, respektvolle Schilderung körperlicher Prozesse u. ä. gelernt bzw. sich abgeguckt hat« (Motzkau, persönl. Mitteilung, 1. Februar 2024). Zum Abschluss der Therapie kam es zu einer kräftigen Umarmung, ausgehend von der Patientin.

19.10 Schlussfolgerungen

Die Therapeutin schlussfolgert: »Aus meiner Erfahrung kann es eine vergebene Chance sein, eine Körperintervention, die sich innerlich aufdrängt, auszulassen, (da sich) [...] bei Missbrauchspatientinnen [...] die Therapie mitunter am Rande des Übergriffs abspielen muss, dass Momente oder Teile des Geschehens im körpertherapeutischen Dialog ganz oder teilweise wiederholt werden müssen, um dann im klareren Wissen des Geschehenen Abstand, Respekt und Würde des Patienten gemeinsam wiederherzustellen. Erst im ›Szenischen‹, im Erleben kann das Wissen, das dissoziativ verloren gegangen war (im oben genannten Fall zusätzlich durch Narkose) wieder hergestellt werden. Eine ›Entschuldigung‹ für den unangemessenen ›Übergriff‹ ist wichtig und gehört zu dem Prozess dazu, der im weiteren Verlauf faszinierende Form annehmen kann [...] Somit erübrigt sich die Frage, in diesem Kontext, ob eine Berührung ›richtig‹ oder ›falsch‹ war (Motzkau, 2020, S. 34). Vielmehr geht es um folgende therapeutische Fähigkeiten:

- das sich einstellende Material in all seinen dynamischen Zusammenhängen szenisch verstehen zu können,
- die beidseitige emotionale Involvierung angemessen »containen« zu können,
- sich als Therapeutin sowohl öffnen als auch schützen zu können,
- Hilfe vertrauensvoll annehmen können (Supervision, Intervision).

19.11 Fazit: Stellenwert der körperlichen Berührung

Körperliche Berührung spielte in der Therapie eine zentrale, jedoch zweischneidige Rolle. Zu Beginn zeigte die Patientin eine klare Ablehnung körperlicher Nähe, die im Verlauf der Therapie jedoch graduell abnahm. Die Therapeutin geriet durch eine Berührung, ohne es zunächst zu verstehen, in die alte unbewusste Szene der Patientin – durch einen Vorschlag, der in eine konkrete Berührung mündete, die sich nachträglich als Übergriff herausstellte. Die Szene der »Schlingpflanze« stellte unbewusst eine Analogie zu früherem Missbrauch dar, wobei die Patientin dissoziierte und stereotype Bewegungen ausführte. Die Therapeutin fand sich in der Täterrolle gefangen, begleitet von intensiven Gefühlen wie Unsicherheit, Schuld und Scham. Das Enactment offenbarte unbewusste Botschaften der Patientin, die in der Wiederholung der Täter-Opfer-Dynamik feststeckte. Trotz der Krise hielt die Therapeutin der Gegenübertragung stand, reflektierte das Geschehen und nutzte ihr theoretisches Wissen zur weiteren Bearbeitung. Die therapeutische Berührung – und hier eben allein schon die vorgeschlagene Berührung – und die damit ausgelösten Reaktionen wurden zu einem Schlüssel für das Verständnis der Traumadynamik. Indem die Therapeutin ihre Gefühle der Patientin gegenüber in dieser Krisenphase authentisch reflektierte, konnte eine tiefere Vertrauensbasis geschaffen werden. Im weiteren Verlauf führten spielerische Interventionen und behutsame Berührungen zu neuen Erkenntnissen über die traumatische Vergangenheit der

Patientin. Szenische Rekonstruktionen, kombiniert mit minimalen, respektvollen Berührungen, ermöglichten es der Patientin, Erinnerungsfragmente zu integrieren und zu verstehen.

Die »Schlingpflanze« erwies sich retrospektiv als richtungsweisend, da sie das zentrale Trauma des Missbrauchs durch die Mutter sichtbar machte. (Vorgeschlagene) Berührung, zunächst eine Quelle der Retraumatisierung, wurde zum Mittel, traumatische Muster zu erkennen und zu lösen. Das respektvolle Eingehen auf körperliche Prozesse half der Patientin, eine gesunde Nähe-Distanz-Regulation zu entwickeln. Selbstberührung spielte ebenfalls eine Rolle bei der Exploration und Verarbeitung schwieriger Themen.

Die Rolle der Therapeutin bestand darin, die unbewussten Dynamiken achtsam aufzunehmen und mit der Patientin zu reflektieren. Trotz der anfänglichen Aversion und traumatischen Erfahrungen führte gerade diese Arbeit mit körperlicher Berührung, die hier auch als bloßer Vorschlag schon in ein Enactment mündete, zu einer Transformation in der therapeutischen Beziehung. Dieses Beispiel unterstreicht, wie essenziell körperliche Berührung in einem achtsamen und reflektierten Rahmen für die Bearbeitung traumatischer Erlebnisse sein kann.

Kapitel 20: Eine gescheiterte Therapie – körperliche Berührung als Eröffnungsmoment auf dem Weg in eine maligne Regression

20.1 Die Patientin

Der folgende Verlauf wird aus der Perspektive einer Patientin aufgrund schriftlicher Therapieprotokolle beschrieben (Akoluth, 2004).

Zu Therapiebeginn 58 Jahre alt, suchte sie therapeutische Hilfe, nachdem ihr 25 Jahre älterer Mann schwer krank war und sich zunehmend an sie klammerte. Ihr Vater war im Krieg gefallen, ihre Mutter und ihre beiden Brüder verstorben. »Ich suchte therapeutische Begleitung, da ich ohne Angehörige war und Angst vor seinem Sterben und der nachfolgenden Verlassenheit hatte« (S. 15). Geprägt war sie außerdem von einem Satz, den ihr Vater ihr beim Abschied am Kasernentor gesagt hatte, nämlich dass sie für ihre Mutter sorgen und auf sie aufpassen müsse, weil die das selbst nicht könne. »Ich war das letzte Kind, die schreckliche Tochter, die am Leben geblieben war, während die guten Kinder nicht mehr lebten. Ich war nie autonom geworden und wollte es doch unbedingt werden« (S. 28).

20.2 Der Therapeut

In dieser schwierigen Lebenssituation entschied sie sich für eine Analyse bei einem sehr viel jüngeren Analytiker, Dr. L. »Beim Kennenlernen fand ich den Therapeuten nett im Sinne von warmherzig und sympathisch [...] Er bemühte sich um mich und hatte eine wundervolle Stimme. Ich war von ihrem Klang und Tonfall wohl genauso beeindruckt, wie vom Inhalt und den Formulierungen des Gesagten« (S. 15 f.). Es folgten sechs Jahre Therapie, in denen »ich wesentlich selbständiger geworden (war), als ich es je gewesen war« (S. 16). Dennoch: »Nur langsam stellte sich Nähe ein, Vertrauen war sehr viel eher da, aber ich brauchte mehr emotionale Nähe« (S. 16), und trotz sechs Jahren Therapie war »mein innerster Lebensbezirk in der Therapie nahezu unberührt geblieben« (S. 18).

Die Patientin beschrieb somit einen Therapieverlauf, der sich insgesamt als hilfreich erwies, jedoch Kernbereiche ihrer Person nicht zu berühren vermochte.[37] Was die Patientin nicht wissen konnte: Ihr Therapeut befand sich in den ersten Zügen einer körpertherapeutischen Fortbildung. Die Unnahbarkeit seiner Patientin, trotz ihres Autonomiezuwachses, war ihm wohl aufgefallen und daher suchte er nach alternativen Zugängen. Er hatte anscheinend die Grenzen seiner bisherigen (psychoanalytischen) Zugangsweise erkannt, schien mit den Therapieresultaten selbst nicht ganz zufrieden sein und nutzte seine Fortbildungserfahrungen im Sinne eines neuen Zugangs zu seiner Patientin.

20.3 Die erste körperliche Berührung

»An diesem [...] Tag hatte der Analytiker, während ich auf der Couch lag und wir miteinander sprachen, sich mit seiner Linken langsam bis zu meiner linken Hand vorgetastet, sie dann viele Minuten gehalten. Nur gehalten. Und weitergesprochen. Dann losgelassen, einfach losgelassen, auch seine Rechte von meiner Schulter genommen, ohne ein Wort der Erklärung. Aber weitergeredet« (S. 18).

Die Patientin beschreibt ihre Reaktion wie folgt: »Ich hatte mich in den Minuten des Gehaltenseins besonders angenommen und verstanden gefühlt. Auf dem Heimweg und danach konnte ich den Aufruhr in meinem Inneren nicht verstehen, war einfach entsetzt. Ich war mitten ins Herz getroffen, mein Gefühls-Chaos war unbeschreiblich. Mein Verlangen, bei Dr. L. zu sein, war mit einem Mal ins Unermessliche gewachsen [...] Es war vorher so nicht da gewesen, und nun floss diese Sehnsucht wie ein unaufhörlicher, nicht endender Strom durch mich hindurch [...] Ich hatte nicht gewusst, dass ich mich so sehr sehnen könnte. Ich war 64 Jahre alt!« (S. 19)

Ein solcher Verlauf ist zwar nicht die Regel, aber auch nicht ganz untypisch für einen körperpsychotherapeutischen Zugang, insbesondere im Kontext einer körperlichen Berührung; sie vermag ggf. emotionale »Türen« sehr rasch zu öffnen. In ihr Tagebuch schrieb die Patientin nach der Stunde: »Es fühlt sich an wie Liebeskummer – und

37 Eine solche Beschreibung ist keinesfalls eine Ausnahme. Ein verbales (z. B. analytisches) Vorgehen *kann* seine Grenzen haben. Aus meiner eigenen Erfahrung als Patient hatte es sich genauso verhalten: Mehrere Selbsterfahrungen und Therapien hatten mir durchaus neue Perspektiven eröffnet, ohne jedoch die tiefsten inneren Kernbereiche zu berühren. Meine intellektuelle Abwehr erwies sich erst durch körperpsychotherapeutische Zugänge als überwindbar. In der Rolle des Zweittherapeuten nach vorangegangenen verbalen Therapieversuchen habe ich die gleiche Konstellation wiederholt erlebt. Allerdings lässt sich daraus m. E. nicht der verallgemeinernde Schluss ziehen, Körperpsychotherapien seien verbalen Therapien generell überlegen. Das letzte Wort diesbezüglich hat wohl die künftige vergleichende Psychotherapieforschung.

doch ganz anders, weil ich das Ziel vor mir habe, unabhängig zu werden, allein sein zu können« (S. 19). Vor der nächsten Therapiesitzung hat sie »Sorge, allen Anstand, allen Stolz zu vergessen. Ich war voller Tränen und wollte nichts weiter, als in die Arme genommen sein, spüren, dass ich auch in dieser Gestimmtheit angenommen war, so, wie ich eben bin« (S. 19 f.).
Sie teilte sich in ihren Gefühlen dem Therapeuten mit und stieß bei ihm »auf Verständnis und Besorgtheit, er sprach von seiner Zuneigung zu mir, und dass er mich mag. Er sei, da mein todkranker Mann es nicht mehr sein könnte, nun mein Vertrauter geworden. Da sei mein Empfinden für ihn verständlich, er habe mich doch auch gern. Dann legte er wiederum seine rechte Hand auf meine Schulter, nahm meine Linke in die seine und forderte mich auf, diese Berührung tief in mich hineinzunehmen. Auch in den nächsten Stunden hielt er meine Hand« (S. 20).

20.4 Vorstufen der Verwicklung

Eine Zeit später verstarb ihr Mann. »Meine Trauer um ihn verwob sich mit meiner Sehnsucht nach Dr. L., ohne dessen Verständnis, Wärme, Zuneigung ich jetzt nicht glaubte, auskommen zu können« (S. 20). Der Therapeut ermutigte die Patientin angesichts ihrer Not, ihm anzuvertrauen, wonach sie sich sehnte. »Nachdem er mich mehrmals ermuntert hatte, ihm doch meine Wünsche zu nennen, begann ich zögernd, dass er mich in seine Arme schließen, an sein Herz nehmen möge. Er ging langsam auf mich zu, legte beide Arme um mich; ich aber machte mich starr und steif aus Sorge, die Kontrolle über mich zu verlieren. In mir stieg der Satz auf ›das ist verboten‹. Doch in der darauffolgenden Stunde hielt er mich von Neuem umfangen, und er trug mir auf, nun ihn zu umarmen. Bei einer der nächsten Begegnungen sagte er, während er mich hielt: »[U]nd lassen Sie die Hände tun, was die Hände tun möchten.« Zögernd strich ich ihm über den Kopf, die Haare, den Nacken. Und dann wanderten meine zärtlichen Hände über sein Gesicht, die Finger fuhren den Brauen nach und über die Lider, umfassten die Schläfen, kamen zu den Backenknochen, trafen sich an den Nasenflügeln« (S. 21).
Es folgten weitere liebkosende Berührungen, aber: »Unser Schweigen trennte uns, was hätte ich ihm sagen sollen? Dass er für mich der schönste aller Menschenkinder sei?« (S. 21). In späterer Folge teilte der Therapeut ihr mit: »Sie sollen hier wissen und lernen, dass Sie gemocht und schön gefunden werden« (S. 22), dass Therapie eine besondere Form der Nähe sei, und er es begrüße, wenn sie sich so weit als möglich öffne – was die Patientin dann auch tat: Sie ließ »alle bisher gekannten Grenzen hinter sich« (S. 22).

20.5 Die erotische Aufladung der therapeutischen Beziehung

Im weiteren Verlauf wurde die Patientin auf nonverbale Signale ihres Therapeuten aufmerksam, die dieser entweder nicht bemerkt oder aber übergangen haben dürfte: »Ich überließ dem Analytiker die Verantwortung für das Geschehen und für mich. Ich hörte nicht auf meine innere Stimme, nicht auf seine Körpersprache, die mir zeigte, dass er einen Schritt zurück trat, sein Gesicht abwandte, den Stuhl zur Seite zog, ehe Berührung oder Umarmung geschah« (S. 23). Aus der weiteren Schilderung der Patientin lässt sich vermuten, dass sich spätestens in dieser Therapiephase eine unheilvolle Verstrickung abzuzeichnen begann, zumal sich – was wohl seitens des Therapeuten nicht so intendiert war[38] – die Atmosphäre zunehmend erotisch auflud. »Ich idealisierte ihn mehr und mehr.« Einmal sagte sie: »Ich müsste mich festbinden und mir die Ohren verschließen, wie einst Odysseus, damit ich Ihren Sirenengesängen nicht erliege«, und bekam zur Antwort: »Das ist ein kraftvolles Bild« (S. 23). Als sie ihm einmal während einer Umarmung äußerte: »Das ist verboten!«, hatte er beruhigend geantwortet: »Ich bin nicht so orthodox« (S. 24). Als die erotische Aufladung der Atmosphäre irgendwie dann doch zur Sprache kam, hatte er sie ermutigt, ihre aufkeimende erotische Ausstrahlung nach außen zu richten, außerhalb der Therapie: »›Warum haben Sie keine anderen Kontakte, wo Sie Ihre erotische Ausstrahlung zeigen können?‹, worauf sie voller Bitterkeit geantwortet habe: ›Weil ich alt bin‹« (S. 24).

20.6 Das Fortschreiten der malignen Regression

Allmählich hatten sich, ohne dass es der Therapeut zu diesem Zeitpunkt erkannt haben dürfte, Anzeichen einer malignen Regression eingestellt (Balint, 1968). Diese beschreibt einen Prozess, bei dem die Patientin zunehmend in kindliche, abhängige Verhaltensmuster zurückfällt, hohe Erwartungen an den Therapeuten hegt, enttäuscht wird und dann den Therapeuten für das eigene Leiden verantwortlich macht. Die Dynamik ist selbstzerstörerisch und verhindert therapeutischen Fortschritt, weil die Patientin in einer Opferrolle verbleibt und die Eigenanteile an dieser Verstrickung nicht erkennen kann. Die Entwicklung eines solchen Verlaufs ist ein beidseitiges Geschehen, das heißt, auch der Therapeut

38 Der hier berichtete Verlauf legt die Vermutung nahe, dass sich der Therapeut über langfristige körperpsychotherapeutische Verläufe und deren Besonderheiten in der Übertragungsentwicklung nicht wirklich im Klaren war. Eine der wichtigsten körperpsychotherapeutischen Techniken besteht angesichts der Besonderheit der regressiven Prozesse darin, die Regression steuern zu können.

ist sich, wie in diesem Beispiel gut erkennbar, der sich einstellenden Dynamiken nicht ausreichend bewusst. In diesem Fall scheint er nonverbale Signalgebungen (Abgrenzungssignale) seinerseits nicht erkannt bzw. erspürt zu haben.

Der Verwandlungsprozess in Enttäuschung und Vorwurf lässt sich als eine Dynamik der unerfüllten Erwartungen verstehen. Zu Beginn der Therapie entwickelt die Patientin eine sehr hohe Erwartungshaltung an den Therapeuten oder die Therapie. Diese »magische« Erwartung entsteht, weil sie in ihrer Regression in eine kindliche Position zurückfällt, zugleich die therapeutische Ich-Spaltung verliert[39] und den Therapeuten wie eine allmächtige, fürsorgliche Elternfigur sieht. Die Patientin projiziert auf den Therapeuten den Wunsch, dass dieser alle ihre seelischen oder körperlichen Leiden heilen könne, ähnlich einem omnipotenten Elternteil. Ein solches Versprechen erweist sich immer als uneinlösbar. Früher oder später *muss* der Therapeut diese unrealistischen Erwartungen enttäuschen. Die Patientin fühlt sich dann ihrerseits betrogen, und die anfängliche positive Übertragung verwandelt sich zunehmend in Enttäuschung, Vorwurf, Anklage und Hass.

Genauso geschah es. Sie begann ihm innerlich Vorwürfe zu machen, warum er sie in eine solche Situation gebracht habe, warum er sie nicht gewarnt habe. »Ich fand, dass ich mich verrannt hatte. Ich hatte mein Herz so weit geöffnet, weil Dr. L. so getan hatte, als ob ich von ihm so gemocht werde, wie ich bin« (Akoluth, 2004, S. 25). Als sie ihre Vorwürfe artikulierte, antwortete er: »Es war heute so viel Nähe zwischen uns entstanden, und nun kippen Sie diese hässliche Soße des Verbots darüber [...] Wir müssen uns damit befassen« (S. 25). Nun erkannte der Therapeut also, dass es ein ernstes Problem gab – aber es war zu spät.

20.7 Der Kipppunkt

Die Patientin ging ihrerseits nun in eine innere Rückzugsbewegung, weil sie ahnte, dass sie enttäuscht würde. Sie zweifelte daran, von ihm wirklich ganz und gar angenommen zu werden. Aus ihrer Not heraus suchte sie bei ihm nun nach einer eindeutigen Bestätigung, dass er sie nicht fallen ließ – aber sie machte sich etwas

39 Die therapeutische Ich-Spaltung beschreibt einen wichtigen Mechanismus innerhalb des therapeutischen Prozesses. Dabei handelt es sich um die Fähigkeit der Patientin/des Patienten, in der Therapie eine Art *inneren Beobachter* zu entwickeln, der sich von den eigenen Emotionen, Gedanken und Verhaltensmustern distanzieren kann. Durch diese distanzierte Perspektive können dann die Patient:innen ihre inneren Konflikte und Probleme erkennen und analysieren.

vor: »Wenn ich dieses eine Mal zutiefst erfahren könnte, dass Angenommensein und Verstandenwerden auch ohne Worte möglich ist, dann brauchte ich nicht immer mehr Umarmungen, Worte der Bestätigung. Eine innere Gewissheit gaukelte mir vor, dass ich mich mit diesem Zeichen seiner Zuneigung von ihm lösen könne. So fragte ich Dr. L., ob er mir einen Kuss geben würde. Ich hatte seinen Worten bisher wohl nicht wirklich getraut« (S. 26).

Die Patientin verband diesen einen Schritt mit einer Art Reifeprüfung - auch nachdem sie bis dahin jahrelang geträumt hatte, das Abitur machen zu müssen (S. 27). »Ich bin eine Frau, und fast zwei Jahre lang hatte mich der Therapeut mit seinen Einladungen und Umarmungen immer wieder aufgeheizt. Mein erotisches Verlangen war nach langem, todesähnlichen Schlaf von neuem erwacht, und ich hatte mich dessen geschämt. Tausend Mal wichtiger aber war für mich der Gedanke, dass ich ihm absolut würde glauben können, wenn er über seinen Schatten springen und mir einen Kuss geben würde. Das wäre gleichsam die Bestätigung, dass ich seinem Versprechen trauen kann, die Gefühle, die Lebendigkeit zu leben und zu zeigen, die ich in mir trage« (S. 26 f.).

Die Patientin fügte in ihrem Tagebuch aus ihrer Vorgeschichte hinzu, sie habe sich bis zum Tod ihrer Mutter von dieser nicht lösen können. Als »schreckliche« Tochter, die als Einzige am Leben geblieben war, während die Brüder bereits tot waren, sei sie nie aus der Symbiose mit ihrer Mutter herausgewachsen. Die Zusammenhänge zwischen dem aktuellen Geschehen in der Therapie mit ihrer kindlichen und jugendlichen Vorgeschichte seien ihr erst im Zuge der Therapie so wirklich bewusst geworden. So gesehen war der erwünschte Kuss vom Therapeuten im Grunde getragen von einer tiefen Sehnsucht nach mütterlicher Liebe. Dass die den Therapeuten damit vor eine unlösbare Aufgabe stellte, spielte in der inneren Wahrnehmung der Patientin keine Rolle.

Als der Therapeut den geforderten Kuss verweigerte, war sie entsetzt und beschämt und zugleich verunsichert davon, wie ihr Therapeut reagierte. Er zeigte »nichts anderes als sein nüchtern entspanntes Gesicht und schien kein bisschen irritiert« (S. 28). In der Folgestunde fragte sie bei ihm nach: »Weshalb wollte ich einem Kuss so viel mehr vertrauen als Ihrem Wissen?«, und er hatte geantwortet: »Weil Sie so oft belogen und betrogen worden sind« (S. 29). In der nachfolgenden Umarmung sagte er zu ihr: »Nehmen Sie die Umarmung in sich hinein und bewahren Sie sie. Und lassen Sie Ihren Schutzmantel wachsen« (S. 29).

Zugleich nahm sich der Therapeut, wohl ebenso verunsichert angesichts des Verlaufs, etwas mehr zurück, was der Patientin nicht entging. Auf ihre diesbezügliche Rückfrage meinte er: »Haben Sie meine Anteilnahme nicht gespürt? [...] Was brauchen Sie?« Sie antwortete, sie brauche Gewissheit, dass er zu ihr halte, worauf er ihr entgegnete: »Was bekommen Sie zu wenig?« Sie antwortete ihm, er treibe das gleiche böse Spiel mit ihr wie ihre Mutter: »So wie du bist, bist du nicht liebenswert«, worauf er fragte, ob er seine Grenzen nicht klargemacht habe, was sie verneinte (S. 29).

20.8 Die Unlösbarkeit der Verstrickung

Die Atmosphäre war nun endgültig gekippt, von Missverständnissen und wechselseitigen Rechtfertigungen gekennzeichnet. Der Therapeut schien laut Schilderung der Patientin nie in Betracht gezogen zu haben, seinen Anteil an den Verwicklungen zuzugeben und sich bei der Patientin dafür zu entschuldigen. Möglicherweise hätte eine solche Entschuldigung dem verhängnisvollen Verlauf noch eine positive Wendung geben können. So aber ging die Spirale an Rechtfertigungen und Vorwürfen weiter.

»Der Therapeut wiederholte jede Stunde, dass *sie* an seine Grenzen gestoßen sei und in der Wahrnehmung der Patientin klang es zunehmend mehr wie eine Drohung« (S. 29). Sie wurde zunehmend verzweifelt, der Therapeut leugnete wiederholt seinen Eigenanteil an der Verwicklung. Er schien sich ihr gegenüber zu verhärten, er begann Sätze zu sagen, die sie sehr verletzten, wie »Ihre Tränen rühren mich kein bisschen« (S. 29), und die Patientin ihrerseits verlor jegliche Orientierung. Seine Versuche, sie auf intellektueller Ebene zu erreichen und zu verstehen, prallten an ihr ab. Später schien er, anscheinend auf ihr Drängen, einen möglichen Behandlungsfehler einzuräumen: »Ja, vielleicht habe ich Ihnen auch gelegentlich falsche Impulse gegeben« (S. 32). Die Patientin war jedoch in ihrer eigenen Enttäuschung zu sehr gefangen, als dass sie sich von seiner Erklärung innerlich berühren lassen konnte. Sie erlebte dieses Eingeständnis viel mehr als Ausweichen, es war ihr nicht genug. »Er schien verschlossen wie ein Garten, dessen Schönheit ich sehen konnte, den er aber für mich nicht öffnen wollte« (S. 32). Die Klagen der Patientin wuchsen weiter an, ebenso ihr Groll, und der Therapeut war in einem aussichtslosen Rückzugsgefecht gefangen. Nach elf Jahren kam es schließlich zum Therapieabbruch.

20.9 Nachbetrachtung und Analyse des Geschehens

So verhängnisvoll und schwer erträglich dieser Verlauf ist, so lehrreich ist er zugleich. Ausgangspunkt war die körperliche Berührung. Worm (2007, S. 274 ff.) erklärt: »Dieser Therapeut […] unterstützt die Illusion einer Ersatz-Partnerschaft. Er suggeriert ihr, ›er sei, da mein todkranker Mann es nicht mehr sein könne, nun mein Vertrauter geworden‹ (Akoluth, 2004, S. 20). Er geht auch weiterhin sehr aktiv vor, legt beide Arme um die Patientin und ermuntert sie, das Gleiche aktiv bei ihm zu tun. Sein Motiv wird in einem nächsten Zitat zugänglich: Er sagt: ›Sie sollen hier wissen und lernen, dass Sie gemocht und schön gefunden werden‹ (S. 22). Dieser Beginn einer entgleisenden Therapie ist insofern zu diskutieren, da es sich bei diesem Vorgehen um ein prinzipielles Problem handelt, wenn dieser Therapeut sich vielleicht auch besonders bedenkenlos auf diesen Weg begibt nach einer sehr begrenzten eigenen Vorerfahrung. Er macht genau das, was [...] unter dem Stichwort ›Neuerfahrung‹ beschrieben wurde. Er versucht, sich direkt als ein neues Objekt anzubieten, *und zwar nicht für die Erfahrung der schmerzvollen Defizite und der damit verbundenen Gefühle ihres bisherigen Lebens, sondern er verspricht ihr, sozusagen alles ›neu zu machen‹ und damit ihr Grundgefühl zu ändern* [Hervorh. P. G.]. Das hieße, die ›Leerstelle‹ eines Defizits neu zu füllen – als sei dort vorher tatsächlich eine ›Leere‹. Aus dem weiteren Behandlungsverlauf wird dann auch aus vielen Stundenbeschreibungen deutlich, dass sich tatsächlich dort keine ›Leerstelle‹ befindet, sondern ein randvoller ›Topf‹ mit den verschiedensten enttäuschenden Beziehungserlebnissen, die den Rückzug und die Abkapselung vom Leben verständlich machen. Die Bearbeitung der Folgen dieses ›Defizits‹ wäre die konstruktive Alternative zu dieser publizierten Behandlung [...] Die Patientin hatte also durchaus ein Gefühl und eine Wahrnehmung für das Unstimmige der Situation. Wahrscheinlich registrierte sie auch ganz richtig eine zunehmende negative Gegenübertragung beim Therapeuten. Aber ihren Bedenken begegnet er mit dem Versuch zunehmender Affirmationen: ›Aber Sie haben doch gesehen, wie ich mich gefreut habe. Ich habe ihnen doch meine Freude und Zuneigung gezeigt‹ (S. 24). Der Therapeut versucht offenbar seine eigene Zwiespältigkeit zu überspielen, die negative Gegenübertragung wird nicht zum Anlass einer kritischen Reflexion der Situation. Denn hätte die Patientin mit ihrer Beobachtung seines zunehmenden Widerwillens Recht, wäre hier ein entscheidender Ausgangspunkt für ein Verstehen der Situation gegeben gewesen. Die Patientin schreibt, dass durch diese Widersprüchlichkeit ihrer körperlichen Wahrnehmung und den affirmativen Worten des Therapeuten eine entscheidende Übertragung provoziert wird. Sie sagt schon bald: ›Ich fühlte, dass der Analytiker es wie meine Mutter macht. Mögliche Nähe wird durch eine innere Distanzierung aufgehoben‹ [...] Das Ganze steigert sich bis zu der Einforderung eines bestätigenden Kusses vom Analytiker, dass seine Liebe zu ihr auch die Frau meint und ›erlöst‹. Es liest sich wie ein Test der Patientin, durch den endgültig die Unstimmigkeit der Situation klar werden soll – freilich so von ihr sicher nicht bewusst initiiert [...] Die Verweigerung des Kusses vom Therapeuten lässt sie nun auch deutlich die bestimmende Übertragung äußern: ›Sie treiben dasselbe böse Spiel mit mir, wie einst meine Mutter‹« (S. 29).

Reinert (persönliche Mitteilung per E-Email, 23.10.2023) fügt hinzu: »Für mich gibt es trotzdem noch eine Menge an Erkenntnissen, und es stellt sich die Sache so dar, dass der Akoluth-Fall ein sehr gutes und für die Vermittlung unserer Art zu arbeiten gut brauchbares Beispiel abgibt dafür, was man in der Therapie schwerer und nachhaltig gestörter Patient:innen eben nicht machen darf und was dann im weiteren Verlauf der Therapie ›in Teufels Küche‹ führen kann:

1. Meines Erachtens war der Einsatz körpertherapeutischer Elemente in der Therapie an der Stelle, wo dies geschah, gänzlich fehl am Platze: Offenbar war die Patientin zu diesem Zeitpunkt noch voll, wie ich das nenne, im ›*oralen Modus*‹,[40] das heißt in einer Verfassung, in der sie noch voll von der Hoffnung besetzt war, sie könne vom Therapeuten Hilfe und Heilung eben ›*bekommen*‹, heißt: Erlittene Defizite könnten nachträglich ›aufgefüllt‹ werden. Das entspräche also auf beiden Seiten, bei Therapeut und Patientin, der Annahme, dass ›Nach-Nähren‹ möglich sei. Bei solchen Patient:innen ist das aber gar nicht möglich: Sie werden eben nicht ›satt‹, werden dagegen, wenn sie das merken, ›immer hungriger‹ und fordernder, der Therapeut versucht, den Sehnsüchten und Bedürfnissen der Patientin gerecht zu werden, indem er immer mehr ›seelische Nahrung‹ herbeizuschaffen versucht, natürlich ohne Erfolg. Das entspricht dann der ›malignen Regression‹. Immer mehr desselben. Wenn dann die Patientin immer mehr merkt, dass das nicht weiterführt, wird sie zunehmend unzufrieden und schließlich aggressiv, ist aber immer noch im oralen Modus der Erwartung von Hilfe und Heilung durch den Therapeuten. Das endet nicht gut.
2. Abgesehen davon, dass also die Einführung der Körperebene in die Therapie an der Stelle sicher nicht angezeigt war: Ohne vorherige Besprechung und vorsichtige Annäherung mit der jederzeit möglichen Rücknahme gemachter

40 Dazu erläutert Reinert (vgl. Kapitel 11.11) sinngemäß: Die normal aus der »oralen Phase« der frühen Kindheit stammende und mit ihr im Alter von etwa zwei Jahren zu Ende gehende Phase kann unter Umständen bei besonderer Betonung oder auch Überbetonung der entsprechenden Bedürfnisse (auch durch die Umgebung) aufrechterhalten bleiben und sich zu einem dauergültigen Modus der Wahrnehmungs- und Lebensführung auswachsen. Es kommt zu einem permanenten Beurteilen von »subjektiver Lebensqualität« abhängig vorrangig von – vor allem, jedoch nicht nur – materiellen, aber auch sonst dem Wesen nach »einverleibendem« Charakter (Beispiel: »Ich zieh' mir jetzt ein Video rein«!). In Ermangelung anderer Modi der »Welt-Wahrnehmung« führt das zu dauernder Suche nach mehr oder weniger oraler Befriedigung, bei Nichterreichen zu massiver Unzufriedenheit und Forderungen an die Umgebung. Der »orale Modus« blockiert dann in der Regel die sonst möglichen, über ihn hinauswachsenden »Erlebensformen von Leben und Beziehung« und steht im Fall einer Therapieaufnahme auch der Ausbildung einer analytischen Beziehung im Wege.

Vorschläge und ohne von der Patientin geäußerte *Beschreibungen ihres Empfindens* und darauf dann eventuell bezogener Angebote ist die körperliche Ebene nicht nur nicht angezeigt, so wie in dem geschilderten Verlauf ist sie übergriffig und eher schädlich. Außerdem ist bei Menschen mit Missbrauchserfahrung (hier durch den Pfarrer in der späteren Kindheit der Patientin, die offenbar nie besprochen und bearbeitet worden war) die Körperlichkeit eine brisante Atmosphäre: Hier ist besondere Vorsicht angezeigt. Und dann ohne vorherige Besprechung einfach ausgeführt? Das ist obsolet!

3. Offenbar bekam es der Therapeut im Rahmen der weiteren Entwicklung zunehmend mit der Angst zu tun: Er, der die Grenzen von sich aus überschritten hatte (was nicht per se schlimm ist), zog sich der Patientin gegenüber immer wieder auf *seine* Grenzen zurück, was natürlicherweise von der Patientin als ›Verlassenwerden‹ empfunden werden musste.
4. Ganz besonders schlimm war sicher, dass der Therapeut in seiner eigenen Unsicherheit und aus dieser resultierendem Hin und Her seiner geäußerten Wahrnehmungen der Patientin immer wieder ›doppelte Botschaften‹ vermittelte (ein in der Frühgeschichte von Schizophreniepatienten geradezu klassisches Verhalten der Eltern!), was die Patientin als ›verwirrend‹ (sprich: verrückt-machend) empfand. Wenn man die Patientin einlädt – was der Therapeut immer wieder gemacht hat –, loszulassen und die eigenen Gefühle und Empfindungen frei zu äußern, muss man unbedingt *unverbrüchlich* zu ihr stehen. Sonst ist die Aufforderung zur Offenheit keine ehrliche Einladung, sondern eine böse Falle, besonders, wenn der Therapeut darauf gekränkt, ja tendenziell sogar aggressiv reagiert. Und das bei einer Patientin, die seit der Kindheit immer wieder mit schweren Schuldgefühlen zu tun hatte!
5. Und dann die Deutungen! Beim Lesen des Verlaufes lösten die bei mir immer wieder Entsetzen aus! Deutungen sind in der Psychoanalyse ein ganz wichtiges Element. Aber sie können auch verderblich sein. Dies scheint hier immer wieder der Fall gewesen zu sein. Der Analytiker deutet und fertig: Dann ist die Wahrheit ja auf dem Tisch. Und die Patientin hat das dann zu schlucken. Furchtbar! Ein Kollege hat einmal geäußert, es gebe Analytiker, die dem Patienten ›den Deutungsdreck hinterherwerfen‹. So kam mir das bei Frau A. jetzt vor.
6. Und nach der Analyse der Versuch der Patientin, bei der Standesorganisation Hilfe und Unterstützung zu bekommen: Das Hinauszögern von Antworten, das Beschwichtigen, das ›Sich-hinter-den-Therapeuten-Stellen‹ ist erneuter Verrat an der Patientin. Pure Feigheit! Hier wird den Kritikern der Psychoanalyse Wasser auf die Mühlen geleitet: Unwissenschaftlich, willkürlich,

nicht nachprüfbar [...] Furchtbar! Das ist Psychoanalyse, wie sie auf keinen Fall sein soll/darf. Aber leider auch heute noch häufig ist.

Insgesamt ist das eine schlimme Psychoanalyse gewesen, deren Verlauf bis in den Nachgang hinein für die Psychoanalyse eher beschämend ist.«

20.10 Stellenwert der körperlichen Berührungen

Der Therapieverlauf zeigt eindrucksvoll die zentrale Rolle der körperlichen Berührung in einer therapeutischen Beziehung und die Risiken, die mit deren Einsatz verbunden sein können. Die Patientin litt an einer tiefen Angst vor Verlassenheit und einem ungestillten Bedürfnis nach emotionaler Nähe und Autonomie. Die Therapie führte zu einer gewissen Autonomie, ließ jedoch, wie die Patientin selbst feststellte, die tiefsten Bereiche ihrer Persönlichkeit unberührt.

Der Therapeut war sich der erreichten Schritte, aber auch der Grenzen in der Entwicklung seiner Patientin wohl bewusst und suchte nach neuen therapeutischen Wegen, die Unnahbarkeit der Patientin zu überwinden. Er setzte gezielt Berührungen ein, beginnend mit dem Halten ihrer Hand. Diese körperliche Interaktion hatte eine starke Wirkung auf die Patientin. Sie beschrieb, wie sie sich während des Gehaltenwerdens angenommen und verstanden fühlte, zugleich jedoch in ein emotionales Chaos stürzte. Die Berührung löste eine überwältigende Sehnsucht aus, die die Patientin zuvor nicht gekannt hatte. Dies markierte den Beginn eines intensiven Prozesses, in dem die Patientin sich einerseits nach Nähe sehnte, andererseits aber auch mit einer tiefen Verunsicherung und Scham konfrontiert wurde. Die körperlichen Berührungen wurden wiederholt, begleitet von Ermutigungen des Therapeuten, diese Erfahrungen tief in sich aufzunehmen.

Nach dem Tod ihres Mannes verstärkten sich die Abhängigkeit von und die Sehnsucht der Patientin nach dem Therapeuten. Sie projizierte auf ihn nicht nur ihre unerfüllten Bedürfnisse nach Nähe und Bestätigung, sondern auch ihre tiefen frühkindlichen Sehnsüchte nach mütterlicher Liebe. Der Therapeut ermutigte sie, ihre Wünsche auszudrücken, was zu weiteren Berührungen führte, darunter Umarmungen und gegenseitiges Berühren des Gesichts. Diese Interaktionen lösten in der Patientin eine starke erotische Aufladung der Beziehung aus. Sie idealisierte den Therapeuten immer mehr und sah in ihm zunehmend eine allumfassende, heilsame Instanz. Der Therapeut schien wie geblendet durch die scheinbaren Fortschritte der Patientin, und es liegt nahe, dass er derartige intensive Verläufe in ihren Entwicklungschancen *und* in ihren Risiken noch nicht so gut einzuschätzen vermochte. Die zunehmende Erotisierung der therapeutischen Beziehung schien er in der vorhandenen Konstellation nicht als mögliches Risiko in Betracht zu ziehen. Schließlich wurde er die Geister, die er gerufen hatte, nicht mehr los.

Der Therapieverlauf verdeutlicht, wie kraftvoll körperliche Berührungen in der Therapie sein können, da sie emotionale Türen öffnen und intensive Prozesse anstoßen können. Gleichzeitig zeigt sich jedoch, dass der Einsatz von Berührung eine klare methodische und ethische Reflexion erfordert. Ohne ein klares Bewusstsein für die eigenen Grenzen und die Dynamiken in der therapeutischen Beziehung birgt dieser Zugang das Risiko von Verstrickungen und Regressionen, die das therapeutische Ziel gefährden können.

20.11 Reflexion der erotisierenden Dynamik

In diesem Beispiel führte eine Kombination von Faktoren zur erotischen Aufladung der therapeutischen Beziehung, wobei sowohl die Dynamiken der Patientin als auch das Verhalten des Therapeuten eine zentrale Rolle spielten. Die Patientin brachte tiefe Sehnsüchte nach Nähe, emotionaler Geborgenheit und mütterlicher Zuwendung in die Therapie ein, die aus frühen Defiziten resultierten. Diese Bedürfnisse fanden in der Beziehung zum Therapeuten einen neuen Ausdruck, insbesondere durch die gezielten körperlichen Berührungen, die sie als tröstend und emotional bedeutsam empfand. Der Therapeut wurde zunehmend zur Projektionsfläche für ihre unerfüllten Wünsche nach bedingungsloser Liebe und Annahme, was ihre Idealisierung verstärkte. Diese Idealisierung führte dazu, dass sie ihn als allmächtige und heilende Figur wahrnahm, was die erotische Spannung in der Beziehung intensivierte. Ihre unbewussten Wünsche nach Intimität und Zugehörigkeit fanden in einer erotischen Übertragung ihren Ausdruck. Ihre zunehmende Abhängigkeit und regressive Haltung, die den Therapeuten als primäre Bezugsperson wahrnahm, verstärkten die Sehnsucht nach Verschmelzung.

Der Therapeut trug ebenfalls zu dieser Entwicklung bei. Sein Einsatz von Berührungen wie das Halten der Hand, Umarmungen und anderen Berührungen im Zusammenspiel mit den bereits oben erwähnten Faktoren öffnete den Raum für Missverständnisse und eine Vermischung der therapeutischen mit der persönlichen Sphäre. Der therapeutische Akzent war zu sehr auf die alternativen guten Erfahrungen ausgerichtet und zu wenig auf die konflikthaften Aspekte. Obwohl er hätte erkennen können, dass körperliche Berührungen im Zusammenspiel mit anderen Faktoren intensive emotionale, auch erotische Reaktionen hervorrufen können, versäumte er es, an Grenzsetzungen genauso zu arbeiten. Sein Verhalten, das ermutigende Botschaften und körperliche Nähe beinhaltete, wurde von der Patientin daher als Bestätigung ihrer Sehnsüchte wahrgenommen. Dem Therapeuten schien ebenso entgangen zu sein, dass die Patientin die notwendige therapeutische Ich-Spaltung längst verloren hatte.

Die therapeutische Ich-Spaltung ist in dieser Arbeit ein sehr wichtiger Gesichtspunkt. Gemeint ist, dass die Patient:innen im Rahmen der Therapie in der Lage sein sollten, die Beziehung zum Therapeuten auf zwei Ebenen gleichzeitig wahrzunehmen: auf einer realen, alltäglichen Ebene und auf einer symbolischen, übertragungsbezogenen Ebene. Diese Spaltung ermöglicht es, dass die intensiven emotionalen Reaktionen, die in der Übertragung entstehen, innerhalb des geschützten therapeutischen Rahmens bearbeitet werden können, ohne sie direkt auf die reale Beziehungsebene zu übertragen.

Wenn eine Patientin die therapeutische Ich-Spaltung verliert, verschwimmen diese Ebenen. In diesem Fall werden die emotionalen Reaktionen, die ursprünglich aus früheren Erfahrungen oder Beziehungen stammen und im Rahmen der Übertragung auf den Therapeuten projiziert werden, als direkte, reale Gefühle gegenüber dem Therapeuten wahrgenommen. Die Patientin erlebt den Therapeuten möglicherweise nicht mehr als neutralen Akteur in einer professionellen Rolle, sondern als jemanden, der ihre Sehnsüchte, Ängste oder Bedürfnisse real erwidert.

In der beschriebenen Situation führte der unreflektierte Einsatz von Berührungen in Kombination mit der mangelnde Abgrenzung des Therapeuten dazu, dass die Patientin die notwendige Distanz nicht aufrechterhalten konnte. Das bedeutet, dass sie die therapeutische Beziehung nicht mehr als einen geschützten Raum verstand, in dem sie ihre eigenen inneren Konflikte, Wünsche und Gefühle bearbeiten konnte. Stattdessen nahm sie die Botschaften und Verhaltensweisen des Therapeuten als eine Bestätigung ihrer persönlichen Sehnsüchte wahr, was die therapeutische Arbeit erschwerte oder gar verhinderte.

Die erotische Aufladung entstand letztlich durch eine Wechselwirkung zwischen der tiefen Bedürftigkeit der Patientin und dem unreflektierten Verhalten des Therapeuten. Die Berührungen verstärkten die Projektionen der Patientin, während der Therapeut durch mangelnde Abgrenzung oder Reflexion nicht in der Lage war, diese Dynamik konstruktiv zu bearbeiten. Seine Reaktionen, etwa das Verharmlosen oder Ermutigen von Nähe, nährten die idealisierenden und erotischen Fantasien der Patientin, während ihre zunehmende Abhängigkeit die Spannung in der Beziehung intensivierte. Die Eskalation war somit das Ergebnis eines Ungleichgewichts: Die therapeutischen Maßnahmen entfalteten eine intensive emotionale Wirkung, ohne dass ein sicherer Rahmen für die Bearbeitung der damit verbundenen Dynamiken geschaffen wurde.

20.12 Erste Schlussfolgerungen für eine Berührungsleitlinie

Der beschriebene Fall verdeutlicht eindrücklich, wie kraftvoll und zugleich risikobehaftet der Einsatz von körperlicher Berührung in der Therapie sein kann. Während sie emotionale Nähe und tiefe Prozesse anstoßen kann, besteht ohne klare methodische und ethische Reflexion die Gefahr, dass Grenzen verschwimmen und sich Dynamiken entwickeln, die den therapeutischen Rahmen und das Ziel gefährden. Um diese Risiken zu minimieren und gleichzeitig die Potenziale der Berührung gezielt und verantwortungsvoll zu nutzen, ist eine strukturierte Auseinandersetzung mit diesem Thema erforderlich. Daraus ergibt sich die Notwendigkeit, klare Leitlinien zu entwickeln, die die Anwendung von Berührung in der Therapie transparent regeln und sowohl Patient:innen als auch Therapeut:innen Schutz und Orientierung bieten.

Eine solche Leitlinie müsste präzise festlegen, unter welchen Umständen körperliche Berührung in der Therapie vertretbar ist und welche Kriterien bei ihrer Anwendung erfüllt sein müssen, damit sie in der Psychotherapie sinnvoll und ethisch vertretbar sein kann.

Kapitel 21: Berührungsleitlinie für die Psychotherapie erwachsener Patient:innen

21.1 Vorbemerkungen

Folgende Vorbemerkungen sind mir wichtig:

Zum einen handelt es sich hier um erste Ideen zu einer Berührungsleitlinie und mir ist klar, dass solche Ideen zunächst einer breiteren Diskussion bedürfen. Die Leitlinie soll eine Orientierungshilfe für professionelle Psychotherapeuten sein, die körperliche Berührung in ihre therapeutische Arbeit integrieren möchten.

Zum anderen möchte ich betonen, dass eine Leitlinie *kein* Therapiemanual ist und auch nicht sein soll. Sie legt lediglich Standards und Prinzipien fest, aber die spezifische Anwendung dieser Prinzipien erfordert eine individuelle Anpassung an den jeweiligen therapeutischen Kontext und die Bedürfnisse der Patient:innen. Die jeweils notwendigen Anpassungen erfordern therapeutisches Einfühlungsvermögen und Situationsflexibilität sowie ein Bewusstsein für die Komplexität des therapeutischen Geschehens. Dies wurde im Hinblick auf die Integration der körperlichen Ebene in eine psychodynamische Psychotherapie an anderer Stelle bereits beschrieben (Geißler, 2023a).

Die bereits im Unterkapitel 3.7 vorgestellte Leitlinie der Körperpsychotherapeutin Gill Westland adressiert viele Aspekte, die auch im beschriebenen Fall (siehe Kapitel 20) problematisch waren. Allerdings wäre ihre Anwendung allein nicht ausreichend gewesen, um die Entgleisung zu verhindern, da sie keine expliziten Aussagen für die Arbeit im Hinblick auf eine psychodynamisch orientierte und regressionszentrierte Arbeit mit Patient:innen enthält. Der geschilderte Fall zeigt, dass eine zusätzliche Sensibilität für *psychodynamische Prozesse* (maligne Regression) nötig ist.

Eine entsprechende Ergänzung könnte in etwa so aussehen: Körperpsychotherapeuten sind sich bewusst, dass die Anwendung von Berührungen intensive regressive Dynamiken auslösen kann. Sie achten darauf, regressiven Abhängigkeitswünschen oder frühkindlichen Übertragungsreaktionen mit professioneller

Distanz und therapeutischem Containment zu begegnen, um das Risiko einer malignen Regression zu minimieren. Sie fördern die Ich-Stärke des Patienten/der Patientin und achten darauf, dass Berührungen nicht zu einer unbewussten Eskalation von regressivem Verhalten führen. Sie sind sich der Möglichkeit bewusst, dass sich in bestimmten Konstellationen erotische Übertragungen entwickeln können, und sind sich über die Vorzeichen derartiger Übertragungen bewusst. Therapeuten haben ein Wissen, um destruktive Dynamiken frühzeitig zu erkennen und ihnen zu begegnen. Intervision und/oder Supervision ist verpflichtend, wenn die jeweilige Dynamik komplex oder belastend wird.

21.2 Entwurf einer Berührungsleitlinie für die Psychotherapie Erwachsener

21.2.1 Professionalität und Ausbildung

Es gelten die üblichen Anforderungen an die Professionalität der Therapeut:innen, die Ausbildung in einer gesetzlich anerkannten psychotherapeutischen Methode sowie der Nachweis gesetzlich anerkannter Weiterbildungen. Im Fall von körperpsychotherapeutischen Weiterbildungen ist der Nachweis begleitender Supervision bei gesetzlich anerkannten Supervisor:innen erforderlich.

Die Professionalität der Therapeut:innen schließt gerade im Hinblick auf die Möglichkeit zur konkreten körperlichen Berührung das Wissen um die Möglichkeiten und um die schädigenden Konsequenzen der ungleichen Machtverhältnisse zwischen Patienten und Therapeuten ein, ebenso die Fähigkeit der Therapeuten, Machtthematiken zu antizipieren, zu erkennen und ggf. auch zur Sprache zu bringen und reflektierend durchzuarbeiten.

Die Professionalität der Therapeut:innen umfasst ebenso die Fähigkeit, psychodynamische Prozesse wie Übertragungen und Gegenübertragungen, die durch Berührung verstärkt werden können, zu antizipieren, zu erkennen und zu reflektieren. Insbesondere gilt es, regressives Verhalten und Abhängigkeitswünsche sorgfältig zu begleiten, ohne diese auf eine Weise zu fördern, die nicht mit den Therapiezielen vereinbar ist.

Die Professionalität der Therapeutin schließt ebenso ein, dass sie um unterschiedliche Settingangebote und damit verbundene unterschiedliche Handhabungen von Berührungsangeboten Kenntnis hat (im Kontext eines Gruppensettings, in der Arbeit mit Kindern und Jugendlichen usw.). Sie schließt ein Abstinenzverständnis dahingehend ein, dass die Patientin nicht in schädlicher

Weise für die Bedürfnisse der Therapeutin gebraucht wird, sondern die Entwicklung der Patientin in einem für sie günstigen Sinn zu jedem Zeitpunkt der Behandlung primäres Ziel bleibt.

21.2.2 Die Verortung von Berührung im jeweiligen Settingangebot

Konkrete körperliche Berührung stellt ein methodisches Element im Kontext eines Setting-Angebots dar, von dem es nicht getrennt werden kann. Das therapeutische Geschehen ist immer in seiner Ganzheitlichkeit und Komplexität zu betrachten. Konkrete körperliche Berührung gewinnt erst unter diesem ganzheitlichen Gesichtspunkt ihre jeweils spezifische Bedeutung.

Ein Angebot zur körperlichen Berührung ist explorativer Natur, nach dem Motto: »Schauen wir mal, was passiert, wenn …« Im psychoanalytischen Standardvorgehen sieht das Angebot folgendermaßen aus: »Schauen wir mal, was mit Ihnen und zwischen uns geschieht, wenn Sie mehrmals in der Woche zu festgelegten Zeiten hierherkommen, sich auf die Couch legen und sich möglichst frei dem überlassen, was Sie dann beschäftigt. Ich mache Ihnen den Vorschlag, dass wir versuchen, uns besonders mithilfe der sprachlichen Mitteilungen über das, was in Ihnen vorgeht, zu verständigen. Dadurch können neue Möglichkeiten des Verständnisses und des Umgangs mit Ihnen selbst und anderen entstehen.« Im offenen Setting kann das Angebot etwa in folgender Weise modifiziert werden: »Schauen wir mal, was mit Ihnen und zwischen uns geschieht, wenn Sie für eine Weile einmal pro Woche hierherkommen und wir uns überlegen, wie wir die jeweilige Stunde gestalten. Üblicherweise werden wir so beginnen, dass wir uns auf die Stühle setzen und dann schauen, was sich im Sprechen entwickelt, und entscheiden, ob wir im Sprechen verbleiben oder miteinander – nach vorbereitender Reflexion – ein Experiment auf der körperlichen Ebene machen, das wir in der Folge nachreflektieren. Dadurch können neue Möglichkeiten des Verständnisses und des Umgangs mit Ihnen selbst und anderen entstehen.«

Ein konkretes körperliches Berührungsangebot könnte etwa in der folgenden Form ausgesprochen werden: »Wir könnten mal schauen, was geschieht, wenn Sie sich auf den Rücken auf die Therapiematte legen, ich mich neben Sie setze und meine rechte Hand für vielleicht zwei, drei Minuten auf Ihre rechte Schulter lege. Anschließend reden wir darüber, was Sie während dieses Experiments erlebt haben – einverstanden?«

Es ist möglich, wenngleich seitens der Therapeutin bzw. des Therapeuten nicht bewusst intendiert, dass sich im Zuge solcher Erfahrungsangebote spontan korrektive Beziehungserfahrungen einstellen. Ist das der Fall, haben sie oft eine nachhaltige entwicklungsförderliche Wirkung. Die Intention zur Berührungsprobe ist und bleibt jedoch analytisch-explorativer Natur, nach dem Motto: »Schauen wir mal, was passiert, wenn ...«

In jedem Fall ist das Behandlungssetting ein Raum geschützter Intimität, die sich in einem professionellen Rahmen manifestiert. Obwohl es um die wichtigsten Fragen im Leben gehen kann und diese sich in der Beziehung zum Therapeuten manifestieren können, bleibt immer ein »Als-ob«-Moment bestimmend für die Struktur der therapeutischen Situation. Patient und Behandler sind nur über den professionellen Rahmen miteinander verbunden.

Körperliche Berührungen sind immer auch potenzielle Träger unbewusster Bedeutungen, die Übertragungs- und Gegenübertragungsphänomene auslösen können. Diese Dynamiken sollten Teil der Reflexion in der Nachbereitung sein, insbesondere im Hinblick darauf, ob durch die jeweilige Berührungsintervention unbewusste Konflikte aktiviert oder gelöst wurden. Eine psychodynamische Betrachtung der Interaktion ist essenziell, um zu verstehen, welche regressiven Dynamiken oder Entwicklungspotenziale durch die Berührung aktiviert wurden. Die Reflexion sollte dabei berücksichtigen, ob die Patientin/der Patient die Berührung eher als autonomiefördernd oder als regressionsverstärkend erlebt hat. Dies kann Aufschluss darüber geben, wie die Intervention im weiteren Behandlungsverlauf genutzt oder angepasst werden sollte.

21.2.3 Transparenz

Es ist gegenüber den Patient:innen in für sie nachvollziehbarer Weise offenzulegen, welchen Nutzen die körperliche Berührung im Hinblick auf das therapeutische Geschehen haben könnte.

21.2.4 Dokumentation

Es gelten die üblichen Standards hinsichtlich fortlaufender schriftlicher Aufzeichnungen des therapeutischen Prozesses. Im Fall körperlicher Berührungen ist die spätere Nachvollziehbarkeit von Bedeutung, warum körperliche Berührung als methodisches Element eingeführt wurde, einschließlich der Art der Vorbereitung, des Prozessverlaufs und der nachträglichen Nachbereitung (innerhalb der jeweiligen Therapiestunde und ebenso in den Folgestunden nach einer solchen Intervention).

Bei der Dokumentation sollte neben der Beschreibung der Berührungssituation auch festgehalten werden, welche psychodynamischen Überlegungen zur Entscheidung für die Intervention geführt haben, einschließlich einer Einschätzung potenzieller Übertragungs- und Gegenübertragungsdynamiken. Wichtig ist zudem, zu vermerken, wie der Patient auf die Berührung reagiert hat und ob Anzeichen regressiver oder dysfunktionaler Entwicklungen erkennbar wurden.

21.2.5 Grundlegende ethische Prinzipien

Die Behandlung erfolgt in kooperativer Weise und auf Augenhöhe: Die Würde und Integrität der Patient:innen werden zu jedem Zeitpunkt der Behandlung gewahrt. Berührung muss grundsätzlich reflektierend vorbereitet, begleitet und nachbereitet werden. Sie darf niemals erzwungen werden. Die Patient:innen dürfen ein Berührungsangebot jederzeit unterbrechen und ihnen wird die »Stopp«-Regel mitgeteilt, im Wissen, dass nicht alle Patient:innen diese Regel angemessen befolgen können. Die Therapeut:innen sind daher aufgefordert, zusätzlich zu den sprachlichen Mitteilungen auf nonverbale Signalgebungen zu achten.

Im Kontext körperlicher Berührung sind die Therapeut:innen besonders dafür verantwortlich, regressiven Dynamiken ein klares und schützendes Containment zu bieten. Dies bedeutet, dass die durch die Berührung ausgelösten Abhängigkeitswünsche oder frühkindlichen Übertragungen nicht nur erkannt, sondern auch therapeutisch integriert werden, ohne dass sie die professionelle Distanz gefährden oder die Patient:innen in einer destruktiven Regression verharren lässt.

21.2.6 Kooperatives Vorgehen

Dem Patienten ist zu erklären, zu welchem Zweck körperliche Berührung vollzogen wird, in welchem Umfang und von welcher Dauer. Seine Zustimmung ist erforderlich und er hat ausdrücklich jederzeit die Möglichkeit, in den Prozess einzugreifen. Auch wenn es im Regelfall so ist, dass die hauptsächliche Aktivität im Zuge derartiger Handlungsproben zunächst von der Therapeutin ausgeht, besteht eine therapeutische Zielsetzung darin, dass der Patient zunehmend deutlicher wahrnimmt und auch ausdrücken kann, was für sie selbst förderlich ist und was nicht.

21.2.7 Grenzen körperlicher Berührung und Kontraindikationen

Psychotherapeutische Methoden, die die Möglichkeit körperlicher Berührung grundsätzlich einschließen, sollten sich im Rahmen ihrer methodenspezifischen Publikationen und Lehrbücher auch dazu äußern, worin sie die Grenzen oder gar Kontraindikationen körperlicher Berührung sehen (vgl. dazu Geißler, 2017; 2023c).

Berührungsinterventionen sollten tendenziell vermieden werden, wenn das Risiko einer malignen Regression nicht auszuschließen ist, etwa bei Patient:innen mit ausgeprägten Borderline- oder psychotischen Tendenzen, bei denen Berührung Überwältigung oder Desintegration auslösen könnte. Ebenso sollte der Einsatz von körperlichen Berührungen eher vermieden bzw. sehr sorgfältig erwogen werden, wenn unbewusste Wünsche nach Verschmelzung oder Symbiose die therapeutische Beziehung dominieren, da dies das Risiko birgt, Abhängigkeitsdynamiken zu verstärken und die Autonomieentwicklung zu behindern.

Teil 3: Körperliche Berührung in der Psychotherapie von Kindern und Jugendlichen

In diesem Teil werden die Besonderheiten der Arbeit mit körperlichen Berührungserfahrungen im Behandlungssetting mit Kindern und Jugendlichen herausgearbeitet. Abschließend wird eine modifizierte Orientierungslinie formuliert.

Kapitel 22: Klinischer Beitrag mit Fallepisoden aus körpernahen psychodynamischen Kindertherapien

Jochen Willerscheidt

In diesem klinischen Beitrag wird der Frage nachgegangen, inwieweit die in der kindlichen Entwicklung bedeutsamen Erfahrungen des haptischen Systems auch im psychotherapeutischen Kontext auftauchen. Können Berührungserfahrungen, die im bisherigen zwischenmenschlichen Bereich eines Kindes eine stimulierende, regulierende bzw. kommunikative Funktion haben, auch für den therapeutischen Prozess adaptiert werden? Das Folgende versteht sich als eine Einladung, wie haptische Phänomene in der Psychotherapie aufgegriffen werden und den therapeutischen Prozess voranbringen können.

Um den Veränderungsprozess in der Kindertherapie detailliert beschreiben zu können, greife ich auf das Prozessmodell von Stern et al. (2012) zurück: »Wir erkannten, dass wir ein neues Modell brauchten, um etwas weitgehend Unvorhersehbares, Nicht-Lineares und Emergentes erklären zu können« (S. 16). Zu einer Quelle der Inspiration zählten die Autoren damals die moderne Säuglingsforschung, da sie u. a. impliziten Vorgängen eine bedeutende Rolle beimaßen.

Im Anschluss an meine Ausführungen zur Haptikforschung und Berührungswissenschaft möchte ich nun behaupten, dass auch diese Grundlagenwissenschaften eine Inspirationsquelle für unsere psychotherapeutische Arbeit sind. So kann man vermuten, dass die regulierende Funktion von Berührungen im Säuglingsalter (siehe 5.4.2) eine ähnliche beruhigende Wirkung im therapeutischen Setting haben kann. Damit die Therapeutin bzw. der Therapeut eine entsprechende therapeutische Haltung entwickeln kann, muss auch das Abstinenzkonzept überdacht werden.

Außerdem möchte ich anhand klinischer Fallepisoden aufzeigen, dass sich das von der Boston Change Process Study Group (BCSPG) vorgestellte Prozessmodell zur therapeutischen Veränderung eignet, um körperliche Berührungen integrieren zu können.

Wie können Therapeut:innen mit diesen zum Teil plötzlichen Veränderungen umgehen? Auch Berührungsinterventionen (siehe 5.5.4, 5.5.5, 5.5.6, 5.5.7) haben manchmal etwas Unwägbares (siehe Theorie dynamischer Systeme bei Beebe u. Lachmann, 2004).

Die therapeutische Haltung, die sich oft an einer recht rigiden Auslegung des Abstinenzbegriffes orientiert, bedarf deshalb einer Erweiterung, die auch unvorhersehbare körpernahe Momente in der Therapie fruchtbar nutzt.

Ein Angebot zur körperlichen Berührung oder ein Sicheinlassen auf einen Berührungsdialog (siehe Abbildung 1: Berührungspyramide, in 5.2) kann explorativer, stützender oder haltgebender Natur sein, damit sich seine kurative Wirkung entfalten kann.

Aufgrund der Ausstattung eines kindertherapeutischen Raumes nutzen Kinder die Hängematte, Stofftiere, Puppen, weiche Softbälle, Batakas und andere therapeutische Materialien, um die verbale Ebene im therapeutischen Prozess zu verlassen und ihre innere Welt in einer sprachlosen Kommunikation auszudrücken. Kinder assoziieren seltener mit Worten als in Form von spontanen spielerischen Impulsen und verwickeln die Therapeut:innen u.a. zum körperbetonten Mitspielen. Im Sinne eines »acting up statt acting out« beteiligt sich die Therapeutin innerhalb eines »Handlungsdialogs« (Heisterkamp, 2002) auf der Ebene dosierten Mitagierens. Patientin und Therapeutin kommunizieren praktisch in einer »Sprache vor der Sprache«.

In der folgenden Fallepisode schildere ich eine körpernahe Therapieszene, die sich dieser »Sprache vor der Sprache« bedient. Sie ähnelt einem Rough-and-Tumble-Play (siehe 5.4.2, 5.5.3) zwischen einem Therapeuten und einem ca. 10 Jahre alten, frühgestörten Patienten (mittleres bis niedriges Strukturniveau).

22.1 Fallepisode »Ein zärtlicher Ringkampf«

»Manchmal greift Christoph mich unmittelbar körperlich an, wenn wir die Tür zum Therapieraum geschlossen haben. Da er unser Ritual kennt, schnappt er sich die Batakas und stürzt sich wutentbrannt auf mich. Im ersten Augenblick weiche ich aufgrund seines wutverzerrten Gesichts zurück und bin bemüht, mich vor seinen niederprasselnden Schlägen zu schützen. Dann spüre ich einen Impuls, ihn weiter auf Abstand zu halten. [...] Christoph schreckt vor meiner Kraft zurück. Spontan schlägt er vor, die ›Waffen‹ wegzulegen.

Als ich zur Couch gehe und ihm dabei den Rücken zuwende, springt er mich von hinten an und würgt mich leicht am Hals. Überrascht, nicht verängstigt, greife ich intuitiv seine Arme und setze zu einem abgeschwächten Schulterwurf an. Vor mehreren Jahren war ich mit dieser Aikidotechnik vertraut geworden. Als er über meine rechte Schulter abrollte, fange ich Christoph vorne mit beiden Armen auf.

Zu meiner eigenen Überraschung liegt er wie ein Baby für kurze Zeit in meinen Armen, was er mit entsprechender Lautäußerung quietschend, lachend und krei-

schend begleitet. Einige Momente währte dieses wilde, aber auch zärtliche Spiel, dann knurrt er mich zornig an, ihn gefälligst loszulassen.
Nachdem ich seinem Wunsch nachgekommen bin, fordert er mich zu mehreren Wiederholungen dieses lebhaften Handlungsdialogs auf, an denen wir beide unsere gemeinsame Freude haben« (Willerscheidt, 2018, S. 28).

Ohne eine passende Erweiterung des Abstinenzgebots um Berührungskontakte wäre der fruchtbare Moment des Enactments nicht möglich gewesen. Orientieren wir uns in dieser Szene an den affektiven Systemen (Panksepp, 1998; Solms, 2023), können wir Solms zustimmen, dass auch dieses Rough-and-Tumble-Play – einem wilden, risikoreichen Spiel – vom Affekt der Freude begleitet wurde. Die Bedeutung der Freude in der Psychoanalyse wurde in früheren Jahren bereits von Heisterkamp (2000, 2003, 2005, 2007) hinreichend erforscht und in seiner Relevanz für psychotherapeutische Prozesse beschrieben.

Auch dieses berührungsintensive und freudige Enactment konnte für den Patienten erst zu einer korrektiven emotionalen Erfahrung werden, nachdem der Therapeut aus einem erweiterten Abstinenzverständnis heraus seine Behandlungstechnik an diese spielerische Herausforderung adaptierte. Es zeigte sich ein weiterer wesentlicher Aspekt in der therapeutischen Haltung: Authentizität.

Schleu (2021, S. 115), Psychoanalytikerin und Vorsitzende des Ethikvereins e. V., hat dazu einige interessante Gedanken geäußert: »Die Flexibilisierung der Behandlungstechnik, in der der Psychotherapeut auch affektiv und als authentische Person erfahrbar wird, ist nicht gleichzusetzen mit der Aufgabe der Abstinenz, bei der die Realisierung eigener Bedürfnisse des Therapeuten [...] in der psychotherapeutischen Behandlung gegenüber dem Patienten keinen Platz hat.« Schleu favorisiert ein Konzept des »operationalen Gebrauchs der Abstinenz« (S. 113). So kann ein Zuviel an Abstinenz gerade für kindliche Patienten entwicklungshinderlich, z. B. als Desinteresse erlebt werden: »Zwischen Zuviel und Zuwenig bleibt ein Korridor, manchmal nur ein schmaler Korridor, der für eine Behandlung zuträglich ist. Dieser Korridor muss zwischen Patient und Therapeut ausgehandelt werden« (S. 113).

Diesen schmalen Korridor hat der Therapeut in der Szene mit Christoph entdeckt. Seine wohlwollende therapeutische Haltung integrierte Aspekte der Eigensicherung, Selbstfürsorge und Authentizität.

Im Folgenden möchte ich die Fallepisode »zärtlicher Ringkampf« nutzen, um die Veränderungen der impliziten Kommunikation zwischen Psychotherapeut und Patient modellhaft zu skizzieren:

Das Prozessmodel nach Stern beschreibt, wie affektiv stark besetzte körpernahe Szenen die Übertragungsbeziehung und das implizite Beziehungswissen unserer Patienten verändern können. Stern et al. (2012) stellen uns den prototypischen Prozessverlauf in mehreren Phasen vor:

- »Vorangehen« (moving-along),
- »Jetzt-Momente« (now-moments),
- »Begegnungsmomente« (moments of meeting),
- »offener Raum« (open space).

In der Zeit des *»Vorangehens«* reihen sich mehrere vertraute Gegenwartsmomente aneinander. Sie vermitteln ein Gefühl von Berechenbarkeit, Verlässlichkeit und Sicherheit. Das Abholen des Patienten, die Begrüßung, das Öffnen der Tür durch den Therapeuten – all diese Mikroepisoden wirken ritualisiert. Im Verhalten von Christoph könnte sich das implizite Beziehungswissen niederschlagen, sich in bestimmten Situationen angepasst zu zeigen.

Als erster *»Jetzt-Moment«* kristallisiert sich der Batakakampf zwischen Therapeut und Patient heraus. Die immer heftiger werdenden Angriffe des Patienten sind stark affektiv besetzt: ein »›heißer‹ Gegenwartsmoment« (S. 66). Der Therapeut könnte den Kampf im Sinne der vereinbarten Regel, niemand darf verletzt werden, abbrechen. Dann hätte der Therapeut den Jetzt-Moment schlicht verpasst (S. 70).

Indem er seine kraftvolle Überlegenheit moduliert, wirkt er authentisch, und nutzt diesen Gegenwartsmoment als *»Begegnungsmoment«*.

Der Patient scheint die moderat ausgespielte Überlegenheit zu akzeptieren, und es entsteht für kurze Zeit ein *»offener Raum«*.

Der Patient verwendet diese kurze Phase für eine neue Improvisation. Das Niederlegen der Batakas signalisiert einen neuen Moment des *»Vorangehens«*. Als er dem Therapeuten unerwartet auf den Rücken springt, öffnet sich blitzschnell der Raum für einen neuen *»Jetzt-Moment«*. Im Bruchteil von Sekunden verwandelt der Therapeut diesen brenzligen Gegenwartsmoment in eine neue Form des Miteinander-zusammen-Seins. Dieser *»Begegnungsmoment«* charakterisiert eine Transformation des affektiven Klimas zwischen den beiden. Weder Therapeut noch Patient konnten damit rechnen, dass wiederum seine authentische moderate Berührungsintervention (Ansetzen einer Wurftechnik) in einem freudvollen, lustvollen berührungsintensiven Miteinander weitergeführt wurde.

Obwohl eine mentalisierende Begleitung dieses Begegnungsmomentes nicht möglich war, möchte ich mich Stern et al. (2012, S. 71) anschließen: »Ein Begegnungsmoment ist der Akt, der die intersubjektive Landschaft [des Patienten] impliziten Beziehungswissens verändert.«

22.2 Fallepisode über Berührungsdialoge: Begegnungsmomente trotz Fehlabstimmung

Berührungsdialoge sind in der Kindertherapie eine Form professioneller heilsamer Berührung (siehe Abbildung 1: Berührungspyramide, in 5.2). Im Berührungsdialog dieser Fallepisode möchte ich aufzeigen, wie ein Jetzt-Moment durch eine fehlabgestimmte Berührungsintervention zu scheitern drohte, aber aufgrund vorangegangener gelungener Begegnungsmomente wieder aufgegriffen und »repariert« werden konnte:

»Boris wird wie immer zu seiner wöchentlichen Therapiesitzung [...] gebracht. Ich hole ihn am Tor ab und wir gehen gemeinsam zum Therapieraum. Boris betritt den Raum und lässt für mich überraschend die Tür wieder ins Schloss fallen« (Willerscheidt, 2018, S. 59).

Das ritualisierte Abholen des Patienten (Vorangehen) entwickelt sich blitzschnell zu einem »heißen« Gegenwartsmoment (Jetzt-Moment). Der übliche intersubjektive Kontext gerät durcheinander.

»Ich öffne die Tür erneut, um in den Therapieraum zu gelangen, als er mir entgegenschleudert: ›Der Stuhl ist besetzt!‹, und mit diesen Worten knallt er das Spielzeugtelefon auf den von mir benutzten Sessel. Ich bin zunächst konsterniert, wie vor den Kopf geschlagen, in meiner Gegenübertragung fühle ich mich unerwünscht, als ob ich hier keinen Platz hätte. [...]«

Erneut wird der Therapeut in dem darauffolgenden Jetzt-Moment auf sein aggressives Potential hin getestet.

»Moduliert bringe ich meine Überraschung und meinen Ärger ins Gespräch, biete aber auch eine Deutung an: ›So kann es einem gehen, wenn man unerwünscht ist und seinen Platz nicht findet.‹ Boris reagiert nicht sichtlich auf meine Deutung. Ich entscheide mich, zunächst stehen zu bleiben und etwas auf und ab zu gehen und nicht die Herausforderung einer Platzeroberung anzunehmen. Auf seinem Gesicht sehe ich, wie verblüfft er zu sein scheint.
Dann steht er auf und erzählt mir von seinem Handy. Dabei stehen wir uns nah gegenüber. Ich kann seinen Körpergeruch wahrnehmen und stelle erstaunt fest, dass ich es angenehm finde, ihn zu riechen. Während er übers Handy spricht, entspannen sich seine Gesichtszüge, er spricht in einer angenehmen Sprachmelodie.

Fantasien tauchen bei mir auf: Ein kleines Kind erzählt seinem Papa oder seiner Mama von einem fesselnden Erlebnis.«

Die unerwartete Reaktion des Therapeuten scheint den Jetzt-Moment transformiert zu haben. Dazu schreiben Stern et al. (2012, S. 68): »Vielmehr muss diese Reaktion auf der Stelle und abgestimmt auf die Einzigartigkeit der unerwarteten Situation erfolgen; sie muss außerdem die persönliche Handschrift des Therapeuten tragen und sich seiner eigenen Vernunft und Erfahrung jenseits von Technik und Theorie verdanken.«

Der folgende Berührungsdialog demonstriert eindrücklich, dass körpernahe Interventionstechniken Eingang in das Methodenrepertoire eines Kindertherapeuten finden sollten. Im weiteren Verlauf der Szene greift der Therapeut auf eine eigene Erfahrung aus einer körpernahen Selbsterfahrungsgruppe zurück, um das Nähe-Distanz Thema auf prozeduraler Ebene auszubalancieren:

»Intuitiv hebe ich meine Hände, wie zum Abklatschen. Boris folgt der Bewegung meiner Hände, und unsere Hände berühren sich kurz sanft. Ich wippe mit dem Oberkörper leicht vor und zurück und Boris bleibt synchron mit den Händen in der leichten Wippbewegung. Währenddessen erzählt er weiter von seinem Handy, das ihn sichtlich fasziniert« (Willerscheidt, 2018, S. 59).

Mit den Worten von Stern et al. können wir zusammenfassen, dass der feinabgestimmte Berührungsdialog einen neuen Begegnungsmoment ermöglichte. Ein neuer intersubjektiver Kontext tauchte auf. In einem darauf folgenden Gegenwartsmoment scheint eine fehlabgestimmte Berührungsprobe den neu entstandenen intersubjektiven Zustand zu erschüttern.

»Dann fordert er mich auf, sich neben ihn auf die Couch zu setzen. Hier will er mir sein Handy vorführen. Dann bricht das Interesse an der Handydemonstration ab. Er sei jetzt müde und er hockt sich auf die Couch. Einem Impuls folgend, schlage ich vor, meinen Arm um ihn zu legen. Aber Boris schnarrt mich an: ›Nicht anfassen!‹ Ich wähle meine Sitzposition auf der Couch dann gemäß seinem Wunsch mit etwas Abstand aus.«

Der Patient antwortete auf die vorgeschlagene Berührungsprobe in einer aversiven Reaktion. Indem sich der Therapeut angemessen räumlich distanzierte, ermöglichte diese Intervention dem Patienten eine wichtige Selbstwirksamkeitserfahrung.

»Plötzlich lehnt er sich ohne Blickkontakt kurz mit seinem Kopf an meine Schulter an und verharrt dort eine Weile. Ich empfinde die Berührung als angenehm und lasse sie zu. Keiner von uns spricht ein Wort, bis Boris sich wieder aufrichtet und mir unbedingt einen Leuchtkugelschreiber zeigen will.«

Nach einer Neuanpassung des Therapeuten auf den unerwartet geäußerten Distanzwunsch des Patienten konnte dieser eine Sehnsucht nach zärtlicher Nähe kurz zulassen. Die Bedeutung des ruhigen Augenblicks lässt sich auch gut mit den Worten von Reinert beschreiben: »Nun, Balint's ›Purzelbaum-Beispiel‹ entwickelte sich wohl zu einem ›magischen Moment‹, das kann ich teilen. Aber ich meinte seine im selben Buch (Therapeutische Aspekte der Regression, 1973) geschilderten, vom Patienten/von der Patientin gesuchten *minimalen* Berührungen, eben ganz analog zu meinen beschriebenen Erfahrungen. Das Berühren stellt offenbar einen »Kontakt« her, bei dem etwas Gemeinsames entsteht, das nichts zu tun hat mit Berührung im erotischen Sinne« (Reinert, 2024, S. 14). »Ich glaube überhaupt, dass es zwischen Patient/Patientin und Therapeut/Therapeutin überhaupt nicht (wie von Kritikern der körperorientierten Psychoanalyse immer angenommen und kritisiert wird) um einen ›Körperkontakt‹ im Sinne von ›Umarmung‹, ›Halten‹ usw. geht, von dem dann immer wieder die Grenzüberschreitung zur Sexualisierung befürchtet oder behauptet wird, sondern um ein reales ›In-Verbindung-Sein‹, das empfunden wird als ›Überwindung von Einsamkeit‹, ohne in irgendeiner Weise bedrohlich zu werden und in der Intensität und Dauer vom Patienten/der Patientin selbst ›steuerbar‹« (S. 14).

Meine Ausführungen zur Haptikforschung bestätigen Reinerts klinische Erfahrung, dass zwischenmenschliche Berührungen je nach Kontext vom Patienten als beruhigend, stützend, annehmend usw. wahrgenommen werden.

Sind nun fehlabgestimmte Berührungsinterventionen als »Yellow Flag« einzuordnen? Unter Yellow-Flags fassen Berater des Ethikvereins e. V. »häufig wiederkehrende auf der Handlungsebene zu beobachtende Warnsignale« (Schleu, 2021, S. 261) zusammen, wie z. B. konkrete Beziehungswünsche, erotische Fantasien, die auf Realisierung drängen, Rollenvermischungen.

Um fehlabgestimmte spontane körpernahe Interventionen vom Vorläufer einer Grenzverletzung zu unterschieden, möchte ich einen Gedanken des Psychoanalytikers Schore (2007) einbringen: Da die Einstimmung und auch die Resonanz auf den Patienten in Millisekunden unterhalb der bewussten Wahrnehmungsschwelle geschieht, kann es auch vonseiten des Therapeuten zu Fehlabstimmungen kommen, was zu Beziehungsunterbrechungen führen kann. Schleu (2021, S. 122) betont: »Daher sind Fehlleistungen, Irrtümer und Missverständnisse in einer psychotherapeutischen Beziehung […] wahrscheinlich ein unvermeidliches Element, das aus unseren (neuro-)biologischen menschlichen Grundgegebenheiten erwächst.«

Ein emphatisches Verstehen seitens des Therapeuten kann auch hinsichtlich einer körperlichen Berührung nie vollständig sein. Sie kann sich »nur schrittweise als *Trial-and-Error-Prozess* in Annäherung entwickeln und rekurriert auf das Diktum von Freud, das Forschen und Heilen in der Behandlung das Ziel ist« (S. 122).

In diesem Sinne sind auch die Gedanken von Gödecke-Krebs (2004) zu verstehen: Es kann »ebenso wie das unstimmig gewählte Wort […] die unstimmige Berührung der Auftakt sein für […] Reflexion, Veränderung und Anpassung dieses Umstandes – und allein schon dieser Prozess kann dann wiederum therapeutisch sehr wertvoll sein.«

Die Metapher eines flexiblen Korridors lässt sich mit dem Regulationsmodell von Beebe u. Lachmann (2002) auf den therapeutischen Prozess übertragen und praxisnah umsetzen. Wenn Schleu (2021) von einem operationalen Gebrauch der Abstinenz spricht, kann man sich gut vorstellen, dass damit auch das Bemühen des Therapeuten gemeint ist, nach einer fehlabgestimmten Berührung die sich ergebende Beziehungsunterbrechung bewusst zu machen und wiederherzustellen.

Ohne ein flexibles Settingangebot können in der psychodynamischen Kindertherapie nicht alle Formen einer kindlichen Kommunikation (siehe 5.4; Bucci, 1997; Solano, 2011) aufgegriffen werden. Kindertherapien können zwar auch im Sitzen stattfinden. Greifen die Patient:innen aber auf das angebotene therapeutische Material zurück, kann sich ein körperlicher Kontakt meist spontan im szenischen Spiel ergeben. Hier sind Berührungskontakte nahezu unvermeidlich, die auf dem Hintergrund der aktuellen Übertragungs- und Gegenübertragungsszene reflektiert werden müssen. Erwähnen müsste man hier noch, dass die körpernahe psychodynamische Kinderpsychotherapie auf einem völlig anderen Grundlagenverständnis menschlicher Kommunikation und Entwicklung beruht, als das in den Anfängen der Psychoanalyse der Fall war: Nonverbale Kommunikation findet in jeder Begegnung statt. Körperliche Berührung bzw. ihr Fehlen ist existenziell für die menschliche Entwicklung (siehe 5.4.1).

22.3 Fallepisode über eine Berührungsprobe: »Stierkampf beim Fußballspiel«

Zu den weiteren Formen professioneller heilsamer Berührung zählt die Berührungsprobe als körpernahe Behandlungstechnik (siehe Abbildung 1: Berührungspyramide, in 5.2). Im oft dynamischen Prozess von Kindertherapien gibt es selten Gelegenheit, dem kindlichen Patienten eine Berührungsprobe anzubieten. Berührungsdialoge, die das prozedurale Unbewusste des Patienten zum Ausdruck bringen, tauchen häufiger auf.

Mit der Berührungsprobe greift der Therapeut das vorsichtige Auftauchen eines aggressiven Impulses bei einem zwangsgestörten achtjährigen Jungen auf.

»Als ich einmal eine Grenze beim Ballspiel setzte, schlüpfte er in die Rolle des Maskottchens seines Lieblingsfußballvereins (1. FC Köln). Er imitierte gestisch, mimisch und phonetisch den Geißbock ›Hennes‹ und näherte sich mir. Mit gesenktem Kopf und stilisierten Hörnern stürmte er auf mich los. Erinnert an eine Selbsterfahrungseinheit von T. Moser (2001), griff ich sein Spiel auf und verbalisierte es als einen Stierkampf. Mit meinen geöffneten Handflächen ging ich langsam auf ihn zu und hielt dagegen. Im direkten Körperkontakt entwickelte Moritz enorme Kraft, ohne jedoch von einem ›respektvollen zwischenmenschlichen Umgangsstil‹ (Weinberg, 2010, S. 120) abzuweichen. Wir verblieben – ohne uns wehzutun – auf der ersten Realitätsebene. [...] Das Stottern in den Therapiesitzungen ließ nach« (Willerscheidt, 2023a, S. 43).

22.4 Subsymbolische Arbeit in der Kindertherapie

Es folgt eine weitere Fallepisode, wie im Umgang mit körpernaher Aggression im flexiblen Settingangebot ein schmaler Korridor zwischen »Zuviel« und »Zuwenig« gefunden werden kann. Diese Szene wird dann im Lichte der Multiple-Code-Theorie nach Bucci (1997; Solano, 2021) in einen konzeptionellen Zusammenhang gestellt.

In einer Ausbildungssupervision erzählt mir die Ausbildungskandidatin immer noch erregt und aufgebracht von ihrer letzten kindertherapeutischen Stunde mit einem ca. 7-jährigen Mädchen. Therapeutin und Kind saßen ohne Körperkontakt beieinander. Plötzlich hob die Patientin blitzschnell ihre Hand und schlug der Therapeutin ins Gesicht. Auch gemäß dem Verlauf der vorangegangenen Supervisionsstunden

ereignete sich dieser körperliche Übergriff völlig unerwartet. Es wäre naheliegend gewesen, nach einem ausreichenden Eigenschutz die Patientin auf die Therapieregeln hinzuweisen und auf deren Einhaltung zu bestehen. Beide Impulse hatte die Therapeutin auch aufgegriffen, kleidete ihre ebenfalls körpernahe Intervention noch in einen metaphorischen Zusammenhang ein.
Nachdem die Therapeutin ihren ersten Schreck überwunden hatte, ergriff sie spontan vorsichtig aber bestimmt mit ihren Händen beide Hände des Mädchens und hielt sie eine Zeitlang fest. Das Mädchen, ebenfalls überrascht, versuchte sich dem festhaltenden Griff zu entziehen, was ihr aber nicht gelang. Während dieser körpernahen und nonverbalen Intervention fiel der Therapeutin ein Märchen ein, welches schon in vorangegangen Stunden von der Therapeutin vorgelesen wurde. Als sie kurz eine Hexe erwähnte, modulierte sie die Geschichte und passte sie der krisenhaften Zuspitzung der letzten Sitzung an. Etwas unsicher, wie ich ihre Intervention kommentieren würde, erzählte sie mir von ihrem Einfall. Sie habe also die Hände der Patientin festgehalten und erinnerte sie an die Hexe aus dem Märchen: »Nun, diesmal ist es keine Hexe wie aus dem Märchen, sondern eine Klebehexe, die deine Hände wie festgeklebt festhält, bis du versprichst, deine Therapeutin nicht mehr zu schlagen. Dann kann die Klebehexe mit einem Zauberspruch deine Hände wieder freigeben.« Das Mädchen war zunächst verdutzt. Eine kurze Weile dauerte es, bis sie der Therapeutin versprach, sich an die Regeln zu halten. Die Patientin hielt sich an ihr Versprechen und verinnerlichte anscheinend das Gebot, nicht mehr zu schlagen. So erzählte die Ausbildungskandidatin in einer späteren Supervisionssitzung, dass sie beim Abholen ihre kleinere Schwester darauf hinwies: »Die Therapeutin darf man nicht schlagen, sonst hält sie deine Hände fest.«

Die Kindertherapie nahm weiterhin einen guten Verlauf. Es ist mir nun ein Anliegen, sowohl die verbale als auch die nonverbale Intervention aus der Sicht einer leicht modifizierten Multiple-Code-Theorie zu betrachten. In einer früheren Arbeit (Willerscheidt 2023a, S. 35) habe ich diesen psychoanalytisch-kognitionspsychologischen Ansatz ausführlich dargestellt.

Nach Bucci (1997) verarbeitet der Mensch die Realität auf drei verschiedenen Ebenen, um diese Erfahrungen im Gedächtnis zu speichern: Sie unterscheidet zwei Formen der symbolischen von einer präverbal-symbolischen (subsymbolischen) Kodierung. Im symbolischen System differenziert sie ein nonverbal-symbolisches (Bilder, Metaphern, Träume) von einem verbal-symbolischen System (Sprache).

Spontan sich entwickelnde Berührungsdialoge bedienen sich der nichtbewussten Erfahrung des präverbal-symbolischen Gedächtnissystems. Therapeutische Fortschritte entwickeln sich nach Bucci, wenn sich das präsymbolische und ein symbolisches System miteinander verknüpfen lassen. Diesen Prozess nennt sie *referentielle Verknüpfung.*

In der Fallepisode »Klebehexe« lässt sich der Berührungsdialog von »Schlagen und Festhalten« als eine subsymbolische Kommunikation (Solano, 2011, S. 87 f.) beschreiben. Die Therapeutin bettete diesen subsymbolischen Handlungsakt dann auf der nonverbal-symbolischen Ebene mit den Erinnerungen an ein Märchen und erfand eine »Klebehexe«. Anschließend verknüpfte sie diese Bilder auf der verbal-symbolischen Ebene mit einer klaren Ansage, sich an die Regeln zu halten.

Im Stern'schen Sinne hat sich hier aus einem Jetzt-Moment ein Begegnungsmoment entwickelt, der durch die spontane und authentische Intervention der Therapeutin anscheinend zu einer referentiellen Verknüpfung führte. Wichtig erscheint mir dazu noch ein Hinweis Solanos (2011), »dass es keine hierarchische Über- bzw. Unterordnung zwischen den drei Systemen von Realitätserfahrungen gibt. Referentielle Verknüpfungen finden nicht auf dem Hintergrund statt, dass eine Ebene in eine andere, ›reifere‹ Ebene umgewandelt wird. [...] Bucci betont, dass alle Aspekte der inneren Welt auf jeder Ebene – gleichwertig – ausgedrückt werden können« (zit. nach Willerscheidt, 2023a, S. 37).

So wie Solano von einer subsymbolischen Kommunikationsebene und von einem »Etwas-Mehr« als Deutung spricht, betonen Stern et al. (2012, S. 18 ff.) die kurative Wirkung von Begegnungsmomenten für den therapeutischen Prozess. In Berührungsdialogen, wie sie in der ersten und zweiten Fallepisode auftauchen, ereignen sich »Momente der Begegnung« (S. 19), die auf das implizite Beziehungswissen unserer Patienten einwirken.

22.5 Fazit

Im Unterschied zur Alltagsberührung lässt sich der körperliche Kontakt im flexiblen analytischen Setting als Teil eines Enactments verstehen. Wenn Kinder beim Vorlesen einer Geschichte neben der Therapeutin/dem Therapeuten auf der Couch sitzen, kommt es vor, dass sie sich ankuscheln und diese körperliche Nähe zu genießen scheinen. Hier kann sich eine Szene im Sinne eines Begegnungsmoments (siehe erste Fallepisode) entwickeln, die in eine korrektive emotionale Erfahrung mündet. Für kindliche Patienten kann sich eine angenehme körperliche Näheerfahrung ohne »Hintergedanken« entwicklungsförderlich auswirken. Die Therapeutin übernimmt in diesem Enactment die Rolle eines Übertragungs- bzw. Entwicklungsobjekts. Zugrunde liegt die Auffassung, dass Enactments als ein kommunikativer Austausch auf der subsymbolischen Ebene gesehen werden. Oft thematisieren Enactments in der Kindertherapie eine Suche nach Verbundenheit oder ein Bemühen um Abgrenzung.

Schleu (2021, S. 179) weist darauf hin, dass »die frühzeitige, aufmerksame Wahrnehmung eines Enactments verhindern [kann], dass sich aus einer Grenzüberschreitung eine Grenzverletzung entwickelt.«, wie z. B. bei aggressiven interaktionalen Themen (siehe 5.4).

Tauchen in der Übertragungsbeziehung aggressive Nuancen vonseiten des Kindes auf, kann der Therapeut diesen Impuls auf eine spielerische Auseinandersetzung z. B. mit den Batakas lenken. Angesichts der Regel, dass niemand verletzt oder Gegenstände beschädigt werden dürfen, ist darauf zu achten, dass ein aggressives Spiel mit den Schaumstoffschlägern im »Als-ob«-Modus verbleibt. Hier kann der Therapeut auch zur »Stopp«-Regel greifen, wenn aus Spiel plötzlich Ernst werden könnte. Ist das Kind auf verbaler Ebene nicht mehr erreichbar, ist ein körperliches Halten des Kindes zu seinem Schutz und dem des Therapeuten in vorsorgender Absicht angemessen.

Zärtliche ebenso wie aggressive Impulse des kindlichen Patienten sind im therapeutischen Körperkontakt modulierend zu beantworten: Es gilt, eine passende Balance zwischen »Zuviel« und »Zuwenig« zu finden. Es gilt ebenso darauf zu achten, welche Berührungszonen am Körper einbezogen oder grundsätzlich ausgelassen werden.

Dass sich Berührungskontakte in klinische Konzepte integrieren lassen, wurde in den klinischen Fallepisoden vorgestellt. Es war beabsichtigt, den psychodynamisch praktizierenden Lesenden vorzustellen, dass sich die Bandbreite der psychodynamischen Behandlungstechniken um Berührungsinterventionen erweitern lassen und sie konzeptionell integrierbar sind.

Mit einem Zitat von Schleu (2021, S. 115) möchte ich zum nächsten Kapitel über Orientierungslinien überleiten: »Die Flexibilisierung der Behandlungstechniken [...] ist nicht gleichzusetzen mit der Aufgabe der Abstinenz.«

Kapitel 23: Orientierungslinien für den Einsatz von Berührung in der psychodynamischen Kinder- und Jugendlichenpsychotherapie

Jochen Willerscheidt[41]

23.1 Professionalität und Qualifikation

Es gelten die üblichen Anforderungen an die Professionalität der Therapeut:innen: die Ausbildung in einem gesetzlich anerkannten Richtlinienverfahren sowie Nachweisen von akkreditierten Weiterbildungen (z. B. durch die Ärztekammer in NRW und Niedersachsen).

Für die therapeutische Praxis sollte körperliche Berührung innerhalb von wissenschaftlich anerkannten Konzepten eingebettet sein. Aktuelle Forschungsergebnisse von Grundlagenwissenschaften (z. B. der Säuglings- und Kleinkindforschung, Haptikforschung) stellen hierfür wertvolle Informationen bereit, die im Kontext der Psychotherapie relevant sein können.

Im Fall der körperpsychotherapeutischen Weiterbildungen ist die Teilnahme an leibfundierter Selbsterfahrung zu empfehlen.

Insbesondere erfordert eine präverbale körpernahe Kommunikation zwischen Therapeut:innen und kindlichen Patient:innen spezifische Selbsterfahrungseinheiten. Es gilt, einen inneren Spielraum zu entwickeln, um für mögliche spontane Berührungskontakte der Kinder offen und sensibilisiert zu sein. Ziel ist es, in der Nähe-Distanz-Regulation zum Patienten möglichst flexibel zu sein. Zur Arbeit mit Jugendlichen sollten Fortbildungen angeboten werden, die Aspekte der Identitätsentwicklung während der Adoleszenz beinhalten und für Fragen der Diversität und zum kulturellen Kontext hinsichtlich von Berührung sensibilisieren.

Für die fortgebildete Psychotherapeut:innen/Psychoanalytiker:innen ist die supervisorische Begleitung – z. B. im Sinne einer »Nachbildenden Supervision« (Heisterkamp) – praxiserprobt und hilfreich. Dies ist der Raum, um Berührungsinteraktionen innerhalb des therapeutischen Prozesses zeitlich zu zerdehnen, nachspüren und reflektieren zu können.

---

41 Nach einem Entwurf von Peter Geißler für die Erwachsenenpsychotherapie (siehe Kapitel 21).

23.2 Die psychotherapeutische Haltung

Eine professionelle psychotherapeutische Behandlungsbeziehung berücksichtigt gerade im Hinblick auf Berührungsepisoden die asymmetrische Ausgangslage einer Therapie: Die Rollenzuschreibungen von Psychotherapeut:innen und Patient:innen sind von einem strukturellen Machtgefälle geprägt, das nicht nur in seinen möglicherweise förderlichen, sondern auch schädlichen Auswirkungen im Blick bleiben muss. Letztendlich erfordert die psychische Verletzlichkeit des Patienten, dass er den Therapieraum als Schutzraum erlebt.

Insbesondere für die psychodynamische Therapie mit Jugendlichen ist ein offenes Gespräch über Macht und Kontrolle sinnvoll, bevor Jugendliche aktiv in den Ablauf einer Berührungsprobe einbezogen werden.

Die grundlegende Asymmetrie macht es erforderlich, dass die innere Haltung der Psychotherapeut:innen von dem Bemühen geprägt ist, eigene Sehnsüchte oder ungestillten Bedürfnisse nicht als »›treibende Kräfte‹ für die therapeutische Arbeit« (Schleu, 2021, S. 109) genutzt werden. In den Berufsordnungen und Ethikleitlinien der Berufsverbände wird die Abstinenz als konstitutiv für die psychotherapeutische Behandlung angesehen. Sie gilt als »zentrale Berufspflicht« (S. 109). In der Psychoanalyse schließt ein traditioneller Abstinenzbegriff alle körperlichen Handlungen aus. Hiervon unterscheidet sich das Abstinenzverständnis einer psychodynamischen Körperpsychotherapie, welches körperliche Interventionen und Handlungsdialoge entwicklungsanalog miteinschließt. Schleu (2021) spricht in diesem Zusammenhang von einer Flexibilisierung der Behandlungstechnik (siehe Kapitel 22).

Von zentraler Bedeutung ist also der fundamentale Grundsatz, dass die Patient:innen nicht in schädlicher Weise für die Bedürfnisse der Therapeut:innen benutzt werden, sondern die Entwicklung der Patient:innen in einem für sie förderlichen Sinn zu jedem Zeitpunkt der Behandlung primäres Ziel bleibt.

23.3 Theoretischer Hintergrund

Die interaktive Erweiterung psychodynamischer Therapien um körperorientierte bzw. leibfundierte Wahrnehmungs- und Ausdrucksformen ist möglich und sinnvoll. Sie folgt damit validierten Aussagen von Grundlagenwissenschaften, die in einer Erweiterung von klinischen Konzepten für die psychotherapeutische Praxis münden (siehe Kapitel 22).

Die Aussagen spezifischer Grundlagenwissenschaften legen eine Integration der körperlichen Dimension in die psychotherapeutische Arbeit nahe. Unser

Psychotherapieverständnis wird dadurch buchstäblich »vom Kopf auf die Füße« gestellt. Theorien der psychodynamischen Entwicklungslehre sollten herangezogen werden, um zu verstehen, wie unterschiedlich Kinder und Jugendliche auf Berührung reagieren können.

23.4 Transparenz

Im anamnestischen Gespräch und während des weiteren Therapieverlaufs empfiehlt es sich, das Thema »Wie gestaltet sich der Körperkontakt in der Familie?« in den begleitenden Elterngesprächen zu explorieren. Anschließend kann die Sprache auf möglichen kurativen, manchmal auch not-wendenden Körperkontakt im Rahmen der Kindertherapie gebracht werden. Vor allem mit Jugendlichen sollte das Gespräch darüber gesucht werden, welche bisherigen Erfahrungen sie bezogen sowohl auf ihre Familie als auch zur Peergroup mit körperlicher Berührung gemacht haben.

Grundsätzlich ist zu betonen, dass Berührungskontakte in der Entwicklung eines Kindes einen basalen Kommunikationskanal darstellen. Berührung kann beruhigen, beleben, Halt geben, trösten und stressreduzierend wirken (siehe Kapitel 5: Haptikforschung).

Im Sinne der Transparenz sollten die behandelnden Psychotherapeut:innen hervorheben, dass körperliche Berührung sowohl im familiären Kontext als auch während des therapeutischen Prozesses von Nutzen sein kann. Auf diesem Weg kommen sie auch ihrer Informations- und Aufklärungspflicht nach.

23.5 Dokumentation

Therapeutische Berührungsszenen sind grundsätzlich zu dokumentieren und anschließend in der Supervision auf ihren Übertragungsgehalt zu reflektieren. Der kontextuelle Bezug des prozeduralen Berührungsdialogs sowie einer leibfundierten Probehandlung wird dabei erörtert.

Es gelten im Übrigen die üblichen Standards hinsichtlich fortlaufender schriftlicher Aufzeichnungen des therapeutischen Prozesses. Im Fall körperlicher Berührungen ist die spätere Nachvollziehbarkeit von Bedeutung, warum körperliche Berührung als methodisches Element eingeführt wurde, einschließlich der Art der Vorbereitung, des interaktiven Prozessverlaufs und der Nachbereitung – innerhalb der jeweiligen Therapiestunde und ebenso in den Folgestunden nach einer solchen Intervention.

Spontan sich ergebende Berührungsdialoge können umfassend nach den Prinzipien des interaktiven therapeutischen Prozesses (Beebe u. Lachmann, 2004) der ständigen Regulierung von Verbundenheit, Unterbrechung und Wiederherstellung reflektiert und beschrieben werden. Auch Momente der Affektsteigerung können von körperlicher Berührung begleitet sein, z. B. um bei einem Ballspiel abklatschend seiner Freude Ausdruck zu verleihen.

Mithilfe dieser Organisationsprinzipien können Berührungsdialoge während des Therapieprozesseses verstehbar eingeordnet, praxeologisch gehandhabt und nachträglich beschrieben werden.

Außerdem können auf diesem Weg die Therapeut:innen ihren Eigenanteil im Sinne einer Ersatzbefriedigung eigener Bedürftigkeit erkennen und bearbeiten.

23.6 Grundlegende ethische Prinzipien

Die Behandlung erfolgt in kooperativer Weise und auf Augenhöhe. Die Würde und Integrität der Patient:innen werden zu jedem Zeitpunkt der Behandlung gewahrt. Berührung darf niemals erzwungen werden. Auch ein authentisches spontanes Berührungsangebot dürfen die Patient:innen jederzeit unterbrechen und ihnen wird die »Stopp«-Regel mitgeteilt. Im Wissen, dass nicht alle Patient:innen diese Regel angemessen befolgen können, sind die Therapeut:innen daher gefordert, zusätzlich zu den sprachlichen Mitteilungen auf nonverbale Signalgebungen zu achten (siehe Kapitel 21). Diese ethischen Aspekte gelten sowohl für die Psychotherapie von Erwachsenen und Jugendlichen als auch von Kindern.

Im aktuellen Band zur Berufsethik und Berufsrecht in der Kinder- und Jugendlichenpsychotherapie empfehlen Franke und Riecher-Rössler (2021, S. 1005) die Unterscheidung zwischen unangemessenen, grenzüberschreitenden und angemessenen, hilfreichen Formen von körperlichem Kontakt in der Psychotherapie: »A taxonomy of different types of touch in psychotherapy discriminates ethical from unethical touch: taboo forms of touch (sexual and aggressive touch); forms of touch that are not explicitly taboo (inadvertend, conversational, socially stereotyped expression of the therapeutic relationship); and touch as technique […]. Appropriate touching is not – exploitative, requires a well-established therapeutic relationship, has to be congruent for the therapist and is based on theoretical considerations.« »Eine Taxonomie verschiedener Arten von Berührungen in der Psychotherapie unterscheidet zwischen ethischen und unethischen Berührungen: tabuisierte Formen von Berührungen (sexuelle und aggressive Berührungen); Formen von Berührungen, die nicht explizit tabuisiert sind (unbeabsichtigt, im Gespräch, sozial stereotyper Ausdruck der therapeutischen Beziehung); und Berührungen als Technik [...]. Angemessene Berührung ist nicht ausbeuterisch, erfordert eine gut etablierte therapeutische Beziehung, muss für den Therapeuten kongruent sein und basiert auf theoretischen Überlegungen« (übersetzt mithilfe von DeepL).

Hiermit öffnen die zitierten Autoren ebenfalls den Korridor für einen »operativen Umgang mit der Abstinenz«, wie Schleu (2021) ihn vorgeschlagen hat (siehe 23.2). In der Musterberufsordnung der Bundespsychotherapeutenkammer (BPtK) werden vier international anerkennte ethische Grundprinzipien genannt:

- Respekt vor der Autonomie der Patient:innen,
- nicht schaden,
- Prinzip der Fürsorge bzw. Hilfeleistung,
- Prinzip der Gerechtigkeit.

Diese vier Prinzipien sind ebenfalls gut geeignet, eine Orientierung für die Handhabung zur Flexibilisierung der Behandlungstechnik und zum Einsatz von Berührung in der Psychotherapie zu geben. Kinder und Jugendliche sollten ermutigt werden, ihre eigenen Grenzen hinsichtlich von Berührungsinterventionen mit den Therapeut:innen kommunizieren zu können.

23.7 Grenzen körperlicher Berührung und Kontraindikationen

»Im jeweiligen methodischen Vorgehen ist zu definieren, worin die Grenzen körperlicher Berührung und worin absolute und relative Kontraindikationen bestehen. Diesbezüglich wird auf einschlägige Lehrbücher verwiesen« (Zitat aus dem Entwurf von Peter Geißler). Diese Aussage gilt ebenso für die Psychotherapie mit Kindern und Jugendlichen.

Gewalt- und sexuell traumatisierte Kinder und Jugendliche können Berührungsangebote grenzüberschreitend, übergriffig und erneut als seelisch verletzend erleben. Andererseits kann ein Berührungsangebot für traumatisierte Patient:innen innerhalb eines sicheren therapeutischen Kontextes auch eine korrektive emotionale Erfahrung sein.

Für diese unterschiedliche Wirkung von taktiler Intervention sollten Therapeut:innen in spezifischen Fortbildungen sensibilisiert werden.

Literatur

Ainsworth, M. S. (1979). Infant-mother attachment. American Psychologist, 34 (10), 932–937.

Akoluth, M. (2004). Unordnung und spätes Leid. Bericht über einen Versuch, eine misslungene Analyse zu bewältigen. Würzburg: Königshausen & Neumann.

Allen, W. (2004). Melinda und Melinda. Eine dramatische Komödie. USA (100 Min.).

Alloa, E., Bedorf, T., Grüny, C., Klass, T. N. (Hrsg.) (2012). Leiblichkeit. Stuttgart: UTB.

Amodia-Bidakowska, A., Laverty, C., Ramchandani, P. G. (2020). Father-child play: A systematic review of ist frequency, characteristics and potential impact on children's developement. Developmental Review, 57 (6), 100924.

Angermayr, M. (2019). Bevor du sprichst, spricht dein Körper zu dir. Bausteine zur Grundlegung des »Existenziellen Groundings«. Existenzanalyse, 36 (2), 48–54.

Angermayr, M. (2022). Existenzanalyse mit dem Körper – Ereignis und Anverwandlung. Existenzielles Grounding als existenzanalytisch-körperpsychotherapeutischer Zugang. Existenzanalyse, 39 (1), 4–13.

Angermayr, M. (2023). Existential Touch – Berührung als körperleiblicher Dialog. Existenzanalyse, 40 (1), 43–50.

Angermayr, M., Strassl, L. (2013). Leiborientierter Zugang zur inneren Stimmigkeit. Ein Dialog mit existenzanalytischen und osteopathischen Prinzipien und deren psychotherapeutische Implikationen. Existenzanalyse, 30 (2), 55–62.

Anzieu, D. (1991). Das Haut-Ich. Frankfurt a. M.: Suhrkamp.

Arbeitskreis OPD (2009). Operationalisierte psychodynamische Diagnostik OPD-2. Das Manual für Diagnostik und Therapieplanung. Bern: Huber.

Argyle, M. (2013). Körpersprache & Kommunikation. Nonverbaler Ausdruck und Soziale Interaktion (10. Aufl.). Paderborn: Junfermann.

Atwood, M. (2000). Der blinde Mörder. Berlin: Berlin Verlag

Baibazarova, E., van de Beek, C., Cohen-Kettenis P. T., Buitelaar, J., Shel-ton, K. H., van Goozen, S. H. (2013). Einfluss von pränatalem mütterlichem Stress, mütterlichem Plasmacortisol und Cortisol im Fruchtwasser auf Geburtsergebnisse und kindliches Temperament im Alter von 3 Monaten. Psychoneuroendokrinologie, 38 (6), 907–915.

Balint, M. (1968). Therapeutische Aspekte der Regression. Reinbek: Rowohlt.

Barry, E. S. (2019). Co-sleeping as a proximal context for infant development: The importance of physical touch. Infant Behavior & Development, 57.

Bauer, E. (2009). Ich und mein Leib. Existenzanalyse, 26 (2), 4–12.

Bauer, G. (2024). Interview, durchgeführt von Peter Geißler. www.psychoanalyseundkoerper.at/wp-content/uploads/2019/05/Gerda-Bauer.pdf (27.10.2024).

Beebe, B., Cohen, P., Lachmann, F. (2019). Bindung im Werden. Mikroanalyse der Mutter-Kind-Interaktion. Gießen: Psychosozial-Verlag.

Beebe, B., Lachmann, F. (2004). Säuglingsforschung und die Psychotherapie Erwachsener. Wie interaktive Prozesse entstehen und zu Veränderungen führen. Stuttgart: Klett-Cotta.

Bentzen, M., Hart, S. (2016). Neuroaffektive Therapie mit Kindern und Jugendlichen. Vier entwicklungsphasenbezogene Behandlungsansätze. Lichtenau: Probst.

Berk, L. E. (2011). Entwicklungspsychologie. München: Pearson.

Berliner, J. (1994). Zur Theorie des Übergangsobjektes und Übergangsraumes in der analytischen körpervermittelten Psychotherapie. In P. Geißler (Hrsg.), Psychoanalyse und Bioenergetische Analyse im Spannungsfeld zwischen Abgrenzung und Integration (S. 31–40). Frankfurt a. M. u. a.: Peter Lang.

Bernstein, D. A., Borkovec, T. D. (2007). Entspannungstraining: Handbuch der Progressiven Muskelentspannung nach Jacobson. Stuttgart: Klett-Cotta.

Blakemore, S.-J., Wolpert, D., Frith, C. (2000). Why can't you tickle yourself? Neuroreport, 11 (11), R11–R16.

Böckle, M., Cubasch, P. (2023). Eine neue Methode körperbasierter Psychotherapie mittels Selbstberührungen: Idiopraxie®. psychopraxis. neuropraxis, 26 (6), 322–325.

Bolanowski, S. J., Verrillo, R. T., McGlone, F. (2004). Passive, active and intra-active (self) touch. Behavioural Brain Research, 148 (1–2), 41–45.

Borovikova, L. V., Ivanova, S., Zhang, M., Yang, H., Botchkina, G. I., Watkins, L. R., Wang, H., Abumrad, N., Eaton, J. W., Tracey, K. J. (2000). Vagus nerve stimulation attenuates the systemic inflammatory response to endotoxin. Nature, 405 (6785), 458–462.

Borries, C., Sommer, V., Srivastava, A. (1994). Weaving a tight social net: Allogrooming in free-ranging female langurs (Presbytis entellus). International Journal of Primatology, 15, 421–443.

Botvinick, M., Cohen, J. (1998). Rubber hands »feel« touch that eyes see. Nature, 391 (6669), 756–756.

Bowlby, J. (1969/dt. 1982). Attachment. New York: Basic Books/Bindung. Eine Analyse der Mutter-Kind-Beziehung. München: Kindler.

Boyesen, G., Boyesen, M.-L. (1987). Biodynamik des Lebens. Die Gerda-Boyesen-Methode. Grundlage der biodynamischen Psychologie. Essen: Synthesis.

Brauner, F. (2024). Zum Konzept der Regression aus analytisch-sozialpsychologischer Perspektive. In W. Mertens, T. Storck (Hrsg.), Regression (S. 103–115). Gießen: Psychosozial-Verlag.

Bucci, W. (1997). Psychoanalysis and cognitive science. New York: Guilford Press.

Bühler, K.-E. (2017). Wirkung der Progressiven Muskelrelaxation nach Jacobson auf Befinden und Stimmung von Patienten einer Ambulanz für Psychotherapie. PDP – Psychodynamische Psychotherapie, 16 (3), 170–178.

Bushnell, E. W., Boudreau, J. P. (2013). The development of haptic perception during infancy. In M. A. Heller, W. Chiff (Hrsg.), The psychology of touch (S. 139–161). Hove, East Sussex: Psychology Press.

Büttner, C. M., Kenntemich, C., Williams, K. D. (2024). The power of human touch: Physical contact improves performance in basketball free throws. Psychology of Sport and Exercise, 72, 102610.

Cascio, C. J., Moore, D., McGlone, F. (2019). Social touch and human development. Developmental Cognitive Neuroscience, 35, 5–11.

Cataldo, A., Dupin, L., Dempsey-Jones, H., Gomi, H., Haggard, P. (2022). Interplay of tactile and motor information in constructing spatial self-perception. Current Biology, 32 (6), 1301–1309.

Crucianelli, L., Fillippetti, M. L. (2020). Developmental perspectives on interpersonal affective touch. Topoi, 39 (3), 575–586.

Cubasch, P., Böckle, M. (2025). Idiopraxie: Die Kraft der Selbstberührung. Ein Handbuch für Selbsthilfe und helfende Berufe. Göttingen: Vandenhoeck & Ruprecht.

Diego, M. A., Field, T., Hernandez-Reif, M. (2014). Preterm infant weightgain is increased by massagetherapy and exercise via different underlying mechanisms. Early Human Development, 90 (3), 137–140.

Doering, S. (2022). Resonanz – Begegnung – Verstehen. Implizite Kommunikation in der therapeutischen Beziehung. Stuttgart: Klett-Cotta.

Donald, M. (2008). Triumph des Bewusstseins. Die Evolution des menschlichen Geistes. Stuttgart: Klett-Cotta.

Dornes, M. (1993). Der kompetente Säugling. Die präverbale Entwicklung des Menschen. Frankfurt a.M.: Fischer.

Dornes, M. (1997). Die frühe Kindheit. Entwicklungspsychologie der ersten Lebensjahre. Frankfurt a.M.: Fischer.

Dornes, M. (2000). Die emotionale Welt des Kindes. Frankfurt a.M.: Fischer.

Dornes, M. (2006). Die Seele des Kindes. Entstehung und Entwicklung. Frankfurt a.M.: Fischer.

Downing, G. (1996). Körper und Wort in der Psychotherapie. Leitlinien für die Praxis. München: Kösel.

Downing, G. (2023). Frühe Interaktion und der Körper: Folgerungen für die therapeutische Arbeit. In G. Marlock, H. Weiss, L. Grell-Kamutzki, D. Rellensmann, D. (Hrsg.), Handbuch der Körperpsychotherapie (2. Aufl., S. 367–388). Stuttgart: Schattauer.

Dreisoerner, A., Junker, N. M., Schlotz, W., Heimrich, J., Bloemeke, S., Ditzen, B., van Dick, R. (2021). Self-soothing touch and being hugged reduce cortisol responses to stress: A randomized controlled trial on stress, physical touch, and social identity. Comprehensive Psychoneuroendocrinology, 8, 100091.

Dunbar, R. I. M. (1993). Coevolution of neocortical size, group size and language in humans. Behavioral and Brain Sciences, 16 (4), 681–735.

Ehl-Wilhelm, D., Schneider, P. (2002). Breema. In W. Belschner, J. Galuska, H. Walach, E. Zundel (Hrsg.), Transpersonale Forschung im Kontext (Bd. 5, S. 319–335). Oldenburg: BIS.

Feldman, R., Singer, M., Zagoory, O. (2010). Touch attenuates infants'physiological reactivity to stress. Developmental Science, 13(2), 271–278. https://doi.org/10.1111/j.1467-7687.2009.00890.x.

Field, T., Diego, M., Hernandez-Reif, M. (2011). Potential underlying mechanisms for greater weight gain in massaged preterm infants. Infant Behavior & Development, 34 (3), 383–389.

Filippa, M., Menin, D., Panebianco, R., Monaci, M. G., Dondi, M., Grandjean, D. (2020). Live maternal speech and singing increase self-touch and eye-opening in preterm newborns: A preliminary study. Journal of Nonverbal Behavior, 44, 453–473.

Flaßpöhler, S. (2021). Sensibel. Über moderne Empfindlichkeit und die Grenzen des Zumutbaren. Stuttgart: Klett-Cotta.

Forrester, G., Davis, R., Mareschal, D., Malatesta, G., Todd, B. K. (2018). The left cradling bias: an evolutionary falcilitator of social cognition? Cortex, 118, 116–131.

Franke, I., Riecher-Rössler, A. (2021). Professional conduct and handling misconduct in psychotherapy: Ethical practice between boundaries, relationships, and reality. In M. Trachsel, N. Biller-Andorno, J. Gaab, J. Sadler, J., S. Tekin (Hrsg.), Oxford Handbook of Psychotherapy Ethics (S. 1000–1017). Oxford: University Press.

Fuchs, T. (2000a). Leib – Raum – Person. Entwurf einer phänomenologischen Anthropologie. Stuttgart: Klett-Cotta.

Fuchs, T. (2000b). Das Gedächtnis des Leibes. Phänomenologische Forschungen, 5 (1), 71–89.

Fuchs, T. (2008). Leibgedächtnis und Unbewusstes – Zur Phänomenologie der Selbstverborgenheit des Subjekts. Psycho-Logik, 3 (1), 33–50.

Fuchs, T. (2015). »Körper haben oder Leib sein«. Gesprächspsychotherapie und Personzentrierte Beratung, 46 (3), 147–153.

Fuchs, T. (2021). Leib und Lebenswelt. Neue philosophisch-psychiatrische Essays (2. Aufl.). Zug: Graue Edition.

Gadamer, H.-G. (1990). Wahrheit und Methode. Tübingen: Mohr Siebeck.

Gahlings, U. (2022). Das Unverfügbare ist wesentlich für die Erfahrung der Lust. Philosophie Magazin, 3, 62–63.

Gallace, A., Spence, C. (2010). The science of interpersonal touch: An overview. Neuroscience & Biobehavioral Reviews, 34 (2), 246–259.
Gallagher, S. (2006). How the body shapes the mind. Oxford: Clarendon Press.
Garrels, L. (2024). Ein Konzept in der Krise. Regression und der Versuch einer phänomenologischen Wiederannäherung. In W. Mertens, T. Storck (Hrsg.), Regression (S. 25–50). Gießen: Psychosozial-Verlag.
Geißler, C. (2024). Interview, durchgeführt von Peter Geißler. www.psychoanalyseundkoerper.at/wp-content/uploads/2019/05/Christine-Geissler.pdf (27.10.2024).
Geißler, P. (2001). Mythos Regression. Gießen: Psychosozial-Verlag.
Geißler, P. (2004). Auge und Affekt. In P. Geißler (Hrsg.), Was ist Selbstregulation? Eine Standortbestimmung (S. 219–246). Gießen: Psychosozial-Verlag.
Geißler, P. (2005). Wer verführt wen? Überlegungen zur Anatomie des Flirtverhaltens anhand des »Märchens von der klugen Bauerntochter«. In P. Geißler (Hrsg.), Nonverbale Interaktion in der Psychotherapie. Forschung und Relevanz im therapeutischen Prozess (S. 155–179). Gießen: Psychosozial-Verlag.
Geißler, P. (2006). Regression in der Körperpsychotherapie. In G. Marlock, H. Weiss (Hrsg.), Handbuch der Körperpsychotherapie (S. 598–607). Stuttgart: Schattauer.
Geißler, P. (2014). Katharsis. Psychoanalyse und Körper, 24, 91–106.
Geißler, P. (2016). Das psychotherapeutische Gerichtsgutachten. Annäherungen an die Tätigkeit des Gerichtssachverständigen. Gießen: Psychosozial-Verlag.
Geißler, P. (2017). Psychodynamische Körperpsychotherapie. Göttingen: Vandenhoeck & Ruprecht.
Geißler, P. (2019). Eine Schreierfahrung im achten Therapiejahr. Psychoanalyse und Körper, 35, 24–38.
Geißler, P. (2023a). Körperarbeit in der Psychotherapie. Erste Schritte zur Öffnung des Settings. Gießen: Psychosozial-Verlag.
Geißler, P. (2023b). Die regressive Erfahrung. In G. Marlock, H. Weiss, L. Grell-Kamutzki, D. Rellensmann, D. (Hrsg.), Handbuch der Körperpsychotherapie (2. Aufl., S. 589–601). Stuttgart: Schattauer.
Geißler, P. (2024). Darf es auch ein bisschen mehr sein? In W. Mertens, T. Storck (Hrsg.), Regression (S. 81–90). Gießen: Psychosozial-Verlag.
Geißler, P., Heisterkamp, G. (2007) (Hrsg.). Psychoanalyse der Lebensbewegungen. Zum körperlichen Geschehen in der psychoanalytischen Therapie. Ein Lehrbuch. Wien: Springer.
Geißler, P., Heisterkamp, G. (2013). Einführung in die analytische Körperpsychotherapie. Gießen: Psychosozial-Verlag.
Geißler, P., Sassenfeld, A. (2013). Jenseits von Sprache und Denken. Implizite Dimensionen im psychotherapeutischen Geschehen. Gießen: Psychosozial-Verlag.
Gendlin, E. (2016). Ein Prozess-Modell. Körper – Sprache – Erleben. Freiburg i. Br., München: Karl Alber.
Geuter, U. (2015). Körperpsychotherapie: Grundriss einer Theorie für die klinische Praxis. Berlin: Springer.
Geuter, U. (2019). Praxis Körperpsychotherapie. 10 Prinzipien der Arbeit im therapeutischen Prozess. Berlin: Springer.
Geuter, U. (2024). Interview, durchgeführt von Peter Geißler. www.psychoanalyseundkoerper.at/wp-content/uploads/2019/05/Ulfried-Geuter-1.pdf (27.10.2024).
Gödeke-Krebs, P. (2024). Interview, durchgeführt von Peter Geißler. www.psychoanalyseundkoerper.at/wp-content/uploads/2019/05/Patka-Goedeke-Krebs.pdf (27.10.2024).
Grammer, K. (1994). Signale der Liebe. Die biologischen Gesetze der Partnerschaft. München: dtv.
Grunwald, M. (2001). Begriffsbestimmungen zwischen Psychologie und Physiologie. In M. Grunwald, L. Beyer, L. (Hrsg.), Der bewegte Sinn. Grundlagen und Anwendungen der haptischen Wahrnehmung (S. 1–14). Basel: Springer.

Grunwald, M. (2006). Neurobiologie – berühren, erregen und beruhigen. Vortrag bei den 56. Lindauer Psychotherapiewochen, April 2006. Audio/Video. Müllheim-Baden: Auditoirum Netzwerk.

Grunwald, M. (2012a). Haptik: der handgreiflich-körperliche Zugang des Menschen zur Welt und sich selbst. In T. H. Schmitz, H. Groninger (Hrsg.), Werkzeug – Denkzeug. Manuelle Intelligenz und Transmedialität kreativer Prozesse (S. 95–126). Bielefeld: Transcript.

Grunwald, M. (2012b). Das Sinnessystem Haut und sein Beitrag zur Körper-Grenzerfahrung. In R.-B. Schmidt, M. Schetsche, M. (Hrsg.), Körperkontakt. Interdisziplinäre Erkundungen (S. 29–54). Gießen: Psychosozial-Verlag.

Grunwald, M. (2017). Homo hapticus. Warum wir ohne Tastsinn nicht leben können. München: Droemer.

Grunwald, M. (2020). Wir berühren uns selbst, um eine Stresssituation psychisch auszubalancieren. Leipzig: GWE-AN Magazin (Universität Leipzig).

Grunwald, M., Müller, S. M. (2022). Relevanz von Berührung für die frühkindliche Entwicklung. In S. M. Müller, C. Winkelmann, M. Grunwald, M., Lehrbuch Haptik (S. 267–280). Berlin: Springer.

Hall, E. T. (1976). Die Sprache des Raumes. Düsseldorf: Schwann.

Hallam, E., Hockey, J. (2002). The power of touch: Handling objects in museum and heritage contexts. London: Routledge.

Hara, M., Pozeg, P., Rognini, G., Higuchi, T., Fukuhara, K., Yamamoto, A., Toshiro Higuchi, T., Blanke, O., Salomon, R. (2015). Voluntary self-touch increases body ownership. Frontiers in Psychology, 6, 1509.

Harms, T. (2016). Bindungsförderung braucht einen Körper. Hebammenforum, (8), 857–860.

Hartmann, O., Haupt, S. (2006). Touch! Der Haptik-Effekt im multisensorischen Marketing. Freiburg i. Br. u. a.: Haufe.

Heerey, E. A., Kring, A. M. (2007). Interpersonal consequences of social anxiety. Journal of Abnormal Psychology, 116 (1), 125–134.

Heidegger, M. (1992). Was heißt Denken? Stuttgart: Reclam.

Heisterkamp, G. (1993). Heilsame Berührungen. München: Pfeiffer.

Heisterkamp, G. (2000). Ist die Psychoanalyse ein freudloser Beruf? In A. H. Schlösser, K. Höhfeld (Hrsg.), Psychoanalyse als Beruf (S. 275–296). Gießen: Psychosozial-Verlag.

Heisterkamp, G. (2002). Basales Verstehen. Handlungsdialoge in Psychotherapie und Psychoanalyse. Stuttgart: Pfeiffer bei Klett-Cotta.

Heisterkamp, G. (2003). Geteilte Freude ist doppelte Freude. In E. Bartosch (Hrsg.), Der »Andere« in der Selbstpsychologie (S. 135–168). Wien: Verlag Neue Psychoanalyse.

Heisterkamp, G. (2005). Freude und Leid im Leben von Psychoanalytikern. Zeitschrift für Individualpsychologie, 30 (4), 317–335.

Heisterkamp, G. (2007). Psychoanalyse und Freude. In R. Kühn, K. H. Witte, K. H. (Hrsg.), Psycho-Logik. Jahrbuch für Psychotherapie, Philosophie und Kultur. Bd. 2: Existenz und Gefühl (S. 102–119). München: Karl Alber.

Hertenstein, M. J. (2002). Touch: Its communicative functions in infancy. Human Development, 45 (2), 70–94.

Hertenstein, M. J. (2010). Tactile Stimulation. In S. Goldstein, J. A. Naglieri (Hrsg.), Encyclopedia of Child Behavior and Development. Springer.

Hinz, H. (2002). Wer nicht verwickelt wird, spielt keine Rolle: Zu Money-Kyrle: »Normale Gegenübertragung und mögliche Abweichungen«. Jahrbuch Psychoanalse, 44, 197–223.

Hofer-Moser, O. (unter Mitarbeit von Reichel, A., Wild, I.) (2018). Leibtherapie. Eine neue Perspektive auf Körper und Seele. Gießen: Psychosozial-Verlag.

Hofer-Moser, O. (2024). Interview, durchgeführt von Peter Geißler. www.psychoanalyseundkoerper.at/wp-content/uploads/2019/05/Otto-Hofer-Moser.pdf (29.10.2024).

Husserl, E. (1922/1952). Ideen zu einer reinen Phänomenologie und phänomenologischen Philosophie (Zweites Buch) (Gesammelte Werke, Bd. 4). Den Haag: Nijhoff.

Irmak, M. K., Oztas, E., Vural, H. (2004). Dependence of fetal hairs and sebaceous glands on fetal adrenal cortex and possible control from adrenal medulla. Medical Hypotheses, 62 (4), 486–492.

Ito-Jäger, S., Howard, A. R., Purvis, K. B., Cross, D. R. (2017). Attention focus and self-touch in toddlers: The moderating effect of attachment security. Infant Behavior and Development, 48, 114–123.

Iwata, S., Iwata, O., Matsuishi, T. (2013). Sleep patterns of Japanese preschool children and their parents: implications for co-sleeping. Acta Paediatrica, 102 (6), e257–262.

Jacobs, T. (1998). On countertransference enactments. In S. Ellman, M. Moskowitz (Hrsg.), Enactment: Toward a New Approach to the Therapeutic Relationship. Northvale, NJ: Jason Aronson.

Janov, A. (1973). Der Urschrei. Ein neuer Weg der Psychotherapie. Frankfurt a. M: Fischer.

Kenner, A. N. (1993). A cross-cultural study of body-focused hand movement. Journal of Nonverbal Behavior, 17, 263–279.

Kierkegaard, S. (1849/1997). Krankheit zum Tode. Stuttgart: Reclam.

Kilteni, K., Ehrsson, H. H. (2017). Body ownership determines the attenuation of self-generated tactile sensations. Proceedings of the National Academy of Sciences (PNAS), 114 (31), 8426–8431.

Klaus, M. H., Kennell, J. H. (1976). Maternal infant bonding: The impact of early separation or loss on family development. St. Louis, MO: Mosby.

Klüwer, R. (1983). Agieren und Mitagieren. Psyche, 37, 828–840.

Klüwer, R. (1995). Agieren und Mitagieren – 10 Jahre später. Zeitschrift für psychoanalytische Theorie und Praxis, 10 (1), 45–69.

Knapp, N. (2013). Kompass neues Denken. Wie wir uns in einer unübersichtlichen Welt orientieren können. Reinbek: Rowohlt.

Kopp, C. B. (1989). Regulation of distress and negative emotions: A developmental view. Developmental Psychology, 25 (3), 343–354.

Kuck, B. (2024). Interview, durchgeführt von Peter Geißler. www.psychoanalyseundkoerper.at/wp-content/uploads/2019/05/Bernd-Kuck.pdf (27.10.2024).

Küchenhoff, J., Wiegerling, K. (2008). Leib und Körper. Göttingen: Vandenhoeck & Ruprecht.

Kulzer, B. (2017). Diabetes und Stress. Der Diabetologe, 13, 546–547.

Landeszentrale für Gesundheitsförderung in Rheinland-Pfalz (2020). Corona-Maßnahmen: Folgen für die psychische Gesundheit. Studie zeigt die Belastung depressiver Menschen durch die Corona-Krisewww.lzg-rlp.de/de/pressemitteilungen-detail/corona-massnahmen-folgen-fuer-die-psychische-gesundheit.html (16.2.2025)

Lang, G. (2020). »Im Wildwasser der emotionalen Ströme navigieren«. Gerhard Lang im Gespräch mit Peter Geißler. Psychoanalyse und Körper, 37, 7–22.

Lang, G. (2024). Interview, durchgeführt von Peter Geißler. www.psychoanalyseundkoerper.at/wp-content/uploads/2019/05/Gerhard-Lang.pdf (27.10.2024).

Längle, A. (2009). Das eingefleischte Selbst. Existenz und Psychosomatik. Existenzanalyse, 26 (2), 13–33.

Längle, A. (2021). Existenzanalyse und Logotherapie. Stuttgart: Kohlhammer.

Lausberg, H. (2013). Understanding body movement: A guide to empirical research on nonverbal behaviour-with an introduction to the NEUROGES coding system: Frankfurt a. M.: Peter Lang.

LeCompte, W. A. (1981). The ecology of anxiety: Situational stress and rate of self-stimulation in Turkey. Journal of personality and Social Psychology, 40 (4), 712–721.

Lederman, S. J., Klatzky, R. L. (1987). Hand movements: a window into haptic object recognition. Cognitive Psycholgy, 19 (3), 342–368.

Leikert, S. (Hrsg.) (2022). Das körperliche Unbewusste in der psychoanalytischen Behandlung. Veränderungen in der psychodynamischen Behandlungstechnik. Frankfurt a. M.: Brandes & Apsel.

Levine, P. A. (2012). Vom Trauma befreien: Wie Sie seelische und körperliche Blockaden lösen. München: Kösel.

Lichtenberg, J. D., Lachmann, F. M., Fosshage, J. L. (2000). Zehn Prinzipien psychoanalytischer Behandlungstechnik. Konzepte der Selbst- und Entwicklungspsychologie in der Praxis. Stuttgart: Klett-Cotta.

Lichtenberg, J. D., Lachmann, F. M., Fosshage, J. (2011). Psychoanalysis and Motivational Systems. A new Look. New York: Routledge.

Löchel, E. (2024). »Regression« – ein Bündelbegriff. In W. Mertens, T. Storck, (Hrsg.), Regression (S. 53–66). Gießen: Psychosozial-Verlag.

Loetz, C., Müller, J. (2022). Rätsel des Unbewussten. Folge 41: Regression: Das Kind in uns. podcasts.apple.com/at/podcast/regression-das-kind-in-uns-41/id1434733064?i=1000457523904 (2.11.2024).

Maaz, H.-J. (2002). Fokussierte Regression mit körperpsychotherapeutischen Interventionen im psychoanalytischen Prozess. Psychoanalyse und Körper, 1, 119–129.

Marley, B. Texte. https://www.pinterest.de/pin/16255248633864409/ (16.2.2025)

Martens, U., Schweitzer, D., Herholz, I. (2023). Körperpsychotherapie. Die Psychotherapie, 68 (3), 172–178.

Maur, S., Lehndorfer, P., Stellpflug, M. (2023). Berufsethik und Berufsrecht in der Kinder- und Jugendlichenpsychotherapie. Stuttgart: Kohlhammer.

Marx, V., Nagy, E. (2015). Fetal behavioural responses to maternal voice and touch. PloS One, 10 (6), e0129118.

McMurtrie, I. (2024). Interview, durchgeführt von Peter Geißler. www.psychoanalyseundkoerper.at/wp-content/uploads/2019/05/Imke-McMurtrie.pdf (27.10.2024).

Meier, T. (2024). Sich selbst (er)finden. In W. Mertens, T. Storck, (Hrsg.), Regression (S. 117–134). Gießen: Psychosozial-Verlag.

Mercuri, M., Stack, D. M., De France, K., Jean, A. D. L., Fogel, A. (2023). An intensive longitudinal investigation of maternal and infant touching patterns across context and throughout the first 9-months of life. Infant Mental Health Journal, 44 (4), 495–512.

Merleau-Ponty, M. (1945/1966/2004). Phänomenologie der Wahrnehmung. Berlin: De Gruyter.

Merleau-Ponty, M. (1981/2004). Das Sichtbare und das Unsichtbare. Gefolgt von Arbeitsnotizen (3. Aufl.). München: Fink.

Mertens, W., Storck, T. (Hrsg.) (2024). Regression. Gießen: Psychosozial-Verlag.

Millspaugh, J., Errico, C., Mortimer, S., Kowalski, M. O., Chiu, S., Reifsnyder, C. (2021). Jin Shin Jyutsu® self-help reduces nurse stress: A randomized controlled study. Journal of Holistic Nursing, 39 (1), 4–15.

Moberg, K. U. (2016). Oxytocin, das Hormon der Nähe. Gesundheit – Wohlbefinden – Beziehung. Berlin: Springer Spektrum.

Mollon, P. (2007). Thought Field Therapy and its derivatives: Rapid relief of mental health problems through tapping on the body. Primary Care and Community Psychiatry, 12 (3–4), 123–127.

Montagu, A. (1971/dt. 2004). Touching: The human significance of the skin/Körperkontakt. Die Bedeutung der Haut für die Entwicklung des Menschen (11. Aufl.). Stuttgart: Klett-Cotta.

Moser, T. (2002). Fleischfressende Pflanze und Stierkampf: Zwei Handlungs-Formen aus der analytischen Körperpsychotherapie. Psychoanalyse und Körper, 1, 105–118.

Motzkau, D. (2020). Szenische Arbeit mit dissoziativen Zuständen in der Körperpsychotherapie bei einer Patientin mit PTBS. Psychoanalyse und Körper, 37, 23–36.

Motzkau, D. (2024). Interview, durchgeführt von Peter Geißler. www.psychoanalyseundkoerper.at/wp-content/uploads/2019/05/Dagmar-Motzkau.pdf (27.10.2024).

Müller, S. M. (2022). Psychologische Aspekte von Berührung. In S. M. Müller, C. Winkelmann, M. Grunwald: Lehrbuch Haptik (S. 194–248). Berlin: Springer.

Müller, S. M., Grunwald, M. (2022). Anatomische und physiologische Grundlagen. In S. M. Müller, C. Winkelmann, M. Grunwald: Lehrbuch Haptik (S. 49–90). Berlin: Springer.

Mueller, S. M., Martin, S., Grunwald, M. (2019). Self-touch: Contact durations and point of touch of spontaneous facial self-touches differ depending on cognitive and emotional load. PLoS One, 14 (3).

Müller, S. M., Winkelmann, C., Grunwald, M. (2022). Lehrbuch Haptik. Grundlagen und Anwendung in Therapie, Pflege und Medizin. Berlin: Springer.

Müller-Oerlinghausen, B., Kiebgis, G. M. (2018). Berührung – Warum wir sie brauchen und wie sie uns heilt. Berlin: Ullstein.

Müller-Oerlinghausen, B., Eggart, M., Norholt, H., Gerlach, M., Kiebgis, G. M., Arnold, M. M., Moberg, K. U. (2021). Berührungsmedizin – ein komplementärer therapeutischer Ansatz unter besonderer Berücksichtigung der Depressionsbehandlung. Deutsche Medizinische Wochenschrift, 147 (4), e32–e40.

Neff, K. D., Germer, C. K. (2013). A pilot study and randomized controlled trial of the mindful self-compassion program. Journal of Clinical Psychology, 69 (1), 28–44.

Neumann, K., Zips, A. (2009). Selbstakupressur zur Befreiung von inneren Blockaden mit energy tapping. Wien: Krammer.

Norcross, J. C., Goldfried, M. R. (2019). Handbook of Psychotherapy Integration: Oxford: Oxford University Press.

Ogden, P., Minton, K., Pain, C. (2010). Trauma und Körper. Ein sensumotorisch orientierter psychotherapeutischer Ansatz. Paderborn: Junfermann.

Orth, I., Petzold, H. G. (1993). Zur »Anthropologie des schöpferischen Menschen«. In H. G. Petzold, J. Sieper (Hrsg.), Integration und Kreation (1. Bd., S. 93–116). Paderborn: Junfermann. www.fpi-publikation.dedownloads/?doc=polyloge_orth-petzold-1993c-zur-anthropologie-des-schoepferischen-menschen-polyloge-04-2015.pdf (14.2.2025).

Panksepp, J. (1998). Affective Neuroscience: The Foundation of Human and Animal Emotions. Oxford u. New York: Oxford University Press.

Pellegrini, A. D., Smith, P. K. (1998). Physical activity play: The nature and function of a neglected aspect of play. Child Development, 69 (3), 577–598.

Petelkau, M. (2013). Veränderungsbereitschaft fördern: Erfahrung mit EMDR, Naikan und Jin Shin Jyutsu. In B. Wischka, W. Pecher, H. van den Boogaart (Hrsg.), Behandlung von Straftätern: Sozialtherapie, Maßregelvollzug, Sicherungsverwahrung (S. 312–330). Freiburg i. Br.: Centaurus.

Petzold, H. G. (Hrsg.) (1977). Die neuen Körpertherapien. Paderborn: Junfermann.

Petzold, H. G. (Hrsg.) (1979). Psychotherapie & Körperdynamik. Verfahren psycho-physischer Bewegungs- und Körpertherapie. Paderborn: Junfermann.

Petzold, H. G. (1996). Integrative Bewegungs- und Leibtherapie (2 Teile, 3. Aufl.). Paderborn: Junfermann.

Petzold, H. G. (2012). Leiblichkeit als »Informierter Leib« embodied and embedded – Körper-Seele-Geist-Welt-Verhältnisse in der Integrativen Therapie. Quellen und Konzepte zum »psychophysischen Problem« und zur leibtherapeutischen Praxis. In H. Petzold (Hrsg.), Die Menschenbilder in der Psychotherapie. Interdisziplinäre Perspektiven und die Modelle der Therapieschulen (S. 243–321). Wien: Krammer.

Poscheschnik, G., Traxl, B. (Hrsg.) (2016). Handbuch Psychoanalytische Entwicklungswissenschaft. Theoretische Grundlagen und praktische Anwendungen. Gießen: Psychosozial-Verlag.

Price, C. J., Hooven, C. (2018). Interoceptive awareness skills for emotion regulation: Theory and approach of mindful awareness in body-oriented therapy (MABT). Frontiers in Psychology, 28 (9), 798.

Rabenstein, S. (2024). Interview, durchgeführt von Peter Geißler. www.psychoanalyseundkoerper.at/wp-content/uploads/2019/05/Susanne-Rabenstein.pdf (30.9.2024).

Rahman, J., Mumin, J., Fakhruddin, B. (2020). How frequently do we touch facial T-zone: A systematic review. Annals of Global Health, 86 (1), 75.
Ranefeld, J. (2005). Vis-à-vis: Psychoanalyse Aug' in Auge, Aug' um Auge. In P. Geißler (Hrsg.), Nonverbale Interaktion in der Psychotherapie. Forschung und Relevanz im therapeutischen Prozess (S. 103–115). Gießen: Psychosozial-Verlag.
Reddemann, L. (2020). Imagination als heilsame Kraft, Ressourcen und Mitgefühl in der Behandlung von Traumafolgen (22. Aufl.). Stuttgart: Klett-Cotta.
Reich, W. (1927). Die Funktion des Orgasmus (Neuaufl. Köln: Kiepenheuer & Witsch 1982).
Reich, W. (1933a). Charakteranalyse (Neuaufl. Köln: Kiepenheuer u. Witsch 1971).
Reich, W. (1933b). Massenpsychologie des Faschismus (Neuaufl. Köln: Kiepenheuer u. Witsch 2021).
Reich, W. (1942). Die Entdeckung des Orgons (Neuaufl. Köln: Kiepenheuer u. Witsch 1969).
Reichard, U., Sommer, V. (1994). Grooming site preferences in wild white-handed gibbons (Hylobates lar). Primates, 35, 369–374.
Reinert, T. (2007). Langzeitbehandlung bei Patienten mit Borderline-Störungen. In P. Geißler, G. Heisterkamp (Hrsg.), Psychoanalyse der Lebensbewegungen. Zum körperlichen Geschehen in der psychoanalytischen Therapie. Ein Lehrbuch (S. 487–519). Wien: Springer.
Reinert, T. (2024). Interview, durchgeführt von Peter Geißler. www.psychoanalyseundkoerper.at/wp-content/uploads/2019/05/Thomas-Reinert-1.pdf (27.10.2024).
Reissland, N., Francis, B. (2005). The quality of fetal arm movements as indicators of fetal stress. Early Human Development, 86 (12), 813–816.
Reissland, N., Francis, B., Kumarendran, K., Mason, J. (2015). Ultrasound observations of subtle movements: A pilot study comparing foetuses of smoking and nonsmoking mothers. Acta Paediatrica, 104 (6), 596–603.
Revesz, G. (1938). Die Formenwelt des Tastsinns: Grundlegung der Haptik und der Blindenpsychologie (2 Bde.). Haag: Nijhoff.
Rosa, H. (2016). Resonanz. Eine Soziologie der Weltbeziehung. Berlin: Suhrkamp.
Rugenstein, K. (2024). Zurück ins Leben. Zur Revitalisierung des Regressionsbegriffs. In W. Mertens, T. Storck (Hrsg.), Regression (S. 67–79). Gießen: Psychosozial-Verlag.
Scharff, J. (2002). »Ich kann es nicht fassen« – Körper und Sprache im konkret-symbolischen Handlungsfeld der inszenierenden Interaktion. Selbstpsychologie, 10, 465–480.
Scharff, J. (2024). Interview, durchgeführt von Peter Geißler. www.psychoanalyseundkoerper.at/wp-content/uploads/2019/05/Joerg-Scharff.pdf 28.10.2024).
Schleu, A. (2021). Umgang mit Grenzverletzungen. Professionelle Standards und ethische Fragen in der Psychotherapie. Berlin: Springer.
Schmid, W. (2019). Von der Kraft der Berührung. Berlin: Insel Bücherei.
Schore, A. (2007). Affektregulation und die Reorganisation des Selbst. Stuttgart: Klett-Cotta.
Schwetz, A. (2024). Interview, durchgeführt von Peter Geißler. www.psychoanalyseundkoerper.at/wp-content/uploads/2019/05/Alexander-Schwetz-1.pdf (27.10.2024).
Shaw, P. et al. (2008). Neurodevelopmental trajectories of the human cerebral cortex. Journal of Neuroscience, 28 (14), 3586–3594.
Shedler, J. (2011). Die Wirksamkeit psychodynamischer Psychotherapie. Psychotherapeut, 3, 265–277.
Skramlik, E. von (1937). Psychophysiologie der Tastsinne. Leipzig: Akademische Verlagsgesellschaft.
Solano, L. (2011). Gedanken zwischen Körper und Psyche im Lichte Wilma Buccis Theorie der multiplen Codierung. In A. Mauss-Hanke (Hrsg.), Internationale Psychoanalyse (Bd. 6, S. 77–106). Gießen: Psychosozial-Verlag.
Sollmann, U. (2016). Einführung in Körpersprache und nonverbale Kommunikation (2. Aufl.). Heidelberg: Carl-Auer.
Solms, M. (2023). The Hidden Spring. Warum wir fühlen, was wir sind. Stuttgart: Klett-Cotta.

Sommer, V. (2023). Unser Körper als Tastatur. Perspektiven der Evolutionsbiologie. Vortrag beim Symposium »Psychoanalyse und Körper« am 23.6.2023 in Wien.

Spitzer, C. (2024). Überlegungen zum Regressionsverständnis aus der Sicht der stationären psychodynamischen Psychotherapie. In W. Mertens, T. Storck (Hrsg.), Regression (S. 91–101). Gießen: Psychosozial-Verlag.

Staemmler, F. M. (2002). Diagnose und Therapie regressiver Prozesse aus gestalttherapeutischer Sicht. Psychoanalyse & Körper, 1, 85–104.

Staats, H. (2021). Entwicklungspsychologische Grundlagen der Psychoanalyse (2 Bd.). Stuttgart: Kohlhammer.

Stangl, W. (2024). Der Midas-Effekt. Online Lexikon für Psychologie & Pädagogik. https://lexikon.stangl.eu/22605/midas-effekt (22.5.2024).

Stefan, R. (2020). Zukunftsentwürfe des Leibes: Integrative Psychotherapiewissenschaft und kognitive Neurowissenschaften im 21. Jahrhundert. Wiesbaden: Springer Fachmedien.

Stern, D. N. (2005). Der Gegenwartsmoment. Frankfurt a. M.: Brandes & Apsel.

Stern, D. N. et al. (The Boston Change Process Study Group) (2012). Veränderungsprozesse. Ein integratives Paradigma. Frankfurt a. M.: Brandes & Apsel.

Stoller, S. (2010). Existenz – Differenz – Konstruktion. Phänomenologie der Geschlechtlichkeit bei Beauvoir, Irigaray und Butler. Paderborn: Wilhelm Fink.

Stumm, G. (2024). Interview, durchgeführt von Peter Geißler. www.psychoanalyseundkoerper.at/wp-content/uploads/2019/05/Gerhard-Stumm.pdf (27.10.2024).

Suvilehto, J. T., Cekaite, A., Morrison, I. (2023). The why, who and how of social touch. Nature Reviews Psychology, 2, 606–621.

Turvey, M. T., Fonseca, S. T. (2014). The medium of haptic perception: a tensegrity hypothesis. Journal of Motor Behavior, 46 (3), 143–187.

Vallbo, A. B., Ollausson, H., Wessberg, J. (1999). Unmyelinated afferents constitute a second coding tactile stimuli of the human hairy skin. Journal of Neurophysiology, 81 (6), 2753–2763.

Vulcan, M. (2021). The »Muscles of the Psyche«: From Body Literacy to Emotional Literacy. Frontiers in Psychology, 11, 548964.

Waldenfels, B. (2000). Das leibliche Selbst. Vorlesungen zur Phänomenologie des Leibes. Frankfurt a. M.: Suhrkamp.

Wampold, B. E., Imel, Z. E., Flückiger, C. (2018). Die Psychotherapie-Debatte – Was Psychotherapie wirksam macht. Göttingen: Hogrefe.

Wang, Z. W., Hua, J., Xu, Y. H. (2015). The Relationship between Gentle Tactile Stimulation on the Fetus and Its Temperament 3 Months after Birth. Behavioural Neurology, 371906.

Ward, T. C. S. (2015). Reasons for mother-infant bed-sharing: A systematic narrative synthesis of the literature and implications for future research. Maternal and Child Health Journal, 19 (3), 675–690.

Weiss, S., Wilson, P., Seed, M., Paul, S. (2001). Early tactile experience of low birth weight children: Links to later mental health and social adaption. Infant and Child Development, 10 (3), 93–115.

Wennerscheid, S. (2019) Sex machina. Zur Zukunft des Begehrens. Berlin: Matthes & Seitz.

Westland, G. (2015). Verbal and non-verbal communication in psychotherapy. London: Norton & Co.

Westland, G. (2023). Berührung in der Körperpsychotherapie. In G. Marlock, H. Weiss, D. Rellensmann, L. Grell-Kamutzki (Hrsg.), Handbuch der Körperpsychotherapie (S. 540–561). Stuttgart: Schattauer.

Wild, I., Hofer-Moser, O. (2018). Das Thema »Berührungen in der Therapie«. In O. Hofer-Moser, Leibtherapie. Eine neue Perspektive auf Körper und Seele (S. 175–182). Gießen: Psychosozial-Verlag.

Willerscheidt, J. (2018). Der Körper in der analytischen Therapie von Kindern und Jugendlichen. Göttingen: Vandenhoek & Ruprecht.

Willerscheidt, J. (2022). Berührungsdialoge in der analytischen Kindertherapie als Ausdruck zwischenleiblicher Kommunikation. Psychoanalyse & Körper, 21 (2), 54–72.

Willerscheidt, J. (2023a). Wenn das Zärtlichkeitsbedürfnis (Adler) in der Psychotherapie auftaucht. Berührungsdialoge in der analytischen Kindertherapie. In Zeitschrift für freie psychoanalytische Forschung und Individualpsychologie, 10 (1), 25–47.

Willerscheidt, J. (2023b). Das psychodynamische Behandlungskonzept der Mit-Bewegung. Fallbeispiele aus Therapie und Supervision. In G. Gödde, E. Püschel, S. Schneider (Hrsg.), Psychodynamisch handeln lernen. Grundlinien Psychodynamischer Psychotherapie für Ausbildung und Praxis (S. 261–278). Gießen: Psychosozial-Verlag.

Wiltschko, J. (1998). »Körper« – was ist das eigentlich? Psychotherapie Forum 1 (S. 1–8). Münster: Verlag für Psychotherapie.

Wiltschko, J. (Hrsg.) (2008). Focusing und Philosophie. Eugene T. Gendlin über die Praxis körperbezogenen Philosophierens. Wien: Facultas.

Wolpert, D. M., Ghahramani, Z., Jordan, M. I. (1995). An internal model for sensorimotor integration. Science, 269 (5232), 1880–1882.

Worm, G. (2007). »Der Körper lügt nicht?« – Zur Widerstandsanalyse in der körperlichen Interaktion. In P. Geißler, G. Heisterkamp, G. (Hrsg.), Psychoanalyse der Lebensbewegungen. Zum körperlichen Geschehen in der psychoanalytischen Therapie. Ein Lehrbuch (S. 259–289). Wien: Springer.

Wührl, P. (2012). Ankommen in der Gegenwart oder ist die Osteopathie noch zu retten? Deutsche Zeitschrift für Osteopathie 1, 15–18.

Yamada, Y., Kanazawa, H., Iwasaki, S., Tsukahara, Y., Iwata, O., Yamada, S., Kuniyoshi, Y. (2016). An embodied brain model of the human foetus. Scientific Reports, 6 (1), 27893.

Yong, E. (2022). Die erstaunlichen Sinne der Tiere. Erkundungen einer unermesslichen Welt. München: Kunstmann.

Zaborowsky, H. (2023). Von Leib zu Leib. Das Spiel von Nähe und Distanz oder: Zur Hermeneutik und Ethik menschlicher Berührungen und Begegnungen. In C. Uzarewicz, R. Gugutzer, M. Uzarewicz, T. Latka (Hrsg.), Berühren und berührt werden. Zur Phänomenologie der Nähe (S. 49–74). Baden-Baden: Karl Alber.

Zahavi, D. (2007). Phänomenologie für Einsteiger. Paderborn: Wilhelm Fink.

Zelzer-Lenz, U. (2023). Die Möglichkeiten der Berührung in der Psychotherapie. Vergleichende Literaturanalyse und illustrierende Fallvignetten. Masterarbeit im Rahmen des Universitätslehrgangs »Logotherapie & Existenzanalyse«. Universität Salzburg.

Zobel, A. (2023). Taktile Berührung in der Psychotherapie. Masterarbeit für die ÖAS. https://www.pflege.at/download/kunden/0017951.pdf (16.2.2025).

Zur, O., Nordmarken, N. (2020). To touch or not to touch: Exploring the myth of prohibition on touch in psychotherapy and counseling. Zur Institute. https://drzur.com/touch-in-therapy/ (16.2.2025).

Personenregister

Stichwortregister

Die Mitautoren

Markus Angermayr, Mag. phil. fac. theol., Philosoph, Psychotherapeut (Existenzanalyse) und Focusing-Therapeut, arbeitet als internationaler Lehrausbildner und Lehrsupervisor der Gesellschaft für Logotherapie und Existenzanalyse und leitet das körperpsychotherapeutische Weiterbildungscurriculum »Existenzielles Grounding«. Seine Forschungsschwerpunkte sind Körperpsychotherapie und Existenzanalyse, Leibphänomenologie sowie Prozesstheorie.

Markus Böckle, Mag. Mag. Dr., MSc, Philosoph, Kognitionsbiologe, ist Psychotherapeut (Integrative Therapie) und Coach in eigener Praxis und Wissenschaftlicher Mitarbeiter (PostDoc) an der Karl Landsteiner Privatuniversität. Er forscht und publiziert im Bereich der Psychotherapie, Psychiatrie, Philosophie und Kognitionswissenschaften.

Peter Cubasch ist Psychotherapeut und Supervisor, Atemtherapeut und Lachtrainer, Sport- und Musikpädagoge. Er hat Lehraufträge an der Universität der Künste Berlin, am Orff-Institut des Mozarteums Salzburg (1984–2005), an der Donau-Universität Krems und an der Hochschule für Agar- und Umweltpädagogik in Wien.

Christoph Fischer, Dr. phil., ist Psychoanalytiker und Lehranalytiker am Psychoanalytischen Seminar Innsbruck, Leiter des Wahlpflichtfachs Psychoanalyse im Rahmen des Studiums der Psychotherapiewissenschaft an der Sigmund-Freud-Privatuniversität Wien und Gruppentrainer im Österreichischen Arbeitskreis für Gruppendynamik und Gruppenpsychotherapie (ÖAGG).

Jochen Willerscheidt, ursprünglich Sonderschullehrer, ist Individualpsychologischer Berater, Analytischer Kinder- und Jugendlichenpsychotherapeut sowie Dozent und Supervisor am Alfred-Adler-Institut Aachen/Köln. Nach langjähriger Fortbildung in analytischer Körperpsychotherapie ist er Mitglied in der Arbeitsgemeinschaft für körperorientierte psychodynamische Psychotherapie und des Steißlinger Kreises.